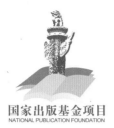
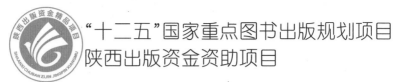

国家出版基金项目
NATIONAL PUBLICATION FOUNDATION

"十二五"国家重点图书出版规划项目
陕西出版资金资助项目

新兴微纳电子技术丛书

生物医疗微纳电子技术

Micro-nano Electronics in Biomedical Technology

庄奕琪　编著

西安电子科技大学出版社

内 容 简 介

与人类健康息息相关的生物医疗为以集成电路为代表的微纳电子科学与技术开辟了崭新且更具生命力的应用领域。本书介绍了生物医疗微纳电子科学与技术的相关知识以及近十年来的研究成果，侧重于硅基集成电路在此领域的应用与发展，内容涵盖神经传感接口芯片、神经仿生集成电路、植入式医疗器件的无线能量获取与数据传输、自供电生物压电传感器、人体固态微探针、视觉假体以及生物医疗应用中的模拟集成电路等。全书科学性与工程性相融，基础性与先进性兼备，理论结合实际，深入浅出，图文并茂。

本书适合从事生物医疗相关电子信息产品(尤其是集成电路相关芯片或器件)研究与开发工作的科研工作者和工程技术人员阅读，也可作为生物医疗电子学、微电子学等专业的高年级本科生和研究生的教学参考书。

本书获"宽禁带半导体与微纳电子学"高等学校学科创新引智计划资助。

图书在版编目(CIP)数据

生物医疗微纳电子技术/庄奕琪编著. —西安：西安电子科技大学出版社，2019.3
ISBN 978 - 7 - 5606 - 4809 - 5

Ⅰ. ① 生… Ⅱ. ① 庄… Ⅲ. ① 微电子技术—应用—生物医学工程 Ⅳ. ① R318.5

中国版本图书馆 CIP 数据核字(2018)第 140330 号

策　划　李惠萍
责任编辑　雷鸿俊　张晓燕
出版发行　西安电子科技大学出版社(西安市太白南路 2 号)
电　话　(029)88242885　88201467　　邮　编　710071
网　址　www.xduph.com　　　　　电子邮箱　xdupfxb001@163.com
经　销　新华书店
印刷单位　陕西精工印务有限公司
版　次　2019 年 3 月第 1 版　2019 年 3 月第 1 次印刷
开　本　787 毫米×1092 毫米　1/16　印　张　36.5
字　数　873 千字
印　数　1～2000 册
定　价　150.00 元

ISBN 978 - 7 - 5606 - 4809 - 5/R

XDUP 5111001 - 1

＊＊＊如有印装问题可调换＊＊＊

前　言

在过去半个世纪内，以集成电路为代表的微纳电子技术在很大程度上改变了这个世界的面貌。然而，如今的微纳电子技术正在发生革命性的变化，笔者认为这一变化至少体现在两个方面：一是从技术推动转向需求牵引，"一代CPU产生一代计算机"的时代已经一去不复返了，集成电路芯片不再直接引领信息电子产品的更新换代，而是密切依据与迎合用户需求，与其他相关技术高度整合，以苹果手机为代表的智能手机产业的兴起，正是这一趋势的最好见证；二是应用领域从"计算机、通信、信息处理"三大传统领域，开始转向"健康、能源、环保"三大新兴领域。虽然微纳电子技术作为引领和推动"计算机、通信、信息处理"产业发展的核心引擎，取得的成就举世瞩目，然而在"健康、能源、环保"领域，微纳电子技术的未来应用与发展潜力更加不可估量。与"计算机、通信、信息处理"相比，"健康、能源、环保"是人类发展更加永恒的主题，而且目前有待填补的技术空白很多，在此方面相信微纳电子技术能够发挥更大的作用。本书的宗旨就是介绍与人类健康息息相关的生物医疗领域中微纳电子技术的发展与应用。

在生物医疗领域，微纳电子技术事实上已经得到了许多应用，但截至目前这些应用大多集中于体外生物医疗设备。根据集成电路高密度、低功耗和高可靠的特点，它更适合于体内生物医疗应用，这就是所谓"人体植入式芯片"。利用人体植入式芯片，我们不仅可以实时而连续地监测人体器官的健康状态，而且可以通过智能化地给予人体器官电学、化学、机械的刺激，起到疾病治疗、动态给药和辅助康复等作用，甚至可以用植入式芯片取代人体已经损坏的器官，使其恢复机能。本书关注的焦点是微纳电子技术的体内应用，而非体外应用，这是本书与已有的许多同类书籍的主要区别。

在人体的构成中，神经系统无疑是最重要的部分之一。神经系统的疾病难以治愈，而且至今为止我们对它知之甚少。因此，在本书中，微纳电子技术在神经系统中相关应用所占篇幅最大。从本书第1章，我们可以了解到如何利用微纳电子技术制作神经传感接口芯片，包括神经电势记录芯片、神经电化学检测芯片和神经刺激芯片等，用于实现对神经系统的感知、检测、记录和刺激。这不仅有助于探索神经系统的结构原理和信息处理机制，揭示高级神经活动的本质，而且为人类神经系统疾病的治疗与康复开辟了一种可能的技术途径。

研究神经系统的另一个目的是模仿人体神经系统的结构原理和运行机制，用微纳电子电路来再造人工智能系统，以便实现甚至超越真实人脑的智慧，这就是所谓"神经仿生集成电路"。人脑的模拟化多通道并行运行机构与电脑的数字化单通道串行运行体制有显著差异，即使在不久的将来，超级计算机能够达到人脑的运算速率和记忆容量，所需的能量和实现体积仍然远大于人脑。因此，以模拟方式为主的神经网络集成电路以及更先进的神经系统仿真芯片已成为研究热点，并在近期出现了若干突破性进展。本书第2章介绍了此方向上的研究进展。

为了记录来自人体的各种生物信息，或者将外部电信号导入体内，需要将相应的电子器件或部件植入人体。这些植入人体的生物医疗电子器件或部件所需要的供电能源受到很大限制，导线引入或者植入电池都会带来对人体的侵犯，为此可采用体外无线传输或者体内自供电两种解决途径。本书第3章介绍的是体外无线传输技术，第4章介绍的是体内自供电技术。在体外无线传输技术中，目前最广泛采用的是基于谐振电感耦合的无线链路，用于电磁能量获取与无线数据传输，这是第3章重点介绍的内容。不过，也有研究者提出了不同的无线能量采集方案，例如第3章后半部分介绍的太阳能采集、无线射频传输和超声波能量传输技术。

诸如骨骼、关节、肌肉甚至心脏这样的人体器官在运动状态下工作，具有一定的机械动能。因此，可以利用压电换能元件将这种动能转换为电能，并用集成储能器件储存起来，这是体内自供电技术的基本原理。第4章介绍的自供电生物压电传感器是压电换能元件与CMOS集成电路及非易失存储器的巧妙结合，既能探测人体运动器官或者生物力学植入体的力学参量，又能同时为检测电路提供所需的工作能量，从而实现人体运动器官的长期、连续、自主监测。在这一章的最后，给出了生物压电传感的两个饶有兴趣的应用实例，即骨折愈合自主监测和微型血压能量采集器，前者表明这种方法可以用于评估人体运动器官修复手术的效果，后者则可以自主地为心脏起搏器提供电能。

作为人体或动物体与电子器件或部件之间的接口，固态微探针在植入式生物医疗微系统中的地位非常重要。目前发展迅速的固态微探针有空心微探针和神经电极两大类。空心微探针主要用于透过皮肤给人体输运药物和注射疫苗，或者从人体中提取血液或其他体液；神经电极主要用于记录或施加神经电信号，用于脑电监测、神经电刺激治疗或者神经假体。固态微探针的发展体现在两个方面：一是探针材料的改进，早期的金属探针已经逐渐被硅探针、聚合物探针和纳米金刚石探针等所取代；二是探针与植入电子部件的整合与集成，形成所谓"有源探针"，其中单芯片实现的硅基有源神经电极的发展尤为迅速。第5章对空心微探针和神经电极的研究进展作了全面而深入的讨论。

集成电路内部元件的特征尺寸已与人体神经元的尺度相当，而集成电路的规模及复杂度也已接近人体神经网络的规模及复杂度，因此可以用它来替代人脑神经元的部分功能，起到局部器官的修复或治疗作用，这就是所谓"神经假体"。已经开发的神经假体有人工耳蜗、视觉假体、深部脑刺激器和脊髓刺激器等，其中视觉假体最受关注，原因之一是人脑从外界接收到的信息70%左右来自视觉，原因之二是作为光-电-化学系统的综合体，其复杂程度给人们带来了巨大的技术挑战。第6章重点介绍了三种视觉假体，即视觉皮层假体、无线型视网膜假体和光电型视网膜假体。在这一领域待解决的难题尤其多，如视觉皮层假体如何获得正确的视觉神经信号，无线型视网膜假体如何获得足够的能量与信息，光电型视网膜假体如何提高光电转换效率等。

记录或施加生物电信号的生物医疗电子系统通常由模拟电路、数字电路和数字—模拟混合信号电路所构成，其中模拟电路最为关键，因为生物电信号本质上属于模拟信号。生物电信号的幅度可低至微伏量级，因此需要生物放大器对生物电极采集到的信号进行放大；为了保证生物医疗系统的健壮性、可控性和复用性，要将模拟信号转换成数字信号后再进行分析、处理和传输，因此需要模拟—数字转换器；为了从外界通过无线电方式获得能量，同时构建植入体与外部设备之间的无线数据传送通道，需要无线射频前端电路完成功率整流稳压和信号调制解调等功能。第7章介绍了生物医疗应用中最常用的这三类模拟集成电路，即生物放大器、模拟—数字转换器和无线射频前端电路，每类电路都给出了近五年发表的相关芯片实例。

生物医疗微纳电子领域具有强烈的跨学科特点，相关知识与技术除了微纳电子学之外，还涉及生物学、医学、光电子学、力学、能源科学、材料科学、纳米科学等诸多领域。因此，笔者在写作此书的过程中，深感自己相关背景知识匮乏所带来的苦楚，也不得不为此攻读了若干本生物医疗方面的书籍。然而，有两个方面的动力使笔者坚持写作直至完成此书。一是深感生物医疗是微纳电子技术下一个重大发展机遇，健康产业是人类最可持续发展的朝阳产业；二是此方向的中文书籍几乎为零，国内学者从事此方向研究的也不多。衷心期望此书的出版能够在推动我国生物医疗微纳电子领域的学术研究和技术开发方面，起到一定的促进作用。

本书的撰写形式继承了本人撰写科技图书的一贯风格，即科学性与工程性相融，基础性与先进性兼备，理论结合实际深入浅出，图文并茂。这样的编写体例可以使来自不同领域的科研工作者和工程技术人员便于理解、读有所获，而且也可作为相关专业的研究生和高年级本科生的教学参考书。尽管如此，为了便于阅读学习，还是希望读者最好具有电子电路和微电子器件方面的基础知识。

鉴于此主题的国内外参考书甚少，本书的编写内容大多取自近十年（2006—2017年）发表的科学与技术文献。每章都给出了相当数量的参考文献，如果读者对其中部分内容感兴趣，可以通过查阅相关文献，进一步了解相关细节。生物医疗微纳电子科学与技术属于新兴领域，知识与技术更新迅速，每章的最后一节在概括总结了全章内容之后，都对相关技术的未来发展趋势略作展望或点评。

由于篇幅所限，本书并未覆盖生物微纳电子领域的全部内容，而是将重点聚焦于硅基集成电路在这个领域内的应用，基本未涉及硅基非电子器件（如硅基微流体器件、DNA分子探测芯片等）以及非硅基的新型元器件（如柔性电子器件、有机半导体器件等）。

本书涉及的学科领域和背景知识宽泛，而笔者的知识储备与能力有限，因此书中可能还存在一些疏漏和不足之处，敬请读者批评指正，以便再版时改正。作者邮箱：yqzhuang@xidian.edu.cn。

关于本书的撰写和成稿，笔者要特别感谢一位杰出的科学家和教育家——加拿大麦克马斯特大学的 M. Jamal Deen 教授。笔者 2009 年在麦克马斯特大学做高级访问学者期间，正是 M. Jamal Deen 教授将笔者引入了生物医疗微纳电子学的大门，在笔者这个在微电子专业领域已经耕耘了 30 多年的学者面前打开了一扇全新的窗户。2016 年，M. Jamal Deen 教授以其卓越的学术成就，当选为加拿大皇家科学院院长，可喜可贺。

同时，感谢"宽禁带半导体与微纳电子学"高等学校学科创新引智计划（"111"计划）对本书的撰写和出版的支持，包括提供资助以及基地各位海外学者的热忱帮助！

最后，衷心感谢西安电子科技大学出版社的相关工作人员，尤其是李惠萍老师和雷鸿俊编辑。没有你们持之以恒的鼓励、支持和帮助，笔者无法坚持写作并顺利完成本书的编撰与出版。

作　者

2018 年 2 月

目　　录

第1章　神经传感接口芯片 ……………… 1
1.1　神经元的电化学作用机制 …………… 1
1.1.1　神经元 ………………………… 1
1.1.1.1　神经系统 ……………… 1
1.1.1.2　神经元的构成 ………… 3
1.1.1.3　神经元的分类 ………… 4
1.1.2　动作电位 …………………… 6
1.1.2.1　动作电位的特性 ……… 6
1.1.2.2　动作电位沿轴突的传导 … 9
1.1.3　离子通道 …………………… 11
1.1.4　突触 ………………………… 13
1.1.5　神经网络 …………………… 15
1.2　神经电化学检测芯片 ………………… 16
1.2.1　神经电化学检测方法 ……… 16
1.2.2　神经电化学接口芯片 ……… 19
1.2.3　神经电化学检测的多巴胺
应用 ………………………… 22
1.3　神经电势记录芯片 …………………… 25
1.3.1　神经电势记录的需求 ……… 25
1.3.2　神经电势信号的特性 ……… 27
1.3.3　神经电势信号放大器 ……… 29
1.3.3.1　规格要求 ……………… 29
1.3.3.2　电路设计 ……………… 30
1.3.3.3　功耗—噪声—面积的
折中 ……………… 32
1.3.4　神经电势记录芯片实例 …… 33
1.3.5　神经电化学与神经电势的
联合检测 …………………… 35
1.4　神经刺激芯片 ………………………… 38
1.4.1　神经刺激的作用 …………… 38
1.4.2　神经刺激的实现方式 ……… 40
1.4.2.1　电路模式 ……………… 40
1.4.2.2　刺激波形 ……………… 41
1.4.2.3　影响刺激功效的因素 … 43

1.4.3　神经刺激发生器的电路设计 …… 44
1.4.3.1　电极—组织的等效电路
模型 ……………… 44
1.4.3.2　刺激器的电路架构 …… 45
1.4.3.3　刺激前端电路 ………… 46
1.4.3.4　刺激器输出级 ………… 48
1.4.3.5　刺激器的电流产生电路 … 50
1.4.4　神经刺激器的故障及对策 … 54
1.5　总结与展望 …………………………… 56
参考文献 ……………………………………… 57
第2章　神经仿生集成电路 ……………… 60
2.1　神经网络集成电路 …………………… 60
2.1.1　人工神经网络与神经网络IC … 60
2.1.2　神经元的电学模型 ………… 61
2.1.2.1　神经元模型 …………… 61
2.1.2.2　网络模型 ……………… 65
2.1.3　神经网络IC的设计与实现 … 66
2.1.3.1　实现架构 ……………… 66
2.1.3.2　模型与验证 …………… 67
2.1.4　神经网络IC实例 …………… 69
2.1.4.1　固定模型参数的亚阈值
CMOS ASIC ……… 69
2.1.4.2　固定模型参数的
BiCMOS ASIC ……… 71
2.1.4.3　可调谐模型参数的
BiCMOS ASIC ……… 73
2.1.4.4　可调谐模型参数与多突触的
BiCMOS ASIC ……… 74
2.2　神经系统仿真芯片 …………………… 77
2.2.1　神经仿真系统的硬件架构 … 78
2.2.1.1　功能架构 ……………… 78
2.2.1.2　实现架构 ……………… 79
2.2.1.3　放电路由网络 ………… 81
2.2.2　神经元模型及电路实现 …… 82

2.2.2.1 神经元最简仿真电路 ……… 82
2.2.2.2 无量纲神经元模型 ……… 82
2.2.2.3 神经元模型的电路实现 …… 87
2.2.3 神经系统仿真芯片实例 ……… 92
2.2.3.1 软硬件构成 ……… 93
2.2.3.2 收发器和路由器 ……… 95
2.2.3.3 能效分析 ……… 98
2.2.3.4 消耗比较 ……… 99
2.3 总结与展望 ……… 101
参考文献 ……… 101

第3章 植入式医疗器件的无线能量
获取与数据传输 ……… 104
3.1 植入式医疗器件的能量获取 ……… 104
3.1.1 植入式医疗器件 ……… 104
3.1.2 植入式器件的能量获取 ……… 105
3.1.2.1 人体自身能量获取 ……… 107
3.1.2.2 体外环境能量获取 ……… 109
3.2 植入式器件的无线电磁能量
获取与数据传输 ……… 111
3.2.1 概述 ……… 111
3.2.2 无线电磁能量传输方式 ……… 113
3.2.3 无线载波频率的选择 ……… 116
3.2.3.1 选择依据 ……… 116
3.2.3.2 频率规范 ……… 117
3.2.4 无线数据传输的方法 ……… 119
3.2.4.1 数据调制方式的选择 ……… 119
3.2.4.2 数据编码方式的考虑 ……… 121
3.2.5 人体安全性规范 ……… 122
3.3 基于谐振电感耦合的无线链路 …… 124
3.3.1 总体构成与设计要求 ……… 124
3.3.2 谐振电感链路 ……… 125
3.3.2.1 谐振电感结构设计 ……… 125
3.3.2.2 能量效率的影响因素 …… 127
3.3.2.3 耦合线圈设计 ……… 130
3.3.2.4 自适应负载阻抗匹配
电路 ……… 133
3.3.3 整流器与稳压器 ……… 135
3.3.3.1 全波整流器 ……… 135
3.3.3.2 电压倍增器 ……… 140
3.3.3.3 LDO 稳压器 ……… 143
3.3.4 自适应 AC-DC 变换器 ……… 144
3.3.4.1 可配置 AC-DC 变换器 …… 144
3.3.4.2 混合式 AC-DC 变换器 …… 145

3.3.4.3 无线电容充电器 ……… 147
3.3.5 单载波与双载波 ……… 149
3.3.6 植入系统应用实例 ……… 150
3.4 适于皮下植入的单片太阳能
采集器 ……… 155
3.4.1 整体构成与电路设计 ……… 155
3.4.2 系统关键参数优化 ……… 161
3.4.3 实验测试结果 ……… 163
3.5 无线射频传输与 UHF RFID 的
植入应用探索 ……… 166
3.5.1 概述 ……… 166
3.5.2 理论评估 ……… 168
3.5.3 实验评估 ……… 172
3.6 超声用于植入器件无线能量与
数据传输的可行性 ……… 175
3.6.1 概述 ……… 175
3.6.2 实验评估 ……… 176
3.6.3 设计优化 ……… 179
3.7 总结与展望 ……… 185
参考文献 ……… 185

第4章 自供电生物压电传感器 ……… 191
4.1 生物力学监测与换能基础 ……… 191
4.1.1 生物力学植入式监测的
必要性 ……… 191
4.1.2 应力、应变和疲劳 ……… 192
4.1.3 植入体应变测量的能量获取 …… 194
4.2 压电材料与压电换能 ……… 195
4.2.1 压电效应 ……… 195
4.2.2 压电材料 ……… 198
4.2.3 压电换能模式 ……… 199
4.3 压电储能与非易失存储 ……… 202
4.3.1 压电浮栅 MOS 传感器 ……… 202
4.3.2 浮栅注入模式 ……… 205
4.3.3 注入模式的比较 ……… 208
4.4 浮栅注入器的设计与验证 ……… 208
4.4.1 恒电流浮栅注入器 ……… 208
4.4.2 浮栅注入阵列 ……… 211
4.4.2.1 基准电流源 ……… 211
4.4.2.2 浮栅注入阵列的实现 …… 213
4.4.2.3 检测方法及验证 ……… 214
4.4.3 线性浮栅注入器 ……… 219
4.4.4 微功耗浮栅注入器 ……… 224
4.5 植入式生物压电传感系统 IC ……… 227

4.5.1　总体构成 ················· 227

4.5.2　自供电电路 ············· 228

4.5.2.1　时间扩展电路 ····· 229

4.5.2.2　信号电平检测电路 ····· 231

4.5.2.3　信号速度检测电路 ····· 232

4.5.3　外部供电电路 ············· 233

4.5.4　IC 总体测试验证 ·········· 237

4.6　骨折愈合的生物压电传感

　　　自主监测 ················· 241

4.6.1　骨折愈合实时监测的必要性 ····· 241

4.6.2　用于骨折愈合监测的生物压电

　　　　传感芯片 ················· 243

4.6.3　模拟实验及测试结果 ······· 245

4.7　位于心室内的微型血压能量

　　　采集器 ··················· 250

4.7.1　微波纹管传能结构 ········· 250

4.7.2　螺旋压电换能器 ··········· 252

4.7.3　实测验证及改进方向 ······· 257

4.8　总结与展望 ················· 260

参考文献 ······················· 260

第 5 章　人体固态微探针 ········· 264

5.1　空心微探针之材料与制备 ···· 264

5.1.1　概述 ····················· 264

5.1.2　金属微探针 ··············· 267

5.1.3　硅微探针 ················· 268

5.1.4　聚合物微探针 ············· 271

5.2　空心微探针之改进与验证 ···· 274

5.2.1　DRIE 刻蚀和 KOH 腐蚀工艺的

　　　　优化 ····················· 274

5.2.2　侧面开口的硅微探针 ······· 277

5.2.3　带微杯的实心硅微探针 ····· 279

5.2.4　聚合物微探针的工艺优化 ··· 282

5.2.5　仿蚊喙微探针 ············· 285

5.3　神经电极概述 ··············· 291

5.3.1　神经电极的功能要求 ······· 291

5.3.2　神经电极的分类 ··········· 292

5.3.2.1　体外电极和体内电极 ····· 292

5.3.2.2　记录电极和刺激电极 ····· 294

5.3.2.3　非侵入式电极和侵入式

　　　　　电极 ··················· 295

5.3.3　神经电极的组态 ··········· 297

5.3.3.1　单极与多极组态 ········· 297

5.3.3.2　C 电极组态分析 ········· 299

5.3.4　金属基神经电极 ··········· 301

5.3.5　硅基神经电极 ············· 302

5.3.6　其他神经电极 ············· 307

5.4　神经电极之硅基有源探针 ···· 309

5.4.1　关键技术 ················· 310

5.4.1.1　工艺节点与电极密度的

　　　　　关系 ··················· 310

5.4.1.2　串扰抑制与像素放大器 ··· 311

5.4.1.3　噪声与电极材料、

　　　　　尺寸的关系 ············· 314

5.4.1.4　片上电路设计 ··········· 317

5.4.2　455 电极 52 通道有源探针 ·· 320

5.4.2.1　电路设计 ··············· 321

5.4.2.2　器件制造 ··············· 325

5.4.2.3　实验验证 ··············· 326

5.4.3　966 电极 384 通道有源探针 ·· 331

5.4.4　1356 电极 768 通道有源探针 ·· 336

5.4.4.1　电路设计 ··············· 336

5.4.4.2　实验验证 ··············· 340

5.5　神经电极之先进材料的应用 ·· 342

5.5.1　金刚石 ··················· 342

5.5.1.1　金刚石探针的制备 ······· 342

5.5.1.2　金刚石探针的应用 ······· 346

5.5.2　碳纳米管与金纳米粒 ······· 348

5.5.3　硅纳米线 ················· 351

5.5.3.1　探针结构与制备工艺 ····· 351

5.5.3.2　实验测试验证 ··········· 352

5.6　总结与展望 ················· 357

参考文献 ······················· 358

第 6 章　视觉假体 ··············· 363

6.1　神经假体与视觉假体 ········ 363

6.1.1　神经假体 ················· 363

6.1.2　视觉假体 ················· 365

6.2　视觉皮层假体 ··············· 369

6.2.1　总体架构 ················· 370

6.2.2　神经形态编码器 ··········· 372

6.2.3　RF 感链路 ··············· 374

6.2.4　体内植入单元 ············· 376

6.2.5　原型演示样机 ············· 377

6.3　无线型视网膜假体 ··········· 380

6.3.1　总体架构 ················· 380

6.3.2　设计考虑 ················· 382

6.3.3　15 通道视网膜假体芯片 ···· 386

6.3.3.1 假体构成与刺激器芯片 …… 386

6.3.3.2 模拟前端电路 ……… 389

6.3.3.3 时钟与数据恢复电路 394

6.3.3.4 控制逻辑电路 ……… 399

6.3.3.5 程控电流源 ……… 401

6.3.3.6 上电复位电路 ……… 403

6.3.4 256 通道视网膜假体芯片 404

6.3.4.1 总体架构 ……… 404

6.3.4.2 优化方法 ……… 405

6.3.4.3 电路实现 ……… 409

6.3.4.4 芯片测试结果 ……… 415

6.4 光电型视网膜假体 ……… 419

6.4.1 总体构成 ……… 419

6.4.2 光电二极管的工作模式 ……… 420

6.4.3 光电系统设计 ……… 423

6.5 总结与展望 ……… 428

参考文献 ……… 429

第7章 生物医疗应用中的模拟集成电路 ……… 432

7.1 生物放大器 ……… 432

7.1.1 生物电信号特性及对放大器的要求 ……… 432

7.1.2 基本电路与设计方法 ……… 436

7.1.2.1 基本电路 ……… 436

7.1.2.2 抑制直流失调和闪烁噪声的方法 ……… 443

7.1.3 带宽与增益宽范围可调的多通道神经放大器 ……… 449

7.1.3.1 噪声与失配分析 ……… 449

7.1.3.2 电路设计 ……… 451

7.1.3.3 测试验证 ……… 455

7.1.4 微功耗生物电位放大器 ……… 461

7.1.4.1 电路设计 ……… 461

7.1.4.2 测试验证 ……… 466

7.1.4.3 系统构成 ……… 471

7.1.4.4 活体试验 ……… 473

7.1.5 高集成密度的神经放大器 ……… 475

7.1.6 程控自调整 E 类放大器 480

7.1.6.1 自适应调整原理 ……… 481

7.1.6.2 电路设计与验证 ……… 482

7.2 模拟—数字转换器 ……… 484

7.2.1 生物医疗系统对模—数转换器的需求 ……… 484

7.2.2 单相驱动二阶 ΣΔ ADC ……… 486

7.2.2.1 架构设计 ……… 486

7.2.2.2 电路实现 ……… 486

7.2.2.3 实测验证 ……… 490

7.2.3 两步连续时间增量 ΣΔ ADC ……… 492

7.2.3.1 架构与规格设计 ……… 493

7.2.3.2 电路实现 ……… 497

7.2.3.3 实测验证 ……… 503

7.2.4 低功耗 SAR ADC ……… 506

7.2.4.1 架构设计 ……… 507

7.2.4.2 电路实现 ……… 511

7.2.4.3 实测验证 ……… 515

7.2.5 简化的模拟—数字转换方案 ……… 518

7.2.5.1 自适应神经放电探测 ……… 518

7.2.5.2 局部场电位能量检测 ……… 521

7.3 无线射频前端电路 ……… 524

7.3.1 植入式医疗设备的解调器与调制器 ……… 524

7.3.1.1 ASK 解调器与 FSK 调制器 ……… 524

7.3.1.2 PSK 解调器 ……… 526

7.3.2 生物医疗系统的无线收发器 ……… 533

7.3.2.1 体系架构 ……… 533

7.3.2.2 关键单元 ……… 537

7.3.3 超轻无线多通道神经遥测微系统 ……… 542

7.3.3.1 系统概述 ……… 543

7.3.3.2 性能分析 ……… 543

7.3.3.3 模块设计 ……… 546

7.3.3.4 系统测试 ……… 555

7.3.3.5 活体试验 ……… 557

7.4 总结与展望 ……… 558

参考文献 ……… 559

附录 缩略语对照表 ……… 567

第1章 神经传感接口芯片

在人体的构成中，神经系统无疑是最重要的部分之一。神经系统的疾病难以治愈，而且至今为止我们对它知之甚少。利用微电子技术实现对神经系统的感知、检测、记录和刺激，不仅有助于探索神经系统的结构原理和信息处理机制，揭示高级神经活动的本质，而且可为人类神经系统疾病的治疗与康复开辟一种可能的技术途径。本章首先阐述了神经元及其电化学作用机制的基本概念与原理(1.1节)，然后介绍了三种典型的神经传感接口芯片，即神经电化学检测芯片(1.2节)、神经电势记录芯片(1.3节)和神经刺激芯片(1.4节)。

1.1 神经元的电化学作用机制

1.1.1 神经元

1.1.1.1 神经系统

神经系统是脊椎动物最重要的系统之一，它控制着动物所有的行为功能，诸如学习和记忆。包括人类在内的哺乳动物的神经系统可分为中枢神经系统(CNS，Central Nervous System)和周围神经系统(PNS，Peripheral Nervous System)两类，前者主要是大脑与脊髓系统，后者则遍布全身，如图1.1所示。尽管人体不同部位的神经组织具有各自特异化的结构，并实现特定的功能，但基本单元都是神经元(neuron)。神经元是一种专门的、非球形的细胞单元，在人体中数量众多，仅大脑中的神经元就有1000多种类型，数量超过10^{11}个，但它们的形态结构都基本相同。

神经元之间通过特定的机构相互传递电信号和化学信号，构成复杂而有序的神经网络。由此形成的神经系统具有探知周边环境的感知功能、加工与存储信息的整合功能以及产生运动并使腺体分泌的功能。感知神经元(如耳蜗、视网膜中的神经元)根据来自外界的接触、声音和光等来直接刺激感官，并发送相应的信号给大脑和脊髓系统；运动神经元根据来自大脑和脊髓系统的指令来指挥肌肉的运动，并使腺体分泌；中间神经元则起着连接大脑或脊髓系统中不同神经元的作用。

图1.2示出了感知神经元和运动神经元的作用机制。例如，感知神经元通过自身受体接收到来自皮肤等感官的感知信号，将它通过脊髓系统发送给大脑。大脑将此信号处理后，再经脊髓系统发送到运动神经元，产生相应的动作。图1.2中也示出了中枢神经系统和周围神经系统的基本构成元素。

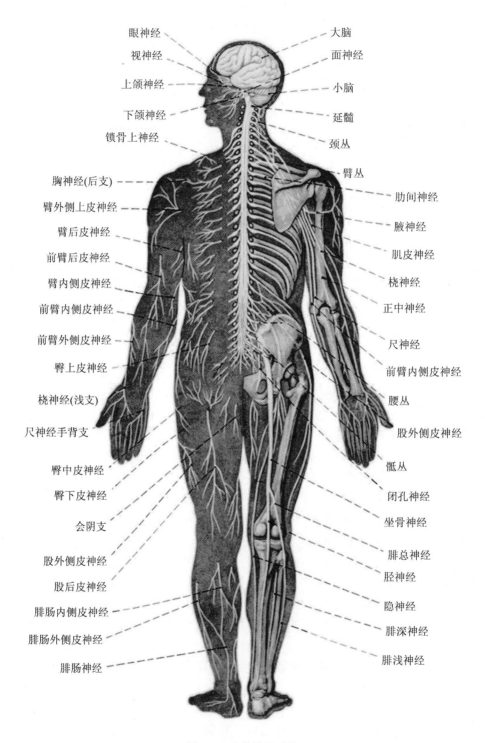

眼神经   大脑
视神经   面神经
上颌神经   小脑
下颌神经   延髓
锁骨上神经   颈丛
胸神经(后支)   臂丛
臂外侧上皮神经   肋间神经
臂后皮神经   腋神经
前臂后皮神经   肌皮神经
臂内侧皮神经   桡神经
前臂内侧皮神经   正中神经
前臂外侧皮神经   尺神经
臀上皮神经   前臂内侧皮神经
桡神经(浅支)   腰丛
尺神经手背支   股外侧皮神经
臀中皮神经   骶丛
臀下皮神经   闭孔神经
会阴支   坐骨神经
股外侧皮神经   腓总神经
股后皮神经   胫神经
腓肠内侧皮神经   隐神经
腓肠外侧皮神经   腓深神经
腓肠神经   腓浅神经

图 1.1   人体神经系统

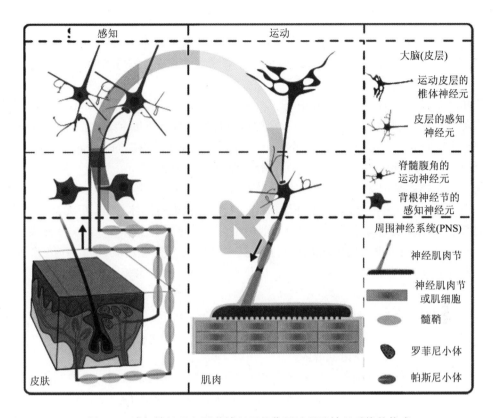

图 1.2　感知神经元和运动神经元的作用过程及神经系统的构成

1.1.1.2　神经元的构成

　　神经元的构成如图 1.3 所示，它由细胞体(soma)、树突(dendrite)和轴突(axon)三部分组成。细胞体内有细胞核及内质网等，半径多在 $50\ \mu m$ 左右。细胞体长出短的分支为树突，是神经元的信息传入部位；长的管状结构为轴突，也称神经纤维(nerve fiber)，是神经元的信息传出部位。轴突的始端称为轴突丘(axon hillock)。始端以下的轴突若有髓鞘包裹，则称为有髓神经纤维(myelinated nerve fiber)；几乎无髓鞘的轴突称为无髓神经纤维

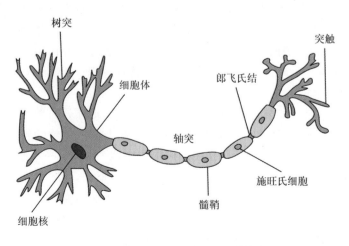

图 1.3　神经元的基本构成(有髓轴突)

（unmyelinated nerve fiber）。图 1.3 所示为有髓鞘结构，轴突上有郎飞氏（Ranvier）结和施旺氏（schwann）细胞。轴突末端与其他神经元的细胞体或树突相接触的部位叫突触（synapse）。一个神经元通常有一个细胞体、一个或多个树突、一个轴突以及一个或多个突触。

细胞体是神经元的代谢和营养中心，常见的几何形态有星形、椎体形、梨形和圆球形等，其大小不一，直径约为 $5\sim150\ \mu m$。细胞体内有细胞核（nucleus）、核仁（nucleolus）、尼氏小体（Nissl bodies）、高尔基体（Golgi apparatus）、大量的线粒体（mitochondria）以及神经微丝（neurofilament）和微管（microtubule）等细胞骨架成分。

树突和胞体膜是神经元接收外界信息的媒介。树突是从细胞体发出的一至多个突起，起始部分较粗，经反复分支而变细，形同树枝，其内部结构与胞体相似，但无高尔基体，其功能是接收刺激并将冲动传入细胞体。胞体膜上分布着各种受体（receptor）和离子通道（ionic channel），两者由不同的膜蛋白构成，其中受体可与神经递质（neurotransmitter）相结合，改变胞体膜的离子通透性及膜内外电位差，使神经元产生相应的兴奋或抑制的生理变化。

轴突是神经元发射信息到外界的媒介，也称神经纤维。轴突的长度变化较大，在人体中最长可达 1 m，在中枢神经系统中的轴突可细至 $0.2\sim29\ \mu m$。有髓神经纤维外面有髓鞘包裹，中间被郎飞氏结有规律地分隔开。

神经元以离子通道导通的电方式或者以神经递质施放的化学方式，将神经信号通过轴突传递到突触，然后作用于突触后的神经元或效应器。一个轴突的分支可以与近千个神经元形成突触联系。轴突的主要功能是在轴膜上传导神经冲动。轴突始端的轴突丘的电兴奋性阈值比胞体或者树突低得多，故常是神经元发生冲动的起始部位。轴突丘长约 $15\sim25\ \mu m$，轴膜下有电子密集的致密层。神经元的细胞体和轴突在结构和功能上是一个整体，神经元代谢活动的物质多在胞体内形成，神经元的整体生理活动物质代谢则是由轴浆在轴突内不断流动来实现的。

所有神经元都具有电活性，不同神经元之间既可能存在电位差，也可能存在离子浓度差。这就使得离子可以沿着轴突内的离子通道流动，并产生一种叫做动作电位的短电脉冲。这个动作电位沿着轴突传输，并激活突触，以实现与其他神经元之间的信息交换。神经元中的离子类型主要是钠、钾、氯和钙离子。突触所发送的信息部分是电信号，部分是化学信号。因此，神经元之间的信息传递是通过电与化学的综合作用来完成的。图 1.4 给出了一个神经元与另一个神经元之间的电化学信息传导过程，具体细节将在后文讲解。

1.1.1.3 神经元的分类

神经元可以按不同的方法分类。按照树突数目，神经元可分为单极神经元、双极神经元和多极神经元，如图 1.5 所示。单极神经元主要存在于脊椎动物的神经系统，尤其是自律神经系统，其胞体只有一个突起，然后以"T"形分成两个分支，一支连至周围神经，称为周围突，相当于树突；另一支进入中枢神经系统，称为中枢突，相当于轴突。双极神经元有一个树突和一个轴突，在感知神经元中出现得最多，如视网膜细胞、嗅上皮细胞及耳蜗神经节等处。多极神经元有多个树突和一个轴突，是脊椎动物中数量最多的神经元，如脊椎运动神经元、椎体细胞和浦肯野细胞（Purkinje cell）等。它具有被树突棘覆盖的巨大的树突表面积，形成大量的突触联系。图 1.6 是多极神经元的结构示意图。

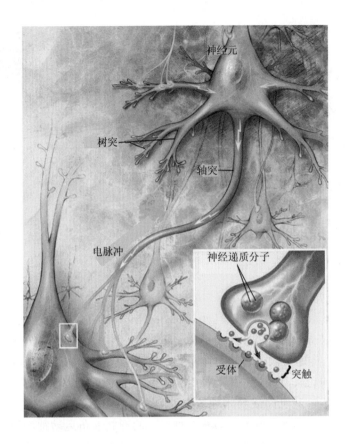

图 1.4 神经元之间的电化学信息传导机构

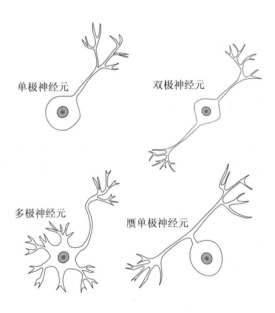

图 1.5 神经元按树突数量分类

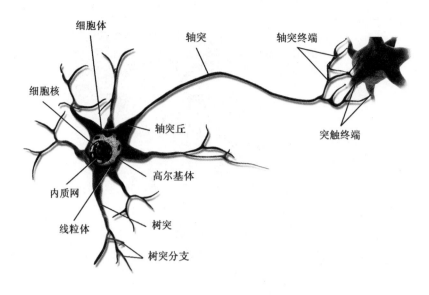

图 1.6　多极神经元的基本构成

按照功能，神经元可分为感知神经元（sensory neuron）、运动神经元（motor neuron）和中间神经元（interneuron）。感知神经元也称传入神经元，多为单极神经元，它从外周神经接收信号，并将信号传递给大脑，其胞体主要位于脑神经节、脊髓和脑干感觉核中，周围突的末梢分布在皮肤和肌肉等处。运动神经元也称传出神经元，多为多极神经元，将大脑产生的信息和指令传输到肌肉或腺体等效应细胞，从而对感知做出相应的反应。此类神经元包括大脑皮层的锥体细胞、脑干运动核的神经元和脊髓前角运动神经元以及内脏传出神经的节前和节后神经元等，支配骨骼肌、平滑肌和腺体等效应器产生生理效应。中间神经元也称交联神经元，是在神经元之间起联络作用的神经元，多为多极神经元，是人类神经系统中最多的神经元，构成中枢神经系统内的复杂网络。动物进化水平越趋于高等，中间神经元数量越多。脑的高级功能主要是中间神经元活动的结果，脑组织实际上是中间神经元为主体构成的一个极其复杂的网络系统。

按照神经元所释放的神经递质的不同，神经元又可分为胆碱能神经元、胺能神经元、氨基酸能神经元和肽能神经元。按照神经元轴突的长度，神经元也可分为高尔基Ⅰ型神经元和高尔基Ⅱ型神经元。

表征神经元的模型根据抽象程度的不同可分为电输入—输出膜电压模型和自然或药理学输入模型。电输入—输出电压模型描述当输入端加入电刺激（电压或电流）时细胞膜的输出响应。自然或药理学输入模型描述在自然或者药理学等非电学输入激励下的响应，此时的激励可能是化学浓度的变化，也可能是光、声音或其他物理量；响应可能是放电脉冲，也可能是非电信息。

1.1.2　动作电位

1.1.2.1　动作电位的特性

对于几乎所有的动物、植物和菌类，细胞膜两侧都存在电势差，称为膜电位（membrane potential）。细胞未受刺激时的膜电位叫静息电位（resting potential）。因细胞内外 K^+ 离子存在浓度差，而且细胞膜对 K^+ 有较高的通透性，导致 K^+ 外流，所以静止状态下膜内电位低于膜外电位。生理学上规定，膜外电压设为 0 mV，则膜内电位为负值。在神经元中，静息电位的值通常为 $-40\sim-90$ mV，典型值为 -70 mV。

只要细胞没有受到外来刺激并保持正常的代谢，神经细胞的静息电位就可以长时间保持恒定。通常把静止状态下细胞膜两侧所保持的这种内负外正的电位状态，称为膜的极化（polarization）。膜电位的数值向膜内负值减小（绝对值减小）的方向变化的过程，称为去极化（depolarization）；膜内电位高于膜外电位时，称为反极化（reverpolarization）；膜电位的负值加大（绝对值加大）的过程，称为超极化（hyperpolarization）；细胞在去极化、反极化后朝静息电位方向恢复的过程，称为复极化（repolarization）。

可兴奋细胞受到刺激时，会在静息电位的基础上产生一次快速而短暂的电位变化，出现一个单脉冲，称为动作电位（AP，Action Potential）。图 1.7 是一个典型的动作电位波形图。在动作电位形成过程中，外界刺激引起膜电位上升，超过阈值电位（典型值为 -55 mV），引发细胞膜去极化，膜内电位迅速从负向正的方向变化，直至零电位；然后膜内电位继续上升，变为内正外负，形成反极化，使膜内电位变正。动作电位峰值范围从 0 mV 到 $+20\sim+40$ mV，其中超过零电位的反极化电位部分称为"过冲"。刺激所引起的电位反转非常短暂，很快就会出现复极化过程，使膜内电位下降，直到恢复至刺激前原有膜内为负、膜外为正的极化状态，膜电位重新回到静息电位。

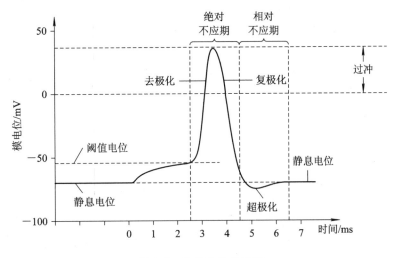

图 1.7　动作电位的波形

动作电位由峰电位脉冲（包括迅速去极化引起的上升沿和迅速复极化引起的下降沿）和后电位（超极化引起的缓慢电位变化）脉冲组成，其中峰电位脉冲是主体，通常意义上的动作电位主要指峰电位脉冲。动作电位的幅度约为 $90\sim130$ mV，其中过冲动作电位超过零电位约 35 mV。动作电位产生后沿神经纤维传播，一般历时约 $0.5\sim2.0$ ms，也称放电（spike）、兴奋、冲动或神经脉冲（nerve impulse）。神经元发射动作电位的举动也称点火（fire）。对于大多数神经元，每秒大约会点火 $10\sim100$ 次。

神经元动作电位的产生具有以下重要特点：

（1）只有足够强的刺激才可以使动作电位沿轴突进行传递，即去极化产生的电位幅度必须超过阈值电位，这可以保证细胞膜对很小的随机去极化行为不会产生动作电位。

（2）只要是超过阈值的任何刺激都可以引起同样大小的动作电位，而与刺激的强度无关。换句话说，一旦刺激达到阈值以上，动作电位的振幅不再反映刺激的幅值。这意味着关于刺激强度的信息必须以其他方式来反映或编码，而不是以动作电位的幅度来反映。此规律叫全或无定律(all-or-none law)，是轴突信号传递的基本特性。

（3）动作电位的幅度虽然与刺激强度无关，但是与潜伏期关系很大。潜伏期的定义是从刺激开始到动作电位的波峰所经历的时间，其长度是刺激强度的函数，刺激越强，则潜伏期越短，动作电位出现得越早。

（4）在动作电位爆发以后的若干毫秒内，无论多么强的去极化刺激都不能诱发另一个动作电位。这段时间称为绝对不应期(absolute refractory period)。接着绝对不应期的是相对不应期(relative refractory period)，在此期间刺激必须超过比正常情况下大得多的阈值才有可能诱发动作电位(参见图1.7)。

对于感知神经元，动作电位是由外界刺激触发的，但某些可兴奋神经元无需外界刺激就能自行周期性地点火，就像有个内部时钟一样。这种周期性的动作电位叫起搏电位(pacemaker potential)，心脏中窦房结所产生的心脏起搏电位就是一个典型例子，其波形如图1.8所示。尽管起搏电位的波形与周期是由人体自身决定的，但在一定程度上也会受外界刺激的影响。

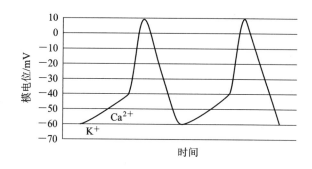

图1.8　心脏起搏电位波形示例

已经在各种多细胞生物体中发现动作电位，包括植物、无脊椎动物(如昆虫)和脊椎动物(爬行动物和哺乳动物)。在海绵类动物中至今尚未发现有动作电位的存在，但有科学家发现其器官内部似乎也存在着某种电信号。表1.1给出了几种动物动作电位的比较，从中可见，它们的静息电位与动作电位的幅值和持续时间差别不大，而传导速率差别较大，这是因为传导速率与轴突直径以及是否有髓鞘有关。

表1.1　几种动物动作电位的比较

动物	细胞类型	静息电位/mV	动作电位幅度/mV	动作电位持续时间/ms	传导速率/(m/s)
乌贼	巨轴突	−60	120	0.75	35
蚯蚓	中等巨纤维	−70	100	1.0	30
蟑螂	巨纤维	−70	80～104	0.4	10
青蛙	坐骨神经轴突	−80～−60	110～130	1.0	7～30
猫	脊椎运动神经	−80～−55	80～110	1～1.5	30～120

不是所有的神经单元都会产生放电，例如耳蜗毛细胞、视网膜受体细胞和视网膜双极细胞都不会产生放电。而且，神经系统中的许多单元并未归类到神经元范畴，如神经胶质（glia）。

1.1.2.2 动作电位沿轴突的传导

神经纤维的主要功能是传导神经冲动，实际上就是动作电位沿轴突的传播，其过程是先将轴突始端发出的神经脉冲传到轴突末梢，再通过突触传递给另一个神经元或效应细胞。

神经纤维上的兴奋传导具有以下特性：

（1）完整性：神经纤维传导兴奋的必要条件是结构和功能的完整性。如果神经纤维受损、被切断或者局部被麻醉，均可使兴奋传导受阻。

（2）绝缘性：一根神经干中包含许多神经纤维，但各神经纤维传导兴奋时基本上互不干扰，加上神经胶质细胞的绝缘作用，使兴奋能精确地沿着既定的神经通路传导。

（3）双向性：在实验条件下，刺激神经纤维上任何一点引起的兴奋可同时向两端传导，因为局部电流可在刺激处的两端发生。

（4）相对不疲劳性：实验中电刺激神经纤维连续10多小时，神经纤维依然能保持传导兴奋的能力。相对突触传递而言，神经纤维的兴奋传导表现为不易疲劳。这是因为神经冲动在神经纤维上传导时消耗的能量少，而且不涉及递质耗竭的问题。

神经纤维传导兴奋的速度与纤维的粗细、髓鞘的有无以及温度的高低有密切关系。一般来说，神经纤维的直径越粗，传导速度越快；温度下降，传导速度就会变慢；有髓神经纤维的传导速度快于无髓神经纤维，这是因为无髓神经纤维是通过局部电流方式传导的，而有髓神经纤维则是跳跃式传导的。以下对无髓神经纤维和有髓神经纤维传导动作电位的机理稍作具体分析。

对于无髓神经纤维，某一部分产生的动作电位，可以沿着细胞膜不衰减地传导至整个细胞。如图1.9所示，在动作电位的发生部位，膜外侧的电位较前方静息电位为负，而膜内侧则相对较正。由于这种电位差的存在，在动作电位的发生部位和邻接的静息部位之间便产生局部电流。局部电流将依据膜的被动电学特性，在动作电位前方的静息部位首先形成电紧张电位，并在电紧张电位达到阈值电位的部分产生动作电位。可见，动作电位的传播其实是沿着细胞膜不断产生新的动作电位的过程。这也是在长距离传导中动作电位的幅度和形状保持不变的原因。

有髓神经纤维具有神经胶质细胞反复包绕轴突而形成的高电阻髓鞘，电流不易通过，只在郎飞氏结的轴突膜处出现膜内外的离子移动。所以，有髓鞘神经的局部电流是在郎飞氏结之间产生的，即在发生动作电位的郎飞氏结与静息的郎飞氏结之间产生，这种传导方式称为跳跃式传导。正是这种跳跃式传导方式，使得有髓神经纤维的兴奋传导速度要比无髓神经纤维的传导速度快。图1.10是有髓神经纤维的基本结构。

图1.11比较了在猫的无髓神经纤维和有髓神经纤维中，动作电位的传导速度与轴突直径的关系，其中实线是实验数据的拟合，而虚线是理论值的外推。可见，动作电位在有髓神经纤维中的传导速度与轴突直径近似成线性关系，而在无髓神经纤维中则成平方根关系；对于相同的轴突直径，有髓神经纤维的传导速度远高于无髓神经纤维。

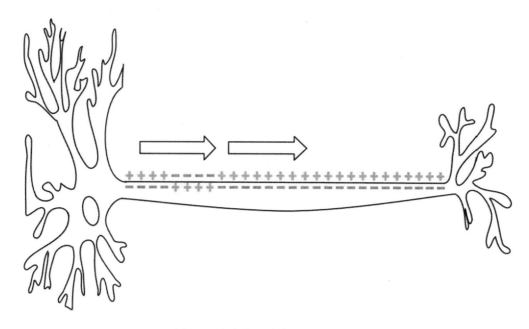

图 1.9　兴奋在无髓神经纤维上传播

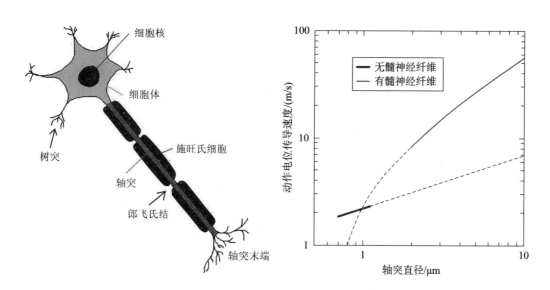

图 1.10　有髓神经纤维的基本结构　　图 1.11　猫神经纤维中动作电位传导速度的比较

神经纤维的电性能可用等效电路来近似表征。一个长度为 Δx 的无髓神经纤维段的等效电路如图 1.12 所示,这里假定细胞外和细胞内的媒介都是纯电阻性的,其单位长度电阻分别为 ρ_o 和 ρ_i,外电势和内电势分别为 v_o 和 v_i,跨细胞电流为 i_{AC},沿纤维段的距离为 x。膜的等效电路元件有:电容 C_m(μF/单位面积);离子电导 g_{Na} 和 g_K(mS/单位面积),分别对应于 Na^+ 离子通道和 K^+ 离子通道;电导 g_L,对应于除 Na^+ 或 K^+ 之外的离子(如 Cl^-)导致的泄漏电流,通常可忽略。基于这个等效电路模型,可对神经元的动作电位进行电学分析。

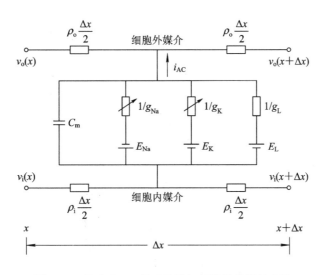

图 1.12　长度为 Δx 的无髓神经纤维段的等效电路

1.1.3　离子通道

　　神经元内或者神经元之间的信息传导是通过一种叫做神经递质的化学载体传送电信号的方式来实现的。神经递质可以是激发型，也可以是抑制型。也就是说，它可以在接收神经元中发起神经脉冲，也可以抑制这种脉冲。在神经元内部，神经递质分子被包在一个囊泡内，在神经脉冲到达的同时，神经递质分子被快速地泡外分泌释放。然后，它可以扩散跨过约束神经递质的突触间隙，激发或禁止突触后神经元的放电。

　　传递神经递质的通道通常是离子通道(ionic channel)，其结构如图 1.13 所示，它有如一道闸门。沿着通道方向存在离子浓度梯度和电位梯度。带电离子(Na^+、K^+、Ca^{2+}、Cl^-等)在通道蛋白的帮助下，顺着浓度梯度或电位梯度的方向进行跨膜转运。起离子通道作用的膜蛋白是一种贯穿脂质的双层、中心具有亲水性的孔道。当孔道开放时，允许大量离子沿着浓度梯度方向快速通过，否则就禁止通过。一个细胞体最多可以有四个这样的离子通道。

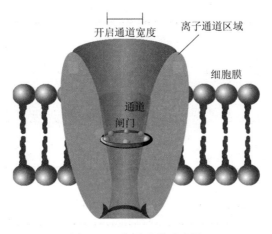

图 1.13　离子通道示意图

细胞膜上的离子通道开放与否受细胞膜两侧电位差的控制。当电位差处于静息电位时，离子通道关闭；当电位差超过静息电位时，离子通道打开。当动作电位沿着轴突传播时，轴突的细胞膜两侧出现极性的交替变化，导致存在 Na^+ 和 K^+ 浓度梯度的离子沟道交替开闭，如图 1.14 所示。在动作电位出现初期，Na^+ 通道打开，Na^+ 离子流向轴突，形成电化学梯度，引发去极化。然后，K^+ 通道打开，K^+ 离子从轴突返回，引起复极化。最终，神经脉冲朝着轴突一次性单方向传输，直至轴突的末端。

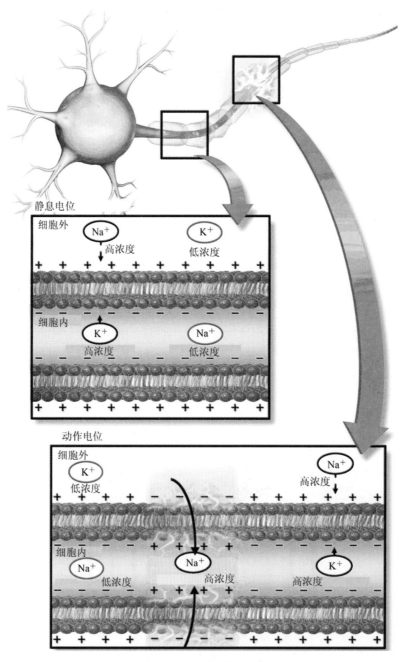

图 1.14　神经脉冲沿离子通道传输示意图

动作电位本身是由细胞内质膜的电压门控离子通道所产生的。电压门控离子通道是一组包在细胞膜内的蛋白质，其是否导通受细胞电位的控制。细胞电位的极性和大小决定了该通道的开关速率以及每次转换所需的平均时间，而离子通道所处状态对细胞电位也有影响，因此二者之间形成了一种闭环关系。离子通道的启闭产生动作电位，动作电位的持续时间和幅度则由电压控制离子通道的生物物理性质决定。例如，电压控制钠离子通道形成神经传导所需的快速响应动作电位，持续时间在 1 ms 左右；肌肉细胞和某些神经元中的慢动作电位是由电压门控钾离子通道产生的，持续时间长达 100 ms 以上。静息电位则是由浓度梯度和电位梯度共同控制的钠-钾泵浦来维持的。

1.1.4　突触

不同神经元之间紧密接触并进行信息传递的部位，就是之前已提到过的突触。突触的结构如图 1.15 所示，它由突触前单元、突触间隙和突触后单元三部分组成。事实上，突触前单元就是前一个神经元的轴突末端，突触后单元就是后一个神经元的树突或细胞体，突触间隙则是两个单元之间的空隙。

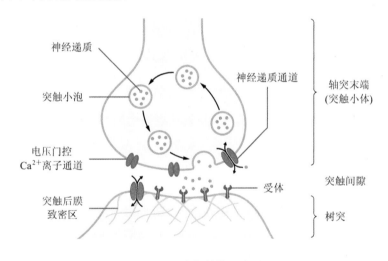

图 1.15　突触结构示意图

一个轴突的末端可以分出许多小支，每个小支的末梢脱去髓鞘后膨大呈球状，称为突触小体(synapse knob)。在电镜下可观察到突触处由两层膜隔开，位于突触小体一侧的膜称为突触前膜(presynaptic membrane)，另一侧的胞体膜或树突膜称为突触后膜(postsynaptic membrane)，两膜之间的缝隙为突触间隙(synaptic cleft)。在突触前膜内侧的轴浆内，含有较多的线粒体和大量的囊泡，称为突触小泡(synaptic vesicle)，其中含有高浓度的神经递质。

当动作电位从上一神经元传导到突触小体的时候，会导致突触前膜去极化。当去极化达到一定程度时，会打开位于突触前膜上的电压门控 Ca^{2+} 离子通道，使囊泡中的神经递质释放到突触间隙，然后被位于突触后膜上的受体接收，引起突触后膜电位发生一定程度的去极化或超极化。神经递质是若干小分子，其作用是打开突触后神经元的离子通道。大多数轴突在其所有末梢具有相同的神经递质。这一过程是最常见到的突触传递过程，常被称为经典的突触传递。经典的突触传递过程是一个电—化学—电传递过程，即由突触前神经元的生物电变化，通过突触前膜释放的化学物质，最终引起突触后膜的生物电变化。所以，此类突触也称化学突触。化学突触可以根据神经递质的不同来分类，常见的神经递质有谷氨酸(常起兴奋作用)、氨基丁酸(常起抑制作用)、类胆碱(如脊椎动物的肌肉神经节点)和肾上腺素等。图 1.16 示出了化学突触的形成过程。

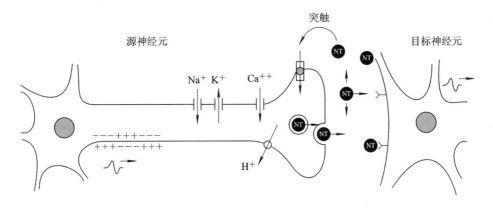

图 1.16　化学突触中神经递质的传递过程

另一些突触无需神经递质作为媒介，当动作电位到达突触时，来自突触前单元的电流能够通过一种连接蛋白(connexon)机构跨越两层细胞膜之间的势垒，直接进入突触后单元，引发其电位变化。这种突触叫电突触(参见图 1.17)。电突触得以形成的基础是存在连接蛋白机构，也称缝隙节(gap junction)。缝隙节是指两个神经元膜紧密接触的部位，两层膜的间隔只有 2～4 nm；连接部位的细胞膜不增厚，与膜相邻的轴浆内无突触小泡；两侧膜间有亲水通道蛋白相连，电阻抗较低，容易进行电势性扩散；因其无前、后膜之分，传递呈双向性。由于没有神经递质通过突触间隙时所需的扩散时间，电突触的传导速度更快，因而被用于要求快速响应的神经元，如条件反射、脊椎动物的视网膜和心脏等。

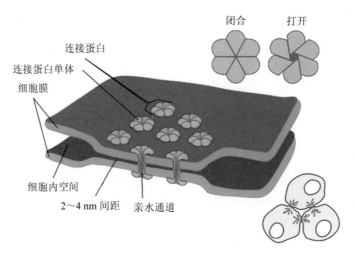

图 1.17　电突触连接示意图

根据神经元相互接触部位的不同，突触又可分为轴突分泌型(axosecretory，轴突直接分泌进血管)、轴突—轴突型(axoaxonic)、轴突—树突型(axodendritic)、轴突—细胞外型(axoextracellurer)、轴突—胞体型(axomatic)和轴突—突触型(axosynaptic)等多种突触，如图 1.18 所示。

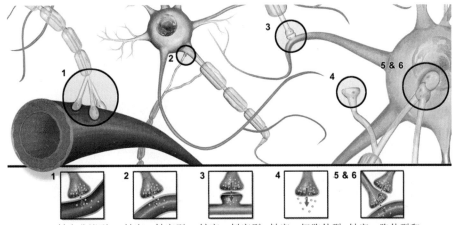

1	2	3	4	5 & 6
轴突分泌型	轴突—轴突型	轴突—树突型	轴突—细胞外型	轴突—胞体型和 轴突—突触型

图 1.18　突触按接触部位分类

根据突触对下一个神经元功能的影响，可将其分为兴奋型突触和抑制型突触。抑制型突触导致抑制型的突触后电位，引起神经元的过极化，允许神经元负离子（如 Cl^-）进入来降低膜电势，因此更难以放电；兴奋型突触导致兴奋型的突触后电势，引起神经元的去极化，允许神经元正离子（如 Na^+）进入来增加膜电势，因此更容易放电。

根据突触前后结构之间解剖学关系的紧密程度，可将其分为定向突触和非定向突触两类。根据化学性突触或化学性突触与电突触的组合不同，又可将其分为串联型突触、交互型突触和混合型突触。

1.1.5　神经网络

神经系统中信息加工传递的结构基础是神经元之间相互连接所形成的神经元网络，也称神经网络。神经元之间主要以突触的方式进行联系，前一个神经元兴奋时，其突起的末梢释放一种或几种化学物质（即神经递质），经过化学物质与受体的结合使下一级神经元产生兴奋或抑制反应。两个神经元的各个部分之间均可形成突触性连接，其中"轴突—轴突"突触产生的突触前抑制活动和"树突—树突"突触产生的等级性突触传递，使神经元间突触的连接更加多样化。神经元之间还可以通过缝隙节直接进行电耦合。此外，一个神经元还可以改变其邻近细胞的电场或化学微环境，从而改变它们的活动。这些都说明神经网络中各个神经元间的机能联系是极端复杂的。

每一个神经元都持续地接收来自其他神经元突触的输入。单个神经元可以接收数以千计的不同突触前输入。它们中有兴奋型的，也有抑制型的；有强的，也有弱的。不同输入在神经元的不同部位向突触后神经元提供信号。输入信号间既可以因性质相同而相互累加，也可因性质相异而相互抵消。具有不同功能的突触可以形成于神经元表面的不同部位。一般来讲，一个神经元所接收的不同来源的输入，都有特殊的结构形式和终止部位。

在发放动作电位时，神经元往往需要有上百个兴奋型突触同时被激活。但是，突触激活对动作电位发放的贡献取决于它的空间位置，因为突触后电位在向轴丘传播的过程中会产生衰减。直接形成于胞体上的突触信号的传递效率较高，而在远离胞体的树突上所形成的突触的传递效率则较低。因此在一些神经元细胞上，树突上兴奋型突触的数量往往大大超过位于胞体的抑制型突触。突触对神经元输出的相对贡献称为突触强度。突触强度不是固定的，而是随条件改变的。因此，任何兴奋型或抑制型突触上的净效果取决于突触的位置、空间尺度、突触的形状以及其他正效或反效突触的相对强度等因素。

在神经信号传递的过程中，一个神经元往往同时接收多个前级神经元的输入。在这些输入信号的综合作用下，神经元细胞膜电位产生相应变化，进而以电输出或化学输出的方式为多个后级神经元提供信号。因此，就其本质而言，神经元是多输入、多输出的系统，神经信号传递过程则为相互关联的并行过程。神经元信息不仅加载于放电频率上，也存在于其放电的时间序列及空间模式中。

神经元间的连接不是固定不变的，在动物个体发育过程中，某些旧的连接消失了，便会建立起新的连接，有的局部通路始终处于变动之中，这些变动就构成了神经系统可塑性、机能代偿以及学习和记忆的物质基础。

从以上分析可见，神经网络远比我们经常见到的计算机网络或者移动通信网络复杂得多，这为分析、测试和仿真神经网络带来了巨大的困难（参见本章后续内容），但同时也为我们借鉴这种网络结构来实现更高效能的通信或者信息处理提供了可能（参见第 2 章）。

1.2　神经电化学检测芯片

1.2.1　神经电化学检测方法

神经递质在保证神经通道正常功能方面起着关键的作用。神经递质的失衡或者异常变化会导致各种神经衰弱症甚至神经错乱，如缺乏多巴胺引起的帕金森症、血液中复合胺失衡导致的抑郁症以及老年痴呆症、癫痫症等。某些药物（如治疗药物舍曲林和成瘾药物可卡因）通过改变突触处的神经元电位，或者模仿在突触后受体的神经递质的活动，来起到刺激神经活动的作用。而且，作为学习与记忆基础的神经系统的大多数可塑性，是通过突触的化学修正来实现的。许多生物胺类（如多巴胺或 5-羟色胺）系统提供了通向大脑广大区域的输出，影响着情绪、学习和认知。

基于上述原因，在生理和病理上，我们都需要通过神经递质的测量来洞察神经元之间的电学和化学活动，以便得到关于神经信号通路的更为全面的图像，更充分地理解大脑的功能机理，确定相关神经疾病的机制。这是基于神经递质的神经电化学检测的必要性所在。

有多种方法可用于探测与计量神经递质的活性，如用光学法探测神经递质反应导致的光发射[1.1]，用免疫化学法探测附着于神经递质上的示踪化合物[1.2]，用比色法检测神经递质的化学分离[1.3]。此外，也有研究者利用现代成像技术来研究神经的电化学活动，如功能磁共振成像和正电子发射断层成像。近年来，用电化学传感法来直接探测大脑中神经递质的电化学性质，因具有高灵敏度、快速和分布式测量的优点，得到了极大的关注[1.4]，有可能成为神经化学检测的最佳方法。

许多重要的神经递质（多巴胺、去甲肾上腺素、5-羟色胺、组胺和氮氧化物等）是电活性的，故可用电化学方法来检测。这种方法通过给神经电极一个外加电压，为电子传输（即化学相互作用)提供所需的能量,然后探测电极与生物组织之间的双向电荷传输。这种化学相互作用发生在电极的表面,或者在距探测样品表面极浅的生物体中,所产生的电荷传输或电流正比于电活性神经递质的浓度。

目前最常用的三种神经电化学检测方法是电流测定法[1.5]、高速计时电流法[1.6]和快扫描循环伏安法(FSCV, Fast-Scan Cyclic Voltammetry)[1.7]。这些方法推动了神经电化学记录在细胞生物学和神经生物学方面的应用。它们都需使用微探针,并要求亚秒级的时间分辨率。其中,FSCV 方法的优势特别突出,可获取一种被称为扫描伏安图的曲线,用于鉴别拟探测的物种类型,被认为是检测动物行为内生神经递质的最佳方法。

电化学分析通常需要三个电极,即工作电极(也称探测电极)、参考电极和辅助电极(也称返回电极)。反应发生在工作电极的表面,工作电极相对于参考电极具有一定的电势差(V_{REDOX}),而辅助电极在被监控的溶液界面两侧存在电压降的时候用于维持 V_{REDOX} 的恒定。

在现有的电化学分析方法中,V_{REDOX} 是一个独立变量。在 FSCV 法中,V_{REDOX} 以给定的幅度与波形周期性地快速扫描,测量氧化还原电流的变化,得到反应物的电流—电压特性。在电流测定法和高速计时电流法中,V_{REDOX} 保持恒定,测量氧化还原电流随时间的变化。氧化还原电流正比于电化学反应物的浓度和电极的表面积。

图 1.19 给出了神经电化学检测的一个实例。其中,图 1.19(a)中的参考电极和辅助电极使用镀有氯化银的银电极(Ag/AgCl),工作电极使用活化氧化铱薄膜(AIROF, Activated IRidium Oxide Film)电极;图 1.19(b)给出的是模拟视网膜神经电解质的磷酸盐溶液的扫描伏安图。

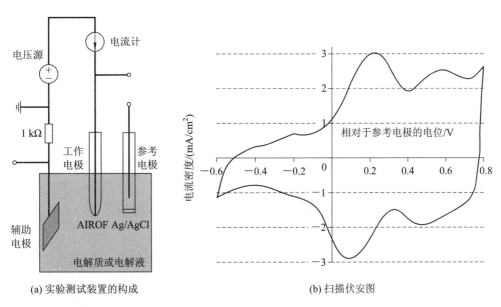

(a) 实验测试装置的构成   (b) 扫描伏安图

图 1.19　神经电化学检测实例

由于神经递质的生理浓度为纳摩尔量级,在神经递质的电化学探测中涉及的电流通常是非常小的,因此参考电极两端的欧姆压降可以忽略。所以,在神经电化学检测中,辅助电极有时可以取消,只需使用工作电极和参考电极即可满足测试要求。

用于神经递质电化学探测的电极探针有金探针、碳纤维微探针、金刚石探针以及采用微制造、丝网印刷和改进聚合物制成的碳传感器阵列等。碳纤维微探针(CFM，Carbon-Fiber Microelectrode)是最常用的神经化学传感探针，能够以很高的灵敏度直接探测由单一细胞和囊泡释放出的可氧化物质，直径大约为 $5\sim10\ \mu m$，典型长度为 $100\sim250\ \mu m$，探测的空间分辨率可达微米(μm)尺度。CFM 探针的制造过程大致为：① 将一根直径为 $5\sim10\ \mu m$ 的碳纤维吸入至硼硅酸盐的玻璃毛细管中；② 用一个标准的吸管，将这个毛细管插入一个锥体中；③ 在显微镜下，将暴露在外的碳纤维切割至所期望的长度；④ 将一个不锈钢的引线插入毛细管的开口端；⑤ 用熔化的铋或石墨粉来保护碳纤维和玻璃毛细管。

FSCV 法与 CFM 探针的结合已被广泛用于生物系统中神经递质、荷尔蒙和代谢物质的测量。它首先被成功用于肾上腺髓质细胞(肾上腺素、去钾肾上腺素等)和脑切片(5-HT、多巴胺等)的电化学检测，之后被用于猫和老鼠活体内 5-HT、腺苷、氧和 pH 值变化的探测，以及果蝇中多巴胺和 5-羟色胺浓度的测量。

图 1.20 是用 FSCV 结合 CFM 探针的方法测量多巴胺的系统框图。测量时，将 CFM 探针插入活体细胞、生物组织或者细胞间空隙，然后施加快速变化的电压单脉冲。如果扫描电压范围适当(典型范围为 $\pm1\ V$)，被检测的化合物就会产生氧化还原反应，电子在溶液中移动，形成交换电流(几纳安大小)。将此电流减去电极产生的背景电流，就得到了反映该化合物特征的响应电流—电压($I-V$)曲线和响应电流时间波形。根据氧化还原电流的时间波形，经计算可得在每次氧化还原反应中迁移的电子数量，从而得到待测化合物的浓度。图 1.21 是 FSCV 方法的典型激励电压波形及所获得的响应 $I-V$ 曲线和电流波形。

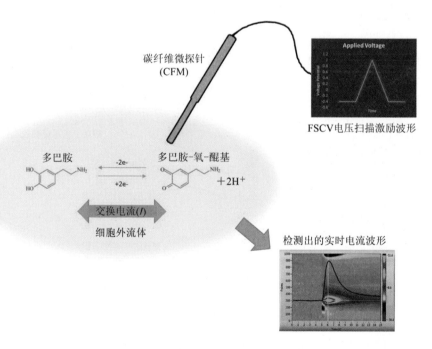

图 1.20 用 FSCV - CFM 方法测量多巴胺

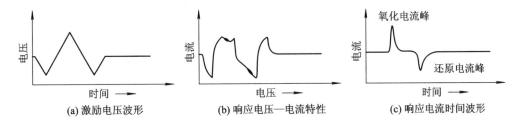

图 1.21 FSCV 测量特性曲线

FSCV 结合 CFM 探针的电化学检测方法成为探测活体内生物化学物质浓度的有力工具，是因为它具有以下优点：

（1）化学选择性强。不同的生物化合物具有各自独有的还原电势，FSCV 法可以针对不同的生物化合物的还原电势选择不同的激励电压，因而可测量宽范围的电活性生物化合物，包括儿茶酚胺、吲哚胺类和神经递质等。

（2）分辨率高。FSCV 可以通过提高电压扫描速率来提高其检测分辨率。它不仅可以测量抗坏血酸、氧、一氧化氮和氢离子（pH 值）的浓度，而且有可能同时测量多种化合物（只要一种化合物具有正的还原势，而其他化合物具有负的还原势）。

（3）非侵入性。CFM 探针的直径只有几微米，可直接插入活体组织内部，特别适合脑组织内神经递质的测量。

FSCV 方法的测量灵敏度和适用范围也受到以下因素的限制：

（1）检测的还原电势不能超过水的电解势（±1.23 V），而且为了避免细胞裂解和去极化的发生，响应电流也不能过大。

（2）响应电流只能相对于背景电流来测量，因此不能获得静态下的化合物浓度。另外，由于背景电流受溶液的 pH 值等因素影响很大，如果测量周期较长，测量值会随时间有所漂移。

（3）CFM 电极有一定的寿命，随着使用次数的增加会变得越来越不尖锐。

（4）定量分析的精度受电活性化合物浓度的影响，因此只能用于探测生物系统中的特定分子类型。溶液中可能存在的非电活性酶对 FSCV 的测试精度也有一定影响，为此可在电极表面涂覆聚合物，以便隔离特定类型的干扰，但这样会降低电压扫描速率。

与碳基微探针 CFM 相比，金刚石基微晶探针用于 FSCV 时的灵敏度和空间分辨率更高，化学稳定性更好，与神经系统的生物兼容性更佳，因此也越来越多地被用于神经电化学检测。第 5 章对这种探针有专门介绍。

1.2.2 神经电化学接口芯片

为神经电化学检测设计接口芯片时，一个突出的挑战是在神经生物应用中会遇到宽范围的输入电流，其值可能大到几百纳安，同时又要求电流分辨率达到几皮安。如果神经递质浓度生理水平的典型值随时间的变化不是太快，电化学变化带来的电流处于低频区，则采用 ΣΔ 型的信号采集前端架构能同时满足转换速度和分辨率的要求。电流计式电化学生物传感器的单通道和多通道集成接口芯片已经有不少报导[1,9]，其中部分应用了一阶的 ΣΔ 调制前端架构。

如前所述，FSCV 法不仅能够在与神经传递相同的时间尺度下测量，从而实现化学动力学的实时监测，而且能够精准地分析复杂的体内生物混合体，因为它能够通过记录特定的电学特性(循环伏安图)来鉴别探测物质的类型。然而，与其他的电流计方法相比，支持 FSCV 的集成电路需要更快的转换速度和更大的动态范围，因为 FSCV 要在几毫秒内完成整个电压曲线的扫描。

图 1.22 给出了一种神经电化学无线检测系统的架构，由植入式监测发射器芯片及外部接收电路所构成[1,10]。该芯片经神经电化学重构后，可同时支持 FSCV 法和电流计法。在发射器一侧，与传感电极相连的可重构三阶 $\Sigma\Delta$ 调制器将探测得到的模拟信号转换为数字信号。所探测的信号可以是正比于神经递质的细胞外浓度变化的电流，也可以是神经电势。片上编码器将数字信号进行曼彻斯特编码，编码形成的数字输出位流经 RF 发射机无线传送到外部电路。在神经化学传感模式下，一个片上任意波形发生器将 FSCV 扫描波形加到参考电极(Ag/AgCl 电极)上。

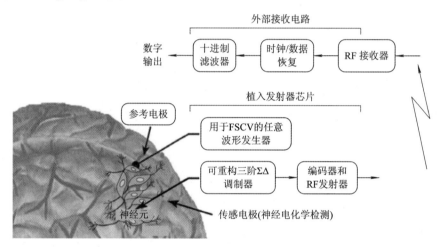

图 1.22　用于神经电化学检测的单通道 FSCV 无线系统架构

如图 1.23 所示，植入大脑的前端芯片的核心传感单元由三阶 $\Sigma\Delta$ 调制器和前端电压—电流转换器组成，硅面积为 $850\ \mu m \times 180\ \mu m$，采用 2.5 V 电源电压和主频为 680 kHz 的时钟，功耗电流为 28 μA。设计要求该单元能够稳定工作在 FSCV 监测的目标电流输入范

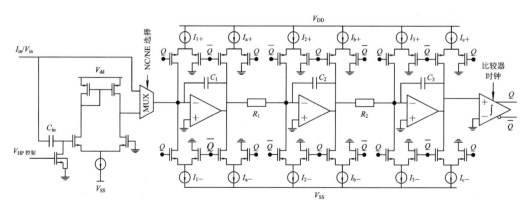

图 1.23　神经电化学植入芯片核心传感单元的电路图

围±750 nA 内，而且无需电流放大，就能可靠地将非常小的电流直接转换为数字量。电流放大电路会引入噪声，产生非线性，所以不适合极低电流的传感应用。

在图 1.23 中，I_1、I_2 和 I_3 是 ΣΔ 调制器进行加/减运算时的主要镜像电流源。附加电流源 I_a、I_b 和 I_c 用于保证集成放大器对带宽和压摆率的要求。每级放大器的电流消耗只有 4.4 μA。在此电路的前端，利用一个交流耦合的开环跨导（G_m）模块，将 μV 级的神经输出电压转换为 ΣΔ 调制器可管理的电流，从而可做进一步的处理。G_m 模块占有的硅面积为 100 μm×180 μm，消耗电流约 3.6 μA，用一个 4 pF 片上电容（C_{in}）和一个亚阈值 PMOS 管来保证直流基准的稳定[1,11]。

图 1.22 中的任意波形发生器由时序控制器、128×8 bit 存储器、8 位电荷再分布数—模转换器和模拟输出缓冲器组成。它与带有轨到轨 I/O 能力的 AB 类输出电路相结合，产生 FSCV 波形。FSCV 波形的程控扫描速率为 100～150 V/s，可满足神经电化学研究的需要。包括存储器在内的 FSCV 波形发生器的有源区面积为 1758 μm×650 μm，可驱动的电容负载为 0～100 nF。

完整的芯片样品用 AMI 0.5 μm 2P3M n 阱标准 CMOS 工艺制造。图 1.24 示出了包括 16 个数据通道的 2.7 mm×2.9 mm 完整芯片的版图照片。

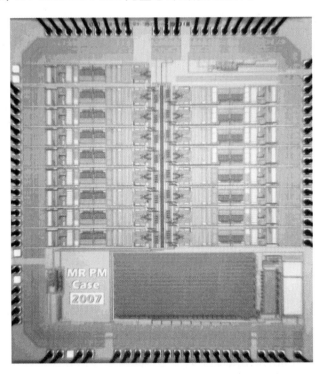

图 1.24 神经电化学记录芯片样品的版图照片

图 1.25(a)给出的是在 ΣΔ 调制器输出端实测得到的数字信号的频谱，测量时 ΣΔ 调制器工作在神经化学传感模式，输入电流为 1 kHz、10 nA 正弦电流。

在电流计应用(100 Hz 以下)和各种扫描速率下的 FSCV 应用中，电流分辨率与十进制采样频率(即十进制滤波器带宽的两倍)的关系如图 1.25(b)所示。在 FSCV 扫描波形中的峰—峰电压取为 1.5 V，在时间周期内 100 个数据点被采样。可见，通过在软件中将十进制滤波器的带宽设置为 50 Hz，在电流计法中可达到的电流分辨率为 10.2 pA。将带宽设置为 5 kHz，在 300 V/s 的 FSCV 法中达到的电流分辨率为 94.1 pA。在接收端用软件来实现十进制滤波器，可为在无线传输中高数据率消耗条件下均衡考虑数据转换速率和分辨率提供更大的灵活性。

文献[1.12]利用一个二阶 ΣΔ 调制器前端结构和无线 RF 遥测，设计了一个类似的芯片，用相同的 CMOS 工艺制造，用醉鼠进行试验，用于研究多巴胺神经发射和评估在良好定义的条件下植入芯片的工作状况。

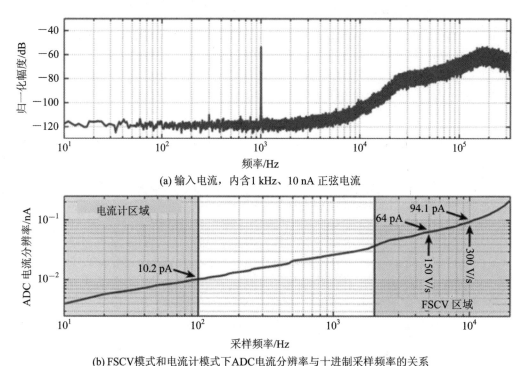

(a) 输入电流，内含 1 nA、10 nA 正弦电流

(b) FSCV 模式和电流计模式下 ADC 电流分辨率与十进制采样频率的关系

图 1.25 ΣΔ 调制器数字输出的实测频谱

1.2.3 神经电化学检测的多巴胺应用

在神经生物学领域的相当一部分研究都指向多巴胺。以多巴胺为神经递质的神经元尽管在人脑中相当少，但在认知、运动控制、诱导等功能上起着重要的作用，并与精神分裂症、帕金森病和药物依赖症等神经病理学有密切的关系。在后突触层次上，多巴胺控制着突触的灵活性以及学习和记忆的细胞表现。尽管对多巴胺的神经生物学和神经病理学的研究已经超过 50 年了，也有了显著的进展，但对多巴胺在细胞层面的精确作用和对行为的控制仍然了解得不够充分。因此，开发能够支持神经化学与电学记录的仪器，用于自主行为动物的多巴胺功能研究，具有重要的意义。

FSCV 法已被用于实时监测哺乳动物大脑中多巴胺的浓度变化，检测灵敏度达到 1 nM。这种方法采用 10 Hz 的采样频率，就足以对生物样品中神经递质的释放与清除作出响应。用这种方法已经研究了多巴胺药物的药理作用和动力学行为，如收敛拮抗剂（雷氯比利、氟哌啶醇)等受体和多巴胺载体阻滞剂(可卡因、氨苯甲异喹、GBR 12909)。为了研究某些生物制剂的成瘾作用并研制戒瘾药物,通过 FSCV 法研究了中枢兴奋剂(可卡因、安非他明、脱氧麻黄碱等)、鸦片类药剂(吗啡、海洛因等)、大麻、酒精和尼古丁对于多巴胺神经递质的影响。在生理学方面,多巴胺对于人类认知、运动控制和决策等行为有重要作用,因此检测多巴胺浓度的变化有利于揭示大脑的行为机制。

在用氨基甲酸乙酯麻醉的成年老鼠的急性生物试验[1.13]中,将一个缠绕的双极刺激电极植入到前脑内侧束(MFB, Medial Forebrain Bundle)内,一个 CFM 探针植入到尾壳核上。尾壳核是大脑的背纹状体,属于前脑中富含多巴胺的支配区域,用于控制运动行为。将双相电流脉冲(幅度±300 μA、频率 60 Hz、脉冲宽度 4 ms)穿过 MFB 加至多巴胺轴突,用于激发多巴胺的释放,施加时间为 2 s(共有 120 个脉冲)。CFM 植入尾壳核的具体位置优化后能够敏锐感应释放出的多巴胺电信号,最终与尾部的 CMOS 芯片相连接。FSCV 测量的扫描速率为 300 V/s,频率为 3.3 Hz。图 1.26 给出用这种方法遥测得到的老鼠大脑里多巴胺的循环伏安图,其中背景信号已被除去[1.12]。

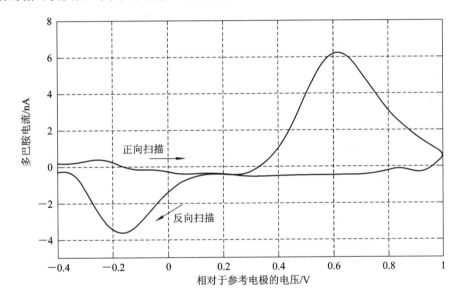

图 1.26　遥测得到的老鼠尾壳核多巴胺的循环伏安图

在图 1.26 中,正向扫描时 650 mV 附近的峰值电流对应于多巴胺的氧化,而反向扫描−180 mV 处的峰值电流对应于苯醌还原为多巴胺。图 1.27 给出了无线测量得到的用 MFB 电刺激 2 s 60 Hz(图中标有 2 s 处)后,老鼠尾壳核释放的瞬态多巴胺[1.12]。多巴胺浓度的峰值约为 15 μM,与 FSCV 系统针对相同的 CFM 探针和动物对象时的记录数据相吻合。

另一个实例是采用恒电位计(potentiostat)的方法检测多巴胺[1.14]。所使用的单通道恒电势计芯片的结构如图 1.28 所示。它在一定的转换周期内,采集多巴胺产生的氧化还原电流,并将其数字化。该电路采用时间调制反馈的 $\Sigma\Delta$ 调制器,具有多路时间—数字增益调制,有利于扩充生物电化学检测所需的动态范围。图 1.29(a)示出了该芯片的归一化数字输出与输入电流的关系,其中输入电流的幅度范围可达 6 个数量级。图 1.29(b)示出了电流与多巴胺浓度(以 μM 为单位)之间的关系。

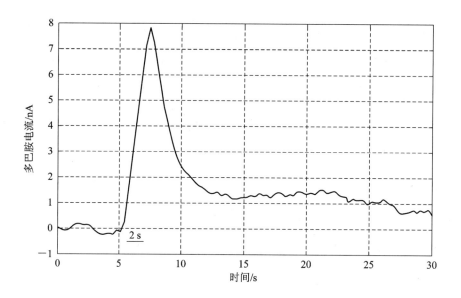

图 1.27　遥测得到的老鼠尾壳核的瞬态多巴胺释放

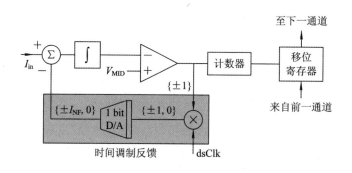

图 1.28　单通道恒电势计芯片的构成框图

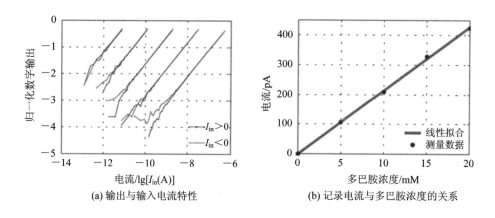

(a) 输出与输入电流特性　　　　　　(b) 记录电流与多巴胺浓度的关系

图 1.29　恒电势计芯片的多巴胺测量结果

　　图 1.30 是用金刚石微探针检测多巴胺的实例[1.48]，所使用的 NCD 探针是在微线上涂覆碳纳米管(CNT，Carbon Nanotube)制成的。

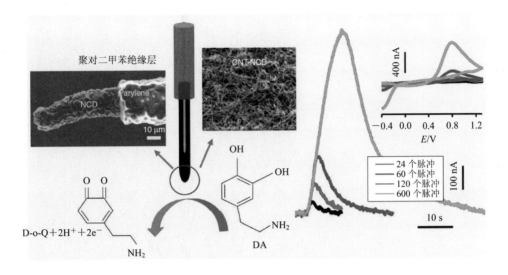

图 1.30 用金刚石微探针测量多巴胺

1.3 神经电势记录芯片

1.3.1 神经电势记录的需求

大脑是一个极其复杂的信息传输与处理系统。在中枢神经系统以及周围神经系统中，大量神经元通过强烈的相互作用来维持神经系统的正常工作。在细胞层面，神经元通过动作电位和神经放电来实现信息的传输与处理。这种电活性传输到大脑表面所形成的电信号波形叫脑电图（EEG，ElectroEncephaloGram）；传输到头皮表面所形成的电信号波形叫脑皮层电图（ECoG，ElectroCorticoGram）。无论是来自大脑皮层内的动作电位，还是来自头皮表面的 ECoG 和 EEG，都可以被记录或处理，用于揭示含在这些信号内的信息。

EEG/ECoG 是目前记录大脑大尺度电活性动力学的最常用方法。被头部表面电极所记录的这些电活性来自皮层内神经元的动作电位，包括兴奋型突触后电位（EPSP，Excitatory Postsynaptic Potentials）和抑制型突触后电位（IPSP，Inhibitory Postsynaptic Potentials）。在这些信号经传导跨越大量的神经组织和骨骼到达皮层被记录之前，已经被众多的空间局域信号所干扰，相当于经历了空间滤波和时间滤波，高频分量被剔除，从而影响到真实神经信号的完整性。

来自大脑的神经电位信号具有不同的强度和不同的时间波形。例如，ECoG 信号的强度可大至 10 mV，而 EEG 信号被头骨和皮肤所衰减，强度通常为 $100~\mu V$ 左右。信号波形的频率为 $0.5 \sim 100$ Hz，其特性强烈依赖于大脑皮层活动的类型。脑电波与大脑状态和神经活动有关，可能是不规则的，没有可识别的、清晰的时空形态，但其形态可以反映大脑失常（如癫痫症）状况。健康人的脑电波根据频率可以分为五类，即 δ 波（频率 $0.5 \sim 4$ Hz，幅度 $20 \sim 200~\mu V$）、θ 波（频率 $4 \sim 8$ Hz，幅度 $100 \sim 150~\mu V$）、α 波（频率 $8 \sim 12$ Hz，幅度 $20 \sim 100~\mu V$）、β 波（频率 $12 \sim 30$ Hz，幅度 $5 \sim 22~\mu V$）和 γ 波（频率 >40 Hz）。图 1.31 是典型的 EEG 信号波形，其中每一个脉冲就是一个动作电位。

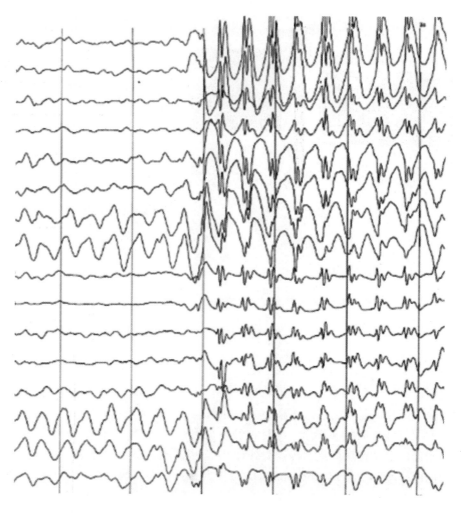

图 1.31　EEG 信号波形示例

对兴奋神经元产生的电位的监测可提供丰富的科学与临床信息。20 世纪 80 年代至 90 年代开发出的微机电系统（MEMS，Micro-ElectroMechanical System）多电极阵列引发了现代神经科学的一场革命，使得科学家和临床医生实时监测大脑局部区域神经元的活动成为可能[1.15]。目前高密度的多电极阵列在市场上已经很容易买到，不过这些电极必须通过相对笨重的线缆和穿过皮肤的连接器连接到外部仪器上，因此研究者正在将 MEMS 电极技术与 CMOS 集成电子学紧密结合，努力开发具有无线能量与数据传输功能的植入式神经记录芯片[1.16]。

神经电势记录芯片的任务是在微型化芯片上完成多信道并行数据的采集、记录与处理。这种芯片具有很好的应用前景。对于科学家而言，神经电势记录芯片有助于他们观察和控制在正常动物行为过程中的神经活动，从而进一步了解大脑的功能。对于临床医生而言，神经电势记录芯片可用于癫痫发作的监测与诊断、残疾人的假肢控制等多个方面。针对神经假体的最新研究表明，通过来自大脑皮层运动区的多样化神经电信号的主动控制，老鼠、猴子和残疾人有可能通过思想来控制机器手臂或者电脑鼠标。

不过，这种芯片的设计现在仍然面临着多方面的技术挑战，最重要的是要在严格的功耗、尺寸和带宽限制中寻求良好的平衡。首先，来自神经元的极微弱信号必须被放大并数字化；然后，信息必须利用无线遥测链路而非导线传出体外，以免形成感染通道；在此过程中，多信道神经记录系统形成的大量数据流必须被同时发送；而且，必须严格限制植入人体的神经记录装置的功耗，以防装置功耗过大而致生物组织过热，杀死附近的细胞。

1.3.2　神经电势信号的特性

如 1.1 节所述，神经元属于电活性单元，会产生相对于细胞外液的内部电压变化，数量级约为 $100\ \mu$V。利用独立可控的微电极有可能实现短暂的细胞内电位记录，而基于多电极阵列的长时间记录使得采集更小的细胞外电位成为可能。神经电极的金属尖与细胞外液的接触形成了一个电双层，使得电极与生物组织之界面的行为很像一个加有小电压的电容。该电容的值取决于电极的面积和表面粗糙度，取值范围通常为 150 pF～1.5 nF。

通常对神经电信号的记录方法是细胞外记录，将记录电极直接放在神经干外表面，所以记录的动作电位是许多结构和功能上相互独立的神经纤维电变化的复合反应，称为复合动作电位。典型的细胞外神经电势信号如图 1.32 所示，是利用已植入约 3 个月的犹他电极阵列，在清醒状态下猫的运动皮层中记录到的[1.17]。从图中可知，神经电势信号的幅度为 $100\ \mu$V 数量级，亦可看出其中既有快速的神经活动电位，也有来自附近神经元的尖峰脉冲（在 100 ms、140 ms 和 180 ms 处），同时还有长周期的低频振荡。神经尖峰脉冲的持续时间通常为 0.3～1.0 ms。神经元偶尔会形成更快的脉冲放电，每秒可能超过 100 个，也有可能仅有几个，大脑皮层的放电频率约为 10 Hz。神经元产生脉冲的幅度和持续时间是一致的，因此可将脉冲看做是"数字"，信息只对脉冲的时序编码。

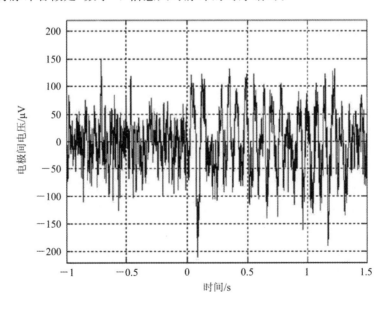

图 1.32　猫运动皮层的神经电势信号

神经电势信号中观察到的低频（<200 Hz）振荡，被称为局部场电势（LFP，Local Field Potentials）。局部场电势来自大脑在一个区域内众多神经元的同步活动。这些神经元距离那些用于测量其独立活动电位的电极太远，以至于无法完成各自解析，而众多邻近细胞的

"集总噪声"产生的大信号则易于被探测到，于是以低频振荡的方式体现。LFP反映了在头皮上测量到的EEG信号的内部相关性，同时也是历经衰减和空间扰动之后的产物。研究表明，在人或动物的运动过程中，LFP信号的能量与手臂移动的方向、距离和速度等有关，因此在神经假体领域可以被利用。图1.33示出了猫运动皮层中的β波（10～15 Hz）[1.17]，此图的时间尺度远大于图1.32。LFP属于一种健壮信号，抗干扰能力较强。例如，在某些使用电极阵列的实验中，会在微电极尖附近形成疤痕组织。这种疤痕组织会使来自附近神经元的脉冲信号衰减，但是LFP信号受到的影响很小。

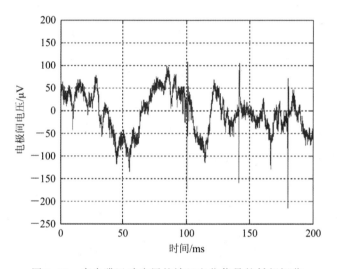

图1.33 来自猫运动皮层的神经电位信号的低频振荡

在许多应用中，希望将LFP与脉冲信号分离，使得它们能各自独立分析。考虑到LFP的占用频段近似为10～200 Hz，而脉冲信号的能量集中在300 Hz～5 kHz范围内，因此通过线性滤波容易将两者分离。图1.34给出的是经300 Hz高通滤波去除了LFP的神经电势信号[1.17]。图中，产生相对大的脉冲的邻近神经元在35～40 ms间放电2次，而更远的神经元在3～12 ms间放电3次。当多电极阵列置于大脑内时，某些电极常会探测到来自2～4个神经元的脉冲，而其他电极可能探测不到可分析的脉冲。

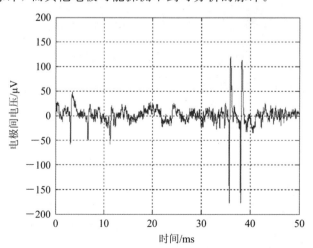

图1.34 经滤波去除LFP的猫运动皮层的神经电势信号

神经电极所记录的神经电势信号的幅度和波形取决于以下因素：

（1）细胞所处的周边环境，如周边介质的导电性、电容及其均匀性；

（2）细胞与神经电极之间的接触性质，如接触面积、间距和紧密程度；

（3）神经电极自身特性，如电极的尺寸、阻抗和固有噪声；

（4）模拟信号的处理方式，如测量系统的增益、带宽和截止频率；

（5）对数据的采样性质，如采样速率和数字信号处理的速率。

1.3.3 神经电势信号放大器

1.3.3.1 规格要求

诸如 EEG/EoCG 这样的神经电势信号幅度非常小，通常在微伏数量级，而且电极—生物组织间接口的阻抗高，因此在这些信号被数字化或以任何方式进行处理之前，必须先进行放大。神经电势信号的集成前端放大器必须满足以下基本要求：

（1）等效输入噪声足够低（低于 $2~\mu V_{rms}$），以便能分析幅度低至 $30~\mu V$ 的神经脉冲信号；

（2）输入阻抗远高于电极—生物组织接口阻抗（$>1~M\Omega$），而直流输入电流可忽略；

（3）动态范围足够大，以便能够传送幅度达到 $\pm 1 \sim 2~mV$ 的脉冲或 LFP 信号；

（4）频率带宽覆盖感兴趣的信号频率范围，通常脉冲信号的频率大约在 $300~Hz \sim 5~kHz$，LFP 电势的频率大约在 $10 \sim 200~Hz$，EEG 的典型信号带宽为 $0 \sim 125~Hz$，ECoG 谱的频率高些，达到 $500~Hz$ 以上；

（5）漏电流足够低（低于 $1~pA$），放大器阵列各通道之间的串扰应足够小；

（6）高的共模抑制比（$CMRR > 80~dB$），以抑制 50/60 Hz 的市电干扰；

（7）高的电源抑制比（$PSRR > 90~dB$），以抑制电源电压的不稳定；

（8）电极—组织接口处的直流失调应足够小，以防止放大器饱和；

（9）硅面积较小，只使用几个或不使用片外元件，以便缩小实现尺寸。

神经电势信号输入至放大器可采用三种方法：一是接到两个电极之间，即双极模式；二是接到一个电极和一个远端的参考电极之间；三是接到一个电极和整个系统的参考端之间，这个参考端可以是一个公共点，所有记录电极经过相同的阻抗连接于此。

放大后的神经电势信号还需要进行滤波，以便除去噪声和带外频率干扰信号。因此，需要有带通滤波器。对于 EEG 系统，滤波器的带宽应能够选择，以便满足不同子带宽（δ、θ、α、β 波等）的需要。带通滤波器可以是模拟的，也可以是软件实现的数字滤波器。

要减少 50/60 Hz 市电噪声以及话筒或其他电容、电感的耦合干扰，应尽量缩短电极与放大器之间的距离。对于插入柔软且易弯曲的大脑组织的电极，较长导线产生的牵引力也会带来麻烦。所以，放大器最好是直接附着于电极上，且非常靠近记录位置。而电子装置距离生命组织如此之近，电路的功耗就必须足够低，否则会形成较长时间的温升，导致附近生物组织的死亡。因此，神经电势放大器必须在低功耗条件下工作，以便使生物组织发热最小。

要精确估计植入器件功耗最低值比较困难。大多数植入器件的设计要求它导致的周围组织的长时间发热不得高于 1℃。植入器件的尺寸和形状决定了对其功率的限制程度。植入装置越小，则安全的耗散功率越低。尽管身体的热传导可以较精确地进行模拟，来自血液的热对流特性却难以精确仿真，因此实验验证是必需的。初步实验表明，与植入皮下

100 电极阵列集成在一起的体积为 6 mm×6 mm×2 mm 的神经电势记录电路，安全耗散功率近似为 10 mW[1.18]。这么小的功率给高通道采样率的记录系统带来了挑战。每个电极都需要一个专门的低噪声放大器，因此可以估算多通道神经电势记录装置的总功耗。现代微电极阵列通常具有的电极数目约为 100 个，总功耗限制为 10 mW，则每个信道的功耗不能超过 100 μW，这还不包括芯片上的共享资源（如模拟—数字转换器（ADC，Analog-Digital Converter）、电源整流器和控制与遥测电路）的功耗。

1.3.3.2 电路设计

神经电势信号放大器架构的一个实例如图 1.35 所示[1.19]。它以一个跨导运算放大器（OTA，Operational Transconductance Amplifier）为核心。OTA 的输出电流与输入差分电压成正比，二者的比例系数即为跨导 G_m。由 C_1 和 C_2 构成的容性反馈网络决定了放大器的带内增益。C_{in} 是 OTA 的输入电容以及来自 C_1 和 C_2 的下极板电容。差分输入信号经 C_1 容性耦合进入，消除了来自电极—组织接口的直流失调。C_1 应远小于电极阻抗，以便尽量减少信号衰减。

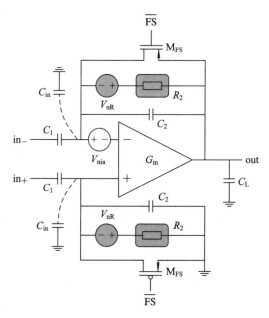

反馈网络中的 R_2 决定了放大器的低通截止频率。R_2 可用实际电阻来实现，但用 MOS 双极晶体管构成的有源电阻来实现更能节省芯片面积。在低频应用（即 LFP 监测）中，这种有源电阻相当于一个大于 10^{12} Ω 的小信号电阻，形成一个长时间常数，使得放大器从大的瞬态信号中恢复缓慢，因此在图 1.35 电路中加入了一个 M_{FS} 晶体管，作为实现"快恢复"功能的开关。

图 1.35　神经电势放大器的电路架构

图 1.36(a)给出了这个神经电势放大器的增益—频率特性曲线，其转移函数可近似表示为

$$\frac{V_{out}}{V_{in+}-V_{in-}} = \frac{C_1}{C_2} \cdot \frac{1-sC_2/G_m}{\left(\frac{1}{sR_2C_2}+1\right)\left(s\frac{C_LC_1}{G_mC_2}+1\right)} = A_M \frac{1-s/(2\pi f_Z)}{\left(\frac{2\pi f_L}{s}+1\right)\left(\frac{s}{2\pi f_H}+1\right)} \quad (1.1)$$

式中：A_M 为带内增益，由电容比 C_1/C_2 设置；f_L 和 f_H 分别为低频截止频率和高频截止频率，f_L 由 R_2 和 C_2 的积决定，f_H 由负载电容 C_L、OTA 跨导 G_m 和带内增益决定。在这两个频率之间，放大器的增益是平坦的，基本不随频率变化。容性反馈在 f_Z 处引入了右半平面的零值。如能使

$$C_2 \ll \sqrt{C_1C_L} \quad (1.2)$$

就可将零点提升至非常高的频率，高于 OTA 寄生电容导致的二级极点，使得它对放大器工作的实际影响可以忽略。

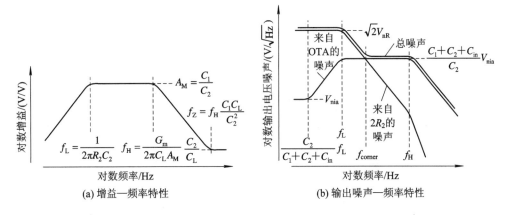

(a) 增益—频率特性 (b) 输出噪声—频率特性

图 1.36　神经电势放大器的特性曲线

在图 1.35 中，放大器的热噪声源用电压源 V_{nia} 和 V_{nR} 表示，V_{nia} 表示 OTA 的等效输入噪声电压(如果用 MOSFET 作为输入器件，则电流噪声在低频下可忽略)，V_{nR} 则表示反馈回路中两个电阻 R_2 的热噪声。如果 V_{nia} 和 V_{nR} 均为白噪声，即忽略 $1/f$ 噪声，则它们对放大器总输出噪声的贡献如图 1.36(b)所示。OTA 贡献噪声的频率区间为 $f_L \sim f_H$。如果低于某一个特定频率(这里用 f_{corner} 表示)，则来自 V_{nR} 的噪声贡献将起支配地位。如果 R_2 是一个实际电阻，则其噪声谱密度可表示为

$$V_{nR}^2(f) = 4kTR_2 \tag{1.3}$$

如果 $C_1 > C_2$，则 f_{corner} 可近似表示为

$$f_{corner} \approx \sqrt{\frac{3C_L}{2C_1} f_L f_H} \tag{1.4}$$

如果 R_2 用 MOS 双极晶体管有源电阻来实现，其噪声的估算方法可参考文献[1.19]。为了减少 R_2 的噪声贡献，应确保 $f_{corner} \ll f_H$，这可以通过设计使放大器达到以下要求来实现：

$$\frac{C_L}{C_1} \ll \frac{2}{3} \frac{f_H}{f_L} \tag{1.5}$$

在实际电路中，来自 OTA 的 $1/f$ 噪声可能远远超过 R_2 的噪声贡献。然而，如果用多个晶体管和基于放大器的电路来作为 R_2 反馈元件，则这些电路引入的噪声增量可能会表现为图 1.36(b)中 $1/f$ 噪声的增加。

如果 R_2 的噪声贡献可以忽略(即 $f_{corner} \ll f_H$)，而且 $C_1 \gg C_2$、C_{in}，则图 1.36(b)所示的神经放大器的输出均方根噪声主要来自 OTA。此时，OTA 的设计对于减少神经电势放大器的总噪声至关重要。

在本设计中，使用的是图 1.37 所示的共源共栅电流镜 OTA，其他结构的放大器(如折叠共源共栅放大器)也许可以达到更好的性能。这个 OTA 的等效输入热噪声电压均方值可表示为

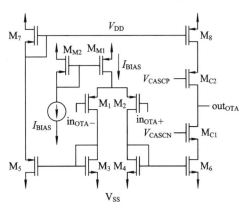

图 1.37　用于神经电势放大的
共源共栅电流镜 OTA

$$v_{\text{nia}}^2(f) = \frac{16kT}{3g_{\text{m1}}}\left(1 + 2\frac{g_{\text{m3}}}{g_{\text{m1}}} + \frac{g_{\text{m7}}}{g_{\text{m1}}}\right) \tag{1.6}$$

式中，g_{m1} 是输入管 $M_1 - M_2$ 的跨导，g_{m3} 是 nMOS 电流镜 $M_3 - M_4$ 的跨导，g_{m7} 是 pMOS 电流镜 $M_7 - M_8$ 的跨导。偏置晶体管（M_{M1} 和 M_{M2}）以及共源共栅晶体管（M_{C1} 和 M_{C2}）对噪声的贡献可忽略。如文献[1.19]所述，使 $g_{\text{m1}} \gg g_{\text{m3}}$、$g_{\text{m7}}$，可以使 OTA 的等效输入噪声最小。为了达到这一条件，可以通过优化晶体管的尺寸，令 M_1 和 M_2 工作在弱反型区，使其跨导与漏电流之比（$g_{\text{m}}/I_{\text{D}}$）达到最大，同时令 $M_3 \sim M_8$ 工作在强反型区，使其 $g_{\text{m}}/I_{\text{D}}$ 大为减少。

1.3.3.3 功耗—噪声—面积的折中

在神经电势放大器的设计中，冲突最大的一对参数也许是功耗与等效输入噪声。文献[1.20]提出了一个折中考虑功耗和等效输入噪声的设计评估指标，称为噪声效率因子（NEF，Noise Efficiency Factor），其定义为

$$\text{NEF} = V_{\text{ni, rms}}\sqrt{\frac{2I_{\text{tot}}}{\pi \cdot U_{\text{T}} \cdot 4kT \cdot \Delta f}} \tag{1.7}$$

式中，I_{tot} 是放大器的总电源电流，$U_{\text{T}} = kT/q$ 是热电压，Δf 是放大器的带宽，$V_{\text{ni,rms}}$ 是放大器的等效输入噪声电压。对于噪声只来自一个理想双极晶体管的热噪声的放大器而言，$\text{NEF} = 1$，但所有实际电路的 $\text{NEF} > 1$。如上所述，可以通过适当选择晶体管的工作区（弱反型或强反型），使 CMOS 神经电势放大器的 NEF 达到最小。

图 1.36 给出的神经电势放大器的等效输入噪声电压谱强度的均方值可表示为

$$\overline{v_{\text{ni}}^2} = \left(\frac{C_1 + C_2 + C_{\text{in}}}{C_1}\right)^2 \frac{16kT}{3g_{\text{m1}}}\left(1 + 2\frac{g_{\text{m3}}}{g_{\text{m1}}} + \frac{g_{\text{m7}}}{g_{\text{m1}}}\right)\Delta f \tag{1.8}$$

如果放大器的设计使得 $C_1 \gg C_2$、C_{in}，而且 $g_{\text{m1}} \gg g_{\text{m3}}$、$g_{\text{m7}}$，则等效输入噪声电压可减少至

$$\overline{v_{\text{ni}}^2} \approx \frac{16kT}{3g_{\text{m1}}}\Delta f \tag{1.9}$$

如果 $f_{\text{H}} \gg f_{\text{L}}$，则放大器的等效单极点带宽可表示为

$$\Delta f = f_{\text{H}} \cdot \frac{\pi}{2} = \frac{1}{2\pi} \cdot \frac{G_{\text{m}}C_2}{C_{\text{L}}C_1} \cdot \frac{\pi}{2} = \frac{G_{\text{m}}}{4C_{\text{L}}A_{\text{M}}} \tag{1.10}$$

因此，通过对整个带宽积分，可以得到放大器输入端的总均方根参考噪声

$$V_{\text{in, rms}} \approx \sqrt{\frac{4kT}{3C_{\text{L}}A_{\text{M}}}} \tag{1.11}$$

可见，放大器在带宽范围内的总噪声只是温度 T、负载电容 C_{L} 和闭环增益 A_{M} 的函数。在植入式应用中，温度几乎为常数，而 A_{M} 由 C_1 和 C_2 的比值决定，应远小于放大器的开环增益。因此，由式(1.11)可知，要使噪声低，就得使 C_{L} 大，即硅面积就大，因为硅面积在很大程度上是由电容的大小来决定的。

由寄生电容组成的 C_2 通常较小，因此 A_{M} 的大小主要由 C_1 的大小决定。如果放大器的面积主要由电容控制，则硅芯片面积 Area 正比于 $C_{\text{L}} + 2C_1 + 2C_2$，可表示为

$$\text{Area} = \frac{C_{\text{L}} + 2C_1 + 2C_2}{C'} = \frac{C_{\text{L}} + 2(A_{\text{M}} + 1)C_2}{C'} \tag{1.12}$$

式中，C' 是线性电容单位面积的容值，对于现代 CMOS 工艺，C' 约为 1 fF/μm^2。从式(1.11)中解出 C_{L}，并代入式(1.12)，可得到放大器面积与输入参考噪声、带内增益和 C_2 之间的关系式：

$$\text{Area} = \frac{4}{3} \frac{kT}{V_{\text{ni, rms}}^2 A_M C'} + 2(A_M + 1) \frac{C_2}{C'} \qquad (1.13)$$

通过优化带内增益，可以得到放大器面积的最小值

$$A_{\text{Mopt}} = \frac{1}{V_{\text{ni, rms}}} \sqrt{\frac{2}{3} \cdot \frac{kT}{C_2}} \qquad (1.14)$$

根据实际功耗限制，即使 C_2 大于分布寄生电容，可取 $C_2 = 200$ fF，$V_{\text{ni, rms}} = 2\ \mu$V，增益的最优值为 60。如果允许等效输入噪声电压升至 5 μV，则使芯片面积最小的最优增益为 24。

幸运的是，上述增益值均在实际要求的增益范围之内。对于实际电路，为了使输入信号大于等效输入噪声，增益大于 10 即可。事实上，达到高于 100 的增益是困难的，除非放大器的开环增益极高，而且 C_1/C_2 的值足够大。

1.3.2 节中给出的神经电势波形是利用商用集成神经放大器 RHA1016 得到的。该放大器由 Intan Technologies 公司开发，其设计采用了以上介绍的技术，并使用全差分结构来改善共模噪声抑制比，等效输入噪声电压为 2 μV[1.17]。

1.3.4 神经电势记录芯片实例

多通道神经电势记录芯片的一个实例如图 1.38 所示[1.21]。这里仅给出了其中一个通道的架构，由带通滤波放大器、$G_m - C$ 递增 $\Sigma\Delta$ ADC、十进制计数器和菊花链型并—串输出寄存器等单元组成。每个通道上 ADC 的精度应满足无线链路信号传输的要求，同时使功耗最低。

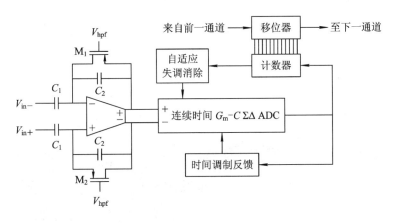

图 1.38　神经电势记录芯片中一个通道的构成框图

前端放大器采用全差分模式，带内增益为 40 dB，由电容比（$C_1 = 20$ pF，$C_2 = 200$ fF）决定。pMOS 晶体管 M_1 和 M_2 在亚赫兹高通截止滤波频率和输入交流耦合的条件下，提供了高达 GΩ 量级的输入阻抗。通过对晶体管尺寸的优化，可使放大器的等效输入噪声达到最低。栅电压 V_{hpf} 控制着高通截止频率，其范围为 $0.2 \sim 95$ Hz；低通截止频率可表示为 $g_{\text{m1}}/(2\pi A C_C)$，由第一级放大器的跨导 g_{m1}、放大器带内增益 A 和第一级以及第二级之间的补偿电容 C_C 决定，范围为 120 Hz $\sim$ 8.2 kHz。

ADC 结构的选择由信号类型和接口系统要求而定。整个系统可以只采用一个 ADC，此时放大器的输出需要一个高速率的多路选择器，这会增加放大器的功率需求，因为此时

不得不以高的开关速率来驱动一个大的负载。更节能的方式是每个通道采用一个 ADC，如图 1.38 所示。提高 ADC 的集成密度，注重精度而非速度，将有助于降低 ADC 的功耗。算法型或 $\Sigma\Delta$ 型 ADC 通过时钟波形的全局控制来提供可调谐的精度，更为适用于这种设计需要。G_m-C 递增型 $\Sigma\Delta$ ADC 的原理框图也示于图 1.38。在 $\Sigma\Delta$ 输入级，用 nMOS 差分对 OTA 和电流镜实现的一个跨导型元件，将前置放大器的差分输出转换为电流。另一个 nMOS OTA 提供了一个失调电流，可为 ADC 电流反馈的失配提供动态补偿。十进制计数器通过由电荷泵提供的积分器来调节失调电流的变化方向，每个转换周期更新一次。更大或者更高频率的失调电流有助于滤除信号频带外的 $1/f$ 噪声。所有通道的数字输出均可实现十进制转换，并以一种菊花链的形式串行读出。

图 1.39 给出了上述芯片检测到的数字输出信号的功率谱。测量时，前置放大器输入端加的是 1 mV、70 Hz 的正弦波，偏置电压 $V_{hpf}=3.3$ V，放大器电流 $I_{amp}=12.2$ μA，采样精度为 10 bit，则增益 $G=4$，采样频率 $f_s=4$ MHz(1 kS/s)，测得的谐波失真 THD 为 0.3%，等效输入噪声为 3.7 μV(0.1 Hz～1 kHz)。如果将增益设置得更高，可以达到更低的噪声水平。

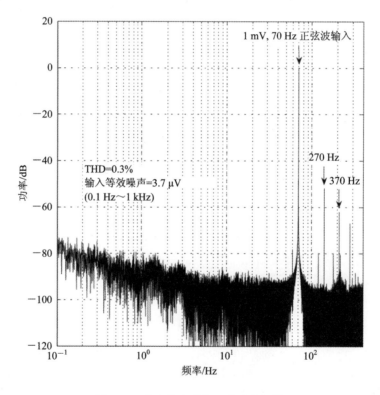

图 1.39　数字输出的归一化功率频谱

另一个 100 通道的神经电势记录芯片的实物照片如图 1.40 所示[1.16]。该芯片内置有 ADC、植入探测器和无线 RF 遥测电路，面积为 4.7 mm×5.9 mm，用 0.5 μm 2P3M 的 CMOS 集成工艺制造。每个放大器的版图面积为 400 μm×400 μm，经倒装焊装配到犹他电极阵列的背面，从而实现完全集成化。该芯片上放大器等效输入噪声的设计指标是 5 μV，相对较大，目的是减小芯片面积。由于神经电势放大器的芯片面积主要由电容决定，而且线性电容的面积并不会随特征工艺尺寸的缩小而按比例缩小，所以采用更小的工艺尺寸，对于缩小神经电势放大器硅面积的作用并不十分显著。

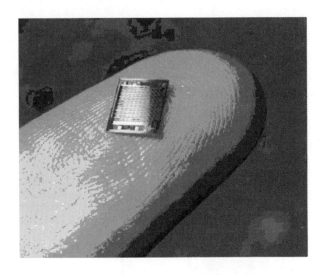

图 1.40　100 通道神经电势记录芯片的实物照片

图 1.41 是用该芯片配合犹他电极阵列，从老鼠的听觉皮层中采集到的 51 个神经电势时间对准脉冲。从中可以看到三个特征波形，对应于三个相近的显著神经元。这三个神经元相对于电极尖的距离和/或方向有所不同。

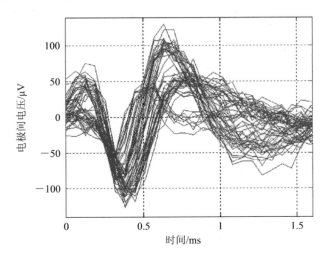

图 1.41　来自老鼠听觉皮层的时间对准脉冲

1.3.5　神经电化学与神经电势的联合检测

在 1.2 节和本节前述内容中，我们分别讨论了神经电化学检测和神经电势信号记录。其实，无论针对健康的大脑还是有疾病的神经系统，神经电化学特性与神经电势信号的同时探测与传感，对于研究化学突触与生物电活性之间的相互作用是非常有益的。譬如，在研究网络效应和环境因素对唤醒和训练动物的影响时，对于电与化学活动之间相互作用的活体内检测十分重要，此时体外实验的有效性是有限的。

具有多模式功能的多通道植入设备，可为记录化学与电活动之间不平衡时的神经生物学状态提供重要信息[1,20]。前面介绍的各种电路可以相互组合，形成一个多模的电流/电压传感系统。图 1.42 给出了这种系统在植入环境下的构成框图。

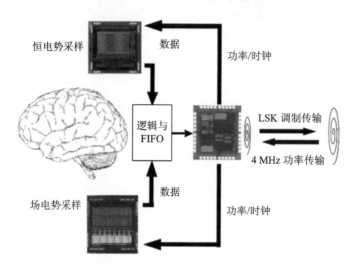

图 1.42　多芯片构成的无线多模神经记录系统的构成框图

该系统采用恒电势计来采集神经化学信息，用 EEG 处理器来记录神经电势信号，同时用无线能量采集芯片为恒电势计和 EEG 处理器提供功率能量和时钟，通过无线链接将神经化学和生物电势的数字化信息传送给基站。独立供电的分立逻辑电路被用于完成接口和存储。用后续的探测器对接收到的数据进行调制，用数据采集卡读入计算机，并完成信号的解调。

无线链路要同时发射神经电化学和神经电势两种数据流，其带宽设定既要考虑能量与数据的传输效率，还要考虑神经电化学与神经电势两种数据的不同采样需求。神经电化学信号的变化通常比 EEG 信号慢得多，前者为几百毫秒至秒量级，后者为几十毫秒量级，因此神经电化学信号传输要求的带宽较窄。如果采用电感耦合，则对于无线带宽的主要限制因素是电感线圈的 Q 值。高 Q 值意味着较远的传输距离，但会减少数据传输子系统的带宽。

恒电势计和 EEG 处理器以可变的速率和精度形成串行位流输出，其速率和精度受系统时钟、数字增益和过采样比(OSR，Over-Sampling Ratio)的控制。当系统时钟为 2 MHz、数字增益为 32 倍时，恒电势计芯片将 16 通道的神经递质浓度转换为 16 bit 精度、1 Hz 采样频率的数字化数据。该芯片串行输出数据的猝发速率为 64 kHz。EEG 处理器的系统时钟为 4 MHz，形成的 4 通道 EEG 数据的采样频率为 250 Hz，输出端的猝发速率也是 64 kHz。来自两个信号源的数字数据字节被多路选择器选择，并写入同一个缓存。对于连续的数据传输，读操作和写操作以异步方式完成。

表征多模神经传感系统工作的一个记录实例如图 1.43 所示。将多巴胺按一定的时间间隔加入磷酸盐缓冲液，通过监测缓冲液浓度，在体外得到实时的神经化学数据。图 1.43 (a)是恒电势计获得的数据波形的示波器截图，上为恒电势计的数据猝发，下为恒电势计的发射数据和场电势数据。图 1.43(b)给出了原始的和被分离的场电势数据，窗口宽度为 1 s。图 1.43(c)是恒电势计某一通道的输出，表明在测试溶液中加入多巴胺后的响应。

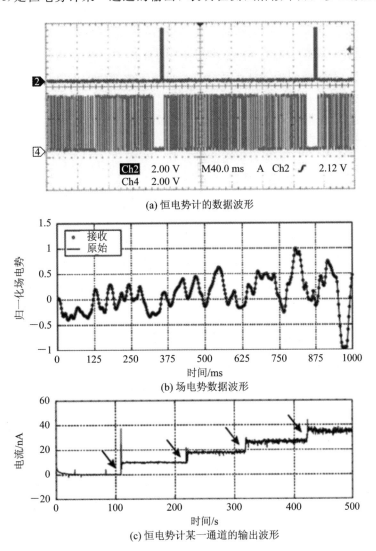

(a) 恒电势计的数据波形

(b) 场电势数据波形

(c) 恒电势计某一通道的输出波形

图 1.43　双模神经记录系统记录到的数据实例

2014 年，加拿大卡尔加里大学医学院研发成功一种"神经芯片"(neurochip)，用于监测大脑神经元电-化学活动。这块芯片的基本单元由电解质—氧化物—半导体场效应管 (EOSFET)构成，EOSFET 的结构类似于 CMOS 芯片中的 MOSFET，只不过用对神经元敏感的电解质来取代 MOSFET 的导电栅极。以前的神经监测器件只能同时检测一或两个神经元，而这块芯片利用众多的 EOSFET 晶体管，可以检测由众多神经元组成的神经网络的活动。

1.4 神经刺激芯片

1.4.1 神经刺激的作用

对诸如肌肉纤维和神经元这样的易兴奋生物组织实施电刺激，可能是现代生物医学植入装置所具备的最流行的功能。医学文献中常将这种人工干预叫做"神经调节"（neuro-modulation），意为对中枢和外围神经系统进行可控的电刺激或化学刺激。与化学刺激以及其他神经刺激手段相比，电刺激最大的优点是基本参数易于精确控制且可重复性好，如刺激强度、持续时间以及强度随时间的变化速率等都可以改变。这种可控性也容易保证刺激的安全性，只要控制得当，生物组织就不易受损。

影响神经系统的疾病或损伤对人体的破坏往往是致命的。例如，脊椎中枢神经系统的损伤会导致身体多个部位（特别是损伤区域之下的部位）运动功能的丧失，如无法伸手、抓物，甚至弯腰、走路都困难，有些病人还伴有呼吸和膀胱失控等无意识功能损伤。这种脊髓损伤（SCI，Spinal-Cord Injured）在美国每年大约有 11 000 个新增病人（2006 年统计数据）。目前，常规医学无法治愈此类损伤并恢复原有机能，只能进行适应性治疗，即通过训练或锻炼来帮助病人习惯于生存条件，重新建立某些日常机能，但要完全自主生活几乎是不可能的。而且，此类治疗常常令人不适，甚至可能会引入某些交际障碍。

对神经纤维施加电刺激既是研究生理机能的一个重要方法，也是人体神经损伤后进行功能重建的一种技术。神经纤维的兴奋过程是通过神经元细胞膜的非线性特性和神经纤维对细胞膜外激励的反应表现出来的。100 多年前，人们就已经知道电刺激对肌肉和神经组织的影响，但直到经典的电动力学和神经细胞模型发展起来后，才有了解释这些影响的基本生物物理理论。现在已经知道，单个神经细胞或者单个神经纤维能通过细胞膜的去极化，而被人工诱发出一个能传播的动作电位。动作电位到达神经细胞的轴突末梢，会释放影响突触后细胞或器官的神经递质。重要的是，无论是自发的还是人工产生的动作电位，都可被传递到突触后的部位，这是实现神经修复术和功能电激励的基础。去极化借助于穿过细胞膜注入电流来实现，也可通过产生一个分布在细胞周围的合适的细胞外部电位，间接形成跨膜向外流动的电流来实现。

神经刺激通过外加的功能性电刺激（FES，Functional Electrical Stimulation）来部分恢复人体机能，即人为驱使电流脉冲进入神经或待治疗的肌肉组织，来激活神经组织或肌肉。只有超过某个阈值的电流才能产生动作电位。这个阈值与神经细胞的类型和大小、电极的几何尺寸、细胞组织的电特性及激励参数等有关。通过电刺激神经系统来修复运动功能时，电极常常放置在骨骼肌的内部或表面。当电极作用于肌肉时，实际是末梢运动神经起作用，而不是被刺激的肌肉，所以运动功能电激励的实质是对外周神经的电刺激。

图 1.44 示出了功能电刺激的形成过程。细胞核应根据来自树突的输入信号决定是否产生动作电位，但在人体遭受撞击或者脊髓损伤之后，运动神经元不再接收来自外部中枢神经系统的信号。我们通过一个电刺激系统给神经元注入一个电流，作为人为施加的动作电位。原本处于静息状态的轴突接收到这个刺激信号，并使之沿轴突传输到突触处的神经肌肉节，对应的肌肉纤维就会形成肌肉收缩力，并产生一连串的负电流脉冲，形成去极化。

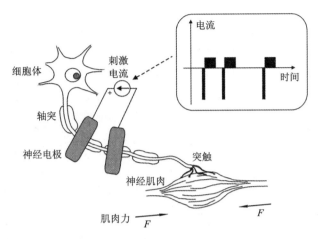

图 1.44　功能性电刺激的形成过程

植入式神经刺激器于 1959 年随着心脏起搏器的发展而提出，20 世纪 60 年代早期报道了第一个 FES 系统。这种系统可做成全植入装置，利用无线射频链接来提供电源和传输控制信号。未来的神经刺激系统将向闭环体系发展，即记录自然发生的神经信号，即电神经图（ENG，Electroneurogram），将其作为神经刺激的控制信号，反馈给植入刺激器。近年来发展的植入式神经刺激器的效果已初步显现，已能使患有脊髓损伤的病人独立进行部分日常活动，甚至有些病人已经重新回到工作岗位上去了。

具体而言，神经刺激的康复与治疗作用主要体现在以下四个方面（参见图 1.45）：

（1）诱发肌肉的机械收缩，以便重新激活瘫痪的肢干，或者通过功能性神经肌肉刺激（FNS，Functional Neuromuscular Stimulation）来消除肌肉的萎缩；

（2）重复性生理活动节奏的同步或再调整，例如在心律管理系统中的心跳或胃的蠕动；

（3）中止异常的信息流或者中枢神经系统中有害的神经活动，例如深层大脑刺激（DBS，Deep Brain Stimulation）用于治疗帕金森病，脊髓刺激（SCS，Spinal Cord Stimulation）用于控制疼痛；

（4）将特定的人工感官信息转移至中枢或周围神经系统，以便替代受损的或失去感觉的组态，例如人工耳蜗和视觉假体。

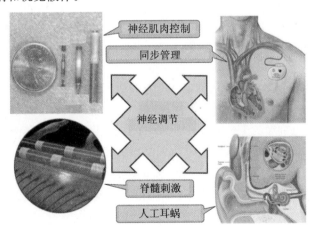

图 1.45　神经调节的类型示例

此外，神经刺激的某些新的应用仍然在研究和临床试验中，例如小便失禁的膀胱控制、深层大脑刺激用于心理治疗、计算机操纵与环境控制中的脑—机接口等。

尽管不同神经刺激应用的生理学基础和临床治疗效果有明显差异，但从电路与系统设计的角度来看，这些植入的神经刺激系统具有某些类似之处。研究这些神经刺激系统的设计方法，有助于我们充分利用已有知识来促进这一新兴技术的发展。

在神经刺激用于人体的功效和安全性方面，所有系统也都有一些共性问题需要应对。例如，FES 设计与使用不当会给人体带来损伤。这种损伤可能来自注入电流产生的热量、电磁波在细胞膜间传播、电化学作用形成的有毒产物以及对目标神经元或肌肉的过激励等。

1.4.2 神经刺激的实现方式

神经电刺激通过将短电流脉冲加至局部细胞上，来人工触发神经元的动作电位（兴奋）。动作电位从刺激位置起沿两个方向传输（参见图 1.46）。刺激可以是兴奋型（去极化），也可以是抑制型（超极化）。一种叫做阳极阻滞的技术可被用于产生单向传播动作电位，并无需施行传感通路的切开术（切割神经根）就能恢复机能，这能够避免疼痛，防止刺激过程中出现不适感[1.23]。除了电流刺激之外，也可以利用电磁感应来刺激，例如磁刺激[1.24]，不过，尺寸重量大、高成本和需要高速变化的磁场等因素，严重限制了磁刺激的应用。

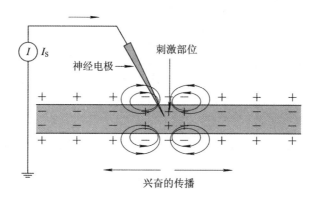

图 1.46　利用神经电极探针来刺激神经纤维

神经刺激所使用的探针叫神经电极，第 5 章对此有详细介绍。

在神经刺激信号的种类上，刺激电压和刺激电流都有应用，但大多数神经假体实验研究采用的是电流刺激，这是因为与电压刺激相比，电流刺激带来的阻抗效应较小，对组织的刺激更为直接。

神经刺激强度可用刺激电极两端的电压或流经组织的电流强度来表示。一般电流强度与电压强度是成比例增减的，但电刺激效果主要取决于通过组织的电流值。只有当组织阻抗恒定时，电压才能反映电刺激的生理效应。与生物体其他组织相比，神经纤维兴奋性高，刺激强度可以很小，而且刺激强度与电流作用时间成反比关系。电极的粗细、被刺激组织与电极之间的距离以及电极周围组织液的旁路等都会影响电流密度。用微电极刺激神经与肌肉细胞时，几个微安或十几毫伏即足以引起兴奋，而用粗电极刺激神经干则需数伏电压。

1.4.2.1 电路模式

用于产生神经刺激电流的方式主要有两种，即电流模式和电压模式，如图 1.47 所示。

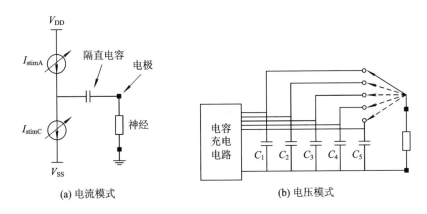

(a) 电流模式   (b) 电压模式

图 1.47   神经刺激器电路架构

电流模式如图 1.47(a)所示,采用恒定电流源为负载提供所需的刺激电流,广泛用于 FES 植入式刺激器。这种模式用 DAC 确定电流源的幅度,可直接控制每个刺激脉冲传输的电荷量,不受负载(特别是生物组织—电极阻抗)变化的影响。为了避免输出节点超出最大电压的限制,电流源需要有一定的冗余量。

电压模式如图 1.47(b)所示,刺激器的输出为电压,因此输送给生物组织的电流强度取决于电极间的阻抗。在这种情况下,由于电极间阻抗的变化,要精确控制提供给负载的电荷量是困难的。文献[1.25]用一个步进电压序列来驱动刺激电极,为电极的金属—流体电容充电,使用的电压波形模仿施加电流脉冲时形成的电压波形。传输给电极的电荷直接来自中介电压源(即电容),避免了电流模式下不必要的大电流源功率以及高电压兼容要求。通常电压模式刺激比简单的方波脉冲刺激更有效,因为其输出频谱同时具有高频和低频分量。由于在电压模式下要增加分辨率就需要更多的电容,因此与电流模式相比,电压模式难以实现更高的分辨率。

1.4.2.2 刺激波形

常用神经刺激信号的波形如图 1.48 所示,大致可分为正弦波、方波和不对称的尖波三种。较常用的是方波,因其波形简单,易于产生和严格控制,计算刺激量容易,而且陡峭的前沿使刺激相对更有效。方波又分为单相方波和双相方波。在许多情况下,负脉冲采用方波,而正脉冲采用方波或指数衰减波形。二次方波也称为有源放电,指数衰减波则称为无源放电。正弦波对自主神经刺激效应强,几乎很少产生电解作用,其时间周期随频率而改变。

图 1.48 中各个参数的含义为:T 为刺激周期,t 为脉冲宽度,i_P 为正弦波峰值电流,d_a 为 Anapol 波形阳极氧化前的弛豫时间,i_a 是 Anapol 波形刺激后的阳极氧化电流,i_C 是单相电容耦合波形中的电容放电电流。

单相刺激由重复的单向负脉冲构成,常用于表面电极刺激。持续的负脉冲可能会在刺激电极—生物组织间形成损伤,特别是脉冲宽度过大(如超过 1 ms)时更容易产生损伤,故单相刺激时应尽可能缩短刺激的时间和强度。

为了避免对生物组织的损伤,可采用双相刺激,特别是对植入电极情形。双相方波由一个负脉冲紧接着一个正脉冲的重复触发电流脉冲构成,其中的负脉冲使附近的神经元去极化,并触发动作电位,而之后的正脉冲使在负脉冲阶段积累的电荷中和,减少了因局部净电荷存留而产生的电化学副作用,但要注意反相的正脉冲有产生阳极阻滞作用或者阳极断电兴

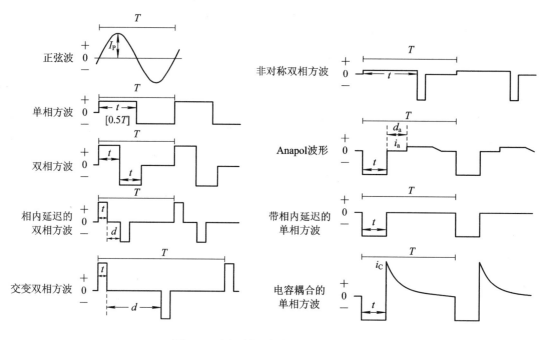

图 1.48 用于神经刺激的刺激电流波形

奋效应的可能。

神经刺激的工作电极位于可激发生物组织的内部，并被细胞外流体之类的生物媒介所包围。在此处，钠、钾、氯等离子沿着电子流动的相反方向流动，形成电荷的转移。当金属电极插入电解液时，就会在电极—电解液界面形成电容，成为双极板电容器。金属电极作为电容器的一个极板，利用电子来实现电荷的转移；电解液作为另一个极板，利用离子来实现电荷的转移。根据刺激的脉冲幅度、持续时间和涉及材料的不同，在电极—电解液界面可能会发生以下两种类型的反应[1.26]：

（1）非法拉第反应。此时，阻抗的变化主要是由于电容变化或者双电层的介电性质变化所致，无需氧化还原分子，没有电子在电极与电解液中间传输，激发脉冲只会引起电解液中带电化学物质的再分布。因此，电极与电解液同时保持电中性。在这种情况下，双层电容可以视作简单的线性电容。

（2）法拉第反应。此时，阻抗的变化是由于电解液中氧化还原分子携带的电荷转移导致的电阻变化引起的，电子在电极与电解液之间转移，导致电解液中化学物质的氧化或还原反应。

值得注意的是，在刺激位置，非法拉第反应和法拉第反应有可能同时发生，这取决于刺激参数、电极特性和组织条件。

与非法拉第反应不同，法拉第反应中的电荷注入会在电解液中形成化学产物。即使电流方向改变，电荷离开电极，这种化学产物可能也不会恢复。因此，法拉第反应又可分为可逆反应和不可逆反应。不可逆法拉第反应会造成系统中化学物质的净变化，改变了电解液的 pH 值，显著增加的化学成分会对周边组织以及电极形成破坏。所以，长期电刺激应遵循的一个重要原则就是应全力避免不可逆法拉第反应的出现。这就要求限制通过电极注入电荷密度的大小，具体限制值取决于电极材料及其表面粗糙度。从电路的角度来看，此原则要求在刺激的一个相内注入组织的所有电荷，在反相时应予以恢复。这种恢复要在下一个脉冲到达之前完成。这一要求通常被称为"电荷平衡"。电荷平衡对于避免组织中的电荷积累是一种安全保障，只有双相刺激才能满足这种要求，双相方波因此被称为电荷平衡型波形。

1.4.2.3 影响刺激功效的因素

不管采用哪一种刺激产生电路，影响神经刺激功效的关键参数如果按重要性排序，则为：神经组织中电极的位置、刺激脉冲的幅度、刺激脉冲的宽度、刺激脉冲的波形与频率。其中，刺激脉冲波形对刺激功效的影响在1.4.2.2节已经讨论过了，这里再分析一下其他因素的影响。

1. 刺激电极的位置

一般而言，由电极位置决定的刺激电场在生物组织体中的有效作用空间，对神经刺激的功效影响最大[1.27]。

在医学神经刺激中，只能刺激所需的神经部位，不能波及附近的神经结构。例如，在深层大脑刺激(DBS)中，广泛用于重症帕金森病和其他运动障碍的圆柱四电极(高1.5 mm，直径1.27 mm，电极面积6 mm²，电极之间等间距)置于丘脑底核(STN, Subthalamic Nucleus)处。STN位于大脑深处，尺寸犹如一个杏仁。即使人脑图谱提供了STN的平均坐标，由于不同病人之间的个体变化，仍然需要神经外科医生来精确确定病人的STN结构。使用的定位方法有磁共振成像(MRI, Magnetic Resonance Imaging)、神经信号微记录和术中神经刺激等，而且DBS操作中还需要仔细考虑电极的具体放置位置。手术后大约两周，病人需接受DBS程序控制3～5周。在此期间，需要临床监测病人的反馈，密切观察DBS症状，不断对刺激脉冲的幅度、脉冲宽度、波形和频率进行必要的调整。刺激太小会使治疗无效果，刺激太大又会导致不期望的副作用以及诸如下意识肢体运动、情绪变化和语言障碍等症状。在初始的程控阶段之后，DBS病人刺激器的唯一控制是利用一个简单的磁开关使刺激器打开或关闭。然而，也有用其他类型的刺激器，如脊髓刺激(SCS)或人工耳蜗，通过一个无线病人程控器，在一个安全范围内对施加给病人的某些刺激参数进行遥控。这些参数预先由医生根据他们所期望的止痛强度和听力强度所定义。

同时，希望能在注入电荷尽量少的条件下，使单位刺激脉冲对组织激活量(VTA, Volume of the Tissue Activated)最大，目的是改善刺激的效能。经有源电极注入的电荷密度越低，刺激器的安全性越高，不可逆的法拉第反应越弱，同时植入体所需的功耗也越低，有利于限制刺激过程中的热产生，并延长电池的寿命。

2. 刺激脉冲的幅度和持续时间

刺激脉冲的幅度和持续时间(即脉冲宽度)决定了每个刺激周期注入电荷的总量，对神经组织的刺激阈值有强烈的影响。刺激时间越短，达到阈值电位所需的电流强度就越大，反之就越小。激活神经单元所需的刺激电流阈值 I_{th} 不仅与刺激脉冲宽度 PW 有关，而且与神经纤维的直径 D 有关。表征这种关系的一个经验公式如下[1.28]：

$$I_{th} = gD^{-1.78} \exp\frac{0.13}{PW^{0.8}} \tag{1.15}$$

式中：$g = 892.38 - 328.26y$，y 是刺激电极经脊髓从后索到内侧的距离。实验时，刺激电极放在胸的中部($y = 0$处)，用硬脑膜外单电极刺激脊髓神经纤维。

表征刺激电流强度与脉冲宽度关系的另一个经验公式是

$$I_{th} = I_{rh}\left(1 + \frac{T_{ch}}{PW}\right) \tag{1.16}$$

式中：I_{rh} 称为基强度电流，定义为在一个有限持续时间脉冲下激活神经单元所需的最小电流；T_{ch} 称为时值，定义为刺激幅度等于 I_{rh} 两倍时的脉冲宽度。图 1.49 是式(1.16)的图形化表示，给出了刺激电流强度和刺激电荷的阈值与刺激脉冲宽度之间的关系[1.29]，其中电荷阈值 Q_{th} 可以表示为

$$Q_{th} = I_{rh}(PW + T_{ch}) \tag{1.17}$$

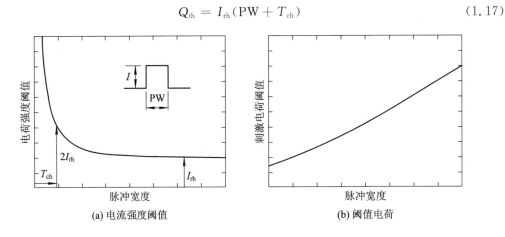

(a) 电流强度阈值　　　　　　　　　(b) 阈值电荷

图 1.49　神经刺激阈值与脉冲宽度的关系

从图 1.49 中可知，脉冲越尖锐，即宽度窄而幅度高，则电荷注入效率越高。不过，尖锐的脉冲需要更高的电压和电流，可能会使刺激产生器的功耗加大，还会导致刺激位置处更高的电荷注入密度，引起不可恢复的生理反应。因此，在临床应用中，需要在神经生物需求、刺激发生器的限制、电极特性和刺激波形参数之间找到一个微妙的平衡点。建立一个安全而且有效的神经刺激机制最为重要。

影响神经刺激阈值的其他因素还有：① 均匀的 DC 电场是无作用的；② 神经元距电极越远，刺激越弱；③ 轴突的刺激阈值比神经元本体更低；④ 大的轴突的刺激阈值比小的轴突低；⑤ 平行于神经纤维的电场比垂直于神经纤维的电场更为有效；⑥ 具有分支的轴突比没有分支的轴突更容易激活。

1.4.3　神经刺激发生器的电路设计

1.4.3.1　电极—组织的等效电路模型

刺激电流经过电极—组织界面时，会使电极和神经组织表现出电气阻抗特性。由于阻抗特性能反映电极与组织的形态或器质变化，因此常将电极—组织的电气特性用阻抗构成的等效电路来表征。等效电路模型表征了刺激发生电路所驱动的负载的类型和特性，对于电路设计十分重要。

以脑膜刺激为例，根据神经刺激过程中的法拉第或非法拉第电极—电解液反应，当刺激电流作用于神经组织时，一部分电流将通过硬脑膜周围的组织从阳极流向阴极，另一部分电流先注入硬脑膜下的脑脊液内部，后穿过细软脑膜到达皮层。因此可以将硬脑膜等效为电阻，硬脑膜—脑脊液—软脑膜在电流传导方向上则可以等效为电阻与电容的串联。

使用三个元件的电极—电解液界面等效电路模型如图 1.50(a)所示。图中，E_{half} 表示测量电极与刺激电极之间的电压；C_{dl} 为电极—电解液界面双电层的等效电容，在此简化模型中可视作线性电容，其值取决于所使用的电极金属材料及其表面处理工艺，大约为 10～

$20\ \mu\text{F}/\text{cm}^2$；$R_s$表示测量电极与刺激电极之间电解液及组织的电阻，称为接入电阻或扩散电阻；Z_F称为法拉第阻抗，表征泄漏电流以及电极—电解液间因法拉第效应而形成的电荷转移，属于高度非线性且随时间变化的元件，影响因素众多。如果以非法拉第反应为主，比如电极由金、铂等贵金属组成，而且刺激幅度较小，刺激周期较短，则Z_F可以忽略。

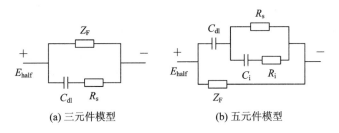

(a) 三元件模型　　　　(b) 五元件模型

图 1.50　电极—神经组织的等效电路模型

在高密度微机械电极阵列中，使用窄而薄的金属和多晶硅线，此时刺激产生器和电极暴露处之间的串联阻抗不容忽视，可考虑加入到该模型中[1.30]，此时更完整的模型如图 1.50(b)所示。

1.4.3.2　刺激器的电路架构

植入式刺激器的不同应用需求会导致电极尺寸、形态、位置以及刺激的波形和频率的不同，但它们使用的刺激发生器的电路架构是十分相似的。这些电路的主要任务都是以一种安全、高效、可精确程控的方式，将植入或外挂的能量储存装置中的刺激电能传输到待激励的生物组织中。

神经刺激电路的典型构成框图如图 1.51 所示[1.31]，由体外单元和植入单元组成。植入单元内的各个电路模块可以集成到一个或多个专用集成电路（ASIC，Application-Specific Integrated Circuit）中。在图中，虚线框内是位于病人体外的电路模块，其余位于植入体内，植入单元内的每个 ASIC 用灰度阴影框表示。

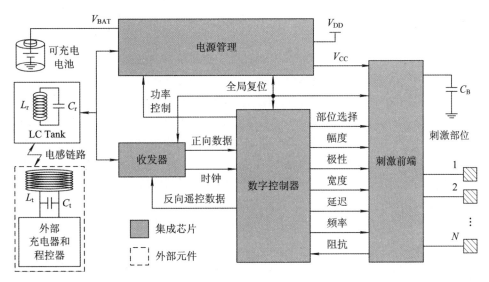

图 1.51　刺激发生器电路的构成框图

刺激产生器的能量可以来自体外,通过无线电感链路传入植入体,也可以来自植入的可充电电池。究竟采用哪一种供电方式,由刺激器的总功耗以及植入装置在体内的解剖学位置来决定。例如,心脏起搏器和植入心律去颤器(ICD, Implantable Cardioverter Defibrillators)使用了一块主电池。这块主电池位于刺激发生器的植入金属罐内,可工作10年以上。这主要是因为起搏器的通道数和刺激速率是相当低的,而且在火柴盒大小的植入腔内有足够的空间可以安置电池。又如,人工耳蜗需要同时驱动30个刺激电极,每秒有上千个脉冲,而且要求体积足够小,以便能植入到靠近耳朵的颞骨内,故对刺激电路的功耗和尺寸有着严苛的限制。因此,人工耳蜗常采用电感耦合无线供电方式,即通过一对紧耦合的线圈(如图1.51中的L_t和L_r)构成一个变压器,穿过皮肤进行供电。两个线圈与电容构成LC谐振回路,谐振频率即为电源载波频率,这样有利于提高电源传输效率。在这种情况下,能量来源是位于外部单元的可充电电池,与话筒、语音处理器、充电器和功率/数据发射电路处于同一个腔体里。

刺激发生器中电源管理模块包括整流器、DC-DC转换器、稳压器和上电复位(POR, Power-On Reset)电路[1.32]。该模块至少有两个DC电压输出端(参见图1.51),其中V_{DD}为低的恒定DC电压(通常低于电池电压V_{BAT}),为数字控制器和数据收发器等内部模块供电;V_{CC}是可变DC电压,可由外部程控,其值取决于所需的刺激幅度和电极阻抗,可高达20 V,只为刺激前端(SFE, Stimulation Front-End)供电。POR电路起着安全的作用,负责在发送全局复位信号之前,消除非稳态可能带来的风险(特别是来自数字模块的干扰),从而确保所有内部电源的稳定。

数字控制器基本上是一个超低功耗的微控制器,其最重要的功能是刺激脉冲的空间—时间控制。它通过选择适当的刺激部位来激活,同时根据预先编程(如DBS)或者实时外部控制(如人工耳蜗)策略,来提供拟传输的刺激脉冲的时序。数字控制器需要经常地(人工耳蜗)或者偶然地(DBS、ICD和SCS)与外部程控单元联络,以便接收刺激指令和调整参数,同时将自检程序的结果以及植入体的整个状态发送出去。

更先进的刺激器具有阻抗测量与刺激响应记录能力,可报告被测电极的阻抗水平以及神经或心脏对刺激的响应。其中,阻抗测量属于一种安全监控,用于了解电极在长时间运行中的监控状况,并指示可能出现的漏电或破损;刺激响应测量可帮助医师对刺激参数进行微调,必要时甚至可以改变电极的位置。

收发器负责在植入体与外部单元之间建立一个双向的无线通信链路,用于前述的信息交换。进入人体内的前向数据调制到电源载波上,经由电感链路传输。该电感链路同时负责为植入体供电,或为内部电池充电。反向遥测通过与电源传输相同或者不同的电感链路来完成,经常使用一种叫做负载平移键控(LSK, Load Shift Keying)的方式,将数据调制在载波上。这种LSK无线传输常用于射频识别(RFID, Radio-Frequency Identification)系统。为了改善高性能神经假体(如植入视网膜)无线链路的前向和后向的带宽,研究者已经开始将多重载波信号用于功率传输、前向数据传输和后向遥测功能[1.33]。

1.4.3.3 刺激前端电路

在图1.51所示的刺激发生器电路中,最关键的模块是刺激前端(SFE)。刺激前端是数字控制器与电极阵列之间的接口,其内包括了若干混合信号电路,如DAC、模拟乘法器、高压兼容电流源与电流阱、精确电流镜、阻抗测量电路和电荷积分器等。SFE设计的主要挑战是 ASIC 设计者必须应对一个紧密的、高度非线性的、随时间变化的动态负载，甚至必须与 1.4.2 节所介绍的刺激条件相互匹配。此外，SFE 电路还要确保电极及其周边神经组织的安全性。

生物组织的负载可用不同方式驱动，如电压、电流或电荷驱动，有各自的优缺点，但不管负载如何驱动，SFE 设计者都必须保证在生物组织内不会形成任何电荷积累，否则会引起不可恢复的法拉第反应（如 1.4.2.3 节所述），带来致命的后果。因此，众多的研究者都在关注 SFE ASCI 设计如何实现电荷的平衡。

在常规的多通道刺激器中，根据刺激类型，SFE 电路既可选择单个有源电极（单极型），也可选择一对有源电极（双极型），用于控制电压或者电极之间的电流，同时所有的其他无源电极均处于高阻状态。

根据神经刺激电路模式的不同，有三种常见的 SFE 电路结构，如图 1.52 所示。在电压控制刺激（VCS，Voltage-Controlled Stimulation）模式（见图 1.52(a)）下，电压源被连接到负载与地之间。这个电压源可以是一个被充电至程控电平的大电容。此时，通过生物组织的电流取决于一对电极之间的 RC 负载和它们之间的组织结构。因此，仅当负载随时间的变化或者在有源电极之间的变化都小且已知的时候，这种方法才可行。VCS – SFE 电路

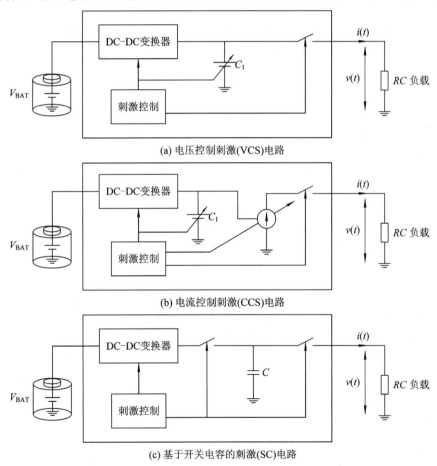

(a) 电压控制刺激(VCS)电路

(b) 电流控制刺激(CCS)电路

(c) 基于开关电容的刺激(SC)电路

图 1.52　刺激前端(SFE)电路构成框图

对刺激电路的控制相对较弱，只是为消除不可恢复的法拉第反应时，才会在安全的电极电荷注入限制范围内将电流提升。刺激电压接近于电源电压 V_{BAT} 时，VCS-SFE 电路是十分有效的，但当所需电压偏低或偏高时，其效率会下降。

在电流控制刺激(CCS, Current-Controlled Stimulation)模式(见图 1.52(b))下，刺激电流的幅度由医师决定。CCS-SFE 电路自动控制两个有源电极之间的电压，目的是不论负载阻抗 Z 多大，都能够得到所需的流过生物组织的电流。这种方法特别适用于采用微机械电极的微刺激，因为这种电极的阻抗(即 RC 负载 Z)随位置或者时间的变化特别显著。不过，如果 Z 的变化太大，电流 I 通过 Z 所需的电压可能会超过 CCS-SFE 的最高允许电压值(称为电压容限，非常接近于电源电压 V_{CC})。此时，电流源会在 I 达到设计值之前趋于饱和。与 CCS 电路相比，VCS 电路通常较为简单，能量效率更高，但 CCS 电路更为安全，而且可更好地对注入生物组织的电荷量进行控制。注入生物组织的电荷量可表示为 $Q_{CS}=I \cdot T_P$，其中 T_P 是刺激脉冲周期。

为了在 VCS 的能量效率和 CCS 的安全可控性之间找到一种均衡，提出了一种新的刺激方法，即基于开关电容(SC, Switched Capacitor)来实现电荷注入[1.1]。如图 1.52(c)所示，先将电容器阵列 C 充电至 V，然后让阵列中的 n 个电容向可激发的生物组织放电。每个刺激阶段的放电量为 $Q_{CS}=nCV$，可根据组织需求或者刺激参数(如 Z)，通过改变 n 或 V 来改变 Q_{CS}。最大的电容放电电流也受与主电流通路相串联的电流源控制。通过对刺激电流积分，并使用电荷平衡条件，可以测量每个刺激周期注入电荷的总数量。图 1.53 示出了由 SC-SFE 电路产生的刺激波形的仿真图，可见要比同样应用下的普通方波刺激脉冲(如 DBS)有效得多，原因在于它是由高频和低频分量共同组成的。

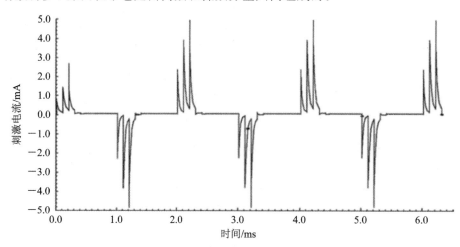

图 1.53 开关电容刺激前端(SC-SFE)电流产生之刺激波形的仿真结果

1.4.3.4　刺激器输出级

常用的刺激器输出级结构如图 1.54 所示[1.34]。其中，图(a)为双电源，具有两个有源相；图(b)为单电源，具有一个有源负脉冲相和一个有源正脉冲相；图(c)为单电源，具有一个有源负脉冲相和一个无源正脉冲相。

对于图 1.54(a)所示结构，所有刺激通道使用一根电极，连接至参考电压(V_{common})上。V_{common} 的值通常取为两个电源电压的中值。程控电流阱 I_{stimC} 和程控电流源 I_{stimA} 分别产生负

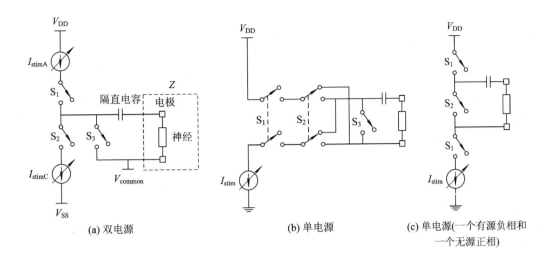

(a) 双电源　　　　　　　　(b) 单电源　　　　　(c) 单电源(一个有源负相和
　　　　　　　　　　　　　　　　　　　　　　　　　　　一个无源正相)

图 1.54　刺激器输出级组态

相电流和正相电流。这些电流通过控制开关 S_1 和 S_2 来驱动负载 Z(即神经—电极阻抗)。当只使用单电源时(见图 1.54(b)),正相和反相电流都来自同一个电流阱(I_{stim}),通过开关 S_2 改变电流的流向。上述两种结构必须设计得使电荷平衡,从而避免电荷积累。然而,由于失配、时序误差或者来自相邻刺激位置的漏电流,要实现每次刺激周期后的净电荷为零仍是不可能的。因此,引入开关 S_3 周期性地除去残余电荷。S_3 提供了一个额外的放电相,在此相期间,加在隔直电容上的电压驱动电流通过电极,从而实现了完全的放电。有些设计者使用无源放电相作为正相[1.23],如图 1.54(c)所示。

　　图 1.54(b) 和图 1.54(c) 针对每个刺激通道需要两个管脚,这会使刺激器输出级芯片的接触点数目加倍,从而增加了芯片面积。在芯片面积一定的条件下,每个刺激位使用最合适的那个管脚可以使芯片可驱动的刺激位的数目最大化。图 1.54(a) 对于 N 个刺激通道只需要 $N+1$ 管脚,这对于缩小芯片面积是有利的。

　　在上述三种方式中,都需使用隔直电容,这是为了在半导体器件失效时,不让直流电流流过刺激电极,从而保证人身安全。隔直电容的值取决于特定刺激的需要。例如,恢复局部腿的运动要求刺激电流幅度为 1 mA,脉冲宽度为 1 ms,则隔直电容的值可用下式估算:

$$C = I_{stim} \frac{\Delta t}{\Delta V} \qquad (1.18)$$

式中,I_{stim} 和 Δt 分别是刺激电流脉冲的幅度和宽度,ΔV 是隔直电容两端的电压降。对于 1 V 左右的电压降,通常需要 1 μF 的电容。显然这么大的电容如果在芯片内制作,需要耗费相当大的硅面积和成本,因而是不实际的。因此,通常使用片外表面贴装电容。图 1.55 所示的是做在厚膜电路上的一个皮下神经根部刺激器[1.35]。由图可见,片外分立电容器的面积和数量决定了整个植入体的体积(图中的黑色小方

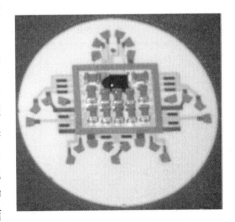

图 1.55　皮下神经根部刺激器实例

块是集成电路),矩形框四周的管脚用于电缆连接。由式(1.18)可知,如果允许增加电压降,可以减少隔直电容的值,但会导致更高的电源电压。

根据式(1.18),如果 I_{stim} 和 ΔV 不变,则电容值与刺激电流流过电容的时间成正比。因此,充电周期越短,则电容值越小。例如,如果电流为 1 mA,脉冲宽度为 50 ns,对于 1 V 的电压降只需要 50 pF 的电容。因此,可采用图 1.56 所示的高频电流开关技术[1.36]。它用 4 个子电流 $I_{source1}$、$I_{source2}$、I_{sink1} 和 I_{sink2} 共同构成了双相刺激电流 I_{stim}。每个子电流的脉冲宽度为 50 ns,分别由相应的刺激器输出级来产生,即电流源级产生 $I_{source1}$、$I_{source2}$,而电流阱级产生 I_{sink1}、I_{sink2}。

实现上述电流开关的电流源级电路如图 1.57 所示。该电路将图 1.56 所示的 $I_{source1}$ 传输给了刺激器负载 Z。在 $I_{source1}$ 的 ON 期间,隔直电容 C_1 被充电,$I_{source1}$ 经二极管 V_{D1} 被导至负载。在 $I_{source1}$ 的 50 ns OFF 期间,开关晶体管 M_3 导通,C_1 通过二极管 V_{D2} 放电。M_3 的栅极电压 V_{dis1} 被置于正电源电压(V_{DD},开态)或负电源电压(V_{SS},关态)。在 C_1 放电期间,V_{D1} 反偏,通过 Z 的电流可忽略不计。利用 4 个这样的电路,包括两个电流源和两个电流阱,并将它们的输出在负载(Z)处求和,则通过负载的电流构成了图 1.56 中的刺激总电流 I_{stim},平衡双相刺激电流由此形成。电流源级和电流阱级之间的差别是二极管的极性。

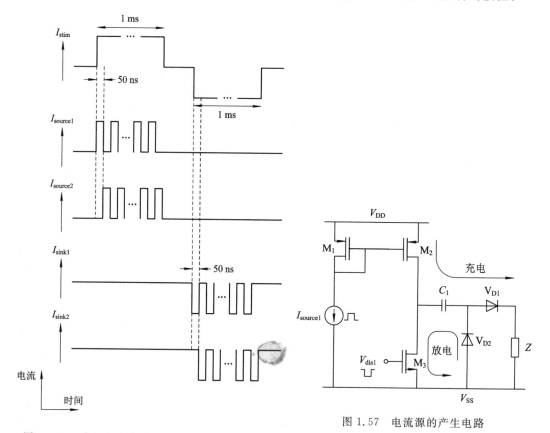

图 1.57 电流源的产生电路

图 1.56 4 个短电流脉冲的和构成了刺激电流 I_{stim}

1.4.3.5 刺激器的电流产生电路

植入式神经刺激所要求的输出电流范围大约为 100 μA～16 mA,分辨率为 3～8 bit,

具体值取决于特定的应用要求。刺激器对电流产生电路的基本要求是优越的输出电压兼容性、高输出阻抗、良好的线性度、低的功耗和尽可能小的硅面积。

在电流模式下，要将 DAC 的输出电流 I_{DAC} 按比例改变并复制到负载的输出电流 I_{out} 上，最容易的方式是电流镜，如图 1.58(a)所示[1.37]。不过，I_{DAC} 和 I_{out} 都会消耗来自电源的功率。将 DAC 与负载串联，只保留一个分支，如图 1.58(b)所示，可大大节省 I_{DAC} 消耗的功率（即使 I_{DAC} 消耗的功率只有负载电流 I_{out} 消耗功率的 $1/n$（通常 $n>1$）），此时 DAC 在功能上就是一个电流产生器。

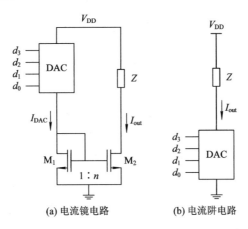

(a) 电流镜电路   (b) 电流阱电路

图 1.58　电流模式 DAC 实现的电流产生电路

一般而言，n 位的电流模式 DAC 由 n 个二进制加权的晶体管构成。图 1.59 给出了 4 位 NMOS 电流模式 DAC 的电路图。4 个数字输入位（$d_0 \sim d_3$）决定了电流阱晶体管 $M_1 \sim M_4$ 的哪一个栅极连接到公共偏置电压 V_{bias} 上。未被连接到 V_{bias} 的晶体管则保持断开，其栅极接至 0 V（地），对总输出电流的贡献为零。如果将电流阱晶体管连接到 V_{bias}，就会产生漏极电流。全摆幅的输出电流是最小晶体管（M_4）提供电流的 4 倍，M_4 控制着最小有效位 d_0。

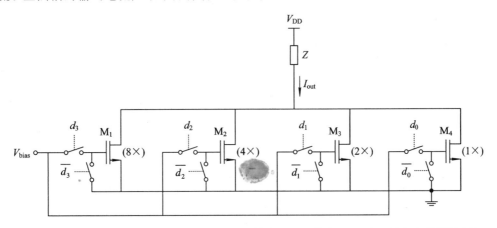

图 1.59　用二进制加权晶体管和固定偏置电压构成的电流模式 DAC 实现的电流阱刺激电路

图 1.60(a)给出了 DAC 的另一种实现方式。它利用了相同的具有二进制加权偏置的电流阱晶体管[1.38]。其中的 $M_1 \sim M_4$ 具有相同的尺寸和漏-源偏置电压，故漏电流只由栅偏压决定。如果图 1.60(b)的多重偏压电流源以二进制加权的方式提供栅偏压，则 $M_1 \sim M_4$ 的漏电流也是二进制加权的。

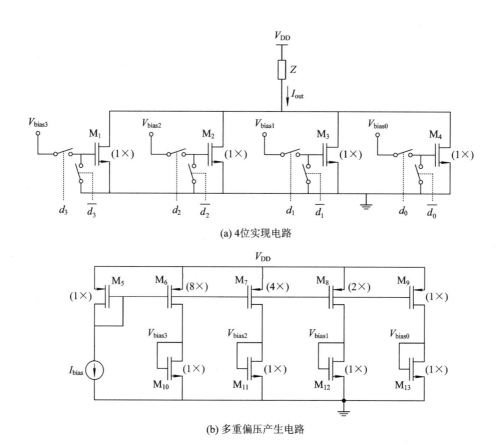

(a) 4位实现电路

(b) 多重偏压产生电路

图 1.60　带二进制加权偏置的电流模式 DAC 电流阱刺激电路

在实际电路中，DAC 电流阱晶体管被层叠使用，以便增加输出阻抗，使输出电流不随负载电压的变化而变化。层叠晶体管通常偏置在同一个静态电压下，通过给层叠晶体管偏置提供有源反馈，也可增加 DAC 的输出阻抗。

基于有源反馈驱动输出阻抗的电流镜刺激电路如图 1.61 所示，其输出电流受电流模式 DAC 的控制。高增益放大器锁定了 M_2 的漏极电压，使其等于 M_1 的漏极电压，即放大器用作电压跟随器。相同的偏置条件使得 M_2 的漏电流 n 倍于 M_1 的漏电流，与其宽长比相同。该电路的输出阻抗可表示为

$$R_{out} = A g_{m4} r_{o4} r_{o2} \qquad (1.19)$$

式中，A 是放大器增益，r_{o2} 是 M_2 的输出电阻，g_{m4} 和 r_{o4} 分别是 M_4 的跨导和输出电阻。可见，输出阻抗为 M_2 输出电阻的 $A g_{m4} r_{o4}$ 倍。

利用一个电压跟随器为一个固定电阻器提供

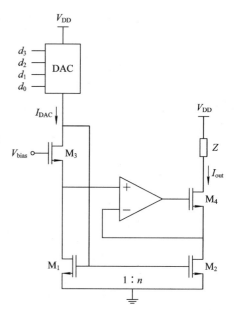

图 1.61　基于有源反馈驱动输出阻抗的电流镜刺激电路

偏置，能实现可调整的电流产生器[1.39]，如图 1.62 所示。该电压跟随器的输入（即电阻两端的偏置电压）被 DAC 编程。输出电流为

$$I_{\mathrm{out}} = \frac{V_{\mathrm{DAC}}}{R} \tag{1.20}$$

式中，V_{DAC} 是 DAC 的输出电压，R 是固定电阻。这种方法的缺点是通过改变 V_{DAC} 来控制 I_{out}，改变了电流产生电路的电压兼容性，这是人们不希望看到的。

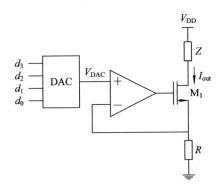

图 1.62　用有源反馈的电压-电流转换电路构成的刺激电路

由式（1.20）可知，输出电流与电阻成反比，故具有恒定偏置的电压控制电阻器也能构成电流产生器。压控电阻器通常可用偏置于线性区的 MOS 晶体管来实现，如图 1.63 所示[1.40]。由此形成的有源电阻由电压模式 DAC 输出端控制。此电路具有良好的恒定电压兼容性。当偏置电压 V_{ref} 较小（几百毫伏）时，M_1 工作在深线性区，其漏—源端表现为线性电阻。然而，如果栅—源电压较大（即 V_{DAC} 较大），则高纵向电场导致的迁移率退化不容忽略，漏电流将不再随过驱动电压（$V_{\mathrm{DAC}} - V_{\mathrm{T}}$）线性变化，特别是 V_{DAC} 值受 DAC 的最大有效位控制，这将使电路的线性度劣化，可能会影响刺激器的电荷平衡能力。为了改善线性度，可增加额外的工作于饱和区的电流补偿电路。

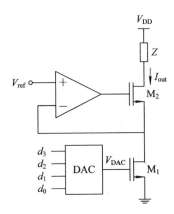

图 1.63　用电压控制 MOS 晶体管实现的电流阱刺激电路

表 1.2 对已报导的部分神经刺激器电流产生电路的主要指标进行了比较，包括线性度、电压兼容性、输出阻抗和硅面积等。

表 1.2　用于植入式神经刺激器的电流产生电路的比较

电流产生器	线性度	输出阻抗	电压兼容性	硅面积	参考文献
具有单偏置的二进制权重晶体管	低	低	中等	中等	[1.41]
具有二进制权重偏置的理想晶体管	最低	中等	小	差	[1.38]
有源反馈	高	高	大	中等	[1.33]
电压跟随	中等	高	大	中等	[1.39]
带模拟 DAC 的压控电阻	中等	高	大	中等	[1.40]

1.4.4　神经刺激器的故障及对策

如前所述，如果出现电荷不平衡，就会导致直流电流从刺激电极中流过，这会严重危及人体神经组织。研究表明，2 μA 的 DC 电流就会导致对听觉神经的伤害[1.48]。造成电荷不平衡的原因很多，包括半导体失效、附近刺激通道的串扰和电缆故障等。本节将对引起电荷不平衡的原因及其对策进行简要分析。

1. 半导体失效引起电荷不平衡及对策

植入人体器官内的半导体材料或器件的各种失效机理已有报导，包括水汽侵入硅器件封装缝隙导致短路、栅氧化层击穿及电离辐射等引起的植入后器件参数的变化等。水汽诱发短路可采用更为可靠的封装来解决，这也是植入器件微封装的热点研究领域。栅氧化层击穿引起的半导体失效常见于 CMOS 集成电路。晶体管的栅氧化层分布在三个区域，即GD（栅—漏）、GB（栅—衬底）和 GS（栅—源）。当聚集在栅上的电荷足够大，而且没有其他至衬底的漏电通道时，电流通过晶体管的栅氧化层就会造成击穿。GD 区的击穿引起栅与漏之间的栅氧化层短路。半导体失效会导致过量的直流电流至电极和组织，因此是非常有害的。

在电流脉冲之间使刺激器的输出短路，或者将刺激器的输出通过一个适当的隔直电容器来耦合，可以纠正电荷不平衡。其中隔直电容器的效果更好，因为它不仅可得到更好的DC 电平的纠正效果，而且在半导体失效发生时可作为阻挡 DC 电流的势垒。通交流、隔直流的电容器，可限制通过生物组织的净电荷的最大值不超过 $Q_{max} = CV$，其中 C 是隔直电容器的容量，V 是电源电压。通过仔细选择电容器的容值，使其最大电荷量 Q_{max} 不超过电极和神经组织的安全限制，就可以有效地提供保护。

与隔直电容法类似的另一个方法是采用多孔的钛或铱氧化物制作的电极，其作用相当于"电容—电极"[1.43]。不使用隔直电容的方法还有电极—组织阻抗的连续监控法[1.44]、电极电压法[1.45]和刺激电流水平法[1.46]。连续监控法将被记录的值连续地与预设的参考值进行比较，一旦超过即对刺激器输出级进行抑制，以防止神经损伤。这种方法的优点是节省体积，因为监控电路可与刺激器输出级集成在一起，但监控电路增加了刺激器输出级的复杂度，而且自身也有与半导体失效类似的问题。

2. 通道间串扰诱发电荷不平衡

图 1.64 是三通道刺激器的输出级。每个刺激通道设置了隔直电容（$C_1 \sim C_3$），用于安

全防护。这些电容的容值较大，故通常采用片外表面贴装元件。在所有电极正极处的共模电压组态减少了电极正极与集成芯片之间的连线数目，同时减少了集成芯片的接触点面积。

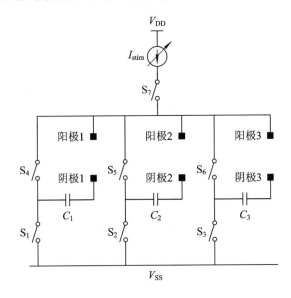

图 1.64　来自相邻通道的漏电流示意图

　　然而，这种接法存在相邻信道之间泄漏电流的问题。例如，假定通道 2 被激活用于刺激，开关 S_7 和 S_2 闭合，刺激电流 I_{stim} 从阳极 2 流向阴极 2，则相邻阳极和阴极 2 之间的电压差会引起从其他正极流向负极的漏电流。如果隔直电容器不存在，积累的净电荷不被纠正，一旦通过相邻正极的净电荷超过电极能够忍受的安全限度，就会使正电极—生物组织界面发生电解效应。

　　3. 电缆故障引起电荷不平衡及对策

　　植入设备内可能会使用多种线缆，用于传输刺激电流、电源、数据流或者时钟信号。如果电缆中只有一根线的绝缘失效，仍然是安全的，因为在破损线的暴露部分与内部体之间并未形成外加电势（电压差）。因此，在单线失效模式下，无电流从破损线的暴露部分流出。然而，如果两根或更多根线同时失效，而这些破损线的暴露部分存在电压差，就会形成电流，引发电解效应。对于暴露面积附近的组织而言，这将是一种严重的安全威胁。

　　如果每条线的平均电压相同，虽然在某段时间内有电流从一根暴露线流向另一根暴露线，但短时间后就会有电流沿相反方向流动，从而使电荷被中和，因此不会导致电荷积累，从而抑制了这种失效可能带来的生物组织的损伤。

　　文献[1.47]将曼彻斯特 NRZ 编码用于对每个线的数据信号编码，提出了一种实现电荷平衡的方法。曼彻斯特 NRZ 输出的平均电压是电源电压的一半，与原始输入信号无关。图 1.65 给出了数据流 0001110110 和 1011100010 的曼彻斯特 NRZ 码。图中也给出了当电流中线 1 和线 2 出现失效时，从线 1 流向线 2 的电流 I_{fail}。I_{fail} 为双向电流，正电荷被负电荷所中和，维持失效位置附近的组织为安全状态。出于安全原因，AC 信号也被加到电源线上。为了简单起见，差分时钟信号的 DC 电平与数据线可以施加的 DC 电平相同。在电源线末端设有整流和稳压电路，以便提供一个稳定的 DC 电压。

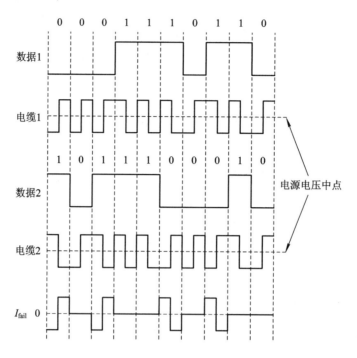

图 1.65　电缆中的曼彻斯特 NRA 编码信号

1.5　总　结　与　展　望

　　神经元之间通过特定的机构传递电信号和化学信号，构成复杂而有序的神经网络。神经递质就是神经通道传递电信号和化学信号的载体。与光学法、免疫法和比色法等相比，用电化学传感法来直接探测大脑中神经递质的电化学性质，具有灵敏度高、速度快且可以实现分布式测量等优点，因此得到了广泛的关注。在电流测定法、高速计时电流法和快扫描循环伏安（FSCV）法等神经电化学测量方法中，FSCV 法的应用最为普遍，已成功用于监测哺乳动物大脑中多巴胺的浓度变化等。

　　神经电势记录芯片用于记录人体神经电位信号。皮下采集的神经电信号有神经元的动作电位（AP）和局部场电势（LFP）；皮上记录的人体电信号有脑电图（EEG）和心电图（ECG）等。这种芯片要在严格的功耗、尺寸、噪声和带宽限制下完成多信道并行数据的采集、记录与处理，因此在技术上仍然面临着多方面的挑战。本章着重介绍了神经电势信号的特性以及对相关电路的规格要求。

　　除了记录人体的神经信号之外，还可以从外部将电信号主动导入人体，对中枢或周围神经系统实施电刺激。电信号高度可控性、可调谐性以及可重复性的特点，使得我们在实施对神经系统某些疾病的有效治疗和辅助康复的同时，还能够保证不对生物组织带来额外的损伤。神经刺激芯片就是实现这种"神经调节"功能的有效手段，并已用于治疗癫痫症、帕金森症等极为棘手的神经疾病。神经刺激芯片也是本书第 6 章介绍的视觉假体的重要组成部分。

　　综上所述，神经传感接口芯片不仅为进一步了解人体神经系统的结构原理和作用机制提供了一种有效手段，而且也为人类神经系统疾病的治疗与康复开辟了一种崭新的技术途径。

参 考 文 献

[1.1] Braman R S, Hendrix S A. Nanogram nitrite and nitrate determination in environmental and biological materials by vanadium(III) reduction with chemilμminescence detection. Analytical Chemistry, 1989, 61: 2715 - 2718.

[1.2] Nakai K, Mason R P. Immunochemical detection of nitric oxide and nitrogen dioxide trapping of the tyrosyl radical and the resulting nitrotyrosine in sperm whale myoglobin. Free Radic Biol Med, 2005, 39: 1050 - 1058.

[1.3] Baranowska I, Zydron M. Liquid chromatography in the analysis of neurotransmitters and alkaloids. Journal of Chromatographic Science, 2002, 40: 224 - 228.

[1.4] Kawade R B, Santhanam K S V. An in vitro electrochemical sensing of dopaminein the presence of ascorbic acid. Biochemistry and Bioenergetics, 1995, 38: 405.

[1.5] Gonon F. Monitoring dopamine and noradrenaline release in central and peripheral nervous systems with treated and untreated carbon-fiber electrodes. Neuromethods: Voltammetric methods in brain systems (Boulton A, Baker G, Adams RN, eds), Totowa, New Jersey: Humana Press Inc., 1995: 153 - 177.

[1.6] Gerhardt G A. Rapid chronocoulometric measurements of norepinephrine overflow and clearance in CNS tissues. Neuromethods: Voltammetric methods in brain systems(Boulton A, Baker G, Adams RN, eds), Totowa, New Jersey: Humana Press Inc., 1995: 117 - 151.

[1.7] Garris P A, Wightman R M. Regional differences in dopamine release, uptake and diffusion measured by fast-scan cyclic voltammetry. Neuromethods: Voltammetric methods in brain systems (Boulton A, Baker G, Adams RN, eds), Totowa, New Jersey: Humana Press Inc., 1995: 179 - 220.

[1.8] Roham M, Halpern J M, Martin H B, et al. Wireless amperometric neurochemical monitoring using an integrated telemetry circuit, IEEE Trans. Biomed. Eng., 2008.

[1.9] Narula H S, Harris J G. VLSI potentiostat for amperometric measurements for electrolytic reactions. in Proc. IEEE Int. Symp. Circuits and Systems (ISCAS'04), Vancouver, Canada, May 23 - 26, 2004: 457 - 460.

[1.10] Roham M, Mohseni P. A reconfigurable IC for wireless monitoring of chemical or electrical neural activity, in Proc. IEEE Int. Symp. Circuits and Systems (ISCAS'08), Seattle, WA, 2008(5): 18 - 21.

[1.11] Mohseni P, Najafi K. A fully integrated neural recording amplifier with DC input stabilization. IEEE Trans. Biomed. Eng., 2004, 51(5): 832 - 837.

[1.12] Roham M, Daberkow D P, Ramsson E S, et al. A wireless IC for wide-range neurochemical monitoring using amperometry and fast-scan cyclic voltammetry. IEEE Trans. Biomed. Circuits and Systems, 2008, 2(1): 3 - 9.

[1.13] Bergstrom B P, Garris P A. Passive stabilization of striatal extracellular dopamine across the lesion spectrμm encompassing the pre-symptomatic phase of Parkinson's disease: A voltammetric study in the 6-OHDA-lesioned rat. J. Neurochemistry, 2003, 87: 1224 - 1236.

[1.14] Stanacevic M, Murari K, Rege A, et al. VLSI potentiostat array with oversampling gain modulation for wide-range neurotransmitter sensing. IEEE Trans. Biomedical Circuits and Systems, 2007, 1(3): 63 – 72.

[1.15] Pine J. Recording action potentials from cultured neurons with extracellular microcircuit electrodes. J. Neurosci. Methods, 1980, 2: 19 – 31.

[1.16] Harrison R R, Watkins P T, Kier R J, et al. A low-power integrated circuit for a wireless 100-electrode neural recording system. IEEE J. Solid-State Cir., 2007, 42(1): 123 – 133.

[1.17] Harrison R R. A versatile integrated circuit for the acquisition of biopotentials. In: Proc. IEEE Custom Integrated Circuits Conf. (CICC), San Jose, CA, 2007.

[1.18] Harrison R R, Charles C. A low-power low-noise CMOS amplifier for neural recording applications. IEEE J. Solid-State Cir., 2003, 38(6): 958 – 965.

[1.19] Kim S, Normann R A, Harrison R, et al. Preliminary study of thermal impacts of a microelectrode array implanted in the brain. Proc. 2006 Intl. Conf. of the IEEE Eng. in Medicine and Biology Soc., New York, 2006: 2986 – 2989.

[1.20] Steyaert M S J, Sansen W M C, ZhongyuAn C. A micro-power low-noise monolithic instrumentation amplifier for medical purposes. IEEE J. Solid-State Cir., 1987, 22(12): 1163 – 1168.

[1.21] Harrison R, Charles C. A low-power low-noise CMOS amplifier for neural recording applications. IEEE Journal of Solid-State Circuits, 2003, 38: 958 – 965.

[1.22] Fried I, Wilson C L, Maidment N T, et al. Cerebral microdialysis combined with single-neuron and electroencephalographic recording in neurosurgical patients. Technical note, Journal of Neurosurgery, 1999, 91: 697 – 705.

[1.23] Bugbee B M. An Implantable Stimulator for Selective Stimulation of Nerves. Ph. D. thesis Dept. Medical Physics & Bioeng, University College London, London, 2000.

[1.24] Rutten W L C. Selective electrical interfaces with the nervous system. Annu. Rev. Biomed. Eng., 2002, 4(8): 407 – 452.

[1.25] Kelly S K, Wyatt J. A power-efficient voltage-based neural tissue stimulator with energy recovery. ISSCC'04 Dig. Tech. Papers, San Francisco, CA, 2004, 1: 228 – 524.

[1.26] Beebe X, Rose T L. Charge injection limits of activated iridium oxide electrode with 0.2 ms pulses in bicarbonate buffered saline. IEEE Trans. Biomed. Eng., 1988, 35(6): 494 – 496.

[1.27] Butson C R, McIntyre C C. Role of electrode design on the volume of tissue activated during deep brain stimulation. J. Neural Eng., 2006, 3: 1 – 8.

[1.28] Liu W, Bashirullah R, Lazzi G, et al. A smart bi-directional telemetry for retinal prosthesis. Inverstigative Ophthalmulogy & Visul Science, 2002, 43: 4469 – 4475

[1.29] Kuncel A M, Grill W M. Selection of stimulus parameters for deep brain stimulation. Clinical Neurophysiology, 2004, 115(7): 2431 – 2441.

[1.30] Rousche P J, Pellinen D S, Pivin D P, et al. Flexible polyimide-based intracortical electrode arrays with bioactive capability. IEEE Trans. Biomed. Eng., 2001, 48(3): 361 – 371.

[1.31] Ghovanloo M. Switched-capacitor based implantable low-power wireless microstimulating systems. IEEE Intl. Symp. on Circuits and Systems, 2006(5): 2197 – 2200.

[1.32] Ghovanloo M, Najafi K. Fully integrated wide-band high-current rectifiers for wireless biomedical implants. IEEE Journal of Solid-State Circuits, 2004, 39(11): 1976 – 1984.

[1.33] Sivaprakasam M, Liu W, Humayun M S, et al. A variable range bi-phasic current stimulus driver circuitry for an implantable retinal prosthetic device. IEEE J. Solid-State Circuits, 2005, 40(3):

763 – 771.

[1.34] Ghovanloo M, Atluri S. A wideband power-efficient inductive wireless link for implantable micro-electronic devices using multiple carriers. IEEE Trans on Cir. and Sys. I, 2007, 54(10): 2211 – 2221.

[1.35] Liu X, Demosthenous A, Donaldson N. A stimulator output stage with capacitor reduction and failure-checking techniques. Proc. ISCAS'06, Kos Island, Greece, 2006, 641 – 644.

[1.36] Liu X, Demosthenous A. Generation of balanced biphasic stimulus current with integrated blocking capacitor. Proc. ECCTD'05, Cork, Ireland, 2005, 3: 19 – 22.

[1.37] Techer J D, Bernard S, Bertrand Y, et al. New implantable stimulator for the FES of paralyzed muscles, Proc. ESSCIRC'04, Leuven, Belgium, 2004: 455 – 458.

[1.38] DeMarco S C, Liu W, Singh P R, et al. An arbitrary waveform stimulus circuit for visual prostheses using a low-area multibias DAC. IEEE J. Solid-State Circuits, 2003, 38(10): 1679 – 1690.

[1.39] Boyer S, Sawan M, Abdel-Gawad M, et al. Implantable selective stimulator to improve bladder voiding: design and chronic experiments in dogs. IEEE Trans. Neural Syst. Rehab. Eng. , 2000, 8(4): 464 – 470.

[1.40] Ghovanloo M, Najafi K. A compact large voltage-compliance high output-impedance programmable current source for implantable microstimulators. IEEE Trans. Biomed. Eng. , 2005, 52(1): 97 – 105.

[1.41] Sivaprakasam M, Liu W, Wang G, et al. Architecture tradeoffs in high-density microstimulators for retinal prosthesis. IEEE Trans. Circuits Syst. I: Reg. Papers, 2005, 52(12): 2629 – 2641.

[1.42] Shepherd R K, Matsushima J, Millard R E, et al. Cochlear pathology following chronic electrical stimulation using non charge balanced stimuli. Acta Otolaryngol, 1991, 111(5): 848 – 860.

[1.43] Guyton D L, Hambrecht F T. Capacitor electrode stimulates nerve or muscle without oxidation-reduction reactions. Science, 1973, 181(4094): 74 – 76.

[1.44] Shepherd R K, Matsushima J, Millard R E, et al. Cochlear pathology following chronic electrical stimulation using non charge balanced stimuli. Acta Otolaryngol, 1991, 111(5): 848 – 860.

[1.45] Schwarz M, Maschmann M. Area saving stimulator cells for multielectrode arrays featuring adaptive waveform generation and monitoring. Proc. 26th Annu. Int. Conf. IEEE Engineering in Medicine and Biology Society, 2004, 2: 4314 – 4317.

[1.46] Hou D, Asres A, Zhou Z, et al. Stimulator for real time control of paralyzed muscles during functional electrical stimulation. Proc. ICECS'96, Rodos, Greece, 1996, 2: 1096 – 1099.

[1.47] Liu X, Demosthenous A, Donaldson N. A Safe transmission strategy for power and data recovery in biomedical implanted devices. Proc. ISCAS'07, New Orleans, LA, 2007: 2367 – 2370.

[1.48] Arumugam P U, Zeng H, Siddiqui S, et al. Characterization of ultra nanocrystalline diamond microsensors microsensors for in vivo dopamine detection. Appl. Phys. Lett. , 2013, 102(25): 253107.

第2章 神经仿生集成电路

既然人体及其他生物体的神经活动可以表现为电信号（动作电位）的形成和传输，那么我们就可以用电学的方法来表征神经元与神经网络，进一步我们甚至可以用集成电路来模仿神经元与神经网络，这就是所谓的"神经仿生集成电路"。本章首先介绍经典的神经元电学模型，然后讨论神经网络集成电路的设计与实现，后半部分则详细介绍神经系统仿真芯片的最新进展和实例。

2.1 神经网络集成电路

2.1.1 人工神经网络与神经网络 IC

计算神经学是神经学的一个分支，致力于神经网络的建模仿真和开发利用。在放电神经网络（SNN，Spiking Neural Network）中，基于神经元的活动事件（即穿过神经膜的放电）之时序对信息进行编码。SNN 中的神经元模型通过计算流过细胞膜的离子电流的动力学，来描述放电的生物物理学过程。人工构造的 SNN 也称人工神经网络（ANN，Artificial Neural Network），其基本结构如图 2.1(a) 所示，图中每个圆圈表示一个神经元，神经元之间的箭头表示神经元信号的传送方向。图 2.1(b) 则给出了一个 ANN 的实例，为双层结构，共有 8 个输入神经元、2×8 个隐藏神经元和 2 个输出神经元。

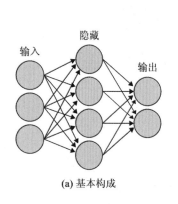

(a) 基本构成

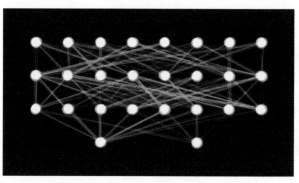

(b) ANN示例

图 2.1 人工神经网络（ANN）

人工神经网络通常基于软件工具来构造，但也可以利用专门设计的集成电路来重现神经元的电活动。这种集成电路叫神经仿生集成电路（neuromimetics integrated circuit），本节称之为神经网络 IC（Neural Network Integrated Circuit）。基于软件的人工神经网络的优点是仿真的信号精度高，缺点是仿真大的或者复杂的神经网络时，需要的计算时间非常长；基于硬件的人工神经网络的优点是可通过并行处理提升仿真的速度，通常以神经网络IC为主，也可能包括附加的软件功能。

神经网络IC以模拟集成电路为主构成，用于仿真神经元的电活动。它基于给定的神经网络模型，根据应用环境可以采用不同的架构和版本，既能以生物学的实际绝对时间或平均时间运行，也能以加速方式工作。

神经网络IC的主要用途体现在以下两个方面：

（1）基于活体-人工混合神经网络的实验。在此应用场合，神经网络集成电路属于该网络的人工部分，通过内外细胞电极的人造突触与活体的神经网络相连接。活体神经网络由体内或体外神经元组合构成，既可表征网络的整体，也可表征其元件。人工神经网络的作用在于它能够代替丢失或变异的细胞，靠电极监测或控制活体神经元上的电信号来完成原有细胞的工作。这种实验对信息处理的实时性要求很高，以便保证人工神经元与活体神经元之间的有效通信。模拟IC简化了电路与活体神经元之间的通信，靠电极来检测或控制活体神经元上的模拟信号。

（2）基于人工神经网络的实验。在此应用场合，硬件仿真电路与软件仿真工具的工作方式类似。硬件仿真电路的优势在于可通过组合电路实现并行运算，因此计算速度快，仿真效率高。神经网络IC以模拟电路方式工作，利用有源元件（如晶体管）固有的电流-电压关系来完成非线性计算。

2.1.2 神经元的电学模型

2.1.2.1 神经元模型

神经元的活动是一种电-化学的动力学过程。如1.1节所述，在生物体的神经元中，具有不同离子浓度的电离物质共存于神经膜内和神经膜外。流过神经膜的离子电流支撑着神经元的电活动。离子电流与突触电流一起，与神经膜电容形成了动作电位（V_{mem}）。如图2.2所示，

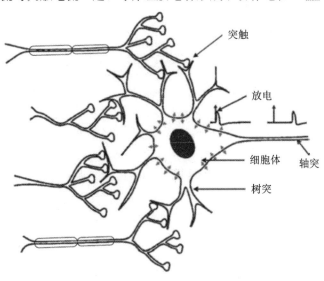

图 2.2　生物神经元的解剖学描述

放电神经元给出的 V_{mem} 以具有非线性形状的小脉冲（即 Spike）形式，沿着轴突传播，通过突触节点发送到其他神经元。

为了对神经元及由神经元构成的神经网络进行仿真，必须建立神经元的模型，用于表征构成神经元和神经网络的各种神经单元的电活动（突触、树突、轴突等）。表征神经元的模型可以分为电输入—输出模型和自然或药理学输入模型。电输入—输出电压模型描述当神经元的输入加入电刺激（电压或电流）时的输出电响应。自然或药理学输入模型描述在自然或者药理学等非电输入激励下的输出响应，此时输入激励可能是化学浓度的变化，也可能是光、声音或其他非电物理量，而输出响应可能是放电脉冲，也可能是非电信息。以下所介绍的以及本书所使用的神经元模型主要是电输入—输出模型。

神经元的模型也可以分为点模型和分割模型。点神经元模型将神经元看做是单一计算单元，而分割模型会考虑细胞的形态。用于仿真神经网络或神经系统的神经元模型多数属于点神经元模型，部分属于分割模型。神经元模型有不同的抽象层次，选择模型时常常需要折中考虑不同因素，比如是重视再现神经元放电的动力学过程，还是强调减少仿真系统的计算量。

1907 年发表的"集成与点火"（Integrated-and-Fire）模型是最早提出的神经元电模型[2.1]，用电学方程来描述神经元的放电过程。它将神经元的放电电流 I 表示为

$$I(t) = C_m \frac{dV_m(t)}{dt} \tag{2.1}$$

式中，C_m 是神经膜的等效电容，V_m 是膜电位，t 是时间。当出现输入电流时，膜电位随时间增加，直至达到其饱和值 V_{th}，此时出现尖峰脉冲（即动作电位），然后膜电压复位至静息电位，如此周而复始。在此模型中，点火频率随输入电流的增加可以无限制地增加。通过傅立叶变换可以得到点火频率与输入恒定电流的关系

$$f(I) = \frac{I}{C_m V_{th} + t_{ref} I} \tag{2.2}$$

式中，引入了不应期时长 t_{ref}，用于禁止在不应期期间点火，限制了点火频率，但与实际情形更为符合，从而改进了上述模型的精度。

该模型存在的一个缺点是没有与时间相关的存储。如果模型在某个时刻接收到一个低于阈值的信号，它将始终保持这个信号，直到重新点火为止。此特性显然与实际神经元的行为不符。

目前广泛应用的神经元电模型是一种基于电导的模型，被称为 HH 模型（Hodgkin & Huxley model）[2.3,2.4]，用于定量表征神经元中动作电位的产生与传播。这个模型最早是基于乌贼巨轴突的实验结果而建立的。该实验用一个细胞内的吸管将膜电压加至神经元上，从而获得了动作电位的脉冲形状、沿轴突传播的速度以及所涉及离子的类型等信息。两位剑桥大学的科学家 Alan Lloyd Hodgkin 和 Anderw Fielding Huxley 于 1952 年建立了这个模型，因而获得了 1963 年的诺贝尔生理学或医学奖。HH 模型被视为 20 世纪生物物理学最伟大的成就之一。

表征可兴奋细胞的 HH 模型的基本电路单元如图 2.3 所示，其中，电容 C_m 表示细胞膜内外的双层脂质结构，非线性电导 $g_n(t, V)$ 表示电压控制离子通道（n 表示第 n 个离子通道），线性电导 g_L 表示泄漏电流，驱动离子流动的电化学梯度用电动势 E_n 表示，离子泵和

交换器用电流源 I_p 表示。

流过双脂层的电流的表示式与式（2.1）相同，即

$$I(t) = C_m \frac{\mathrm{d}V_m(t)}{\mathrm{d}t}$$

式中，膜电位 V_m 是 C_m 两端的电压。流过第 i 个离子通道的电流可表示为

$$I_i = g_n(V_m - V_i) \qquad (2.3)$$

式中，V_i 是第 i 个离子通道的翻转电位。对于一个具有钠离子和钾离子的离子通道而言，通过膜的单位面积总电流可表示为

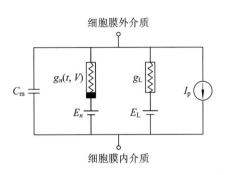

图 2.3　构成 HH 模型的基本电路单元

$$I = C_m \frac{\mathrm{d}V_m}{\mathrm{d}t} + g_K(V_m - V_K) + g_{Na}(V_m - V_{Na}) + g_1(V_m - V_1) \qquad (2.4)$$

式中，C_m 是单位面积的膜电容，g_K 和 g_{Na} 分别是单位面积的钾电导和钠电导，V_K 和 V_{Na} 分别是钾和钠的翻转电位，g_1 和 V_1 分别是单位面积的漏电导和漏电翻转电位。其中，V_m、g_{Na} 和 g_K 随时间变化，而 g_{Na} 和 g_K 还与电压密切相关。

离子电流通道由电压控制离子通道和漏电流通道两部分构成。电压控制离子通道的电导随时间和电压而变（即图 2.3 中的 $g_n(t, V)$），而漏电流通道的电导（即图 2.3 中的 g_L）是一个不随时间和电压而变的常数。离子泵参数的电流 I_p 取决于与离子泵相关的离子类型。

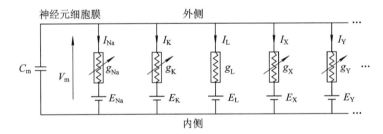

图 2.4　具有多个电压控制离子通道和一个漏电通道的 HH 模型等效电路

对同时存在多个电压控制离子通道的情形，等效电路如图 2.4 所示。基于一系列的电压钳实验，并改变细胞外钠离子和钾离子的浓度，Hodgkin 和 Huxley 用以下四个差分方程来表征可兴奋细胞的性质：

$$I = C_m \frac{\mathrm{d}V_m}{\mathrm{d}t} + \bar{g}_K n^4 (V_m - V_K) + \bar{g}_{Na} m^3 h (V_m - V_{Na}) + \bar{g}_1 (V_m - V_1)$$

$$\frac{\mathrm{d}n}{\mathrm{d}t} = \alpha_n(V_m)(1-n) - \beta_n(V_m)n$$

$$\frac{\mathrm{d}m}{\mathrm{d}t} = \alpha_m(V_m)(1-m) - \beta_m(V_m)m$$

$$\frac{\mathrm{d}h}{\mathrm{d}t} = \alpha_h(V_m)(1-h) - \beta_h(V_m)h \qquad (2.5)$$

式中，α_i 和 β_i 是第 i 个离子通道的速率常数，与电压有关但与时间无关；g_1 是漏电导的最大值；n、m 和 h 是无量纲参量，取值范围为 $0 \sim 1$，分别与钾通道激活、钠通道激活和钠通道

去激活过程有关。引入参量 $p=(n, m, h)$，α_p 和 β_p 可写成为

$$\begin{cases} \alpha_p(V_m) = \dfrac{p_\infty(V_m)}{\tau_p} \\ \beta_p(V_m) = \dfrac{1-p_\infty(V_m)}{\tau_p} \end{cases} \tag{2.6}$$

p_∞ 和 $(1-p_\infty)$ 分别是激活和去激活的稳态值，通常是 V_m 的函数，可用玻尔兹曼方程来表示。根据 Hodgkin 和 Huxley 的原始论文[2.2]，α 和 β 可表示为

$$\begin{cases} \alpha_n(V_m) = \dfrac{0.01(V_m+10)}{\exp\left(\dfrac{V_m+10}{10}\right)-1}, \ \alpha_m(V_m) = \dfrac{0.1(V_m+25)}{\exp\left(\dfrac{V_m+25}{10}\right)-1}, \ \alpha_h(V_m) = 0.07\exp\left(\dfrac{V_m}{20}\right) \\ \beta_n(V_m) = 0.125\exp\left(\dfrac{V_m}{80}\right), \ \beta_m(V_m) = 4\exp\left(\dfrac{V_m}{18}\right), \ \beta_h(V_m) = \dfrac{1}{\exp\left(\dfrac{V_m+30}{10}\right)+1} \end{cases}$$

$$\tag{2.7}$$

而在现在的许多软件程序中，HH 模型中 α 和 β 的一般表达式为

$$\dfrac{A_p(V_m-B_p)}{\exp\left(\dfrac{V_m-B_p}{C_p}\right)-D_p} \tag{2.8}$$

此方程中的经验参数通常要通过与电压钳实验数据的拟合来提取，以便更准确地表征电压控制离子通道。在电压钳实验中，膜电位保持不变，式(2.5)中的无量纲参量 n、m 和 h 可以简化表示成如下非线性函数：

$$\begin{cases} m(t) = m_0 - [(m_0-m_\infty)(1-e^{-t/\tau_m})] \\ h(t) = h_0 - [(h_0-h_\infty)(1-e^{-t/\tau_h})] \\ n(t) = n_0 - [(n_0-n_\infty)(1-e^{-t/\tau_n})] \end{cases} \tag{2.9}$$

这样，对于膜电位 V_m 的任何一个值，钠离子电流和钾离子电流都能够表示为

$$\begin{cases} I_{Na}(t) = \bar{g}_{Na}m(V_m)^3 h(V_m)(V_m-E_{Na}) \\ I_K(t) = \bar{g}_K n(V_m)^4 (V_m-E_K) \end{cases} \tag{2.10}$$

为了获得传播中动作电位的完整解，必须将 $I_{Na}(t)$ 表示为膜电位 V 的函数，使该公式成为关于 V 的微分方程。根据传输线理论，电流 I 与电压 V 之间的关系可以表示为

$$I = \dfrac{\alpha}{2R}\dfrac{\partial^2 V}{\partial x^2} \tag{2.11}$$

式中，α 是轴突的半径，R 是轴索浆(axoplasm)的特征电阻，x 是沿神经纤维的位置。同时考虑 V 也是时间 t 的函数，得到的是 I 关于 t 和 x 的偏微分方程，求解这一方程即可得到动作电位随时间和空间的变化特性(图 2.5 给出了计算的一个结果)。由于方程的非线性，要得到解析解是困难的，尽管可以有一些数学方法可以来近似。

在 HH 模型中，漏电通道的存在来源于离子在膜中的自然渗透性，可以利用电压控制离子通道的方程来求解，只是电导(g_i)为常数。

膜电位的形成是因为沿膜存在离子浓度梯度，而离子浓度梯度的形成则与不同种类离子的传输和交换有关。钠离子与钾离子的化学交换计量比为 $3Na^+：2K^+$，而钠离子与钙离子的交换比为 $3Na^+：1Ca^{2+}$。

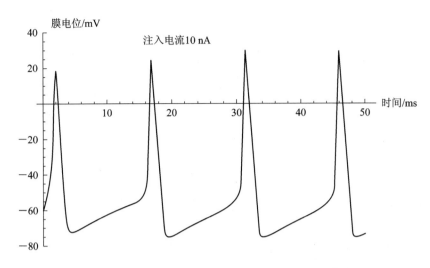

图 2.5　用 HH 模型得到的膜电位随时间变化的曲线

　　HH 模型建立后的数十年间，有不少科学家对它进行了拓展和改进。比如，引入离子通道群来使模型与实验数据吻合得更好；修正后用以支持跃迁态理论和热力学表征；支持更复杂的树突和轴突几何结构；解释离子通道的随机性质，并用于随机混合系统分析。

2.1.2.2　网络模型

　　在人体中，放电神经网络(SNN)的动力学和连接图案的形成由突触的弹性控制。突触的变化被突触前和突触后神经元的相关活动所驱动。在 SNN 的结构中，连接神经元 j 与神经元 i 的突触权值 w_{ij} 表征神经元的弹性，并根据一定的规则随时间而变。在长期增强(LTP，Long-Term Potentiation)过程之后，突触可以被加强，即 w_{ij} 增大；在长期劣化(LTD，Long-Term Depression)过程之后，突触也可以被削弱，即 w_{ij} 减小。调整权值的方法叫学习规则，而最经典并被广泛应用的学习规则是 Hebbian 规则。

　　在各种学习规则中，放电时序相关弹性(STDP，Spike-Timing Dependent Plasticity)算法常被用于构造基于硬件的 SNN。图 2.6 用于说明标准 STDP 的原理，表示了从神经元 j(突触前)到神经元 i(突触后)的突触权重 δw 的变化，作为 t_i(突触后放电)和 t_j(突触前放电)时间间隔 δt 的函数。当突触后的放电出现在突触前放电之前时($\delta t > 0$)，神经元之间的连接被加强($\delta w > 0$)，否则被削弱。用硬件实现时，STDP 因需要对突触连接进行动态控

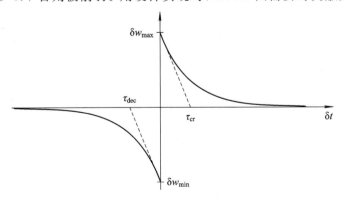

图 2.6　突触权重 δw 随放电时间间隔 δt 的变化

制，会产生较大的计算量。对于大尺度的网络，神经元之间的连接性变成一个重要的主题，所有神经元与任一其他神经元之间的自适应连接可能是无法实现的。

对于小的神经网络，用户更关注神经元之间的可变性和生物学精度；对于大的神经网络，用户更关注柔韧性或者在网络尺度上发生的现象，此时对于每个神经元不需要宽范围的可调整参数。

2.1.3 神经网络 IC 的设计与实现

2.1.3.1 实现架构

人工神经网络的系统架构由应用领域决定，同时与所选用的神经元模型密切相关。应用领域可以是纯人工实验（特别是研究网络的自适应与柔韧性现象时），也可以是生物与人工混合网络。神经元模型要求具有足够的仿真精度，并与生物学高度相近。基于硬件的放电神经网络（SNN）如果完全用数字化方式实现，需要很高的计算消耗，而神经活动的自然特性多是采用并行处理的方式，因此许多 SNN 方案在网络的低层次采用可并行工作的模拟电路单元核，而在顶层采用数字处理电路。在模拟电路与数字硬件之间以及在硬件处理与软件运算之间寻求最佳平衡，是人工神经网络设计的一个重要课题。

目前已开发的基于硬件的 SNN 系统利用了 SNN 的多重分割-点神经元电导模型或者阈值型模型，对单个、小的或者大的神经网络进行了仿真模拟。某些平台用于混合网络实验。图 2.7 给出了 1991 年至 2007 年间部分研究者开发的 SNN 系统使用的神经元模型、实现方式以及作者。这里给出的 SNN 在神经元层次上均采用模拟集成电路硬件计算，只有一个平台是基于 FPGA 的全数字系统（Glackin，用于大规模的 SNN 架构）。某些处理器的核被嵌入到 FPGA 中，使之具有可配置的并行计算功能。

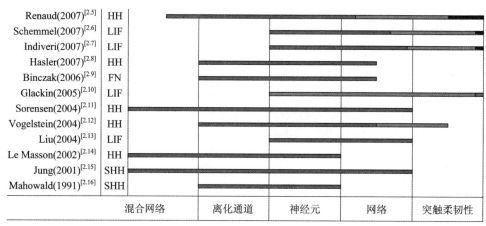

图 2.7　现有 SNN 系统使用的神经元模型和实现方式

根据集成度的限制，被仿真的神经单元可以集成到一块芯片或分布到多块芯片上。图2.7 中给出的模型除了基本的 HH 模型之外，还有 HH 模型的一些改进版，如 FN（FitzHugh-Nagumo）模型是将电导模型简化到二维，以便能采用相平面分析方法；SHH

模型是简化的 HH 模型，将 HH 模型中的部分电导函数简化或整合，与完整的 HH 模型的非线性描述以及电压、时间相关的离子电导的定义有所不同；LIF 是最早出现的 HH 改进模型，被称为漏电/自适应 HH 模型(Leaky/Adaptive HH)。

在模拟电路实现中，信号被看做时间和幅度取值的连续变量。因此，仿真时间的量级能被精确固化(实时或者加速)。在实时(电时间＝生物时间)且采用生物相关神经元模型的条件下，有可能硅神经元与生物神经元相互连接，构成活体-人工混合神经网络。

数字设计的制造成本更低，研发时间更短，更易于重构，但模拟设计可以实现更高的集成密度(因为一根线可以编码一个信号，而不是 N 条线代表 N 位的数字信号)和更高的计算能力。对于大规模 SNN，研究者更加关注如何提高仿真速度。此时，常采用 LIF 神经元模型，因为它用一个极简单的模拟电路单元就可以表示一个点神经元。当系统达到网络层次或要植入柔韧性规则时，数字硬件对于连接性计算和/或控制可能更为实用。越来越多的神经网络仿真系统采用模拟-数字混合架构，从图 2.7 中可以看出这一点。

SNN 平台的架构最终是在计算消耗与模型复杂度之间找到一个折中，但这样做的同时也限制了实现网络的尺寸。

2.1.3.2　模型与验证

1. 数字运算库

HH 模型使用的 Hodgkin-Huxley 公式并非解析函数，因此计算膜电位必须采用数值方法。模拟电路设计从草案到测试需要多于 6 个月的时间，因此，在开始一个新的模拟神经网络集成电路专用芯片(ASIC)之前，必须定义设计规范，包括生物单元模型(离子通道的数量、每个离子通道的参数等)和系统开发的目标(包括固定的或可调整的模型参数)。

神经网络 IC 的应用领域在不断拓展，应用模式呈现指数型增长，如神经网络学习型和柔韧性研究、可视或可听的神经假体、癫痫症治疗和帕金森综合征的处置等。为了适应这种多元化的应用，需要设计一个通用数学计算器的库。每个离子通道内数学运算的可重复性是神经网络 IC 开发的优点，这就要求电路能够允许每个数学函数的参数可调整，以便给出尽可能大的灵活性。例如，基于前述的 HH 模型，可以建立一个通用离子通道的计算电路产生器，用于实现各种函数的运算，如图 2.8 所示。其中，m^p 和 h^q 的计算需要 S 函数、积分器和幂指数，求式中不同项的积则需要乘法器。有了这样的计算模型库，设计一个新颖的 ASIC 芯片可能只需要几周的时间。

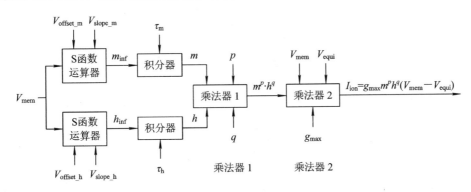

图 2.8　用于 HH 系统的通用离子计算电路产生器

2. 突触模型

神经网络 IC 的设计者必须特别关注突触。突触决定了网络内信息传输的动力学。一个突触模型可以只与一个给定类别的 SNN 有关。突触模型可分为单突触和多突触两类。

单突触模型是大多数真实生物的突触。它由一个离子通道构成，与突触前和突触后神经膜电位有关。突触前膜电位特性要求非常精确，能够反映短时柔韧性效应（如饱和、延迟调制等效应）的影响。网络的连接性与尺寸决定了神经网络 IC 适应大数目连接的能力。然而，单突触模型对于每个入口连接都需要一个硬件离子通道，需要大量的硅面积，从而增加了技术难度和制造成本。

多突触模型基于一级近似，即认为在突触刺激前的时刻，所有突触电流呈现几乎是瞬态的正向步进，然后以指数形态缓慢衰减。根据指数函数的特点，这就有可能将具有相同衰减动力学的突触电流的和用单一的数学公式表达，从而累积电路可以用单一函数来实现。每个函数表示后突触电流的和。根据这一模型，IC 设计者只需针对每组模型参数设计一个多突触函数。此时，突触输入的数目（对应于神经网络 IC 的通道数或者 I/O 管脚数）不再对 SNN 的最大尺寸形成约束。但是，这种方案仍然存在如下副作用：

（1）突触电流的时间响应被标准化，与前突触放电特性的相关性较小；

（2）不同神经元的前突触数据必须对于相同输入进行复制，这意味着需要数字控制信号，从而使电路具有混合信号特征；

（3）如果考虑输入动作电位的起源，多突触的意义就会消失，故很难计算短时柔韧性效应。

突触模型的选择取决于目标神经网络的尺寸。对于小网络，科学家需要非常高的精度来模仿生物学，设计者需要针对多样性进行仿真。单突触的意义在于对于每个连接只需要一个参数，并不真的需要任一架构。一条永久的线就足够了。权重是突触的一个参数，一个空的权重码完全不连接。对于大网络，多突触模型更加有意义。

3. 层次化设计流程

神经科学提供神经网络的生物学规格，设计者将这些生物学规格转化为神经网络 IC 所需的电气规格。为了降低神经网络 IC 的设计成本，缩短开发周期，改善设计的可复用性，通常会开发一个 IP 库。这个 IP 库涉及电路模块在所有层次上的行为级和电路级的描述，设计时需使用前面已介绍的连接、行为和功能模型来进行仿真验证。在整个设计流程中，IP 库中的 IP 可被多种模式复用。

神经网络 IC 所需的模拟电路核可以用一个模拟 IP 来实现。使用 Verilog A 语言来完成模拟 IP 的连接性、功能性和行为级描述。这些描述可用于多层次的仿真，特别是在设计验证阶段。连接性描述用于测试电源电压和偏置电流；功能性描述给出了要实现的函数的理想方程；行为级描述更为详细，需要精确的方程来拟合电路的性能。数据库描述也是需要的，涉及 IP 的设计规范性和可复用能力。

图 2.9 给出了神经网络 IC 的层次化设计流程。图 2.10 给出了两个神经元所要求的不同生物学验证项目类别。

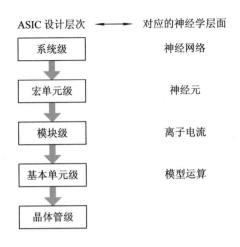

图 2.9　神经网络 IC 的设计流程

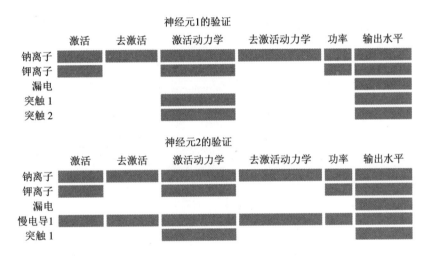

图 2.10　两个神经元的生物学验证项目

2.1.4　神经网络 IC 实例

本节给出四个不同的神经网络 ASIC 实例[2.17]，分为两类：第一类对应于时间尺度，生物模型和硬件模型具有统一的时序；第二类 ASIC 的基本模块是离子电流发生器，用于完成 HH 模型计算。

这四个 ASIC 实例使用 CMOS 制造工艺（CMOS 0.6 μm，BiCMOS 0.8 μm，BiCMOS 0.35 μm），采用全定制方法完成布局布线，实现的神经元模型的参数可调整，所有前端（电原理图、仿真）和后端（版图、验证）的设计与验证都用 Cadence CAD 软件工具完成。

2.1.4.1　固定模型参数的亚阈值 CMOS ASIC

第一款神经网络 ASIC 命名为 Delphine。它基于标准 CMOS 工艺设计，使用了工作在弱反型区的亚阈值 MOS 晶体管。CMOS 电路的好处是集成度高且功耗低，可在一个芯片上集成更多的人工神经元，而亚阈值设计的好处是片上的电压、电流水平与生物神经元中的水平几乎相同。

该芯片含有两个神经元离子电流发生器,分别对应于 Na+ 和 K+,其中一个也被用作突触电流发生器。离子电流的计算采用 HH 模型公式:

$$I_{\text{ION}} = g_{\max} m^p h^q (V_{\text{mem}} - V_{\text{equi}}) \tag{2.12}$$

式中,I_{ION} 是通过特定离子通道的电流,$g_{\max}$ 是最大电导,m(打开/激活)和 h(关闭/去激活)是描述这个离子通道电导率的动态函数,V_{eoui} 是平衡电势,V_{mem} 是膜电位,p 和 q 是指数因子。针对每个离子电流都要设置参数($g_{\max}$,V_{equi},V_{offsetm},V_{slopem},τ_{m},p,V_{offseth},V_{slopeh},τ_{h},q),对应于外部加在芯片管脚上的电压值。神经膜电位的范围为 −100~+100 mV,离子电流在 nA 量级。利用亚阈值 MOS 管的跨导特性来实现类 S 函数或乘法等复杂运算。

样片基于 0.6 μm CMOS 工艺设计,采用全定制布线,在 AMS(Austria Microsystem)公司流片。片上嵌入了测试管脚,以便获得中间测试点。利用 Monte Carlo 仿真来优化晶体管的长度,在版图失配效应和芯片尺寸之间取折中。由于神经元活动只在低频下进行,因此开关频率的选择并不重要。多数晶体管为长度 1.2 μm 的 PMOS 管,衬底偏压 V_{BS} 设为 0,以避免体—源效应对阈值电压的影响。所有电流镜为共源共栅型,以减少单个晶体管的 V_{DS} 值,并限制 V_{DS} 随漏电流的变化。

图 2.11 是该芯片的实物照片,其中标出了不同的模块。整个芯片带 pad 的面积为 1.75 mm×1.75 mm,电源电压 V_{CC}=3.3 V,实测功耗小于 60 μW,属于微功耗芯片。

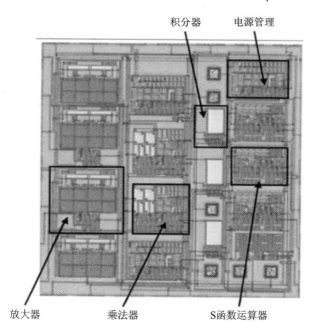

图 2.11 Delphine 芯片的版图照片

用该芯片仿真的具有两个离子电流的放电人工神经元的结构如图 2.12 所示。两个离子电流分别对应于 Na 通道和 K 通道。实现的 Na 电流动力学包括激活和闲置过程,K 电流动力学仅包括激活过程。该芯片为每个神经元集成了一个单突触。

该芯片的输出是在 33 Hz 频率下放电的膜电位 V_{mem},如图 2.13 所示,已经非常接近但并不完全等于理论模型所预测的输出。在单周期下,三个不同的阶段可以用动作电位来区分：Na 激活(阶段 1)使神经元去极化；Na 闲置和 K 激活(阶段 2)使神经元高度极化；渗漏电流(阶段 3)时神经元缓慢去极化，然后返回阶段 1。

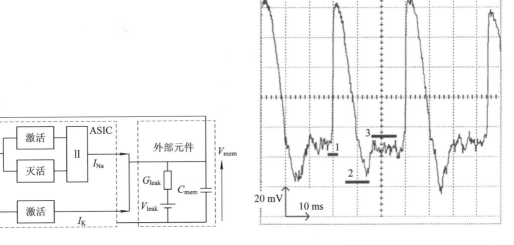

图 2.12　放电人工神经元的结构　　　　图 2.13　在 Delphine 芯片中测量得到的膜电位 V_{mem} 波形

亚阈值 CMOS 电路的缺点是神经元的仿真精度较差，使得测量值与仿真值之间差异较大，而且在实际使用中发现该硬件神经元对噪声也过于敏感。因此，人们又设计了一个基于 BiCMOS 工艺的神经网络 ASIC，如下节所述。

2.1.4.2　固定模型参数的 BiCMOS ASIC

这款名为 Trieste 的神经网络 ASIC 基于 $0.8\ \mu m$ BiCMOS 工艺设计。为了增加动态范围和抗噪声能力，将电压和电导都放大了 10 倍，电流放大了 100 倍，电容放大了 10 倍，仍然采用固定模型参数，取为对外皮层神经元都适用的常规值，目的是简化每个神经单元的电设计，减小整个芯片的面积。

该芯片是一个神经网络仿真器的可计算模拟核，其连接性和柔韧性采用数字模式来管理。每个人工神经元以数字方式通信，有 2 个数字输入和 1 个数字输出，而所有内部变量(包括膜电位和离子或突触电流)是模拟的，针对连续时间变化来进行计算。

神经元单元的结构如图 2.14 所示。前突触信号(Trig)触发突触电流，神经元的放电被探测，然后被编码成为 1 bit 信号(S，表示神经元活动)。计算机根据可编程连接性规则，

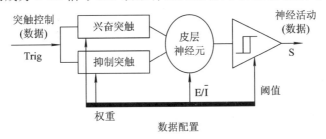

图 2.14　神经单元的结构

搜集和分配数字信号。从原理上说，此系统不限制尺寸，大量的模拟神经元可以并行集成到一起。

通过电路对比、Verilog A 仿真或者神经学计算等方法来验证电路的正确性。该芯片包括了不同的离子电流产生器，每个产生器有两个输出，一个连接到膜电位，另一个连接到一个外部电阻，用于电导表征。其他的外部端子用于得到内部电信息，如所有离子电流发生器的参数。

图 2.15 是该芯片的实物照片，尺寸为 3.4 mm×3.4 mm。该电路使用了全定制的模拟 IP 单元库，自动布局布线，电源电压为 5 V，中点电压为 1.8 V（对应于生物电位 0 V）。片内还集成了一个 100 μA 的恒流源。为了优化模拟电路版图，采用了哑元（dummy）元件、非最小尺寸器件和保护环等。

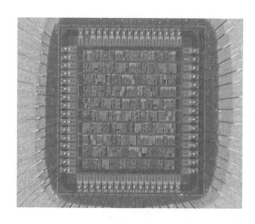

图 2.15 Trieste 芯片的版图实物照片

为了仿真神经元的活动，所有的离子电流发生器都连接到膜电容。图 2.16 给出了抑制组态下得到的神经元放电脉冲，而图 2.17 描述了兴奋神经元接收刺激电流后的振荡脉冲。在这两种情况下，测试值与理论值都非常接近。

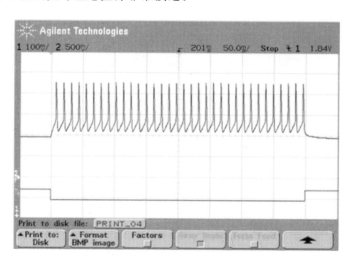

图 2.16 在 Trieste 芯片上测到的快速放电（抑制）神经元脉冲

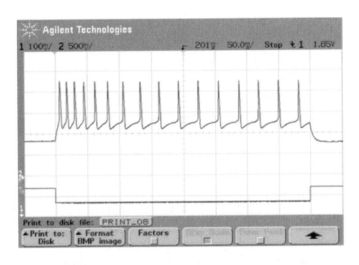

图 2.17　在 Trieste 上测到的规则放电(兴奋)神经元脉冲

2.1.4.3　可调谐模型参数的 BiCMOS ASIC

名为 Pamina 的 BiCMOS 基于定制模拟 IP 的数学函数库设计而成。它利用数学函数的组合构成一组离子电流产生器,用数字方式来管理 IP 核的形态,用模拟存储单元来储存神经元的模型参数。离子电流产生器在电流模式下设计,这意味着内部变量在物理上用电流表示。

5 个离子电流产生器被集成到模拟核(Na、K、Ca、K(Ca)和 Leak)中,具有 8 个单突触以及 1 个刺激输入,如图 2.18 所示。所用功能具有两个输出:一个被连接到外部电容 C_{mem}(膜电容),另一个是显示输出,用于观察每个离子或突触电流。通过第三个输出授权一个电流缓冲器,通过一个显微探针显示膜的电活动。电流缓冲器与外部电容之间的开关可以关闭,用于神经电活动刺激;也可以打开,用于电压泵浦实验,以便鉴别个体通道参数。

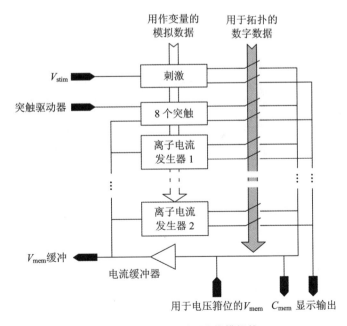

图 2.18　Pamina ASIC 的模拟核

整个芯片的总体架构如图 2.19 所示。为了减小芯片面积，片内只集成了两个模拟运算核。为了构造硬件神经元，用户必须通过开关来定义哪一个离子或突触电流产生器连接到外部电容 C_{mem}。图 2.18 中的每个开关受一个数字信号的控制。该数字信号储存在一个 68 bit 的存储器阵列中。DRAM 存储单元存储着两个模拟运算核所需的 158 个模型参数。存储单元是一个外部 ADC 的负载，并定期刷新模拟参数的值。Pamina 的一个优点是在仿真的同时，可以对神经元模型进行再编程，允许对一个或多个模拟参数进行动态调整。

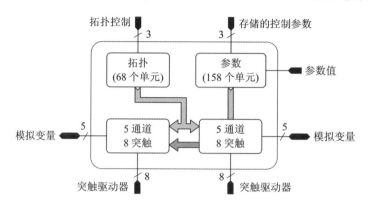

图 2.19　Pamina ASIC 的总体架构

该芯片共有 22 000 个元件，其中 71% 是全定制设计，非全定制设计的是数字单元。芯片采用 AMS 的 BiCMOS SiGe 0.35 μm 工艺流片，图 2.20 是其实物照片。

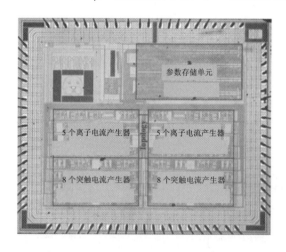

图 2.20　Pamina 芯片的版图照片

2.1.4.4　可调谐模型参数与多突触的 BiCMOS ASIC

名为 Galway 的芯片基于 AMS 的 0.35 μm BiCMOS 工艺，使用的函数库是为 Pamina 而开发的库。为了实现自适应神经网络的实时仿真，每个硬件神经元都集成了多突触输入端，增益为电导×10、电压×5。人工神经元是可重构的，即模型参数不固定，可在一个预设范围内调整，可仿真标准类型的神经元或皮层。

这款芯片的结构可在大范围内配置，内含组件有（参见图 2.21）：

- 离子或突触电流产生器，遵循基于电导的 HH 模型；

- 放电探测模块，用于对 1 bit 神经元动作电位编码；
- 多突触输入模块，用于计算带有数字控制权重的突触电导；
- 存储单元阵列，用于存储电导模型参数；
- 开关矩阵，用于控制神经元拓扑；
- 数字函数，用于控制进出外部部件的数据传输。

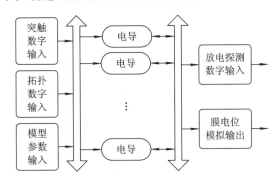

图 2.21 Galway 芯片架构和数据总线

Galway 能够并行计算 5 个神经单元。每个神经单元接收 3 个多突触电流，其中一个为抑制输入，一个为兴奋输入，另一个为皮层背景噪声活动。Pamina 芯片包含 8 个突触，但只有 3 个多突触，而 Galway 芯片能够连接更多的神经单元，从而改善了联网能力。

对应于 SNN 内神经元的生物学真实分布，Galway 集成了以下组件（参见图 2.22）：

- 由 3 个电导 I_{leak}、I_{Na}、I_K 构成的 1 个放电神经元（N1）；
- 3 个规则放电神经元（N2、N3、N4），带有 4 个电导 I_{leak}、I_{Na}、I_K 和 I_{Ca}；
- 1 个规则放电神经元（N5），带有与 I_{Ca} 一致的第 5 个电导；
- 1 个冗余电导与 I_{Ca} 一致，能被连接到 N4 或 N5；
- 存储单元阵列，用于存储神经元模型卡的参数。

该芯片的版图布局如图 2.22 所示，面积为 10.5 mm²，共集成了 47 000 个元件。

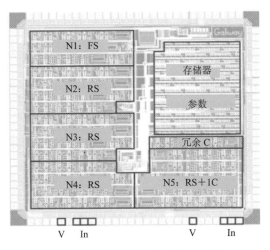

图 2.22 Galway 芯片的版图布局

图 2.23 示出了在 N2、N3、N5 上测量得到的神经膜电压，其模型参数可根据生物学要求改变。电压幅度约为 200 mV，对应于 40 mV 的生物电平。

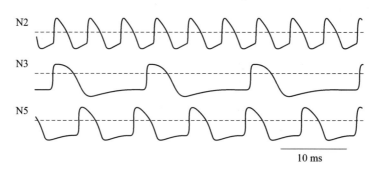

图 2.23　Galway 的神经元 N2、N3 和 N5 的放电活动

　　Galway ASIC 被集成到一个混合的软件—硬件仿真系统中,用于计算皮层神经网络。它与数字计算部件(FPGA 或软件)相配合,完成基于 SNN 学习规则的生物学实时计算。这些学习规则随突触权值而动态地改变,取决于前突触和后突触神经元的相对活跃度。整个系统可以仿真 512 个神经元(在 ASIC 上实施分配),带有突触连接和学习规则。在这种形态下,ASIC 保证了 SNN 的实时运算,比传统的软件仿真的性能要好得多。作为进一步的发展,神经元和突触的连续模拟电压与电流有可能直接连接到活体神经元,使用细胞外或细胞内微探针来进行混合实验。图 2.24 给出了 6 个神经网络 ASIC 与外部计算机及软件协同仿真的架构及测试实例,针对的是具有多突触的恒定参数的 HH 神经元,网络的推演服从 SRDP 规则。图 2.24(b)的电压幅度约为 1 V,对应于 10 mV 的生物电平。

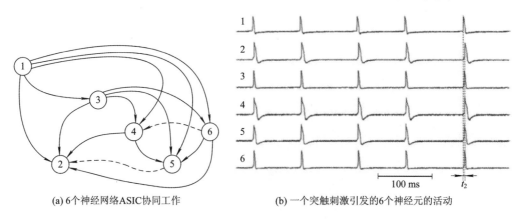

(a) 6 个神经网络 ASIC 协同工作　　　　　　(b) 一个突触刺激引发的 6 个神经元的活动

图 2.24　基于 ASIC 和外部硬软件的联合仿真实例

　　表 2.1 是以上介绍的四种神经网络 ASIC 芯片的总结。

表 2.1　四种神经网络 ASIC 的总结

芯片名称	制造工艺	突触类型	数学运算器
Delphine	CMOS 0.6 μm	单突触	专用
Trieste	BiCMOS 0.8 μm	多突触	通用
Pamina	BiCMOS 0.35 μm	多突触	通用
Galway	BiCMOS 0.35 μm	多突触	通用

　　进一步,需要对神经网络的智能学习和自适应能力进行仿真,同时需对神经元和突触

进行并行操作。此外，由于突触连接的数量随网络尺寸而指数增长，如何构造大的人工神经网络也是迫切要解决的问题。无论如何，可以预见基于 ASIC 的 SNN 将会越来越逼近真实的放电神经网络。

2.2　神经系统仿真芯片

　　神经系统仿真芯片将神经元与神经网络结合在一起仿真，可以更好地了解和利用人类或其他生物的神经系统。神经系统的空间与时间跨度都很大，空间尺度从纳米到毫米，时间尺度从微秒到秒。早期人们试图用计算机来仿真神经系统，但是受到了很大的限制。神经系统的运作是并行的，而计算机的工作是串行的，虽然计算机可以通过采用更高的速度来弥补这一不足，但带来的是功耗的大幅提升。研究者用高性能的个人电脑来仿真一个类老鼠的神经系统(共有 2.5×10^6 个神经元)，却只是真实老鼠大脑运行速度的 1/9000，功耗比真实老鼠大脑的能耗(10 mW)大 4 万倍，达到了 400 W。欧盟"人脑计划(Human Brain Project)"的目标是仿真人脑级别的神经系统(2×10^{10} 个神经元)，使用的是超级计算机，其运算速度达到 10^{18} Flop/s，而功耗却高达 0.5 GW。

　　图 2.25 给出了对人脑在不同级别上进行仿真所需的计算机能力估计值[2.34]，可见在可以预见的未来，即使用当时世界最快的超级计算机来进行计算，也满足不了人脑仿真的需要。即使能够达到人脑的运算速度，其能耗也会远远大于人脑。图 2.25 中，数据点是当年全球最快的超级计算机(Top 500 中的第一名)，粗黑线是按照计算机运算能力每 1.1 年

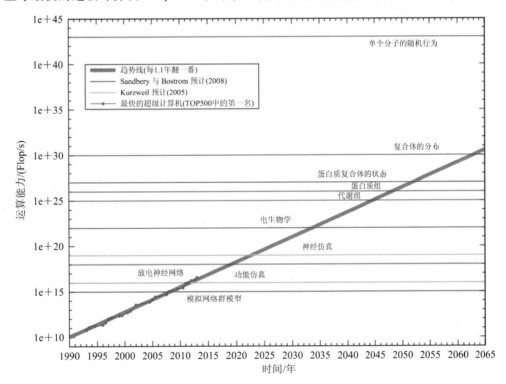

图 2.25　不同人脑仿真级别对计算机运算能力需求的估计值

增加一倍的规律画出的趋势线。

因此，科学家们另辟蹊径，采用专门设计的芯片来进行神经仿真。曼彻斯特大学的 SpiNNaker 计划将 18 个移动处理器集成到一块芯片上，用于改善软件仿真的性能[2.18]。IBM 的 SyNAPSE 计划研制的 GoldenGate 芯片将每个神经元用一个专门设计的数字电路来仿真，以便克服神经系统仿真的存储问题[2.19]。Heidelberg 大学 BrainScales 团队研制的 HICANN 芯片通过模拟方法来减少电路所用晶体管的数目[2.20]。斯坦福大学的 Neurogrid 计划也使用模拟方式以及共享突触和树突树电路，来进一步减少晶体管的数目[2.21]。

不同的研究计划采用的芯片结构差异较大，不同神经元之间的网络互连及路由方式也不同。在以下的内容中，2.2.1 节将介绍神经仿真系统的主要实现架构，2.2.2 节介绍神经元的仿真模型及其电路实现方法，2.2.3 节则专门介绍采用数/模混合多芯片实现的 Neurogrid 神经仿真系统的设计思想、实现电路以及指标分析。

2.2.1 神经仿真系统的硬件架构

对于包括轴突、突触、树突和细胞体在内的神经系统，硬件实现可以分为架构(独用或共享)和实现(模拟或数字)两部分，架构与实现的不同将决定系统性能的优劣。本节将简要介绍神经仿真系统的四种功能架构、五种实现方式以及两种放电传输互连网络拓扑结构。

2.2.1.1 功能架构

神经仿真系统的功能架构可以有四种，即全专用、共享轴突、共享突触和共享树突，如图 2.26 所示。

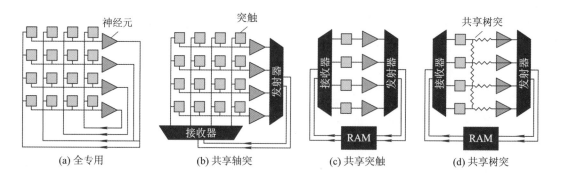

图 2.26　神经仿真系统功能架构

1. 全专用(FD，Fully Dedicated)架构

这种架构在 1985 年就用 VLSI(Very-Large-Scale Integration，超大规模集成)电路实现过[2.22]，所有单元都是专用的，如图 2.26(a)所示。在这种架构下，N 个神经元的完全连接需要 N^2 个突触单元。每个硬件单元对应于一个独立的神经单元，即芯片单元与神经网络单元有一一对应的关系。

2. 共享轴突(SA，Shared Axon)架构

这种架构在 1991 年用寻址事件表示实现过[2.23]，如图 2.26(b)所示。这种架构很像存储器阵列，一个总线被所有轴突共享，每个神经元有自己的地址，每次放电时，其地址由发射器编码，通过一个数字总线传输，然后由接收器解码。与全专用架构相比，这种方法将连线的数目从 N 减少到 $\mathrm{lb}(N)$，而未带来显著的副作用，只要总线不过载。

3. 共享突触（SS，Shared Synapse）架构

这种架构是 1990 年首次提出的[2.24]，如图 2.26(c)所示。一个电路被所有神经元的突触共享，通过 RAM 编程来实现所有突触前脉冲的路由。在这种架构下，只需要 N 个而非 N^2 个电路单元，就能完成 N 个神经元的完全连接。SS 用 RAM 而非专门的导线来实现轴突分支，使之能连接到多突触电路中。

SS 结构刚提出时是采用全数字化的方式实现的。每个共享突触电路接收到的权重由 RAM 提供，这限制了单个突触对其分配时隙的影响，因此这种数字实现方式被称为时间复用。如果神经元之间的连接比较稀疏，则 SS 方式是比较有吸引力的，因为 FD 或 SA 方式将会浪费硬件实现的份额。

更新的 SS 设计则用模拟方式实现，并固化在单片模块的 RAM 中，其中目标神经元的寻址和权重被写入由源神经元地址规定的储存位置。这种实现方式允许个体突触效应拓展到其分配时隙之外，随时间指数衰减。此性能用线性迭代来实现，因此这种共享突触的电路被称为可迭代电路，而非时间复用电路。它使用了一种电阻－电容电路（可用晶体管实现），来完成时间低通滤波。

4. 共享树突（SD，Shared Dendrite）架构

这种架构于 2004 年首次实现[2.25]，如图 2.26(d)所示。一个电阻网络被所有突触簇共享，每个共享突触电流被馈送给相邻的神经元。该模型由一个轴突和相邻神经元的突触分支构成的突触簇构成，从而实现了空间迭代而非时间迭代。它也只需要 N 个而非 N^2 个电路单元，就能完成 N 个神经元的完全连接，这与 SS 方式相同。SD 结构也使用一个用晶体管实现的电阻网络，来完成空间低通滤波。

2.2.1.2　实现架构

以上四种功能架构可以用模拟、数字或者模拟－数字并用的方式实现，因此又有五种实现方式，如图 2.27 所示，即全专用模拟（FDA，Fully Dedicated Analog）、共享轴突混合（SAH，Shared Axon Hybrid）、共享轴突数字（SAD，Shared Axon Digital）、共享突触混合（SSH，Shared Synapse Hybrid）和共享树突混合（SDH，Shared Dendrite Hybrid）方式，其

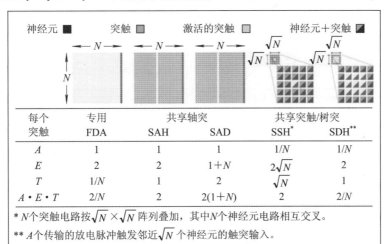

| 每个突触 | 专用 FDA | 共享轴突 | | 共享突触/树突 | |
		SAH	SAD	SSH*	SDH**
A	1	1	1	$1/N$	$1/N$
E	2	2	$1+N$	$2\sqrt{N}$	2
T	$1/N$	1	2	$\sqrt{N}$	1
$A \cdot E \cdot T$	$2/N$	2	$2(1+N)$	2	$2/N$

* N 个突触电路按 $\sqrt{N} \times \sqrt{N}$ 阵列叠加，其中 N 个神经元电路相互交叉。

** A 个传输的放电脉冲触发邻近 $\sqrt{N}$ 个神经元的突触输入。

图 2.27　神经仿真系统实现方式

中混合的意思就是模拟与数字电路并用。

为了比较这五种实现方式的性能，我们使用了以下指标（参见图 2.27，图中的 A、E、T 参数的值均采用归一化表示）：

（1）每个突触占据的面积 A。对于 FDA、SAH 和 SAD，$A=A_{array}/N^2$，其中，A_{array} 是神经元阵列的面积，N 是全互连神经网络中的神经元总数；对于 SSH 和 SDH，$A=A_{array}/N$。

（2）一个突触被激活所消耗的能量 E。$E=(E_{axon}+n_{axon}E_{dend})/n_{axon}$，其中：$E_{axon}$ 和 E_{dend} 分别是激活一个轴突和一个树突所需要的能量，可用导线的电容（正比于其长度）与电压摆幅的乘积表示；n_{axon} 是轴突接触到的突触数量。对于轴突，电压摆幅被归一化表示为 1（用电源电压 V_{DD} 归一化），因此对于 FDA、SAH 和 SAD，$E_{axon}=N$，而对于 SSH 和 SDH，$E_{axon}=2\sqrt{N}$。对于树突，数字实现时电压摆幅为 1（即全电压摆幅），模拟实现时电压摆幅是 $1/N$。

（3）一个突触被激活所需要的时间 T：$T=t_{axon}/(n_{par}n_{axon})$，其中 t_{axon} 是激活一个轴突所需要的时间（正比于其电容值），n_{par} 是能并行激活的轴突数（对于 FDA 为 N，其余为 1）。对于 SAD，还必须加上激活一个树突（$t_{dend}=N$）所需时间，并除以并行被激活的树突数（$n_{axon}=N$）。对于 FDA、SAH 和 SAD，$t_{axon}=N$；对于 SSH 和 SDH，$t_{axon}=\sqrt{N}$。注意，完全的连接需要 $T=1/N^2$。

此外，还可以对 SSH 和 SDH 方式所消耗的 RAM 资源进行估计，如图 2.28 所示。RAM 的规模等于可寻址的存储单元数乘以每个单元的字节数。SSH 需要 $N\times M$ 阵列的 RAM，其 A、E 和 T 的值与 SAD 突触阵列类似。SDH 只需要 $N\times\sqrt{N}$ 阵列的 RAM，这是因为其共享的突触增加了 $\sqrt{N}$ 大小的扇出，因此 A 和 E 也小了 $1/\sqrt{N}$，使得 SDH 的 $A\cdot E\cdot T$ 乘积与 SAH 类似。如果将此 RAM 分配给 $\sqrt{N}$ 个分组，就可以减少 E 和 $T\sqrt{N}$，从而使 SDH 的 $A\cdot E\cdot T$ 乘积与 FDA 类似。

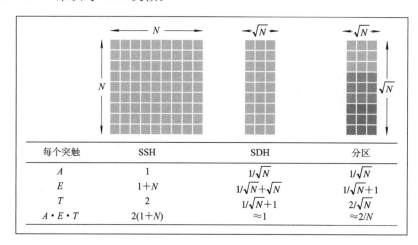

每个突触	SSH	SDH	分区
A	1	$1/\sqrt{N}$	$1/\sqrt{N}$
E	$1+N$	$1/\sqrt{N}+\sqrt{N}$	$1/\sqrt{N}+1$
T	2	$1/\sqrt{N}+1$	$2/\sqrt{N}$
$A\cdot E\cdot T$	$2(1+N)$	≈ 1	$\approx 2/N$

图 2.28　不同实现方式的 RAM 需求

如果用 A、E 和 T 的乘积 $A\cdot E\cdot T$ 来表示实现方式的损耗，则由图 2.27 可知，FDA 和 SDH 的损耗最低，而 SAD 损耗最高，它们之间的最大差别达到 N^2 倍。通过并行计算而非消耗功率，可以在实现同样功能的条件下，使 A、E 和 T 发生指数型的改变。例如，使每个神经元双倍分享突触电路而且同时激活，可以使 T 减半，而使 A 加倍；又如，使电压加倍，就可以使 E 增加到原来的 4 倍。

有趣的是，通过减少 T 可以提高 FDA 的效率，而减少 A 可以提高 SDH 的效率。也就是说，对于具有 N 个神经元的网络，前者的运行比后者快 N 倍，而后者的面积却小了 $1/N$。这些约束条件是相互关联的。因此，对于运行得比实时还快并具有任意连接性的应用，FDA 是最佳选择，例如神经开发模型（HICANN 计划的目标）；对于需要更多的神经元但大多数连接都是局域连接的应用，SDH 是最佳选择，例如神经皮层模型（Neurogrid 计划的目标）。

如果计入静态功耗（亚阈值或漏电流所致），则上述结论不会发生变化。FDA 和 SDH 使用补偿策略来减少静态功耗的影响。FDA 使它的 N^2 个物理突触运行速度快 N 倍，其 T 就会缩短到原来的 $1/N^2$，从而按同样比例降低了静态功耗。SDH 则使它的 N^2 个突触比其他晶体管少了 N 倍，面积减少了 $1/N$ 倍，同样按比例降低了静态功耗。FDA 和 SDH 的 $A \cdot T$ 均等于 1，因此静态功耗对它们总功耗的贡献是相同的。

2.2.1.3 放电路由网络

Mesh 和树状的网络结构都被用于放电脉冲在神经元阵列各个节点之间路由行为的表征。根据不同网络结构的吞吐量及延迟大小，可以对其性能进行评估。一个神经元可能会与数千个其他神经元相连，因此需要很大的带宽。放电时间会被用于编码信息，因此短的延时也是需要的。

Mesh 网络因其信道二等分特性（对于 n 个节点，连接网络中两个二等分的最小数目为 $\sqrt{N}$）而具有大带宽，但延迟较大（直径约为 $\sqrt{n}$，直径是指在任意一对节点之间最短路径中的最大值）。树状网络则具有短延迟（直径约为 $\lg n$）和小带宽（二等分数为 1）。不过，与 Mesh 网络不同的是，树状网络支持无死锁（deadlock-free）多播通信（即将一个数据包发送给多个目标），能充分利用其有效带宽，使吞吐量达到最大。

当数据包等待的报头发生移动的时候，就会发生死锁，使其转而等待包头，形成一个死循环。在这种情况下，没有数据包能够传向它们的目的地。这样一来，路由网络就发生死锁了。对于单播通信（即一对一路由），可以证明当使用维数阶路由和虚拟信道时，Mesh 网络是无死锁的。但是，对于多播通信并非如此，Mesh 网络有可能会发生死锁。因此，Mesh 网络受限于单播通信。

对于多对多通信，Mesh 网络和树状网络每个节点的数据包数如表 2.2 所列。在最多的情况下，n 个节点可以交换 n^2 个数据包。对于只能进行单播通信的 Mesh 网络，每个节点可以传递 $n^{3/2}$ 个数据包（传送是均匀分布的）。对于树状网络，单播时每个根节点可以传递 n^2 个数据包，多播时可传递 n 个数据包。因此树状网络的传送节点数比 Mesh 网络小 $1/\sqrt{N}$，延迟则比 Mesh 网络短 $1/(\sqrt{n}/\lg n)$。

表 2.2　Mesh 网络与树状网络传递的数据包数对比

传递的数据包数	Mesh 网络单播	树状网络	
		单播	多播
平均值	$n^{3/2}$	$n \lg(n)$	n
峰值	$n^{3/2}$	n^2	n

总而言之，在必须多播的应用条件下，与 Mesh 网络相比，树状网络除了具有短的延迟，还提供了较高的吞吐量。树状网络需要的资源近似为 Mesh 网络的 1/3。基于这样的考虑，Neurogrid 芯片选择的是树状结构。

2.2.2 神经元模型及电路实现

2.2.2.1 神经元最简仿真电路

仿真一个神经元最简单的电路如图 2.29 所示，可分为全模拟方式和全数字方式。

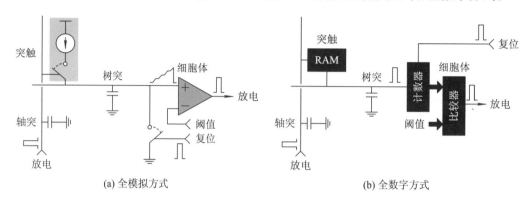

(a) 全模拟方式   (b) 全数字方式

图 2.29　硅神经元的最简电路实现方式

（1）全模拟方式：神经元用两根导线（水平导线和垂直导线）、一个开关电流源和一个比较器来仿真（见图 2.29(a)）。从轴突（垂直导线）输入的放电脉冲由突触（开关电流源）感知接收，并传给树突（水平导线）；树突电容将放电电荷转换为电压；细胞体（比较器）将电压与阈值电压进行比较，如超过阈值则产生输出放电脉冲。开关电流源的偏置电压决定了突触的权重。这个权重可以用模拟方式或数字方式存储，后者需要一个 DAC。

（2）全数字方式：与全模拟方式的区别是开关电流源用一个位存储单元代替，轴突和树突功能分别作为位线和字线，并用数字方式集成和比较（见图 2.29(b)）。另外，用计数器来对突触输出的"1"进行累加，并由输入的放电脉冲来触发。计数器的输出电压用一个数字存储的阈值来比较，超出阈值时即触发输出放电脉冲，然后计数器被复位，循环重新开始。

在这个最简电路中，考虑到神经仿真系统所要求的精度不是非常高，其他二阶效应的影响均被忽略。

2.2.2.2 无量纲神经元模型

真正的神经元要比上一小节描述的要复杂得多。Neurogrid 基于一种无量纲的神经元模型来表征细胞体、树突、突触簇和离子通道。这种模型只有很少的自由参量，能用各种硬件平台来实现，但用 MOS 器件来实现具有最高的集成密度。

图 2.30 是 Neurogrid 使用的神经元模型。突触簇 0、1、2 和 3 产生一个随时间变化的电导（$g_{syn_0} \sim g_{syn_3}$），响应输入放电脉冲，并通过一个共享的树突树驱动相邻神经元的细胞体或树突。通道群 0 和 1 提供一对电导，可以被树突电势动态激活或者去激活（$c_0 \sim c_3$）。利用突触簇可以确定它们的最大电导。这些电导可以以串行或并行方式来驱动树突。树突也可以接受反向传播的放电脉冲（i_{bp}），并驱动细胞体。细胞体利用一个再生钠离子电流（i_{Na}）来产

生放电，触发一个复位脉冲(p_{res})。钾电导(g_K)在一个复位延迟下被激活，形成下一个放电。

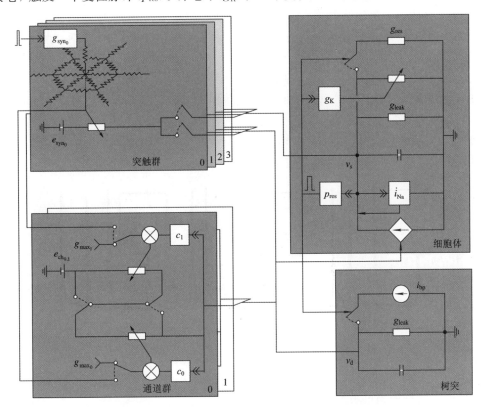

图 2.30　Neurogrid 采用的无量纲神经元模型

在描述无量纲神经元模型之前，先介绍一下如何将用电导、电容、电压和电流源构造的模型转换为无量纲的形式。

考虑一个用电容 C、电导 G_{leak}、翻转电势 E_{leak} 和电流源 I_{in} 构成的被动细胞膜模型，其电路方程可表示为

$$C\dot{V} = -G_{leak}(V - E_{leak}) + I_{in} \tag{2.13}$$

式中，V 是 C 两端的电压。该模型有四个参数，但只有两个自由度。如果改变相对于 E_{leak} 的参考电压，并用 G_{leak}/V_n 归一化，可得

$$\tau\dot{v} = -v + u \tag{2.14}$$

式中，$\tau = C/G_{leak}$ 是归一化电容，$v = (V - E_{leak})/v_n$ 是 v_n 单元的归一化电压，$u = I_{in}/G_{leak}v_n$ 是单元 $G_{leak}v_n$ 的归一化电流。该方程具有两个参数 τ 和 u，正好与模型的两个自由度相匹配。

这个方法具有普适性，即任何细胞膜的电模型都能够通过改变相对于 E_{leak} 的参考电压，并用 V_n 对电压、用 G_{leak} 对电导、用 $G_{leak}v_n$ 对电流进行归一化，来实现无量纲表示。因此，在无量纲等式中，我们总是用 v 表示电压，用 g 表示电导，用 i 表示电流。根据这种表示方法，以下将给出神经元各个组成部分的无量纲模型公式。

1. 细胞体

细胞体的无量纲模型为

$$\tau_s\dot{v}_s = -v_s + i_{sin} + \frac{1}{2}v_s^2 - g_Kv_s - g_{res}v_sp_{res}(t) + v_d \tag{2.15}$$

式中，τ_s是细胞膜时间常数，i_{sin}是输入电流，v_d是树突输入（参见图2.30中的细胞体）。正反馈$v_s^2/2$表征放电产生的钠电流；复位电导g_{res}在单位幅度脉冲p_{res}的持续时间t_{res}内被激活，表征不应期行为；高阈值钾电导g_K表征放电的频率自适应效应，可表示为

$$\tau_K \dot{g}_K = -g_K + g_{K\infty} p_{res}(t) \tag{2.16}$$

其中，τ_K是衰减时间常数，$g_{K\infty}$是g_K的饱和值。细胞膜也可以接收突触的输入。

细胞膜模型可以用电路实现，图2.31给出了由细胞膜电路得到的细胞膜信号波形。其中，图2.31(a)表明，随τ_s的增加，积分变慢，放电脉冲的间隔也增加；图2.31(b)表明，随t_{res}的增加，脉冲复位时间变长，放电脉冲的间隔也增加；图2.31(c)表明，随$g_{K\infty}$的增加，钾电导增量变大，放电脉冲间隔也增加。

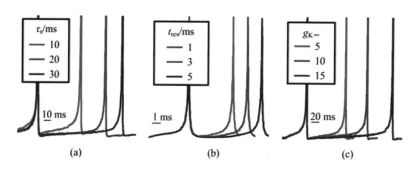

图2.31　细胞膜电路的时间响应

2. 树突

树突的无量纲模型可表示为

$$\tau_d \dot{v}_d = -v_d + i_{din} + i_{bp} p_{res}(t) + g_{ch}(e_{ch} - v_d) \tag{2.17}$$

式中，τ_d是细胞膜时间常数，i_{din}是输入电流，i_{bp}是反向传播输入，g_{ch}是通道群电导，e_{ch}是通道的翻转电势（参见图2.30中的树突）。树突也可以接收突触的输入。

树突模型可以用硬件实现。图2.32所示为树突电路的细胞膜时间响应，纵坐标给出的是用其峰值归一化后的相对值。其中，图2.32(a)表明，随τ_d的增加，积分变慢，衰退时间也增加；图2.32(b)表明，随i_{bp}的增加，每个反向传播放电脉冲注入的电流也增加。

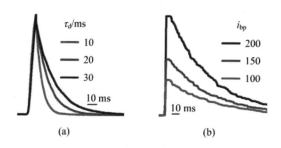

图2.32　树突电路的细胞膜时间响应

3. 突触群

突触群的无量纲模型可表示为

$$\tau_{syn} \dot{g}_{syn} = -g_{syn} + g_{sat} p_{rise}(t) \tag{2.18}$$

式中，τ_{syn}是突触时间常数，g_{sat}是突触群的饱和电导（参见图2.30中的突触群）。单位幅度

脉冲 $p_{rise}(t)$ 由输入放电触发，其宽度 t_{rise} 表征神经递质在裂隙中逗留的时间长度。

电导 g_{syn} 在共享树突树中随空间衰减，产生以下输入电流分别至细胞膜或树突（i_{sin} 或 i_{din}）：

$$\zeta(n)g_{syn}(e_{syn}-v_s) \quad \text{或} \quad \zeta(n)g_{syn}(e_{syn}-v_d) \tag{2.19}$$

其中，

$$\zeta(n)=\frac{1}{4\sqrt{\pi}}\Big(1+\Big(\frac{1}{1-\gamma^2}\Big)^{\frac{1}{4}}\Big)^2\frac{\gamma^n}{\sqrt{n}} \tag{2.20}$$

式中，γ 是硅突触树的衰减因子，n 是在大量神经元之间传输的距离。

突触群模型可用硬件实现。由突触群电路获得的时间响应如图 2.33 所示。其中，图 2.33(a) 表明，随 t_{rise} 增加，上升相加长，为保持面积不变，g_{sat} 需除以 t_{rise}；图 2.33(b) 表明，随 g_{sat} 增加，突触电导按相同比例增加；图 2.33(c) 表明，随 τ_{syn} 增加，积分变慢，导致峰值电导变小，衰减时间拉长；图 2.33(d) 表明，随 e_{syn} 增加，细胞膜电势的影响显现的变化过程，从抑制走向兴奋。图 2.34 给出的放电脉冲空间分布表明，随着 γ 的增加（从左到右，从上到下），放电脉冲从六边形中心向边缘诱发的突触电导拓展加强。

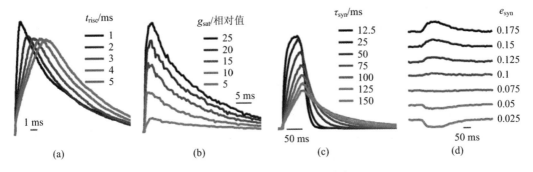

图 2.33　突触群电路的时间响应

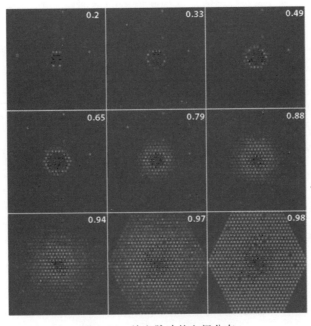

图 2.34　放电脉冲的空间分布

4. 离子通道群

使最大电导 g_{max} 相对于门控变量 c 按比例缩小，可以得到离子通道的电导 g_{ch}（参见图 2.30 中的通道群），即

$$g_{ch} = cg_{max} \tag{2.21}$$

其中，c 可由以下方程得到：

$$\tau_{gv}\dot{c} = -c + c_{ss} \tag{2.22}$$

式中，c_{ss} 是 c 在激活或去激活过程中的稳态值（τ_{ch} 是其时间常数），可表示为

$$c_{ss} = \frac{\alpha}{\alpha + \beta} \quad \text{或} \quad c_{ss} = \frac{\beta}{\alpha + \beta} \tag{2.23}$$

式中，α 和 β 表征通道打开和关闭的速率，与电压相关，可表示为

$$\alpha, \beta = \pm \frac{1}{2}(v_d - v_{th}) + \frac{1}{2}\sqrt{(v_d - v_{th})^2 + \frac{1}{4s^2}} \tag{2.24}$$

式中，v_{th} 是 $c_{ss} = 1/2$ 处的细胞膜电位，s 则是此处的斜率。α 和 β 之间满足差分关系和互补关系，即

$$\alpha - \beta = v_d - v_{th} \tag{2.25}$$

$$\alpha\beta = \frac{1}{16s^2} \tag{2.26}$$

门控变量的时间参数可表示为

$$\tau_{gv} = \frac{\tau_{max} - \tau_{min}}{2s(\alpha + \beta)} + \tau_{min} \tag{2.27}$$

当 $v_d = v_{th}$ 时，τ 达到最大值 τ_{max}；当 $|v_d - v_{th}| \gg 1/(2s)$ 时，τ 达到最小值 τ_{min}。这可避免产生生物物理学不允许的过短时间常数。

离子通道群模型可用硬件电路实现。由此硬件电路得到的离子通道门控特性如图 2.35 所示。其中，图 2.35(a) 表明，稳态值随细胞膜电势的增加而上升，显现出 S 形曲线特性，增加 s 即增加了曲线的斜率；图 2.35(b) 表明，时间常数随细胞膜电势的变化呈现一种钟形特性，在 τ_{max} 处达到峰值；图 2.35(c) 表明，阈值随 v_{th} 的增加而增加。

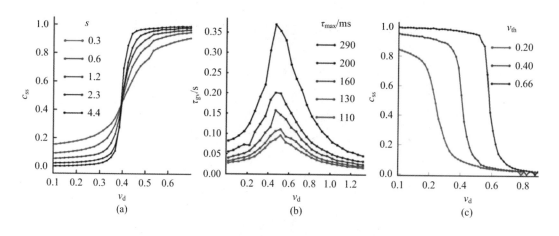

图 2.35 离子通道群电路的门控变量曲线

2.2.2.3 神经元模型的电路实现

1. 被动细胞膜用亚阈区 MOS 器件实现

在描述无量纲神经元模型的电路实现之前，我们先讨论一下这种模型如何利用工作在亚阈区的 MOS 器件来实现一个被动细胞膜。

在亚阈区，一个 PMOS 晶体管的漏源电流与其栅-衬底电压 V_{gb} 呈现指数关系：

$$I_d = \Lambda I_0 e^{-\frac{\kappa V_{gb} - V_{sb}}{U_T}} (1 - e^{\frac{V_{ds}}{U_T}}) \tag{2.28}$$

式中，$\Lambda = W/L$ 是晶体管的宽度/长度比，I_0 是 $\Lambda = 1$ 时的漏电流，κ 是有效栅压与外加栅压的比，U_T 为热电势，V_{sb} 和 V_{ds} 分别是源-衬底和漏-源电压。如 $V_{ds} < -4U_T$ 且 $V_{sb} = 0$，式 (2.28) 可简化为

$$I_d = \Lambda I_0 e^{-\frac{\kappa V_{gb}}{U_T}} \tag{2.29}$$

两边取自然对数，可得

$$\ln I_d - \ln I_0 - \ln \Lambda = -\frac{\kappa V_{gb}}{U_T} \tag{2.30}$$

将式 (2.30) 对时间求导，可得

$$\frac{\dot{I}_d}{I_d} = -\frac{\kappa}{U_T} \dot{V}_{gb} \tag{2.31}$$

这个方程是在对数域用 MOS 晶体管来实现无量纲神经元模型的基础。

被动细胞膜的电路实现如图 2.36 所示。在该电路中，用 I_{leak} 表征细胞膜的时间参数 τ，用 I_{in} 表征输入电流，用 I_m 表征电势，用馈入电容的电流源 I_{lk} 表征细胞膜的漏电，从电容抽取电流的电流阱 I_{back} 表示细胞膜的输入。除特别指出之外，晶体管的衬底连接接到电源最低电平处。电容 C 两端的电压 V_{in}（相当于细胞膜电势）驱动晶体管 M_5，产生输出电流 I_m。根据基尔霍夫电流定律，可得

$$C\dot{V}_m = I_{lk} - I_{back} \tag{2.32}$$

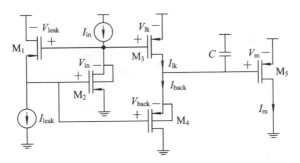

图 2.36 被动细胞膜实现电路

如果 M_1 和 M_3 的栅-衬底电压相等，可得

$$V_{leak} = V_{lk} \Rightarrow \frac{I_{leak}}{\Lambda_1} = \frac{I_{lk}}{\Lambda_3} \tag{2.33}$$

如果 M_1 和 M_2 的栅-衬底电压之和等于 M_4 和 M_2 的栅-衬底电压之和，可得

$$V_{leak} + V_{in} = V_{back} + V_m \Rightarrow \frac{I_{leak}}{\Lambda_1} \frac{I_{in}}{\Lambda_2} = \frac{I_{back}}{\Lambda_4} \frac{I_m}{\Lambda_5} \tag{2.34}$$

将式 (2.31)、式 (2.33) 和式 (2.34) 代入式 (2.32)，可得

$$\frac{CU_{\mathrm{T}}}{\kappa}\frac{\dot{I}_{\mathrm{m}}}{I_{\mathrm{m}}}=-\frac{\Lambda_3}{\Lambda_1}I_{\mathrm{leak}}+\frac{\Lambda_4\Lambda_5}{\Lambda_1\Lambda_2}\frac{I_{\mathrm{leak}}I_{\mathrm{in}}}{I_{\mathrm{m}}}\Rightarrow\underbrace{\frac{p_\tau}{I_{\mathrm{leak}}}}_{\tau}\underbrace{\frac{\dot{I}_{\mathrm{m}}}{I_{\mathrm{m}}}}_{\dot{v}}=-\underbrace{\frac{I_{\mathrm{m}}}{I_{\mathrm{leak}}}}_{v}+\underbrace{p_{\mathrm{in}}\frac{I_{\mathrm{in}}}{I_{\mathrm{leak}}}}_{u} \tag{2.35}$$

式中，τ 是细胞膜时间常数（通过 I_{leak}），u 是输入电流（通过 I_{in}），v 是电势（通过 I_{m}）。将 $p_\tau=CU_{\mathrm{T}}\Lambda_1/\kappa\Lambda_3$ 和 $p_{\mathrm{in}}=\Lambda_4\Lambda_5/\Lambda_2\Lambda_3$ 对 I_{leak} 和 I_{in} 编程，以便得到 τ 和 u 的期望值所需要的映射常数。为了保证 τ 与温度有关，可使用一个与温度成正比的电流源来产生 I_{leak}，以保证 $U_{\mathrm{T}}/I_{\mathrm{leak}}$ 不随温度而变。

2. 细胞体

细胞体模型的实现电路如图 2.37 所示。在该电路的 MEM 单元中，用 I_{lks} 表征细胞膜时间常数 τ_{s}，用 I_{bks} 表征输入电流 i_{sin}，用 i_{d} 表示树突输入 v_{d}；在 QF 单元中，用 I_{an} 表征平方反馈项 $V_{\mathrm{S}}^2/2$；在 K$^+$ 单元中，用 I_{lkk} 和 $I_{\mathrm{K}\infty}$ 表征高阈值的钾电导；在 Ref 单元中，用 I_{lkref} 表征复位电导 g_{res} 和不应期脉冲 p_{res}。该电路的工作方程

$$\underbrace{\frac{p\tau_{\mathrm{s}}}{I_{\mathrm{lks}}}}_{\tau_{\mathrm{s}}}\underbrace{\frac{\dot{I}_{\mathrm{s}}}{I_{\mathrm{ns}}}}_{\dot{v}_{\mathrm{s}}}=-\underbrace{\frac{I_{\mathrm{s}}}{I_{\mathrm{ns}}}}_{v_{\mathrm{s}}}+\underbrace{p_{\mathrm{qua}}\frac{I_{\mathrm{bks}}^2}{I_{\mathrm{lks}}^2}}_{i_{\mathrm{sin}}}+\underbrace{\frac{1}{2}\frac{I_{\mathrm{s}}^2}{I_{\mathrm{ns}}^2}}_{\frac{v_{\mathrm{s}}^2}{2}}-\overbrace{\lambda_{\mathrm{K}}\frac{I_{\mathrm{K}}}{I_{\mathrm{lks}}}}^{g_{\mathrm{K}}}\underbrace{\frac{I_{\mathrm{s}}}{I_{\mathrm{ns}}}}_{v_{\mathrm{s}}}-\overbrace{\lambda_{\mathrm{res}}\frac{I_{\mathrm{VDD}}}{I_{\mathrm{lks}}}}^{g_{\mathrm{res}}}\underbrace{\frac{I_{\mathrm{s}}}{I_{\mathrm{ns}}}}_{v_{\mathrm{s}}}p_{\mathrm{res}}(t)+\underbrace{\frac{I_{\mathrm{d}}}{I_{\mathrm{nd}}}}_{v_{\mathrm{d}}} \tag{2.36}$$

与式（2.15）等价。式中，

$$I_{\mathrm{ns}}=\frac{I_{\mathrm{lks}}}{k_{\mathrm{s}}},\quad I_{\mathrm{nd}}=\frac{I_{\mathrm{lks}}^2}{k_{\mathrm{d}}I_0},\quad t_{\mathrm{res}}=\frac{p_{\mathrm{ref}}}{I_{\mathrm{lkref}}} \tag{2.37}$$

I_{VDD} 是栅极接地、源极接电源的 PMOS 管的漏源电流。所有映射参数列于表 2.3，表中 Λ_n 是晶体管 M_n 的 W/L。高阈值的钾电导电路实现的工作方程

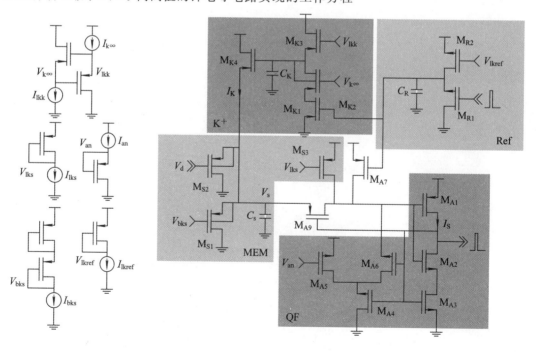

图 2.37 细胞体模型之实现电路

$$\overbrace{\frac{\tau_{\mathrm{K}}}{p\tau_{\mathrm{K}}}}\,\overbrace{\frac{\dot{g}_{\mathrm{K}}}{\dot{I}_{\mathrm{K}}}}{\frac{\dot{I}_{\mathrm{K}}}{I_{\mathrm{nK}}}} = -\overbrace{\frac{g_{\mathrm{K}}}{I_{\mathrm{K}}}}{\frac{I_{\mathrm{K}}}{I_{\mathrm{nK}}}} + \overbrace{\frac{g_{\mathrm{K\infty}}}{p_{\mathrm{gK}}}}{\frac{I_{\mathrm{K\infty}}}{I_{\mathrm{nK}}}}\,p_{\mathrm{res}}(t) \tag{2.38}$$

与式(2.16)等价。式中，$I_{\mathrm{nK}}=I_{\mathrm{lks}}/\lambda_{\mathrm{K}}$。

对此细胞体电路的更详细分析参见文献[2.26]。

表 2.3 无量纲神经元模型电路中映射参数一览表

细胞体和树突				
$p\tau_{\mathrm{s}}$	k_{s}	p_{qua}	p_{ref}	λ_{res}
$\dfrac{C_{\mathrm{s}}U_{\mathrm{T}}}{\kappa\Lambda_{\mathrm{S3}}}$	$\dfrac{2\Lambda_{\mathrm{A4}}\Lambda_{\mathrm{A6}}\Lambda_{\mathrm{A1}}}{\Lambda_{\mathrm{S3}}\Lambda_{\mathrm{A3}}(\Lambda_{\mathrm{A4}}+\Lambda_{\mathrm{A6}})}$	$k_{\mathrm{s}}\dfrac{\Lambda_{\mathrm{S1}}}{\Lambda_{\mathrm{S3}}}$	$\dfrac{C_{\mathrm{R}}V_{DD}}{\Lambda_{\mathrm{R2}}}$	$\dfrac{\Lambda_{\mathrm{A7}}}{\Lambda_{\mathrm{S3}}}$
$p\tau_{\mathrm{K}}$	λ_{K}	k_{d} $\quad$ p_{gK}	$p\tau_{\mathrm{d}}$	p_{bkd} $\quad$ p_{bp}
$\dfrac{C_{\mathrm{K}}U_{\mathrm{T}}}{\kappa\Lambda_{\mathrm{K3}}}$	$\dfrac{\Lambda_{\mathrm{K4}}}{\Lambda_{\mathrm{S3}}}$	$k_{\mathrm{s}}\dfrac{\Lambda_{\mathrm{S2}}}{\Lambda_{\mathrm{S3}}}$ $\dfrac{\Lambda_{\mathrm{K2}}}{\Lambda_{\mathrm{K3}}}$	$\dfrac{C_{\mathrm{D}}U_{\mathrm{T}}}{\kappa\Lambda_{\mathrm{M2}}}$	$\dfrac{\Lambda_{\mathrm{M1}}}{\Lambda_{\mathrm{M2}}}$ $\dfrac{\Lambda_{\mathrm{B2}}}{\Lambda_{\mathrm{M2}}}$
突触				
$p\tau_{\mathrm{syn}}$	λ_{gsyns}	λ_{gsynd} $\quad$ p_{gsat}	p_{esyn}	p_{c}
$\dfrac{C_{\mathrm{R}}U_{\mathrm{T}}}{\kappa\Lambda_{\mathrm{R3}}}$	$\dfrac{\Lambda_{\mathrm{D4}}\Lambda_{\mathrm{G5}}}{\Lambda_{\mathrm{D5}}\Lambda_{\mathrm{G1}}\Lambda_{\mathrm{S3}}}$	$\lambda_{\mathrm{gsyns}}\dfrac{\Lambda_{\mathrm{S3}}}{\Lambda_{\mathrm{M2}}}$ $\dfrac{\Lambda_{\mathrm{R2}}\Lambda_{\mathrm{R4}}}{\Lambda_{\mathrm{R3}}}$	$\dfrac{\Lambda_{\mathrm{G3}}\Lambda_{\mathrm{G4}}}{\Lambda_{\mathrm{G2}}\Lambda_{\mathrm{G5}}}$	$\dfrac{C_{\mathrm{C}}V_{DD}}{\Lambda_{\mathrm{C2}}}$
门控变量*				
p_{gvmax} $\quad$ p_{th}	$p\tau_{\mathrm{gv}}$	p_{slope}	$p\tau_{\mathrm{gvmax}}$	λ_{gch} $\quad$ p_{ech}
$\dfrac{\Lambda_{\mathrm{C1}}\Lambda_{\mathrm{T5}}}{\Lambda_{\mathrm{T1}}}$ $\dfrac{\Lambda_{\mathrm{O1}}}{\Lambda_{\mathrm{O5}}}$	$\dfrac{C_{\mathrm{G}}U_{\mathrm{T}}\Lambda_{\mathrm{V1}}\Lambda_{\mathrm{V2}}\Lambda_{\mathrm{T5}}}{\kappa\Lambda_{\mathrm{C5}}\Lambda_{\mathrm{V3}}\Lambda_{\mathrm{T1}}}$	$\dfrac{\sqrt{\Lambda_{\mathrm{N1}}\Lambda_{\mathrm{N2}}}}{\Lambda_{\mathrm{O5}}}$	$\dfrac{p\tau_{\mathrm{gv}}}{2\sqrt{\Lambda_{\mathrm{N1}}\Lambda_{\mathrm{N2}}}}$	$\dfrac{\Lambda_{\mathrm{AM}}\Lambda_{\mathrm{E5}}}{\Lambda_{\mathrm{I5}}\Lambda_{\mathrm{M2}}}$ $\dfrac{\Lambda_{\mathrm{I5}}}{\Lambda_{\mathrm{E5}}}$
$* \Lambda_{\mathrm{N1}}=\Lambda_{\mathrm{O2,3,6,7}}$，$\Lambda_{\mathrm{N2}}=\Lambda_{\mathrm{O4,8}}$，$\Lambda_{\mathrm{AM}}=\Lambda_{\mathrm{I1-4,E1-4}}$				

3. 树突

树突模型的实现电路如图 2.38 所示，其工作方程

$$\overbrace{\frac{\tau_{\mathrm{d}}}{p\tau_{\mathrm{d}}}}\,\overbrace{\frac{\dot{v}_{\mathrm{d}}}{\dot{I}_{\mathrm{d}}}}{\frac{\dot{I}_{\mathrm{d}}}{I_{\mathrm{nd}}}} = -\overbrace{\frac{v_{\mathrm{d}}}{I_{\mathrm{d}}}}{\frac{I_{\mathrm{d}}}{I_{\mathrm{nd}}}} + \overbrace{\frac{i_{\mathrm{din}}}{p_{\mathrm{bkd}}\dfrac{I_{\mathrm{bkd}}^{2}}{I_{\mathrm{nd}}I_{\mathrm{lkd}}}}} + \overbrace{\frac{i_{\mathrm{bp}}}{p_{\mathrm{bp}}\dfrac{I_{\mathrm{bp}}^{2}}{I_{\mathrm{nd}}I_{\mathrm{lkd}}}}}\,p_{\mathrm{res}}(t) \tag{2.39}$$

与式(2.17)等价。在该电路的 MEM 单元中，用 I_{lkd} 表征细胞膜时间常数 τ_{d}，用 I_{bkd} 表征输入电流；在 BP 单元中，用 I_{bp} 表征反向传播输入 i_{bp}。

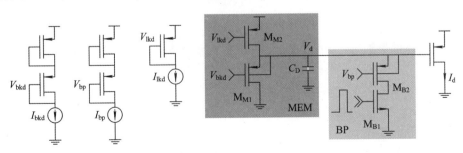

图 2.38 树突模型之实现电路

4. 突触群

突触群的实现电路如图 2.39 所示。在此电路的 PE 单元中，用 I_{lkpe} 表征上升时间 t_{rise}，用 I_{gsat} 表征饱和电导 g_{sat}；在 Cable 单元中，用 V_r 表征空间衰减因子 γ；在 Rev 单元中，用 I_{esyn} 表征翻转电位 e_{syn}。该电路的工作方程为

$$\overset{\tau_{syn}}{\overset{\displaystyle\frac{p\tau_{syn}}{I_{lklpf}}}{}}\,\overset{\dot g_{gsyn}}{\frac{\dot I_{gsyn}}{I_{ngsyns}}}=-\overset{g_{syn}}{\frac{I_{gsyn}}{I_{ngsyns}}}+\overset{g_{sat}}{p_{gsat}\frac{I_{gsat}}{I_{ngsyns}}}p_{rise}(t) \tag{2.40}$$

式中，$t_{rise}=p_c/I_{lkpe}$，$I_{gsyns}=I_{lks}/\lambda_{gsyns}$。当通过突触簇和翻转电势子电路馈入细胞体或树突电路时，I_{gsyn} 产生相对于细胞体或树突的归一化突触输入：

$$\overset{g_{syn_i}}{\frac{I_{gsyn}}{I_{ngsynd}}}\left(\overset{e_{syn_i}}{p_{esyn}\frac{I_{esyn}}{I_{ns,d}}}-\overset{v_{s,d}}{\frac{I_{s,d}}{I_{ns,d}}}\right) \tag{2.41}$$

此式等价于式(2.19)。式中，$I_{ngsynd}=I_{lkd}/\lambda_{gsynd}$。对此树突电路的详细分析参见文献[2.32]。

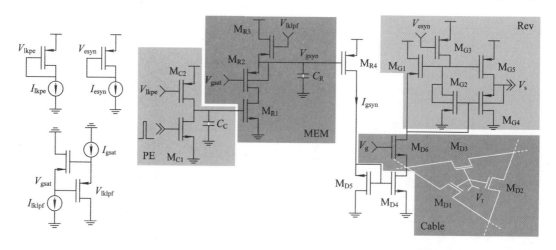

图 2.39　突触群模型之实现电路

突触群电路通过一个用晶体管实现的六边形电阻网络，将电流 I_{gsyn} 拓展开来。衰减因子 γ 与电压 V_r 和 V_g 有关，可表示为

$$\gamma=1-\frac{2}{1+\sqrt{1+8e^{\frac{\kappa(V_r-V_g)}{U_T}}}}) \tag{2.42}$$

5. 离子通道群

离子通道群模型的实现电路如图 2.40 所示。它直接计算通道的电导 g_{ch}，而不是先计算式(2.22)中的门控变量，再按比例缩小饱和电导 g_{max}。在该电路的 On/Off 单元中，分别用 I_α 和 I_β 来表征开启速率 α 和关闭速率 β；在 Kinetics 单元中，用 I_{shift} 表征峰值时间常数 τ_{max}，分别用 $I_{\alpha\infty}$ 和 $I_{\beta\infty}$ 表征 c_{ss} 的激活和去激活行为，用 I_{max} 表征最大电导 g_{max}；在 Add/Multiply 单元中，当$[S_0,S_1]=[0,1]$或$[1,0]$时，用两个动力学子电路的联合输出来表征电导的串联或并联，同时用 I_{ech} 来表征翻转电势 e_{ch}。

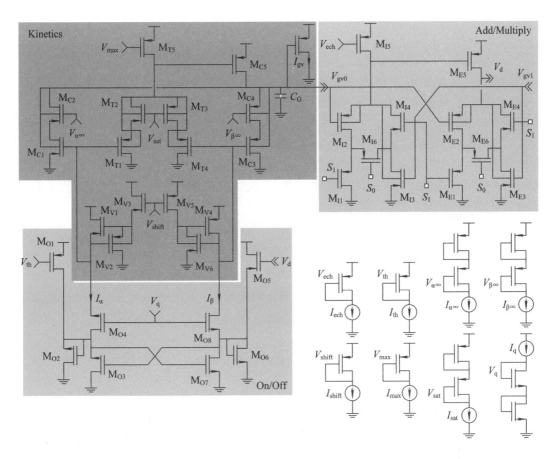

图 2.40　离子通道群模型之实现电路

在激活状态下，$I_{\alpha\infty}\to\infty$、$I_{\beta\infty}\to\infty$ 且 $\tau_{\min}=0$（即 $I_{sat}\to\infty$），该电路的工作方程为

$$\overbrace{\frac{p\tau_{gv}I_{\max}}{(I_\alpha+I_\beta)I_{shift}}}^{\tau_{gv}}\overbrace{\frac{\dot I_{gv}}{I_{ngv}}}^{\dot g_{ch}}=-\overbrace{\frac{I_{gv}}{I_{ngv}}}^{g_{ch}}+\overbrace{\frac{I_\alpha}{I_\alpha+I_\beta}}^{c_{ss}}p_{gvmax}\overbrace{\frac{I_{\max}}{I_{ugv}}}^{g_{\max}} \tag{2.43}$$

式中，$I_{ngv}=I_{lkd}I_{ech}/(\lambda_{gch}I_0)$。用 I_α 和 I_β 实现的 α 和 β 可表示为

$$\overbrace{\frac{I_{\alpha,\beta}}{\Lambda_{O5}I_{nd}}}^{\alpha,\beta}\approx\pm\frac{1}{2}\left(\overbrace{\frac{I_d}{I_{nd}}}^{v_d}-\overbrace{p_{th}\frac{I_{th}}{I_{nd}}}^{v_{th}}\right)+\frac{1}{2}\sqrt{\underbrace{\left(\underbrace{\frac{I_d}{I_{nd}}}_{v_d}-\underbrace{p_{th}\frac{I_{th}}{I_{nd}}}_{v_{th}}\right)^2+\underbrace{4\left(p_{slope}\frac{I_q}{I_{nd}}\right)^2}_{1/4s^2}}} \tag{2.44}$$

如果 $I_\alpha\gg I_\beta$ 或者相反，则此式等价于式（2.24）。与之前的实现方法[2.27]不同，此方法通过 On/Off 电路使激活和去激活斜率得以调整[2.28]。

另一个方案是用一对电路（$I_{gv_{0,2}}$ 和 $I_{gv_{1,3}}$）将 I_{gv} 联系在一起，以便得到串联和并联电导（g_{ch_0} 和 g_{ch_1}），其模型公式为

$$I_{ch_{0,1}}=\begin{cases}\dfrac{I_{gv_{0,2}}I_{gv_{1,3}}}{I_{gv_{0,2}}+I_{gv_{1,3}}},\ \text{串联}\\[3mm]I_{gv_{0,2}}+I_{gv_{1,3}},\ \text{并联}\end{cases} \tag{2.45}$$

它用下列电流来驱动树突：

$$\dfrac{\overbrace{g_{ch_{0,1}}}\ \overbrace{e_{ch_{0,1}}}}{\dfrac{I_{ch_{0,1}}}{I_{ngv}}\left(p_{ech}\dfrac{I_{ech}}{I_{nd}}-\dfrac{\overbrace{v_d}}{\dfrac{I_d}{I_{nd}}}\right)} \qquad (2.46)$$

其中，串联组合用于表征激活或为激活沟道（二阶），而并联组合用于表征具有常规翻转电势的独立沟道（一阶）。

即使所有硅神经元都使用完全相同的偏置，也会因为晶体管自身所具有的离散性，导致映射参数解析表达式（表 2.3 所列）的误差。通过测量以下四种电路响应，可以纠正这种误差（参见表 2.4）：

表 2.4　用于校正偏差的电路响应及其校正参数

电路响应	校正参数
动态电流	$p\tau_d$，$p\tau_{syn}$，p_c，$p\tau_{gvmax}$
稳态电流	p_{th}，p_{slope}
稳态放电速率	$p\tau_s$，p_{ref}，$p\tau_K$，p_{gK}
放电速率不连续性	p_{qua}，p_{bkd}，p_{gsat}，p_{esyn}，p_{gvmax}，p_{ech}

（1）动态电流，例如树突对于陡峭输入的指数型衰减，可用于校正 $p_{\tau d}$；

（2）稳态电流，例如给定树突电势下的离子通道群电导，可用于校正 p_{th}；

（3）稳态放电速率，例如神经元放电速率随时间参数的线性缩放，可用于校正 $p_{\tau s}$；

（4）放电速率的不连续性，例如当无量纲输入超过 0.5 时放电的起始潜伏期，可用于校正 p_{qua}。

这些方法可以针对具体电路产生合适的映射常数。

2.2.3　神经系统仿真芯片实例

2014 年，美国斯坦福大学硅脑（Brain in Silicon）实验室的科学家报道了他们研制的世界上最大规模的神经仿真硬件系统，命名为 Neurogrid[2.21]。这个系统将 16 个名为"神经核（Neurocore）"的数字—模拟混合芯片集成在一块电路板上，具有实时仿真 100 万个神经元及数十亿个突触互连的能力，所消耗的功率只有 3 W。这个多芯片系统用共享的电子电路来模拟除细胞核之外的所有神经元素，使能模拟的突触互连数量最大化。同时，用包括 Mesh 和树状结构在内的三种网络架构来实现神经阵列的互连，使数据吞吐量最大化。它的主要电路用模拟方式实现，只有轴突相关部分用数字方式实现。

图 2.41 是 Neurogrid 系统构成。其中，图 2.41(a)是软件用户图形界面，用户可以改变模型参数（左）、观看各层的放电过程（中）和选择与查看所选层的放电波形（右）。图 2.41

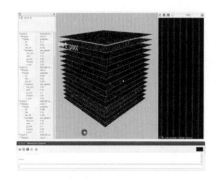
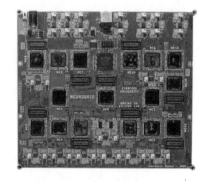

（a）软件用户图形界面　　　　　（b）硬件电路板

图 2.41　Neurogrid 系统软硬件概况

(b)是硬件电路板，共有 16 个 Neurocore 芯片，整个电路板的面积为 6.5 英寸×7.5 英寸。每个 Neurocore 芯片有 256×256 个硅神经元，裸芯片面积为 11.9 mm×13.9 mm，配有片外和片内 RAM(即在 Neurocore 内)，具有 61 个门控参数和 18 个二进制可程控参数。

2.2.3.1　软硬件构成

Neurogrid 由软件和硬件两部分构成，如图 2.42 所示，其中软件部分用于实现交互式图形界面，硬件部分用于实现实时仿真。

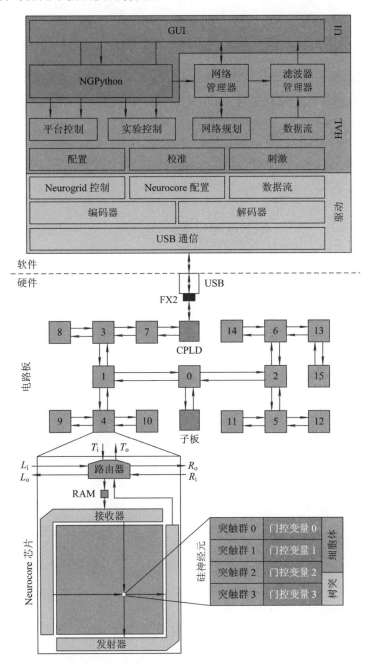

图 2.42　Neurogrid 的软件与硬件构成框图

软件包由用户界面(UI)、硬件抽象描述层(HAL)和驱动程序(driver)三部分组成。UI 使用户能自行定义仿真神经网络时使用的模型,与仿真过程互动,实时显示仿真图形;HAL 是整个硬件电路的抽象化描述;驱动程序则通过 USB 来规划数据包在各个 Neurocore 间的运作。

软件各个模块的功能为:在 UI 部分,NGPython 使用户能够通过 Python 编程环境来定义神经模型,GUI(Graphical User Interface,图形用户界面)提供控制刺激以及实时显示仿真结果的图形界面;在 HAL 部分,网络与滤波器管理器分别为 GUI 提供了待仿真的神经网络的连接性和电活性,平台控制将用户的神经模型参数转换为 Neurogrid 电路的偏置电流,实验控制掌握着仿真与刺激的开始、停止和复位,网络规划将模型的连接性转换为路由组态,数据流实现从模型空间到硬件空间的相互变换;在驱动器部分,Neurogrid 控制掌控着全局复位和启动,Neurogrid 配置对偏置电流和路由形态编程,数据流产生 Neurogrid 数据包,编码器将 Neurogrid 数据包转换为 USB 格式,解码器则将 USB 格式转换为 Neurogrid 数据包。

电路板各个单元的功能为:FX2 负责处理 USB 与主机之间的通信,CPLD 完成 USB 数据与 Neurogrid 数据包的相互转换以及与输出数据之间的时间修补,子板负责完成主轴突的分支;在 Neurocore 芯片内,路由器完成数据包与神经核母体之间的通信(通过 T_i/T_o)以及与两个子体之间的通信(通过 L_i/L_o 和 R_i/R_o),RAM 支持重构连接性(第二个 RAM 支持可编程偏置),接收器将放电脉冲传输给硅神经元阵列,发射器则分配来自神经元阵列的放电脉冲。芯片内的神经元由一个细胞体、一个树突、四个门控变量和四个突触群电路构成。

用于 Neurocore 之间通信的 Neurogrid 数据包是多个 12 位字节组成的序列,通常内含一个路由、一个地址、一个任意长度的负载和一个导航字节。其中,路由指导 Neurocore 将数据包馈送到下一跳或者消化掉;负载应保证放电脉冲处于硅神经元阵列中的一列,由地址来决定要选择哪一个神经元,而写入 RAM 的数据也需要地址来确定写入位置。另外,对模拟信号采样时,也要靠地址来选择哪一个 ADC(一个 Neurocore 有四个 ADC)。导航字节是一个数据包长度的结束符。

整个系统硬件由一个 Cypess EZ-MSB FX2LP、一个 Lattice isp MACH CPLD、一块子板和 16 个以二进制方式连接的 Neurocore 芯片构成。FX2LP 主管 USB 通信,CPLD 是 FX2 与 Neurocore 之间的接口,子板用 Xilinx Spartan-3E FPGA 和八块 Cypress 4 MB SRAM 来完成主轴突分支。

Neruocore 芯片的版图如图 2.43 所示,内含 256×256 硅神经元阵列、一个发射器、一个接收器、一个路由器和两个 RAM。一个神经元具有一个细胞体、一个树突、四个门控变量和四个突触群(即共享突触和树突)电路。在图 2.43 中,RAM_0 提供 256 个目标突触类型(或无连接),RAM_1 储存了 18 个配置位和 61 个模拟偏置,这对所有的硅神经元都是相同的。DAC 提供了模拟偏置。RstMB 提供五个复位并产生 DAC 的参考电流。ADC 使来自被选神经元的四个模拟信号数字化,并与母体或子体通信。整个裸芯片面积为 12 mm×14 mm,集成了 2300 万只晶体管,有 180 个管脚,用 180 nm CMOS 工艺制造。图 2.43 中插入的子图是硅神经元的版图,具有 337 个晶体管。

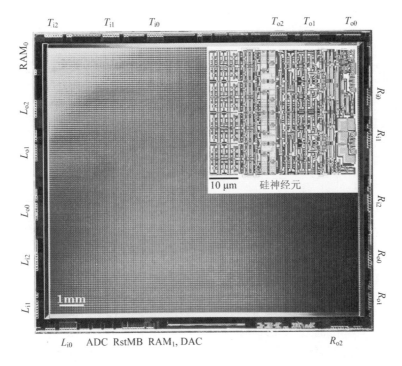

图 2.43　Neurocore 芯片的版图构成

2.2.3.2　收发器和路由器

神经元的放电通过发射器派发到神经阵列，通过路由器传送到 Neurocore 的母体及其两个子体，最终通过接收机被受体所接收。所有这些数字电路都是事件驱动型，即仅当放电发生时才会激活，其逻辑同步服从异步电路的 Martin 程序[2.29]。

这里简要介绍发射器和接收器的构成及工作原理，详细描述可参阅文献[2.28]。

1. 收发器

发射器从一列派发多个放电脉冲，接收器将多个放电传递到一行。与一对一的派发相比，这种设计方法可增加吞吐量。这些放电按共用的列寻址和专有的行寻址顺序进行。

发射器架构如图 2.44(a)所示。其中，接口(I)将来自放电神经元(S)的请求转发给列仲裁器(J)，对列地址(Y)进行编码后以并行方式派发所选择的列放电。另一个接口(I)将来自一个锁存器的放电转发给行仲裁器(J)，对所选择的行地址(X)编码。序列器(SEQ)引导锁存器(A)依次传输列地址、行地址和尾字节到输出端。$M-1$ 个两路仲裁器连接到一个二进制树，构成两个 M 路仲裁器。这两个 M 路仲裁器接收来自具有 M 行和 M 列的放电神经元阵列的请求。只有跨越 $\mathrm{lb}M$ 逻辑电平来选择一行或一列，对于扫描器而言，平均的比较基准是 $M/2$。两个编码器为所选择的每一列或者每一行，产生 $\mathrm{lb}M$ 位地址。锁存器用于构造流水线，当电流列的行寻址被编码然后被发出的时间段，下一列的放电从阵列被派发。在接收器一侧，这些 $\mathrm{lb}M$ 位的地址被解码，以便选择某一列或某一行。当电流脉冲被传送到阵列，锁存器同样会允许下一个数据包的地址被编码。

接收器架构如图 2.44(b)所示。其中，序列器(SEQ)引导两个差分锁存器(A)加载输入列(Y)和行(X)的地址。当接收到尾字节时，所选择的行和列同时被激活，传送放电至平行列(S)。其余锁存器则自主工作(B)，完成读操作后自动重写老数据。

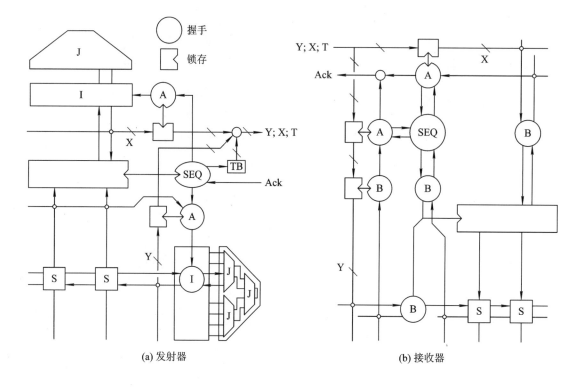

(a) 发射器　　　　　　　　　　　　　(b) 接收器

图 2.44　收发器架构

Neurocore 芯片使用 256×256 版本的发射器和 2048×256 版本的接收器。接收器每列的 8 根线用于选择四个共享突触中的一个来激活,三个系列模拟信号中的一个被采样,或者选择一个神经元被舍弃(所有单元都连接到一个行线上)。发射器传输一列放电到阵列周边,需要耗时 86 ns。然后,需要耗时 23 ns 来完成每个放电行地址的编码。如果有三个或更多个放电,不存在浪费的时间,因为无需等待下一列的放电被传输。流水线和并行作业使得发射器能够维持一个最大传输速率,达到每秒 43.4M 个放电,或者每秒每个神经元 663 个放电[2.31]。接收器每隔 16 ns 对附加的行地址编码,最高速率为每秒 62.5M 个放电,或者每秒每个神经元 956 个放电[2.28]。

2. 路由器

这里仅介绍路由器的逻辑和物理设计,详细介绍参见文献[2.31]。路由器的多播能力和 Neurocore 的嵌入式存储器实现了二次轴突分支(受限于多路复用 Neurocore 的对应位置)。主轴突分支(针对多路复用 Neurocore 的任意位置)由子板的 FPGA 和 SRAM 实现。

路由器用两种方式为数据包从源到多个接收者提供路径,即点对点相和分支相,如图 2.45 所示。在点对点相期间,路由器指挥数据包上下、左右移动,基于数据包第一个字节的一位。在分支相期间,路由器将数据包拷贝到左端口和右端口。这些流动着的数据包被传送到局部神经阵列,或者用从 Neurocore 芯片 256×16 bit SRAM 中某一位置提取的信息来完成滤波,根据数据包第二个字节来分类。这种方法将数据包分配给所有潜在接收者,无需进行任何存储器查表,从而获得高的吞吐量。如果数据包被传送,则从 SRAM 提取的两位将被附加给其列地址。这些位规定了作为接收者的四个共享突触哪一个将被激活。

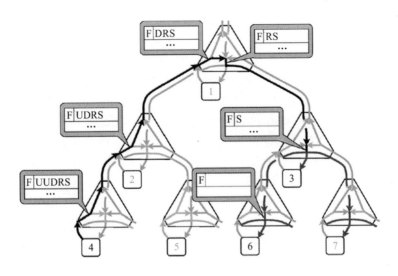

图 2.45　多播路由的传输路径(黑线为点对点相,紫色为分支相)

在图 2.45 中的点对点相,路由器将节点 4 的数据包导至节点 1,最底层的共享宿主节点 4 与接收者(节点 3 和节点 6)共享。然后,数据包被路由下传到节点 3,这是接收者的最低共享宿主。在每个节点处,路由域的最大有效位被平移出去,0 被平移进来。除了 MSB 之外,停止节点(编码终点(节点 3))全为零。在图 2.45 中的分支相,数据包访问节点 3 和它的所有子节点,节点 7 的 SRAM 被编程对数据包滤波。模式位(F)决定了数据包是否流动或者对准终点。

路由通道含有四个聚(merge)和三个叉(split),如图 2.46 所示。为了节约能量,12 位的数据通道被切分成六个位对,每个用四条线上的任何一个线上的两个跃迁来传输(第二个是返回 0)。这种四选一的编码方式需要的跃迁数是独立位(二选一)所需跃迁数的一半,而且只需要一根单独的应答(或使能)线。通道模块非常紧凑,足以分布在I/O 管脚四周(参

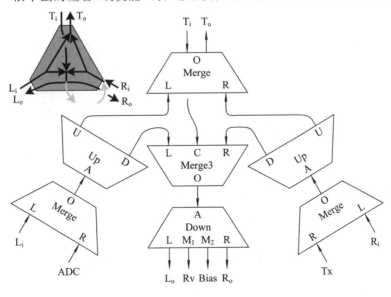

图 2.46　路由通道

见图 2.43）。绝大多数相关管脚分布在芯片的对应边，十分适合需要直接连接相邻芯片的多芯片印制板的设计。二到一的复用设计使得管脚数从 42 减少到 21，7 个管脚（2 个电源脚，4 个信号脚，1 个使能脚）被分为 3 组。每个管脚组用一个跃迁发送 2 位数据，无需返回到 0，在四根线的一根线上，达到 364 Mb/s 的数据速率。每个管脚可以处理 91 MB/s 的信号。

在图 2.46 中，Merge 和 Merge3 将数据包发给 splits（Up 和 Down），其中 Up 驱使数据包至 U 或 D 口，Down 驱使数据包至 L 或 R 口。当遇到一个停止码时，Up 删除数据包，Down 询问模式位。如果模式位为 Clear（即指向模式），就将数据包传给 M_1 口或 M_2 口中的任何一个（由头字符中的某一位决定）；如果模式位为 set（即流动模式），则将数据包传给 L_0 和 R_0 端口。

当连接成二进制树时，路由以 1.17 Gword/s 的速率将数据包传送给 Neurogrid 的 16 个 Neurocore，沿最长路径的抖动不大于 1 μs。抖动的定义是数据包以相同间隔注入时的时间标准方差。被注入的数据包（由计算机产生）沿着树上的所有路径上下路由，在树叶处被排斥，被逻辑分析电路所捕获。其间，位于树叶处的 8 个 Neurocore 每个都能以 9.14 Mword/s 的速率产生放电数据包。这些数据流在根处会聚。在此处，总体上以 73.12 Mword/s 的速率接收数据，流向所有 16 个 Neurocore，后者以 1.17 Gword/s 的速率接收数据。这种传输速率对应于正常模式（每个放电数据包 5 个字节）下的 234 Mspike/s，在猝发模式下高达 1.17 Gspike/s。

2.2.3.3 能效分析

测量和分析发现，Neurogrid 这样一个 100 万个神经元、80 亿个突触的实时仿真系统，消耗的能量比它所使用的共享树突架构预测的还要少。

用 Neurogrid 对一个具有 15 个细胞层的复发性抑制网络进行了编程仿真（如图 2.47 所示）。每个网络都被映射到不同的 Neurocore。用从每个 Neurocore 到所有其他 Neurocore 的多播放电来实现复发性突触连接。这个 Neurocore 和它在任何一边的三个邻居被编程来接受放电，通过共享树突来抑制相邻的神经元。作为最终结果，模型中的 983 040 个神经元从位于七层厚、环绕着它的 19 个神经元半径圆柱体中心的 7980 个神经元中接收了 50% 的抑制。这种重发抑制连接图案正是我们所期望的。它会导致全局同步放电活动，这也是我们观察到的。同步活动是有节奏的，频率为 3.7 Hz，神经元平均点火速率为 0.42 spike/s。

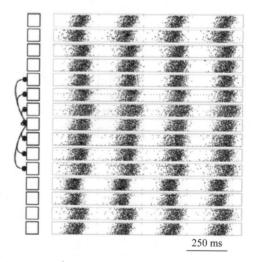

图 2.47　100 亿个神经元仿真结果

在图 2.47 中，100 万个神经元被分成 15 个细胞层，每层有 256×256 个单元，构成一个闭环，所以第一层和最后一层挨得最近。每个细胞层的神经元抑制相邻的同层神经元以及任何一边的三个相邻层。图中示出了中央层间的连接性。放电的光栅（每层神经元的 1/10）解释了全局同步性，这正是网络重发性抑制所期待的。

激活硅轴突的突触（E_{axon}）所需的能量可以用每个细胞体（每次放电）（E_{soma}）、发射器（E_{xmt}）、上行路由（E_u）、子板（E_{RAM}）、下行路由（E_d）和接收器（E_{rev}）所用能量之和表示。最后一项包括共享树突和突触电路。E_{axon}可表示为

$$E_{axon} = E_{soma} + E_{xmt} + E_u + n_{col}(E_{RAM} + E_d + n_p E_{rev}) \tag{2.47}$$

其中，在 n_{col} 个位置（主分支）突触连接到 n_p 个节点池（次分支）。因此，所激活的突触总数 $n_{axon} = n_{col} \times n_p \times n_{syn}$，其中 n_{syn} 是每个池中突触连接数的平均值。每个突触激活（$E = E_{axon}/n_{axon}$）的能量为

$$E = \frac{E_{soma} + E_{xmt} + E_u}{n_{col}n_p n_{syn}} + \frac{E_{RAM} + E_d}{n_p n_{syn}} + \frac{E_{rev}}{n_{syn}} \tag{2.48}$$

式中三项分别与轴突主干（E_{soma}、E_{xmt}、E_u）、主分支（E_{RAM}、E_d）和次分支（E_{rev}）有关，对 E 的贡献分别为小、中和大，具体数据见表 2.5。

表 2.5　每个放电所消耗的能量

工作能量/nJ	E_{soma}	E_{xmt}	E_u	E_{RAM}	E_d	E_{rev}
	$2612T_{soma}$	11.0	11.2	2.2	7.6	9.8

E_{soma} 等于 $V_{jack}I_{static}T_{soma}/N_{total}$，其中 $V_{jack} = 3$ V 是电源接口电压，I_{static} 是神经元处于准静态时的电流，T_{soma} 是平均放电间隔时间，$N_{total} = 2^{20}$ 是神经元数。I_{static} 只是从模拟电路中提取的近似值，与 T_{soma} 弱相关。

在准静态下，整个电路的工作电流为：子板 87 mA，FX2 和 CPLD 116 mA，电压调整器（每个 Neurocore 有三个）74 mA，16 个 Neurocore 的 I/O 口 25 mA，数字电路 64 mA，模拟电路 572 mA。工作电流的测量是用 HP E3631A DC 电源完成的。

E_{xmt} 和 E_{rev} 等于 $V_{jack}\Delta I_{xmt, rev}/f_{total}$，其中 $\Delta I_{xmt, rev}$ 是当 Neurocore 产生 f_{total} 脉冲/s 时抽取的附加电流，$\Delta I_{xmt, rev}$ 是当 Neurocore 被重新编程以便停止滤波时抽取的电流。

E_u 和 E_d 等于 $n_{u, d}E_{link}$，其中 $n_{u, d}$ 是 Neurocore 与子板之间的连接数量，E_{link} 是连接发射一个直接放电数据包所需的能量。设 $n_u = 3.4$，是一个 Neurocore 与子板连接的平均数；$n_d = 2.3$，是当一个数据包从根开始流动跨越的连接数（$n_p = 7$）的 1/7。

E_{RAM} 等于 $V_{jack}\Delta I_{lkup}/f_{lkup}$，其中 ΔI_{lkup} 是当子板完成每秒存储器查表（频率 f_{lkup}）时从子板的电源端口抽取的附加电流。

将这些测量值代入式（2.48），得到（单位为 nJ）

$$E = \frac{22.2 + 2612T_{soma}}{n_{col}n_p n_{syn}} + \frac{9.8}{n_p n_{syn}} + \frac{9.8}{n_{syn}} \tag{2.49}$$

这个模型预计实现每个同步仿真的 $E = 813$ pJ，其中 $n_{col} = 1$，$n_p = 7$，$n_{syn} = 1140$，$T_{soma} = 1/(0.42$ spike/s$)$。这个预测值与测量值 $E = 941$ pJ 之间的误差为 14%。该误差很可能是由于忽视了模拟电路功耗随放电速率的稍许增加所致。

2.2.3.4　消耗比较

Neurogrid 系统与 HICANN[2.20] 和 GoldenGate[2.19] 的消耗（$A \cdot E \cdot T$）的比较如表 2.6 所示，可见 Neurogrid 的总体消耗远低于后二者，其中 Neurogrid 的 A 包括了路由的消耗，而 E 包含了整个系统的功耗。三个系统各有特点，Neurogrid（SDH）的 A 最小，GoldenGate（SAD）的 E 最高，HICANN（FDA）的 T 最小。不过，Neurogrid 的 A 和 E 比预期的还要小，因为它通过多层次的轴突分支，将这些损耗分散在了大量的突触连接上。

HICANN 的 T 则比预期的要大，因为它在每个共享轴突上复用了 64 个神经元的放电，故无法完全实现 FDA。Neurogrid 的 $A \cdot E \cdot T$ 是 HICANN 的 1/50。

表 2.6　三种神经仿真系统的消耗比较

	$A/\mu m^2$	E/pJ^*	T/ps	$A \cdot E \cdot T$	S	突触类型
HICANN	436	198	2.9	250k	224	4 bit 塑性
GoldenGate	256	4.0k	29.5	30.6M	1024	1 bit 贡献
Neurogrid	0.63	119	62.5	4.69k	4096	13 bit 共享

﹡注：E 包含了动态和静态功耗(假定每个神经元每秒放电 10 次)。

在讨论这些结果之前，先介绍一下 A、E 和 T 如何计算。A 用 A_{chip}/SN_{chip} 来计算，其中 A_{chip} 是芯片的面积，N_{chip} 是神经元的数量，S 是突触的数量(针对 HICANN 和 GoldenGate)或者每个神经元突触连接的数目(针对 Neurogrid)。对于 Neurogrid，$n_{col}=4$，$n_p=4$，$n_{syn}=256$(中值)。

E 用 $P_{sys}/f_{avg}N_{sys}S$ 来计算，其中 P_{sys} 是系统在平均点火速率 f_{avg} 和总神经元数目 N_{sys} 下的总功耗。为了计算静态功耗，对于三个系统均设 $f_{avg}=10$ spike/s，而实际上 HICANN 的 $f_{avg}=10^5$ spike/s(即加速了 10^4 倍)。HICANN 是由 352 个芯片、48 个 FPGA 和 18 万个神经元构成的晶圆级系统，其 P_{avg} 达到 400 W。GoldenGate 的 256 个神经元的芯片功耗为 5 mW。对于 Neurogrid，用式(2.49)来计算 E。

T 用 $t_{axon}/n_{par}n_{axon}$ 来计算。HICANN 的 t_{axon} 为 5.21 ns，即 192 Mspike/s，GoldenGate 为 7.56 ns(45 nm SRAM 的时间周期约为 1 ns，以此推算)，Neurogrid 为 16.0 ns。采用接收器的字节速率来计算，因为它比路由器的字节速率(13.7 ns，在 1 μs 的抖动下)慢。HICANN 的 n_{par} 为 224，GoldenGate 和 Neurogrid 均为 1。HICANN 的 n_{axon} 为 8，GoldenGate 和 Neurogrid 均为 256(采用共享树突)。

为何 Neurogrid 的 $A \cdot E \cdot T$ 比预期的要低？可以考虑一下没有主或次轴突分支(即 $n_p=n_{col}=1$)的情形，这使得 Neurogrid 与 HICANN 相似。16 倍的下降导致 A 增加 16 倍，E 增加 10 倍，而 T 保持不变，因此 Neurogrid 的 $A \cdot E \cdot T$ 变成了 HICANN 的 3 倍。Neurogrid 的 $A \cdot E \cdot T$ 比预期的低是因为它采用了多层次的轴突分支，从而使其固定的面积和静态功耗被分散到更多的突触连接。使用匹配的 S 值，Neurogrid 的 E 比 HICANN 大 6 倍，也许这是因为 Neurogrid 的神经元具有四个共享突触和四个共享树突电路(不是每个一个)以及四个离子通道电路。Neurogrid 的面积(2560 μm^2)也比 HICANN 的突触大 6 倍。

综上所述，Neurogrid 的共享树突(SD)架构通过多层次轴突分支来增加突触连接性，从而实现了最低的 $A \cdot E \cdot T$ 损耗。高效的带宽相互阵列通信机制使得这一点成为可能。构造大规模的神经模型可以完全发挥 Neurogrid 的仿真潜力，特别是可配置性和按比例缩放的能力。

Neurogrid 的高效 SD 架构和 TR 拓扑能够完全符合神经模型的需求，这体现在两个方面：一方面，各个神经元能够组织到各个层中，同层的相邻神经元大多数可以具有相同的输入(如在皮层特征图中)，因此可以使用 SD，否则接收器必须循环 n_{syn} 次，而不是一次，以便传输放电到 n_{syn} 个目标；另一方面，各个神经元能够组织到列中，使得在不同层的对应位置的神经元可以具有恒定跃迁的连接性。这样一来，可以使用多播路由，否则子板必须

循环 $n_{col} x_{np}$ 次，以便将放电传送到任意位置，而非只循环 n_{col} 次。

Neurogrid 的 SD 架构的局限性是不具备突触的柔韧性，而 HICANN 以及其他全专用架构（FD）则支持这种柔韧性[2.32]。这是因为相邻神经元共享了相同的输入。尽管如此，Neurogrid 还是支持共享突触（SS）架构。这种架构允许独立的连接权重，储存在子板的RAM 中。SS 能够实现放电时序相关柔韧性。HICANN 就实现了这一特性，可以追踪突触最近放电历史（即排队寻址事件），并相应更新储存的权重[2.33]。然而，SS 的 $A \cdot E \cdot T$ 比SD 小 $1/N$（参见图 2.27）。实际上，FD 的 N^2 倍面积尺度使得用它来实现具有数千个突触的神经元时过于昂贵了，HICANN 每个神经元只有 224 个突触，将来如能使用纳米尺寸的器件才可能部分弥补这一缺陷。

如果采用当今最先进的集成电路工艺，可以进一步增加 Neurogrid 的可重构性和尺度可变性，比如嵌入到每个 Neurocore 中的存储器容量可以增加两个数量级。存储器容量的增加使得用局部共享轴突（即第三级分支）来取代共享树突成为可能，也可能使放电脉冲被路由到任意位置，无需发送数据包从所有路径到根，使整个设计进一步缩小。

2.3　总结与展望

如日中天的人工智能系统试图实现甚至超越真实人脑的智慧，其硬件现在是通过超级计算机来实现的。然而，即使在不久的将来，超级计算机能够达到人脑的运算速率和记忆容量，所需的能量消耗和实现体积仍然远远大于人脑，主要原因是现行计算机的全数字串行运算机制，与人脑的模拟化并行处理架构相距甚远。因此，以模拟方式为主的神经网络集成电路以及更先进的神经系统仿真芯片应运而生，并在近期已经出现了若干突破性进展。

首先需实现的是用电路来仿真一个神经元的主要功能。构成神经元的细胞膜、细胞体、突触、轴突、树突以及离子通道等部件必须用不同的电路来实现，可以是全模拟方式，也可以是模拟—数字混合方式。然后，要考虑由多个神经元构成的神经网络的体系架构，特别是神经元之间传递信息的方式，本章 2.2 节提出的全专用、共享轴突、共享突触和共享树突就属于不同的神经元网络架构，各自的面积、能耗和速率有所不同。在上述研究的基础上，结合路由和收发器设计，就能够实现相对完整的神经系统仿真芯片。

目前研制成功的神经仿真系统芯片（如本章介绍的 Neurogrid 芯片）已经能够对 100 万个神经元和 80 亿个突触进行实时仿真。采用更先进的集成电路制造工艺，可以进一步增加神经仿真系统芯片的可重构性和尺度可变性，还会带来更高的能量效率。尽管 Neurogrid芯片的能量效率已经比个人电脑高 5 个数量级，但仍然比人脑低 4～5 个数量级。它用几瓦的功率来实时仿真 100 万个神经元，而个人电脑使用几百瓦功率来仿真 250 万个神经元。人脑比 Neurogrid 计算的神经元多 8 万倍，消耗的功率只是后者的 3 倍。要达到这样的能力效率，并获得更强的可配置性和尺度可变性，是神经仿真系统芯片面临的最大挑战。

参 考 文 献

[2.1]　Abbott L F, Lapique's introduction of the integrate-and-fire model neuron (1907). Brain Research

Bulletin, 1999, 50 (5/6): 303－304.

[2.2] Hodgkin A L, Huxley A F. A quantitative description of membrane current and its application to conduction and excitation in nerve. The Journal of Physiology, 1952, 117 (4): 500－544.

[2.3] Hodgkin A L, Huxley A F, Katz B. Measurement of current-voltage relations in the membrane of the giant axon of Loligo. The Journal of Physiology, 1952, 116 (4): 424－448.

[2.4] Hodgkin A L, Huxley A F. Currents carried by sodium and potassium ions through the membrane of the giant axon of Loligo. The Journal of Physiology, 1952, 116 (4): 449－472.

[2.5] Renaud S, Tomas J, Bornat Y, et al. Neuromimetic ICs with analog cores: an alternative for designing spiking neural network. Proceedings of IEEE International Symposium on Circuits and Systems, New Orleans, USA, 2007: 3355－3358.

[2.6] Schemmel J, Brüderle D, Meier K, et al. Modeling synaptic plasticity within networks of highly accelerated I&F Neurons. Proceedings of IEEE International Symposium on Circuits and Systems, New Orleans, USA, 2007: 3367－3370.

[2.7] Indiveri G, Fusi S. Spike-based learning in VLSI networks of integrate-and-fire neurons, Proceedings of IEEE International Symposium on Circuits and Systems, New Orleans, MSA, 2007: 3371－3374.

[2.8] Hasler P, Kozoil S, Farquhar E, et al. Transistor channel dendrites implementing HMM classifiers. Proceedings of IEEE International Symposium on Circuits and Systems, New Orleans, USA, 2007: 3359－3362.

[2.9] Binczak S, Jacquir S, Bilbault J M, et al. V. I. Experimental study of electrical FitzHugh－Nagumo neurons with modified excitability. Neural Networks, 2006(19): 684－693.

[2.10] Glackin B, McGinnity T M, Maguire L P, et al. A novel approach for the implementation of large scale spiking neural networks on FPGA hardware. Proceedings of IWANN 2005 Computational Intelligence and Bioinspired Systems, Barcelona, Spain, 2005: 552－563.

[2.11] Sorensen M, DeWeerth S, Cymbalyuk G, et al. Using a hybrid neural system to reveal regulation of neuronal network activity by an intrinsic current, Journal of Neurosciences, 2004(24): 5427－5438.

[2.12] Vogelstein R J, Malik U, CauWenberghs G. Silicon spike-based synaptic array and address-event transceiver. Proceedings of ISCAS'04, 2004: 385－388.

[2.13] Liu S C, Douglas R. Temporal coding in a silicon network of integrate-and-fire neurons. IEEE Trans. Neural Networks, 2004(15): 1305－1314.

[2.14] LeMasson G, Renaud S, Debay D, et al. Feedback inhibition controls spike transfer in hybrid thalamic circuits. Nature, 2002(4178): 854－858.

[2.15] Jung R, Brauer E J, Abbas J J. Real-time interaction between a neuromorphic electronic circuit and the spinal cord. IEEE Trans. Neural Systems and Rehabilitation Engineering, 2001: 319－326.

[2.16] Mahowald M, Douglas R. A silicon neuron. Nature, 1991(354): 515－518.

[2.17] Krzysztof Iniewski. VLSI Circuits for Biomedical Applications, Chapter 12: Neuromimetic Integrated Circuits. ARTECH HOMSE, INC. , 2008.

[2.18] Furber S B, Lester D R, Plana L A, et al. Overview of the SpiNNaker system architecture. IEEE Trans. Comput. , 2013, 62(12): 2454－2467.

[2.19] Merolla P, Arthur J, Akopyan F, et al. A digital neurosynaptic core using embedded crossbar memory with 45 pJ per spike in 45 nm. Proc. Custom Integr. Circuits Conf. , 2011, DOI: 10. 1109/CICC. 2011. 6055294.

[2.20] Schemmel J, Brüderle D, Grübl A, et al. A wafer-scale neuromorphic hardware system for large-scale neural modeling. Proc. IEEE Int. Symp. Circuits Syst. , 2010: 1947 – 1950.

[2.21] Ben Varkey Benjamin, Peiran Gao, Emmett McQuinn, et al. Neurogrid: A mixed-analog-digital multichip system for large-scale neural simulations. Proceedings of the IEEE, 2014,102(5): 699 – 716.

[2.22] Sivilotti M, Emerling M, Mead C. A novel associative memory implementedusing collective computation. Proc. Chapel Hill Conf. Very Large Scale Integr. , 1985: 329 – 339.

[2.23] Sivilotti M. Wiring considerations in analog VLSI systems, with application to field-programmable networks. Ph. D. dissertation, Comput. ScienceDept. , California Inst. Technol. , Pasadena, CA, USA, 1991.

[2.24] Yasunaga M, Masuda N, Yagyu M, et al. Design, fabrication and evaluation of a 5-inch wafer-scale neural network LSI composed on 576 digital neurons. Proc. Int. Joint Conf. Neural Netw. , 1990: 527 – 535.

[2.25] Merolla P, Boahen K A. A recurrent model of orientation maps with simple and complex cells. in Advances in Neural Information Processing Systems (NIPS),Cambridge, MA, USA: MIT Press, 2004: 995 – 1002.

[2.26] Gao P, Benjamin B V, Boahen K. Dynamical system guided mapping of quantitative neuronal models onto neuromorphic hardware. IEEE Trans. Circuits Syst. I, Reg. Papers, 2012, 59(10): 2383 – 2394.

[2.27] Hynna K M, Boahen K. Thermodynamically equivalent silicon models of voltage-dependent ion channels. Neural Comput. , 2007, 19(2): 327 – 350.

[2.28] Zaghloul K A, Boahen K A. An on-off log domain circuit that recreates adaptive filtering in the retina. IEEE Trans. Circuits Syst. I, Reg. Papers, 2005, 52(1): 99 – 107.

[2.29] Martin A. Programming VLSI: From communicating processes to delay-insensitive circuits. Developments in Concurrency and Communication. Reading, MA, USA: Addison-Wesley, 1991: 1 – 64.

[2.30] Lin J, Boahen K. A delay-insensitive address-event link. Proc. IEEE Int. Symp. Asynchron. Circuits Syst. (ASYNC), 2009: 55 – 62.

[2.31] Merolla P, Arthur J V, Alvarez-Icaza R, et al. A multicast tree router for multichip neuromorphic systems. IEEE Trans. Circuits Syst. I, Reg. Papers, 2014, 61(3): 820 – 833.

[2.32] Arthur J V, Boahen K. Learning insilicon: Timing is everything. Advances in Neural Information Processing Systems(NIPS), Cambridge, MA, USA: MIT Press, 2006: 75 – 82.

[2.33] Vogelstein R J, Tenore F, Philipp R, et al. Spike timing-dependent plasticity in the address domain. Advances in Neural Information Processing Systems(NIPS), Cambridge, MA, USA: MIT Press, 2002: 1147 – 1154.

[2.34] Anders Sandberg, Nick Bostrom. Whole Brian Emulation: A Roadmap, Technical Report # 2008 – 3, 2008, Future of Humanity Institute, Oxford University.

第3章 植入式医疗器件的无线能量获取与数据传输

植入人体的电子器件或部件所需要的供电能源受到很大限制，导线引入或者植入电池都会带来对人体的侵犯，解决途径可采用体外无线传输或者体内自供电。本章将介绍体外无线传输技术，而体内自供电技术将在第4章讨论。在对植入式医疗器件可能的能量获取方式进行综合评述(3.1节)之后，介绍了无线电磁能量获取与数据传输技术，重点是基于谐振电感耦合的无线链路(3.2～3.3节)，这是目前应用最为广泛的植入医疗器件能量获取与数据传输方法。本章的后半部分则介绍了另外三种各具特色的无线能量采集方案，即太阳能采集、无线射频传输和超声波能量传输(3.4～3.6节)，均属于近年来刚刚提出但颇具发展潜力的技术。

3.1 植入式医疗器件的能量获取

3.1.1 植入式医疗器件

植入式医疗器件(IMD，Implantable Medical Devices)是一种埋置在生物体或人体内的电子部件，主要用于测量生命体内的生理、生化参数的长期变化，以及诊断、治疗某些疾病，实现在生命体无拘束自然状态下的体内直接测量和控制，也可用来代替功能已丧失的器官。植入式医疗器件的发展对于人体的健康和安全具有重大意义，是21世纪生物医学电子领域发展的一个重要方向。

与传统的医疗设备相比，植入式医疗器件主要具有如下优点：

(1) 在生物体处于自然的生理状态条件下，对各种生理、生化参数进行连续而实时的测量与控制；

(2) 体内的各种信息不需穿过皮肤测量，可大大减少体表测量时难以回避的各种干扰因素的影响，从而得到更加精确的数据；

(3) 便于对器官和组织的直接调控，能获得更理想的刺激和控制响应，有利于损伤功能的恢复和病情的控制；

(4) 可以用来治疗某些特殊疾病，如癫痫、帕金森症和瘫痪的四肢等；

(5) 可用来代替某些器官的功能，如耳蜗、视网膜、肾脏和四肢等；

(6) 有利于实现便携式、低成本和家庭化，甚至能完成某些大型医疗设备不能完成的医学任务。

按照用途，植入式医疗器件可分为传感类(如生物传感器、神经记录器、葡萄糖指示器)、刺激类(如神经刺激器)、治疗类(如心脏起搏器、除颤器)、给药类(如胰岛素泵、输药泵)、假体类(如人工耳蜗、视网膜假体)和矫正类(如人工假肢、人工关节)等，功能各不相同。人工耳蜗通过刺激耳蜗神经来恢复部分听力，视网膜假体为盲人提供粗略的视觉，心脏起搏器通过刺激心肌使心脏恢复有效的收缩功能，植入式除颤器用于治疗心脏室性纤颤，植入式括约肌通过电刺激括约肌来控制泌尿，颤动控制植入用于治疗帕金森病、癫痫控制植入用于控制与阻断癫痫的发作，心脏辅助泵以固定频率搏动辅助心脏泵浦加速与减速，植入式药疗系统控制注射泵输送药物，吞服无线电胶囊用于检查消化道各部分的温度、压力、pH值等信息，胶囊型内窥镜能连续观察与诊断消化道内的图像信息，植入式身份识别芯片用于识别人员身份等。图3.1给出了目前已投入应用或正在开发的植入式医疗器件的部分典型品种。

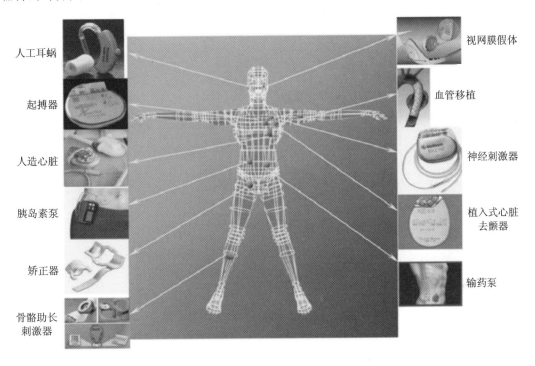

图 3.1 已应用或正开发的植入式医疗器件

按照构成方式，植入式医疗器件还可分为两类：第一类只包含体内部分，在体内完成所有信息的采集、判断和响应，形成独立的闭环系统；第二类由体内植入和体外测控两部分构成，二者之间需通过无线方式完成数据和能量交互。

近年来，植入式医疗器件发展迅猛，并已从科研开发逐步进入商用市场。例如，2003年全球共销售了60万部心脏起搏器，使用者多达3000万人；2004年心律管理设备的销售额超过89亿美元；2007年全球可植入和可消化器件的销售额超过244亿美元。除了心脏起搏器和除颤器之外，输药泵、止痛用神经刺激器以及用于刺激胃、喉和其他肌肉的电子刺激器也已开始销售。

3.1.2 植入式器件的能量获取

植入人体的电子器件需完成传感、刺激、计算、储存、通信等功能，必然需要一定的能量才能正常工作。不同的植入式医疗器件工作时所需的能量不同，如神经记录器为 μW 级、神经刺激器和人工耳蜗为 mW 级，人工心脏则为 W 级。图3.2给出了几种典型的植入式医疗器件的耗能情况，表 3.1 则给出了植入式医疗器件内常用电路单元工作时所需的功率或能量数据（2010 年水平）。

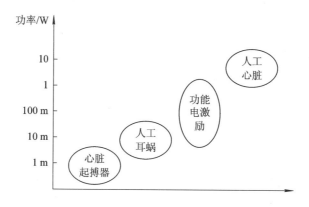

图 3.2　几种植入式医疗器件工作时所需功率

表 3.1　植入体电路单元工作时所需功率或能量的近似值

操　　作	商品水平	研究水平
微处理器工作(500 kHz）	350 μW	20 μW
接收 1 bit 数据	200 nJ	12 pJ
发射 1 bit 数据	200 nJ	16 pJ
保持易失存储器 1 bit 数据	100 pW	用非易失存储器取代
写入非易失存储器 1 bit 数据	200 nJ	25 pJ
模拟—数字转换 1 bit 数据	193 fJ	50 fJ
睡眠模式	300 nW	5 nW
数字信号处理(500 kHz/100 MHz）	200 μW/40 mW	20 μW/100 μW
管脚漏电	110 nW	2.2 nW

最早的植入式医疗器件采用的供能方式有以下两种：

（1）导线引入。由导线从体外通过皮肤直接输入电能，其优点是能量由体外向体内传输的过程中几乎没有损耗，但缺点也显而易见，因为导线要穿过皮肤，皮肤接口处发生感染的风险很大，而且严重限制了病人的活动自由度，难以作为长期持续供能的方式。这种方式对于现代植入式器件很少采用。

（2）植入电池。将电池与医疗器件一起植入人体，是早期植入医疗部件（如心脏起搏器）使用的方式。常用的植入电池有能量空间密度较高的锂碘电池和镍氢电池，也可采用可充电电池或超级电容器，定期通过外部设备无线充电。因电池使用寿命有限，需要通过做手术来更换电池，并不适合需要长期甚至永久植入体内的电子部件。例如，大量的脊髓损伤出现在年龄 16～30 岁的成年人，而患有轻度损伤的病人的平均寿命只是略短于正常人，因此用于治疗脊髓损伤的植入式神经刺激器的工作时间可能要达到 50 年甚至更长的时间。又如，目前心脏起搏器所用电池的平均时间为 8 年，需要通过多次手术更换电池来延长心脏起搏器的使用寿命，这将大大增加病人的痛苦和经济负担。据统计，更换电池手术后并发症的发生率要比正常值高 3 倍。另外，电池有可能导致肌体局部发热，造成生物组织烧伤。某些电池有可能产生化学物质泄漏，给生物组织带来的危害更大。

上述两种供能方式固有的问题，促使人们寻找新的更为适合植入器件的能量获取方式。植入式医疗器件可采用的非电池采能方式如图 3.3 所示，可分为人体周边环境能量获取和人体自身能量获取两大类型。广义的环境能量包括电磁场或电磁波、超声、红外、热能(太阳热、地热梯度、燃烧等)和动能(风、潮汐、重力、振动、人体运动等)，但有许多能量并不适合人体。人体自身的能量可来自动能(压电、静电等)、热能(人体温度或温度梯度)和化学能(生化反应)，但都需要给人体内部植入换能元件。

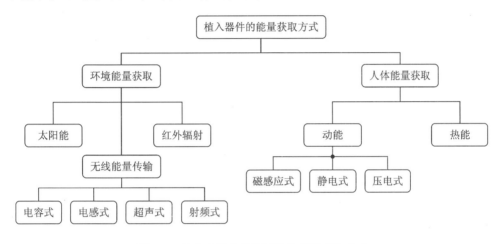

图 3.3　植入式医疗器件可能的能量获取方式

3.1.2.1　人体自身能量获取

人体自身能量获取也叫自供电(self-powering)。人体自身的能量来源很多，利用相应的换能技术可以将人体能量转化为电能，供植入器件使用。

利用人体的运动或者体内器官的活动，可以通过压电传感器来获得能量，是目前人体自供电的主要方式。研究发现，快跑可以产生 1630 mW 的能量；即使在睡眠中，人体的起伏活动也能产生 81 mW 的能量[3.1]。有方案将压电晶体置于足底，病人步行时就可以对体内电池充电(参见图 3.4)。体内器官的运动也是压电能量的重要来源，如加在关节或骨骼矫正装置处的压电传感器不仅可以通过压电转换获得能量，而且可同时记录所在部位的生

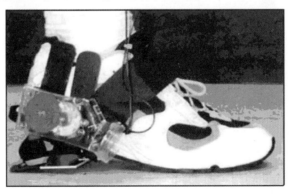

图 3.4　装在鞋跟上的压电能量转换器

物力学信息。除了关节和肌肉之外，心脏或血压的脉动、肠胃的蠕动、肺的伸缩等也是人体动能的来源之一，但产生的能量比运动器官低得多。本书第 4 章将专门介绍压电传感器用于人体自供电的原理、装置和应用。

除了压电换能方式外，还可以利用运动产生的电容变化来完成机械能与电能的转换，称为静电换能。利用微机电系统（MEMS）制作的静电换能电容，极板随外加机械应力而变，从而使电容值随之而变，电容储存的电荷量或者端电压也就随之变化，因此产生电能。静电换能有恒定电荷循环（固定电荷，改变电压）和恒定电压循环（固定电压，改变电荷，形成电流）两种方式。如图 3.5 所示，A→B→D→A 为恒定电荷通路，而 A→C→D→A 为恒定电压通路[3.2]。2000 年，Tashiro 等人利用心跳运动的静电换能产生了 58 μW 的功率，电容变化范围为 32～200 nF[3.3]。与压电换能器相比，用 MEMS 技术制作的静电换能器体积很小，产生的电能也很小（几微瓦到几十微瓦），

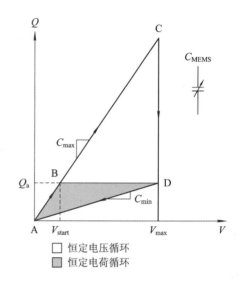

图 3.5　静电换能器的电荷（Q）—电压（V）曲线

适用于尺寸和所需功率都很小的微植入体（如植入生物传感器）。这种方法的另一个局限性是静电换能电容必须进行预充电。

利用机械运动改变磁力线的方法，也能产生电磁能量，称为磁动力学换能。磁动力学换能也有两种类型：一种是相对运动型，即永久磁体与感应线圈之间做相对运动，如图 3.6(a)所示；另一种是永久磁体固定不动，摆轮因惯性来回摆动，如图 3.6(b)所示。后一种比前一种更为有效，因为利用了惯性力。日本精工基于这一原理，利用心跳为植入的计

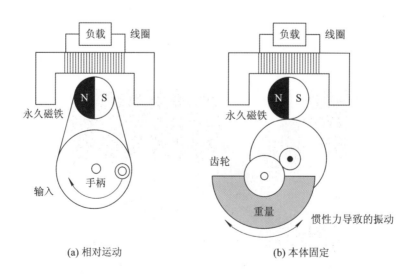

(a) 相对运动　　　　　　　(b) 本体固定

图 3.6　磁动力学换能

步器供电[3.4]。Amirtharajah等人在1998年基于这种方法，从人的步行中获得了400 μW的功率，电源电压为2 V DC，输入频率为64 Hz[3.5]。另一个研究者将图3.7所示的轴向磁通产生器固定在脚踝上，利用步行中产生的能量在平面线圈中产生3.9 μW的功率[3.6]，为一个小型植入医疗器件供电。

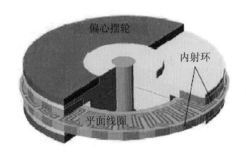

图3.7　轴线磁通产生器的三维结构示意图

无论外界温度如何变化，人的体温总是保持基本恒定，但人体不同部位仍然有5℃左右的温度变化，因此，可利用这种温度变化产生的温差电动势来得到能量。温差电动势产生器的结构如图3.8所示，由多个热电偶（thermocouple）组合而成的热电堆（thermopile）构成。这些热电偶在电学上是并联的，但在热学上是串联的，相互之间电阻很小但热阻很高。热电偶通常是用正塞贝尔系数的 p 型半导体材料和负塞贝尔系数的 n 型半导体材料组合而成的，热电偶两端的电势差可表示为

$$V = \int_{T_{cold}}^{T_{hot}} \mid S_B(T) - S_A(T) \mid dT \tag{3.1}$$

式中，S_A 和 S_B 分别为 p 型半导体和 n 型半导体的塞贝尔系数，T_{hot} 和 T_{cold} 分别为热端和冷端的温度。然而，人体在室温附近的卡诺效率（$\eta = (T_{hot} - T_{cold})/T_{hot}$）很低，只有 1.6%，5℃温差下用这种方法产生的能量最多只能达到几十微瓦，从而严重限制了它在人体植入器件中的应用。在 2014 年前报道的研究成果中，较好的结果是用 95 mm 长度、重量为 0.23 g 的温差电元件，获得 30 μW 的功率（3 V 电压，10 μA 电流），而用 19 mm 长的元件就只能获得 1.5 μW 的功率[3.7]。

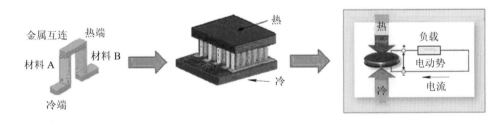

图3.8　温差电动势的产生及其等效电路

基于体内葡萄糖氧化的生物化学电池也是一种获得能量的方式，但转换效率不高，通常只有 10%～15%，而且发生生化反应时容易产生高热，可能对生物组织造成损害。

3.1.2.2　体外环境能量获取

在人体外，通过电场、磁场、电磁波、超声、红外、光照等传输方式将环境中的外界能

量穿过皮肤传入体内，体内单元再将无线能量转换为直流电能量。这种方式需要体外设备与体内器件的配合，体外设备会在一定条件下影响人体的移动性和自由度，比如在淋浴和浴池中不能使用，而体内器件的发热也许会导致生物组织的损伤或炎症。

体外的红外辐射源透过皮肤入射体内，再通过体内的光电二极管转换为电能。这种方法具有明显的缺点，体积大，自身功耗高，能量转换效率低，还会导致皮肤发热。Goto 等人用这种方法为心脏起搏器提供 4 mW 的功率[3.8]，DC 电源电压为 2.8 V，但测试发现红外辐射功率会导致皮肤温度上升 1.4℃，这有可能会导致软组织损伤。

可见光可以穿过透光器官（如眼球）和浅层皮肤（1～5 mm），因此来自环境的太阳能也可用于人体植入器件。不过，皮肤对于可见光的损耗比红外和超声波更大，而且针对可见光的植入式光电转换元件产生的电压更低（可能在 0.3 V 以下），必须经电荷泵之类的电路升压后才能满足植入器件的电源需求。3.4 节给出了一种植入式太阳能采集的单芯片解决方案。另一种思路是基于光—电—化学原理来实现太阳能与电能的转换，比如用半导体材料制作的太阳能电池作为阳极，用植入皮质层的二氧化钛作为阴极，中间是液体电解液，就有可能将光能先转换为化学能，再转换为电能。

超声波相对容易穿过皮肤，对人体安全，不会对其他电磁信号形成干扰，在人体内的损耗小，是一种较好的植入式器件无线能量提供方式。图 3.9 给出了植入式器件的超声换能方式，位于皮肤表面的超声波发生器将超声发射到体内，位于体内的超声换能器件将接收到的超声能量转换为电功率。现已报道的植入式二维 MEMS 超声换能器件可产生 21.4 nW 的功率[3.9]，这较之以前报道的 100 pW 左右的功率已有明显提升，但对于大部分植入式医疗器件而言，仍然明显偏低。如何进一步提高植入式超声换能器的输出功率并减少其体积，是需继续研究的课题。3.6 节对这种方法的可行性进行了较详细的分析。

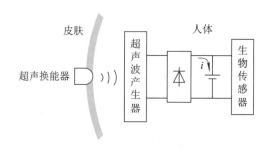

图 3.9　植入式器件的超声换能方式

体外电磁能量可通过无线方式传入体内，比如电场能量通过电容耦合方式传入，磁场能量通过电感耦合方式传入，电磁波能量通过电波传输方式传入。相对红外、超声等无线换能方式而言，电磁无线传输的技术更加成熟，体内和体外单元的电路更加容易设计和实现，而且可以同时实现在体外电子设备与体内植入装置之间数据的无线传输，因此在植入式医疗器件中的应用最为广泛。这部分内容将在 3.2 节和 3.3 节详细介绍。

表 3.2 对已提出的各种植入式医疗器件的能量获取方式进行了总结。在现有的各种环境能量获取方法中，无线电感耦合技术最为成熟，因而应用最为广泛。在现有的人体能量获取方法中，压电换能方式相对容易实现，因而也得到了更深入的研究。

表 3.2 已报道的植入式医疗器件能量获取方式

类型	能量来源	能量获取方法	产生功率典型范围	优 点	缺 点
人体自身能量获取	动能	压电换能	0.1 μW~10 mW	电压 2~12 V，无需机械制动，能量密度高	换能元件植入体内时获取能量低
		静电换能	8~60 μW	易于实现微系统集成，电压 2~12 V	需电压隔离和机械制动
		磁动力学	10~400 μW	无需机械制动	难以实现微系统集成，只在步行时才能产能
	热能	温差电动势	1~30 μW		人体温差小导致获取能量低
体外环境能量获取	光波能	红外辐射	4 mW	产生功率大	实现尺寸大，可能导致肌体发热
		超声波	100 pW~20 nW	人体损耗小，传输距离远	获取能量太低
		太阳能	10~100 μW	能源提供简单	人体基本不透明导致组织穿透能力差
	电磁能	电容耦合		可同时传输数据	实现尺寸大，可能导致肌体发热
		电感耦合	10~150 mW	获取能量大，可同时传输数据	传输距离近，植入耦合元件尺寸和结构受限
		电波传输	1~10 mW	传输距离长于电感耦合	组织吸收强，人体损耗大

3.2 植入式器件的无线电磁能量获取与数据传输

3.2.1 概述

无线电磁能量获取也叫无线功率传输（WPT，Wireless Power Transmission）。利用电磁波无线传输能量概念的提出可追溯到 1849 年。当年，一个叫 Nikola Tesla 的美国人在纽约长岛建造了一座 Wardenclyffe 塔（也叫 Tesla 塔，见图 3.10），尝试通过无线电波来传输能量，不过因为缺乏资金和技术，这座塔于 1917 年倒塌，Tesla 的设想没有成为现实。40 年后，1961 年的一篇论文首次提出利用微波无线传输能量的可能性[3.10]。1973 年诞生的射频识别（RFID）技术是无线电磁能量传输技术的首次成功应用[3.11]，基于自谐振效应的电感耦合技术得到高度关注。到了 2007 年，在电感耦合线圈直径 2.5 倍距离处的能量转换效率已经达到 70%，在线圈直径 3.5 倍处的能量转换效率也达到了 40%。2010 年后，电感耦合无线能量传输技术开始用于植入式医疗器件，植入式四线圈耦合系统的能量转换效率已经达到 80% 以上。

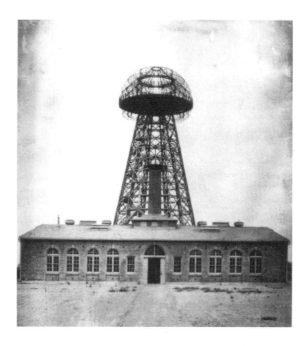

图 3.10　建于 19 世纪 50 年代的 Wardenclyffe 塔

相对于有线功率传输，无线功率传输除了可应用于无法使用或者不适合使用电源线或电池的场合(譬如人体内)，还能带来其他一些好处。譬如：消除了导线引入的额外功耗；减少了电池对生态环境的污染；无连接器和电缆相关的失效模式，改善了电路的可靠性；可实现一点对多点的传输，从而简化通信系统。图 3.11 示出了无线功率与数据传输在心脏植入器件中的应用情形。全世界大约有 40% 的患者死于心脏相关疾病，起搏器和除颤器这样的心脏植入器件为心脏病患者维持正常生活起到了重要作用。心脏起搏器要通过手术植入，在人体中的工作寿命大约在 8～10 年，因此所需功率如何提供是一个问题。传统方法必须通过再次手术才能更换起搏器的电池，而通过无线功率传输可以在体外为起搏器电池充电，而且可以通过无线方式读取起搏器的监测数据。

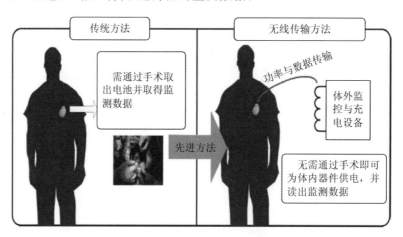

图 3.11　心脏植入器件供能与数据传输方式

广义的无线电磁能量传输系统的构成如图 3.12 所示，发射器将外界提供的能量转换成可以无线传输的载波，如随时间变化的磁场、电场、电磁波等，接收器接收到载波后将它转换为植入负载工作所需的直流或交流电源。无线发射与接收载波的耦合元件可以是电感线圈、天线或电容极板。人们业已发现并开始应用的无线电磁能量传输方式如表 3.3 所示，其中最适合植入式医疗器件的是电感耦合，特别是谐振式电感耦合。下节将对这些方式逐一做具体分析。

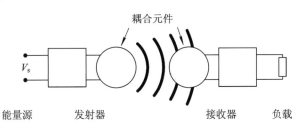

图 3.12　无线电磁能量传输系统的基本构成

表 3.3　现有无线电磁能量传输系统的特点

技　术	电感耦合	谐振电感耦合	电容耦合	电磁波
传输距离	近(小于耦合元件尺寸的 1/5)	中(耦合元件尺寸的 1～3 倍)	近	近或远
指向性	低	低	低	高
功率容量	小	一般	小	中等或大
载波频率量级	Hz～MHz	kHz～GHz	kHz～MHz	100 MHz～GHz
人体安全性	安全	安全	较危险	有时危险
系统复杂性	简单	一般	简单	较复杂
耦合元件	线圈	调谐线圈、集总元件谐振器	金属电极	天线或天线阵列
目前的典型应用	电动牙刷、电动剃须刀、工业用加热器、短距离 RFID	便携设备的无线充电、生物医疗植入体、电动汽车、磁悬浮列车	便携设备的无线充电、智能卡	远距离 RFID、太阳能供电卫星、遥控无人机

3.2.2　无线电磁能量传输方式

1. 电容耦合

电容耦合(亦称静电耦合)传输电能的方式如图 3.13 所示，电容的一个极板在体外，紧贴皮肤；另一个极板在体内，与植入器件相连，皮肤相当于电容的介质。植入体与外部极板之间的等效电容为 $C_{eq} = C_1 + C_2$。

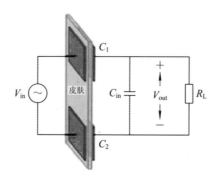

图 3.13　电容耦合传输能量的示意图

假定植入体的输入电容 $C_{in} \ll C_{eq}$，则由图 3.13 之等效电路可得到植入体获得的电压为

$$V_{out} = V_{in} \left[\frac{R_L^2}{R_L^2 + X_{C_{eq}}^2} + j \frac{R_L X_{C_{eq}}}{R_L^2 + X_{C_{eq}}^2} \right] \quad (3.2)$$

式中，$X_{C_{eq}} = 1/\omega C_{eq}$ 是 C_{eq} 的电抗，ω 是角频率，V_{in} 是体外输入电压，R_L 是植入体负载电阻。于是，电容耦合的电压传输比为

$$\left| \frac{V_{out}}{V_{in}} \right| = \left(\frac{R_L^2}{R_L^2 + X_{C_{eq}}^2} \right)^{\frac{1}{2}} \quad (3.3)$$

当 $X_{C_{eq}} \ll R_L$ 时，电压传输比近似等于最大值 100%。

电容耦合传输的能量与载能信号的频率、两极板之间电压的平方以及电容值成正比。电容值与极板的面积成正比，与极板间距成反比。电容耦合能量传输有双极和单极两种方式(参见图 3.14)，双极方式有两个传输通道，所传输的载能信号的相位相差 180°，而单极方式只有一个传输通道。

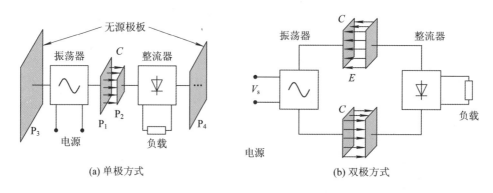

图 3.14　电容耦合能量传输方式

在植入式应用时，电感耦合远多于电容耦合，原因有二：一是人体对电场的吸收很大，对磁场的损耗很小，这是因为人体的电导率远大于磁导率；二是电容耦合为了提高能量传输效率，需提高极板间的电压，高电压形成的强电场会导致皮肤发热甚至产生化学反应，引起患者不适，而电感耦合无此问题。与电感耦合相比，电容耦合的好处是电场集中于两个极板之间，对周围器件或组织的电干扰小，而且无需强电感耦合所需要的磁芯之类生物不兼容元件。

2. 电磁波传输

利用远场电磁波传播(也称射频传输)的无线能量传输系统架构如图 3.15 所示。它将能量转换为射频电磁波,传输过人体后再转换为直流能量。与电感耦合相比,射频传输的优点是传输距离远,缺点是在人体最佳的吸收频率范围内天线的尺寸过大,如果采用更高的载波频率,人体吸收又过强。射频传输所使用的天线尺寸应与载波波长相同或者等于半波长的一半,而电感耦合使用的耦合线圈的尺寸可以远小于波长。

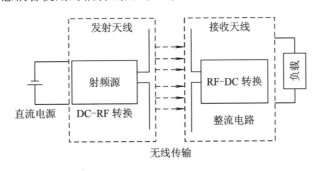

图 3.15 射频无线能量传输系统的构造

电磁能量传过人体时,通常高频能量被人体吸收,而低频能量被传过。人体组织对不同频率的无线电信号吸收程度不同,通常无线电磁能量穿过人体的最佳频率范围为 $1\sim20\ MHz$,因此植入式医疗系统的无线载波频率也应在此范围之内。此范围内的无线电波长远远大于人体可以接受的尺度,比如假定载波频率为 $4\ MHz$,对应的波长达到 $75\ m$,因此难以使用尺寸与波长相当的天线,从这个角度出发,射频传输不适合植入式系统。增加载波频率到 $100\ MHz$ 以上的射频段,可以将射频天线的尺寸减小到人体植入可接收水平,但人体对射频电磁波的吸收又比较强烈。

3. 电感耦合和谐振电感耦合

用电感耦合实现无线能量传输的原理如图 3.16 所示。外界能量经振荡器转换为交变磁场,利用初级线圈 L_1 和次级线圈 L_2 之间的磁场耦合,将能量传输到负载一侧。负载一侧的整流器将磁场产生的交变电流转换为直流电压,供植入体电负载使用。与射频传输方式相比,电感耦合方式的缺点是传输距离短,因为交变磁场的能量会随距离指数衰减,比如距离增加一倍,能量就会衰减为原来的 1/64。

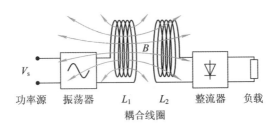

图 3.16 电感耦合无线能量传输原理示意图

改进电感耦合传输距离与耦合效率的主要方法是"谐振式电感耦合",如图 3.17 所示。分别与初级电感线圈和次级电感线圈并联的内部电容,构成两个 LC 谐振回路。只要使这两个 LC 回路的谐振频率相同,就可以大大增加无线传输距离。可以证明[3.12],对于非谐振电感耦合，最大无线传输距离不超过天线尺寸的一倍，而对于谐振电感耦合，最大无线传输距离则是天线尺寸的 10 倍。例如，2007 年，美国麻省理工学院的一个研究组使用了直径为 25 cm 的自谐振线圈，在 10 MHz 的频率下，在 2 m 距离内成功地传输了 60 W 的功率，传输效率达到 40%。图 3.17 中与振荡器和整流器相接的小线圈是为了实现阻抗匹配。

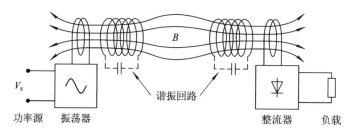

图 3.17　谐振式电感耦合无线能量传输原理示意图

一个更为具体的电感耦合能量传输系统的构成如图 3.18 所示。与射频传输方式相比，电感耦合方式具有能量传输效率高、安全性好等优点，目前临床应用最为广泛，但存在距离近、带宽窄、移动自由度低等不足。

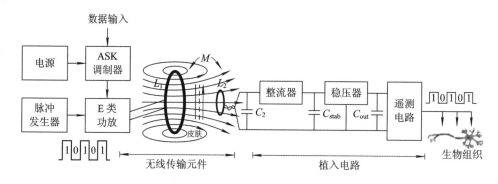

图 3.18　电感耦合无线传输系统的构成示例

3.2.3　无线载波频率的选择

3.2.3.1　选择依据

在植入式医疗系统中，体外单元与体内单元的传输速率要求不高，因此无线载波频率选择的主要考虑是使电磁波能量传输效率最大化。在电磁波由体外耦合元件传输到体内植入单元的过程中，主要的损耗来源为界面反射和人体对电磁波的吸收，两者都与人体的介电常数和载波频率有关。对于植入式医疗器件，无线载波频率的选择需考虑以下因素：

（1）组织吸收。人体对电磁场的吸收会影响电磁波的传输效率，也会影响生物安全性。人体组织的介电常数较高，对电磁场的吸收较严重。这不仅会影响电磁波的传输效率，也会对生物安全性产生作用。人体对电磁场的吸收通常随频率的下降而呈指数衰减[3.13]，但频率过低会加重组织发热效应，通常 1～10 MHz 的电磁场在人体中的损耗是最小的，因此如果不考虑无线电频段管制规范要求，植入式医疗器件研究采用的频率通常不超过 20 MHz。

（2）天线尺寸。对于植入式医疗器件而言，要求天线尺寸越小越好。某些部分的植入单元对设备的尺寸及形状有非常严格的限制(如眼底植入器件),此时天线尺寸就成为一个重要的设计约束。在接收电磁波能量一定的条件下,载波频率越高,天线尺寸越小,但同时人体对电磁波的吸收越强。

(3) 生物安全。电磁辐射对生物(包括人)的影响可分为电离影响和非电离影响。电离影响会造成生物体内电子挣脱原子或分子的结构束缚,严重伤害细胞,可产生癌变等变异。非电离影响一般体现为热效应和非热效应,热效应是指电磁波通过生物组织的阻抗转换为热能,引起组织发热造成损伤,非热效应指的是心理效应等。对于 1 MHz 以上的电磁场,热效应的影响相对显著,而低于 1 MHz 的电磁场主要引起感应电荷和电流。

影响电磁波传输的主要参数是介电常数、电导率和磁导率。对于大多数生物组织,磁导率近似等于自由空间的磁导率,但电导率和介电常数与自由空间则完全不同,而且随频率显著变化。介电常数随频率的下降而减小,电导率随频率的上升而增大。在某些特定的谐振频率点,由于特定的生物和化学弛豫机构,这种变化将会变得更为剧烈。

潮湿的材料(如肌肉、高水分含量的生物组织等)通常比干燥(如脂肪、骨骼等)的材料的无线损耗更大。信号的衰减还与电磁波相对于人体的角度有关,当入射 E 波的方向平行于人体长度方向时衰减更大。在自由空间中,射频功率随距离 d 的衰减来自通道损耗,满足 $(1/d)^2$ 的规律,但在人体中电磁波的传输损耗主要来自吸收和热耗散,因此不符合这一规律。

假定发射天线与接收天线之间的距离为 d,将天线等效为一个简单的谐振偶极子单元,考虑近场区与远场区对电磁波的吸收,接收到的总功率 P_R 与发射功率 P_T 的关系可表示为[3.14]

$$P_R = \frac{(P_T - P_{NF} - P_{FF})\lambda^2 G_T G_R}{(4\pi d)^2} \tag{3.4}$$

式中:G_T 和 G_R 分别是发射天线和接收天线的增益;P_{NF} 和 P_{FF} 分别是近场和远场吸收的功率,与天线和介质的特性(如本征阻抗、传播常数)有关;λ 是电磁波的波长。式(3.4)与自由空间传播的 Friis 公式十分相似,而后者通常用于表征功率损耗,并未考虑近场与远场的吸收项。研究结果表明对于植入式系统而言,近场吸收功率构成了总损耗的主要部分,这说明某些忽略了近场区的模型是不可用的。

3.2.3.2 频率规范

由于人体对高频信号的损耗大,而且高频信号所需的植入天线尺寸大,无线植入式医疗器件所采用的无线载波频率基本集中在 20 MHz 以下,以 ISM(Industrial Scientific and Medical,工业、科学和医疗)免费频段中的 13.56 MHz 使用最多。近年来,植入式系统的无线载波频率有所提高,已出现了采用高于 100 MHz 的载波频率的设备,已报道的使用频率除 13.56 MHz 之外,还有 402 MHz、690 MHz、1.8 GHz、2.4 GHz 和 3.9 GHz 等。

植入式医疗系统的无线传输频率经历了没有统一标准的早期阶段,后来则开始采用 ISM 频段和 MICS(Medical Implant Communication Service,医疗植入通信服务)频段。

ISM 频段主要用于工业、科学和医学三个主要方向,该频段可免费使用,无需授权。ISM 频段在各国的规定并不完全统一,但 2.4 GHz 是各国共同的 ISM 频段。无线局域网、蓝牙、ZigBee 等无线网络,均工作在 2.4 GHz 频段上。图 3.19 中橙色部分是 ISM 频段的许可频率范围。

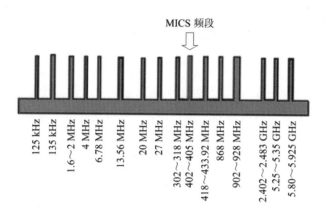

图 3.19 ISM 频段和 MICS 频段

为了促进无线技术在植入式医疗设备中的应用，美国联邦通信委员会（FCC，Federal Communication Commission）1999 年发布了医疗植入通信服务（MICS）频段，允许医师在植入部件与监测工具之间建立一个短距离无线链路[3.15]。

MICS 的频率范围为 402～405 MHz，用于植入医疗部件与外部设备之间的短距离无线链接。图 3.19 中的蓝色部分给出了 MICS 频段的位置，可见 MICS 的频率选择范围比 ISM 频段小得多。欧洲电信标准协会（ETSI，European Telecommunication Standards Institute）发布的标准 EN301 839 与此频带一致。这个频段与气象气球通信所用的气象辅助服务（METAIDS，Meteorological Aids Service）频段相同。为了避免二者之间的干扰，MICS 限制在室内使用。MICS 的无线通信距离最远可达 10 m，远长于之前的电感链路，但是所需的植入天线的尺寸也远大于电感线圈。在 MICS 发布前，植入医疗部件只能通过电感耦合的方式与体外编程器或阅读器交换信息，要求病人必须紧挨着外部设备。使用 MICS 频带无需许可，但 MICS 设备的操作规定只能由专业医务人员完成。MICS 设备的用途是监测、诊断或控制，不允许进行语音通信。为了减少 MICS 发射器之间的干扰，在一个信道上发射信号时，设备必须完成清晰信道评估（CCA，Clear Channel Assessment），也就是说，MICS 设备必须确认没有另一个设备使用了同一信道后才能实施通信。MICS 工作时的有效全向辐射功率（EIRP，Effective Isotropic Radiated Power）不得超过 25 mW 或 −16 dBm，信道带宽最大为 300 kHz，故 MICS 频带在 3 MHz 内最多只能有 10 个信道。300 kHz 的带宽对于某些植入式应用来说偏窄。

针对非植入的体外可穿戴医疗设备与其他设备之间的无线通信，FCC 发布了另一个准许频段，即无线医疗遥感服务（WMTS，Wireless Medical Telemetry Service）频段。例如，用便携设备测量病人的心率，同时将测量结果发射到附近的基站，就属于此频段服务范围。这种监测在病人体外进行，并可同时监测几位病人以便降低成本。在发布 WMTS 之前，无线医疗遥测使用某些电视频道，存在来自广播电波的干扰。FCC 分配了三个频段给 WMTS，即 608～614 MHz、1395～1400 MHz 和 1427～1432 MHz。类似于 MICS，WMTS 的使用无需许可，但使用 WMTS 设备的操作也必须在医疗机构中由专业人员完成。WMTS 规范要求在 608～614 MHz 频带内 3 m 处的最大场强为 200 mV/m，在 1395～1400 MHz 和 1427～1432 MHz 频带内 3 m 处的最大场强为 740 mV/m，相当于发射功率分别为+11 dBm 和+22 dBm。与 MICS 相比，WMTS 的允许发射功率要高得多，所以遥测数据可以传送更长的距离，同时也意味着更大的功耗。当然，对于可重复充电的穿戴式外部设备来说，功耗较大是可以接受的。

3.2.4　无线数据传输的方法

无线电磁传输除了能够为植入式医疗器件提供所需的能量之外，还能够同时在植入式器件与体外设备之间建立一个无线数据传输的通道，通常叫做无线数据遥测（WDT，Wireless Data Telemetry）。对于植入医疗器件而言，无线数据遥测不是必需的，如某些刺激器件。不过，对另一些植入器件，体内与体外的交互数据量却相当大，如人工耳蜗、视觉假体和脑—机接口等。

本节将着重讨论适合植入医疗器件无线数据遥测的数据调制方式和数据编码方式。

3.2.4.1　数据调制方式的选择

生理电信号多为低频信号，无线传输载波为高频信号。为了实现无线传输，发射时需要将低频信号（称为"基带信号"）加载到高频载波上发射出去，这个过程称为调制；接收时需要从高频载波上分离和提取出基带信号，这个过程称为解调。由于植入式医疗系统传输速率较低，数据调制方式的选择主要考虑体内单元的低功耗要求。

调制方式可以分为模拟调制、数字调制、组合调制等。如果调制到载波上的信号是模拟信号，则称为模拟调制，包括调幅、调频和调相。与数字调制相比，模拟调制的实现相对简单，传输信号占用的带宽较少，但抗干扰能力相对较差，而且实现功耗要大得多。模拟调制的实现一般都需要本地振荡器产生载波信号，再通过相乘器将基带信号调制到载波频率发射出去，而本地振荡器会产生可观的功耗。体内单元对功耗有严格限制，因此这样的调制方式并不适用于植入式医疗系统。

如果调制到载波上的是数字信号，则称为数字调制。数字调制的特点是抗干扰能力强，容易加密，可通过编码技术提高通信质量和信噪比，但损失了一定的带宽，实现电路虽然比模拟调制复杂，但实现功耗较低。常用的数字调制方式包括幅移键控（ASK，Amplitude Shift Keying）、频移键控（FSK，Frequency Shift Keying）和相移键控（PSK，Phase Shift Keying）等。图 3.20(a)、(b)、(c)分别给出了这三种数字调制方式的信号和调制的时间波形。

随着数字调制技术的发展，上述三类调制方法又衍生出了众多的子类。例如，ASK 调制方法中有开关键控（OOK，On-Off Keying），PSK 调制方法中有二进制 PSK（BPSK，Binary PSK）、正交 PSK（QPSK，Quadrature PSK）和差分 PSK（DPSK，Differential PSK），正交调幅（QAM，Quadrature Amplitude Modulation）则是 PSK 和 ASK 的结合。

植入式器件与外部控制设备之间的数据传输可分为正向链路和反向链路两个通道。从外部设备到体内器件的数据传输称为正向链路，也称前向链路或上行链路。较早的植入式医疗系统的正向链路多使用 ASK 调制方式，因为其调制解调电路最为简单，但是它的健壮性不强，传输速率也难以提升。随后开始使用 PSK 和 FSK 调制方式，虽然实现电路相对复杂，但可以实现更强的抗干扰能力和更高的速率。也有研究者开发了植入式系统使用的 DPSK、BPSK 和 QPSK 方式，所需带宽比 FSK 要窄。

DPSK 是在 PSK 基础上的改进方法。它利用前后相邻码元的载波相对变化传递数据，所以又称相对相移键控，其时间波形如图 3.20(d)所示。DPSK 为解决能量传输对数据传输的干扰提供了一个很好的解决方案。在无线传输中，较低频率的载波容易获得高的能量传输效率，高的数据传输码率则需要较高的载波频率。如果能量和数据通过一个载波频率传输，则能量传输效率和数据传输码率相互制约，不能同时达到最优。如果能量和数据通过不同频率的载波传输，则能量传输会对数据传输产生一定的干扰，这又增加了电路设计的复杂性。DPSK 可以用来解决这一问题，在有能量传输干扰的情况下，通过 DPSK 调制的数据传输速率可达到 2 Mb/s。同时，DPSK 可通过非相干解调恢复数据，这样解调电路就比 PSK 简单许多。

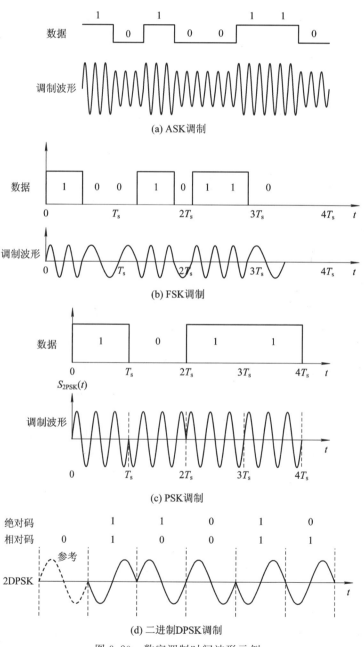

图 3.20　数字调制时间波形示例

从体内器件到外部设备的数据传输称为反向链路，也称后向链路或下行链路。与正向链路相比，反向链路的速率要求较低，更多地考虑植入单元的低功耗要求，因此普遍采用基于反向散射调制的 ASK 方式，称为负载平移键控（LSK）。它的实现电路非常简单，功耗极低，传输速率可达 0.5 Mb/s。目前商用 RFID 标签的反向链路采用的就是 LSK 调制方式。LSK 通过改变植入天线与系统芯片之间的阻抗匹配与失配，来改变反向散射回去的能量，用反向散射能量的大小来代表不同的数字信号（0 和 1），其作用原理如图 3.21 所示。LSK 用于植入式系统的局限性在于要求线圈之间的强耦合，而且在传输数据的时候完全停止传输功率。

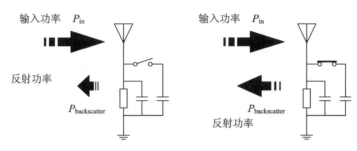

图 3.21　LSK 调制作用原理

3.2.4.2　数据编码方式的考虑

信号编码通过对待传输的信息进行编码，使传输信号尽可能最佳地与信道相匹配，从而保证无线传输过程中的信号完整性和电磁兼容性。为满足植入式医疗的无线通信要求，在考虑数字信号的编码方式时，主要考虑以下几点：

（1）抗误码能力强。这要求编码信号的传输码型具有一定的规律，当接收到的信号不满足这一规律时，接收设备即可判定信号传输有误，主动停止信息接收。PIE、FM0 和 Miller 等编码方式都具有较强的抗误码检测能力。

（2）误码增殖小。信道传输产生的单个误码会造成接收端译码输出信息中出现多个错误，这种现象称为误码增殖。误码增殖越小越好。

（3）能量损耗低。如果采用 ASK 调制方式，传送低电平时，天线和整流器匹配度较高，植入式医疗设备能获得较高的能量；传送高电平时，天线和整流器处于失配状态，大量能量被反射回去。因此，为了获得更多的能量，信息编码应尽量减小高电平所占比例。同时，为了减小体内单元储能电容的容量及芯片面积与成本，应尽量缩短信号处于高电平的持续时间。

（4）编码实现电路简单。编码电路越复杂，功耗就会越大，对速度的要求也越高，因此应尽量降低编码电路的复杂度。

目前已被用于植入式医疗设备的数据编码方式有 PIE、FM0、Miller 和 Machester 编码等。已被广泛用于开关电源和 DC‐DC 变换器的脉宽调制（PWM，Pulse-Width Modulation）技术实现方法简单，也被一些研究者用于植入式系统的数据链路和时钟恢复。PWM 用不同的脉冲宽度或者不同的占空比来表示不同的数字，图 3.22 给出了一个用 PWM 表示十进制数字的例子，在植入式系统应用时，PWM 更多的是用占空比来表示二进制数字，比如用 50% 占空比的脉冲表示数据 0，用 40% 或 60% 占空比的脉冲表示数据 1，可以较简单地恢复时钟信号。

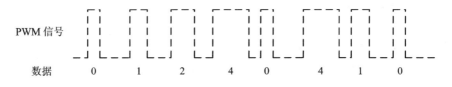

图 3.22　PWM 十进制数字调制

3.2.5　人体安全性规范

无线电磁能量在人体中传输时，需要考虑对人体是否产生损害。是否会产生损害以及损害的大小与电磁能量的幅度和频率有关。通常可以用人体可承受电磁辐射的最大强度以及人体吸收电磁波的最大强度两个维度来考察。

1. 人体电磁辐射接触极限

电磁波接触极限用于表征人体可承受电磁辐射的最大强度，包括电场强度、磁场强度和功率密度。表 3.4 和表 3.5 分别给出了美国联邦通信委员会(FCC)和中国环保部颁布的电磁波接触极限的规范值，其中职业接触适用于在电磁波环境中长时间工作的人员，公众接触适用于普通民众接触电磁波的情况。可见，无线载波频率越高，人体的电磁波接触极限越低。例如，从表 3.4 中可知，无线载波频率如采用 1 MHz，人体长时间可承受的最大接触功率密度达 100 mW/cm^2，而如果频率升到 915 MHz，最大接触功率密度就降到 0.2 mW/cm^2。

表 3.4　美国 FCC 规定的电磁波接触极限

职业接触极限			
频率 f/MHz	电场强度/(V/m)	磁场强度/(A/m)	功率密度/(mW/cm^2)
0.3～3.0	614	1.63	100
3.0～30	1842/f	4.89/f	900/f^2
30～300	61.4	0.163	1.0
300～1500	—	—	f/300
1500～100 000	—	—	5
公共接触极限			
频率 f/MHz	电场强度/(V/m)	磁场强度/(A/m)	功率密度/(mW/cm^2)
0.3～3.0	614	1.63	100
3.0～30	824/f	2.19/f	180/f^2
30～300	27.5	0.073	0.2
300～1500	—	—	f/1500
1500～100 000	—	—	1.0

表 3.5　中国环保部规定的电磁波接触极限

职业接触极限			
频率 f/MHz	电场强度/(V/m)	磁场强度/(A/m)	功率密度/(mW/cm^2)
0.3~3.0	87	0.25	2
3.0~30	$150/f^{1/2}$	$0.4/f^{1/2}$	$6/f$
30~3000	28.0	0.075	0.2
300~15 000	$0.5f^{1/2}$	$0.0015f^{1/2}$	$f/15\,000$
15 000~100 000	61	0.16	10
公共接触极限			
频率 f/MHz	电场强度/(V/m)	磁场强度/(A/m)	功率密度/(mW/cm^2)
0.3~3.0	40.0	0.1	0.4
3.0~30	$67/f^{1/2}$	$0.17/f^{1/2}$	$1.2/f$
30~3000	12.0	0.032	0.04
3000~15 000	$0.22f^{1/2}$	$0.001f^{1/2}$	$f/75\,000$
15 000~100 000	27	0.073	2.0

人体对外辐射功率需满足 MICS EIRP 的 25 μW 或 -15 dBm 的约束。假定最小的人体信道损耗为 -23 dB，最大的植入体功率应该为 7 dBm 或者 5 mW，以免超过 MICS EIRP 的限制。

2. 人体电磁场比吸收率

比吸收率(SAR，Specific Absorption Rate)用于表征人体生物组织对电磁场的吸收程度。它的定义是单位质量的生物组织所吸收的功率，单位为 W/kg。SAR 测量的电磁波频率需覆盖整个工作频段，可以从 0 Hz 到 300 GHz。

SAR 可由下式计算：

$$\text{SAR} = \frac{1}{V}\int_{\text{生物样本}} \frac{\sigma(\boldsymbol{r})\,|\,E(\boldsymbol{r})\,|^2}{\rho(\boldsymbol{r})}\mathrm{d}\boldsymbol{r} \tag{3.5}$$

式中，σ 是生物样本的电导率，E 是电场的均方根值，ρ 和 V 是生物样本的密度和体积，积分是针对生物样本的整个体积。

针对不同的应用，SAR 的规定限值不同，目前常用的是移动电话和磁共振成像(MRI)的 SAR 标准。美国 FCC 规定，移动电话的 SAR 不得超过 1.6 W/kg，测试用 1 g 的生物样本完成。欧盟 CENELEC 标准化组织规定，移动电话的 SAR 不得超过 2 W/kg，测试对 10 g 的生物样本取平均。

IEC60601-2-33 规定的核磁共振成像 SAR 的限值如表 3.6 所示。所有限值都是针对 10 g 的生物样本测试得到的。

表 3.6　核磁共振成像的 SAR 限值　　　　　　　　　　　W/kg

作用部位		全人体 SAR	部分人体 SAR	头部 SAR	局部 SAR		
		全部人体	暴露部分人体	头部	头部	躯干	极限
工作模式	正常	2	2～10	3.2	10	10	2
	一级控制	4	4～10	3.2	20	20	40
	二级控制	>4	>(4～10)	>3.2	>20	>20	>40
	短时间	作用时间不超过 10 s，SAR 限值不超过上述值的两倍					

3.3　基于谐振电感耦合的无线链路

3.3.1　总体构成与设计要求

谐振式电感耦合链路的基本构成如图 3.23 所示。能量与数据的无线传输由两个线圈之间的磁场耦合实现，植入人体内的线圈称为次级线圈或副线圈，位于皮肤外侧的线圈称为初级线圈或主线圈。根据电感耦合原理，在两个相互靠近的线圈中，在主线圈中产生的电流会在副线圈中感生出电流，两个电流的方向相互垂直。初级线圈电感 L_1 和电容 C_1 构成初级谐振回路，次级线圈电感 L_2 和电容 C_2 构成次级谐振回路，两个回路谐振频率相同，并等于交流电源的频率，从而实现能量传输最大化。整流器将次级线圈接收到的交流能量转化为直流功率，经稳压器稳定调节后，为负载提供工作电源。

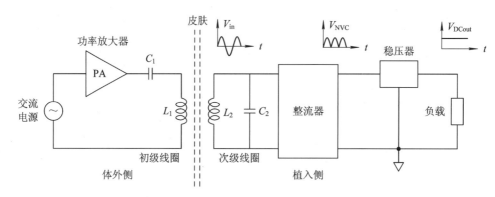

图 3.23　谐振式电感耦合链路的基本构成

电感耦合链路最重要的设计参数是能量传输效率(PTE，Power Transmission Efficiency)、输入与输出电压范围、频率带宽以及负载特性。对于植入器件而言，使能量传输效率最高是最主要的设计目标。在同样的体外发射功率的条件下，能量传输效率越高，植入器件收到的功率越大，则体外设备与体内植入器件的距离可以越远，或体内植入线圈的尺寸可以更小；在同样的植入器件工作功率的条件下，能量传输效率越高，则体外发射功率就越小，越不容易对人体组织造成损害。

为此，研究者不仅对电感链路的参数进行了优化，而且提出了若干改进的电路架构。图 3.24 给出了一种谐振电感链路的实际电路架构。其中，匹配电路的作用是针对不同的负载阻抗变化和线圈耦合状况，通过自适应调整使电感耦合链路的谐振特性和 Q 值达到最佳，比如通过高频开关(SC)来调整电感链路的 Q 值(参阅 3.3.2 节)。AC-DC 转换电路将交流载波转换成稳定的直流电压供植入器件负载使用，由整流器和稳压器(也叫电压调节器)两部分构成，其设计目标是在宽输入交流电压条件下达到更高功率的输出直流电压。整流器可以用二极管等无源元件构成"无源"整流电路，也可以用更复杂的有源 CMOS 电路构成"有源"整流电路(参阅 3.3.3 节)。

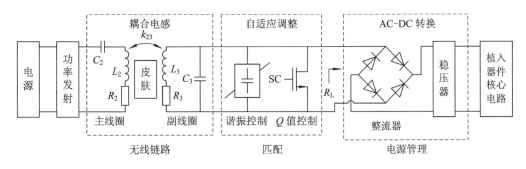

图 3.24　一种谐振电感耦合功率传输电路的架构

面向植入式医疗器件的电感耦合无线链路不仅要为体内植入单元无线供电，同时要提供体内单元与体外单元之间无线数据的双向传输通道。图 3.25 给出了一种基于谐振电感耦合的植入式医疗系统的总体架构。

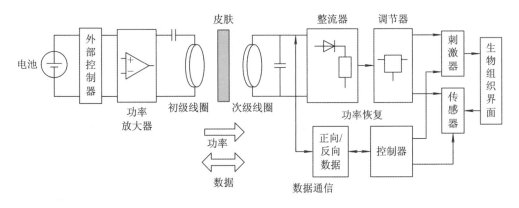

图 3.25　基于电感耦合同时传输能量与数据的植入式医疗系统架构

3.3.2　谐振电感链路

3.3.2.1　谐振电感结构设计

谐振型电感链路通常由两个谐振回路组成，根据初级与次级是采用串联谐振支路还是并联谐振回路，可以有四种类型的谐振型电感链路，如图 3.26 所示。为了得到更高的能量传输效率，在植入式应用中，输入大多采用串联谐振回路，以便为驱动器线圈提供一个低阻抗的负载；输出则总是采用并联谐振回路，对于驱动非线性整流器负载有利。因此，以下分析均以串联—并联型电感谐振链路为主(图 3.23～图 3.25 均为这种组态)。

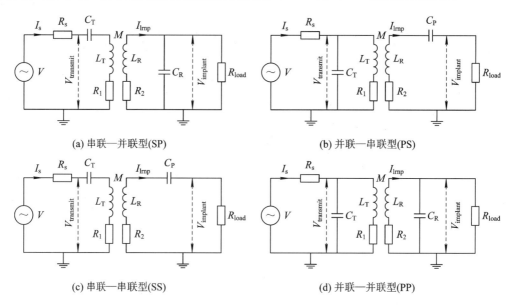

(a) 串联—并联型(SP) (b) 并联—串联型(PS)

(c) 串联—串联型(SS) (d) 并联—并联型(PP)

图 3.26　谐振型电感链路的构成形式

串联—并联型电感链路的简化模型如图 3.27 所示,由初级回路(R_p、C_p、L_p)和次级回路(R_s、C_s、L_s、R_L)构成。其中,电阻 R_p 包括了初级电感的电阻和源电阻,源电阻在多数情况下由体外单元功率放大器的输出级决定;R_L 相当于植入电路的负载电阻,可以等效为并联电阻 R_{ac}。

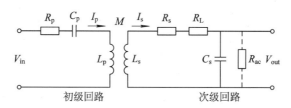

图 3.27　串联—并联型谐振电感链路的简化模型

根据图 3.27 所示初级回路和次级回路的电压关系,可以分别得到以下两个等式:

$$V_{in} = \left[R_p + j\left(\omega L_p - \frac{1}{\omega C_p} \right) \right] I_p + j\omega M I_s \tag{3.6a}$$

$$0 = j\omega M I_p + \left[R_s + R_L + j\left(\omega L_s - \frac{1}{\omega C_s} \right) \right] I_s \tag{3.6b}$$

式中:V_{in} 是初级回路的输入电压;ω 为工作角频率;I_p 和 I_s 分别是初级回路和次级回路的电流;M 为互电感,定义为

$$M = k \sqrt{L_p L_s} \tag{3.7}$$

其中,k 定义为耦合系数,是一个无量纲参数。为了使能量传输最大化,总是使初级与次级回路调谐在同一工作频率上。这个频率就是谐振电感链路的谐振频率 ω_0,可表示为

$$\omega_0 = \frac{1}{\sqrt{L_p C_p}} = \frac{1}{\sqrt{L_s C_s}} \tag{3.8}$$

联立式(3.6a)和式(3.6b)，可得到电感链接的转移函数：

$$\frac{V_{out}}{V_{in}} = -\frac{\omega^2}{\omega_0^2} \frac{k \sqrt{\dfrac{L_s}{L_p}}}{k^2 + \dfrac{1}{Q_p Q_s} - \left(1 - \dfrac{\omega^2}{\omega_0^2}\right) + \mathrm{j}\left(1 - \dfrac{\omega^2}{\omega_0^2}\right)\left(\dfrac{1}{Q_p} + \dfrac{1}{Q_s}\right)} \tag{3.9}$$

式中：V_{out} 是次级回路的输出电压；Q_p 和 Q_s 分别是初级电感 L_p 和次级电感 L_s 的品质因子，可表示为 $Q_p = \dfrac{\omega L_p}{R_p}$，$Q_s = \dfrac{\omega L_s}{R_s + R_L}$。

当 $k = k_c$ 时，V_{in}/V_{out} 达到最大值，k_c 称为临界耦合系数，可表示为

$$k_c = \frac{1}{\sqrt{Q_p Q_s}} \tag{3.10}$$

3.3.2.2　能量效率的影响因素

由次级线圈对初级线圈的反射阻抗，可确定电感链接的能量效率，即输出与输入的功率比，也叫能量传输效率。在负载达到最佳匹配的条件下，谐振电感链路的能量效率达到最大，且可以表示为[3.98]

$$\eta_{link} = \frac{k^2 Q_p Q_s}{\left(1 + \sqrt{1 + k^2 Q_p Q_s}\right)^2} \tag{3.11}$$

图 3.28 给出了能量传输效率与 $k^2 Q_p Q_s$ 的关系。由此可知，增加初级线圈和次级线圈的 Q 值以及它们之间的耦合系数 k，是提高能量传输效率的有效途径。而且，当 $k^2 Q_p Q_s \gg 1$ 时，能量传输效率达到最大（理论最大值为 100%）。

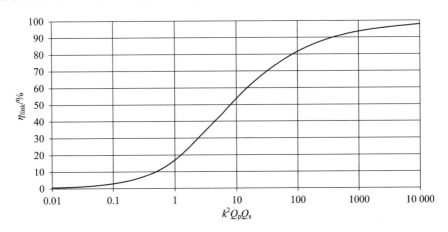

图 3.28　最佳负载条件下谐振电感链路的能量效率

电感链路的实际负载不可能为最佳值，因此能量效率也不可能达到 100%。通常植入电路的输入阻抗表现为纯电阻 R_L，典型变化范围为 200～400 Ω，则理论计算得到的能量效率随耦合系数的变化关系如图 3.29 所示。

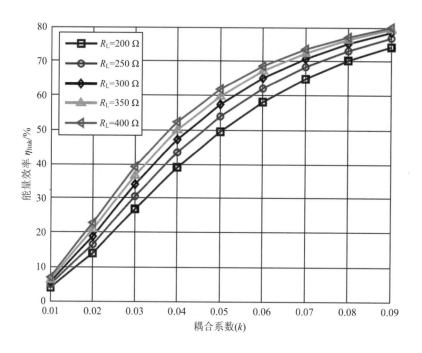

图 3.29　不同负载电阻下谐振电感链路能量效率与耦合系数的关系

在谐振（$\omega = \omega_0$）和临界耦合（$k = k_c$）条件下，初级回路的耗散功率 P_{in}可表示为[3.16]

$$P_{in} = \frac{V_{in}^2}{R_p + (\omega M)^2 / (R_s + R_L)} \tag{3.12}$$

此时初级电流达到最大，初级与次级的电压比也达到最大，可表示为

$$\left(\frac{V_{out}}{V_{in}}\right)_{max} = \frac{1}{2 k_c} \sqrt{\frac{L_s}{L_p}} = \frac{1}{2} \sqrt{Q_p Q_s} \sqrt{\frac{L_s}{L_p}} \tag{3.13}$$

考虑到转移到次级的功率等于传输给反射阻抗的功率，电感链路的能量效率可以表示为[3.4]

$$\eta_{link} = \frac{\dfrac{(\omega M)^2}{R_s + R_L}}{R_p + \dfrac{(\omega M)^2}{R_s + R_L}} \cdot \frac{R_L}{R_s + R_L} \tag{3.14}$$

从式（3.9）可导出谐振电感耦合链路的带宽。在临界耦合条件下，假定初级和次级线圈的 Q值相同，即 $Q_p = Q_s = Q$，则谐振电感链路带宽可表示为

$$\Delta f = \frac{\omega_0}{2\pi \cdot Q} \sqrt{2} \tag{3.15}$$

由于谐振电路的品质因子 Q相对较高，因此电感链路呈现出窄带滤波器的特性。

为了提升能量效率，体外单元通常采用 E 类功放[3.17]，其作用是将输入的开关信号转换为输出正弦功率信号，以便通过电感耦合实施传输。植入式系统对能量效率要求很高，对线性度要求不高，因此 E 类功放是一个较好的选择，其能量转换效率的理论值可接近100%。E 类功放的电路非常简单，只有一个功率晶体管、一个电感和一个电容，如图 3.30 中虚线框内所示。功率晶体管相当于一个低损耗开关，其开关频率被调谐至非常接近于初级电路的谐振频率，从而产生一个正弦输出波形。

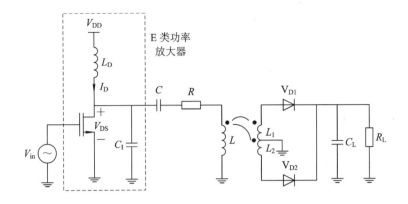

图 3.30　采用 E 类功率放大器的电感链路

以下给出一个能量效率数值计算的实例[3.16]。假定使用的无线载波频率为 $f_{carrier}=$ 13.56 MHz，谐振频率 $\omega_0=2\pi f_{carrier}$，链接参数为 $R_p=3\ \Omega$，$R_s=10\ \Omega$，$k=0.07$，$Q_p=100$，$Q_s=20$。植入单元从 1.8 V 电源中获得工作电流 5.0 mA，负载电阻 $R_{dc}=360\ \Omega$。假定所使用的 E 类功放具有 100% 的效率，体外单元的电源电压为 5 V，则可求出初级与次级电感分别为

$$L_p=\frac{100\times 3\ \Omega}{2\pi\times 13.56\ \text{MHz}}=3.52\ \mu\text{H},\quad L_s=\frac{20\times 10\ \Omega}{2\pi\times 13.56\ \text{MHz}}=2.35\ \mu\text{H}$$

谐振耦合系数和互感分别为

$$k_c=\frac{1}{\sqrt{100\times 20}}=0.0224$$

$$M=0.07\sqrt{3.52\ \mu\text{H}\times 2.35\ \mu\text{H}}=0.20\ \mu\text{H}$$

由式(3.13)，可得到

$$\left(\frac{V_{out}}{V_{in}}\right)_{max}=\frac{1}{2\times 0.0224}\sqrt{\frac{3.52\ \mu\text{H}}{2.35\ \mu\text{H}}}=18.3$$

由式(3.12)可求出初级可获得的功率

$$P_{in}=\frac{(5\ \text{V})^2}{3\ \Omega+(13.56\ \text{MHz}\times 0.02\ \mu\text{H})^2/(10\ \Omega+222\ \Omega)}=5.86\ \text{W}$$

由等效交流负载串联电阻

$$R_L=\frac{(2\pi\times 13.56\ \text{MHz}\times 3.52\ \mu\text{H})^2}{180\ \Omega}=222\ \Omega$$

式(3.14)可得到能量效率

$$\eta_{link}=\frac{(13.56\ \text{MHz}\times 0.20\ \mu\text{H})^2/(10\ \Omega+222\ \Omega)}{3\ \Omega+(13.56\ \text{MHz}\times 0.20\ \mu\text{H})^2/(10\ \Omega+222\ \Omega)}\times\frac{222\ \Omega}{10\ \Omega+222\ \Omega}=0.28$$

即 28%。由式(3.15)可得到带宽

$$\Delta f=\frac{13.56\ \text{MHz}}{1/k_c^2}\sqrt{2}=60.4\ \text{kHz}$$

图 3.31 示出了计算得到的电感链路能量效率与植入电路抽取电流之间的关系。

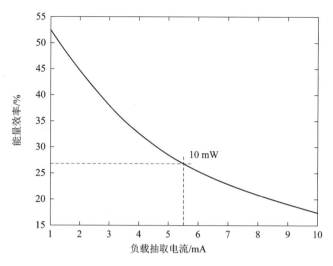

图 3.31　能量效率与植入电路抽取电流之间的关系

3.3.2.3　耦合线圈设计

电感链路耦合系数 k 的取值范围为 $0\sim1$，具体值取决于初级线圈与次级线圈之间的互电感 M 以及初级、次级的自电感 L_p、L_s。常规设计变压器的耦合系数典型值为 0.5，但植入式应用电感链路的 k 值要低得多，典型值一般不超过 0.1，这是因为初级与次级线圈面积通常很小，被数毫米乃至厘米厚的皮肤隔离，而且体内线圈不能加磁芯。

在低耦合系数下，可用两个直径相同、间隔为 x 的单匝线圈来近似计算 k 值。半径为 R_1 的圆形初级线圈在垂直轴方向 x 距离处产生的磁感应强度可表示为

$$H = \frac{NIR_1^2}{2\sqrt{(R_1^2 + x^2)^3}} \tag{3.16}$$

式中，N 为绕组的圈数，I 是通过线圈的电流。对于平行于初级线圈的次级线圈，沿着同样的轴向和距离，感生电流可以通过估计次级线圈的磁通来估计，从而求得耦合系数的近似值为[3.18]

$$k = \frac{R_1^2 R_2^2}{\sqrt{R_1 R_2 (R_1^2 + x^2)^3}} \tag{3.17}$$

式中，R_2 是次级线圈的半径。通过使 k 最大化，可以使功率传输效率最大化，由此得到的最优的初级线圈半径为

$$R_1 = x \tag{3.18}$$

这就是说，当初、次级线圈的间距等于初级线圈的半径时，功率传输效率最大。假定某植入系统，外部线圈与内部植入体的距离 x 近似为 2.5 cm，那么初级线圈的半径应该在 2.5 cm 左右。

增加植入的次级线圈的半径 R_2，可进一步增加耦合系数，但植入体的物理尺寸通常在毫米范围内，就限制了植入线圈的尺寸。改变线圈间距会显著改变互感、耦合系数和发射功率，而线圈的横向位移及角度变化也会影响电感耦合的效率。

图 3.32 给出了常用的电感耦合线圈的形状。表 3.7 则给出了部分已报道的电感耦合链路耦合线圈的参数值。

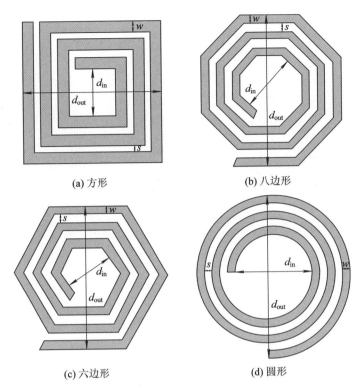

(a) 方形   (b) 八边形

(c) 六边形   (d) 圆形

图 3.32　植入器件常用电感线圈的形状

表 3.7　植入器件电感耦合线圈参数示例

线圈形状	发射线圈尺寸/mm	接收线圈尺寸/mm	载波频率/MHz	线圈间距/mm	调制技术	应　用	发表时间
圆形	—	5×8×2	4	5	上行 ASK，下行 LSK	神经记录	1998 年[3.19]
圆形	50	20	4	28	—	EEG 信号探测	2005 年[3.20]
螺线形（发射）/圆柱形（接收）	$d_{in}=410$ $L=300$	10×13	1	205	—	内窥镜检查	2006 年[3.21]
螺旋圆形	$d_{out}=52$ $d_{in}=10$	$d_{out}=10$ $d_{in}=5$	6.78	10	ASK	生理盐水	2007 年[3.22]
螺旋形（发射）/矩形（接收）	$d_{out}=44$	4×8	13.56	40	LSK	皮下组织	2009 年[3.23]
方形	20×20	20×20	915	15	—		2009 年[3.24]
螺旋矩形	62×25	25×10	13.56	10	ASK	植入式微系统	2011 年[3.25]
螺旋方形	70×8	20×8	1～5	10	ASK	—	2012 年[3.26]
圆形	$d_{out}=38$ $d_{in}=36$	$d_{out}=18$ $d_{in}=16$	0.742	10	—	神经记录	2012 年[3.27]
螺旋圆形	$d_{out}=56$ $d_{in}=10$	$d_{out}=11.6$ $d_{in}=5$	13.56	22	ASK	神经与肌肉刺激	2014 年[3.28]

以下给出一个耦合线圈的设计实例[3.29]。针对的电感耦合链路如图 3.33 所示，用不同的载波频率来传输功率和数据，共使用了四个电感线圈。线圈布局如图 3.34 所示，其中线圈 1(L_1)是外部功率线圈，线圈 2(L_2)是植入功率线圈，线圈 3(L_3)是外部差分数据线圈的一部分，线圈 4(L_4)是植入数据线圈，与线圈 2 相连。数据采用差分方式传送，有利于降低共模干扰。植入芯片与电极阵列位于植入线圈(L_2 和 L_4)的中心。植入线圈的尺寸大约在 1 cm 见方，与一只纽扣基本相当。

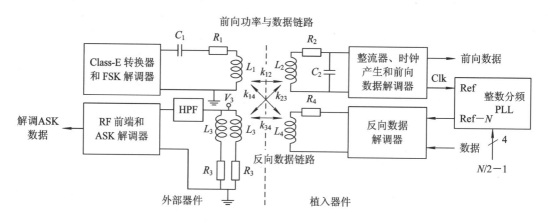

图 3.33　基于电感耦合的无线功率与数据传输系统构成框图

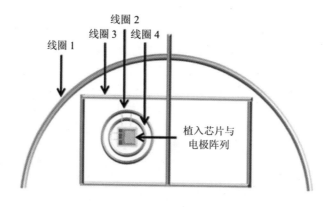

图 3.34　电感线圈的几何布局

前向功率与数据传输采用 5 MHz 载波、FSK 调制数据，传输速率可达 1.15 Mb/s。植入芯片中数字电路需要的时钟由整数分频锁相环(integer-N PLL)提供。反向数据传输的载波频率为 50~100 MHz，采用 ASK 或 BPSK 调制数据。植入芯片在 3 V 电源电压下可以为反向数据发送提供 2.5 mA 峰—峰值的驱动电流。

基于数值仿真和解析计算，并考虑 ESR 和寄生电容等非理想效应，得到的外部数据线圈(线圈 3)的电压幅度与植入数据线圈(线圈 4)直径之间的关系如图 3.35(a)所示。计算时，外部线圈与内部线圈的间距固定为 1 cm，正弦电流的峰—峰值为 1 mA。可见，8 mm 是线圈 4 的最佳直径。根据同样方法，植入功率线圈(线圈 2)的最佳直径确定为 10 mm。外部数据线圈的感应电压与外部—内部数据线圈间距的关系如图 3.35(b)所示。

根据仿真计算结果，可以确定所有线圈的参数，如表 3.8 所示。其中，外部功率线圈 1 的电感是从 E 类功放的电感上测量得到的。

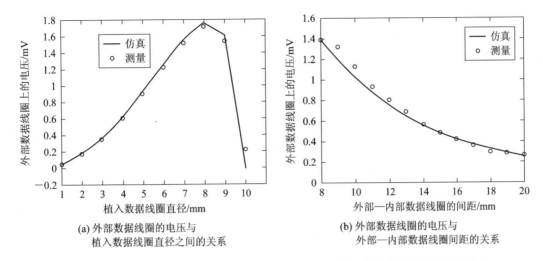

(a) 外部数据线圈的电压与
植入数据线圈直径之间的关系

(b) 外部数据线圈的电压与
外部—内部数据线圈间距的关系

图 3.35 外部数据线圈的电压与植入数据线圈直径及外部-内部数据线圈间距的关系

表 3.8 电感线圈参数一览表

线圈 1(外部功率)		线圈 2(植入功率)		线圈 3(外部数据)		线圈 4(植入数据)	
长度	9 mm	长度	0.42 mm	长度	0.043 mm	长度	0.42 mm
半径	3 cm	半径	5 mm	长边长度	19 mm	半径	可变
绝缘层厚度	—	绝缘层厚度	5 μm	短边长度	15 mm	绝缘层厚度	5 μm
线径	—	线径	25 μm	线径	0.51 mm	线径	25 μm
每层圈数	3.5	每层圈数	12	每层圈数	1	每层圈数	12
层数	2	层数	3	层数	1	层数	1
电感(仿真)	—	电感(仿真)	31.7 μH	电感(仿真)	0.0573 μH	电感(仿真)	2.76 μH
电感(测量)	4.62 μH	电感(测量)	32.4 μH	电感(测量)	0.055 μH	电感(测量)	2.98 μH

3.3.2.4 自适应负载阻抗匹配电路

电感耦合链路面临的挑战是如何得到更高的能量效率、更大的带宽以及更大的线圈偏移容忍度。现有技术已经能够获得超过 1 mA 的电源电流和 50% 左右的能量转换效率,这对于多数生物医学应用已经足够了,但随着新型植入式医疗器件的发展,所需功率不断提升,如新开发的神经假体所需功率已经比心脏起搏器这样的传统植入器件高一个数量级。因此,需要进一步提升电感耦合链路的能量传输效率。本节所介绍的自适应负载阻抗匹配电路体现了研究者在此方面的研究新成果[3.30]。

传统的二线圈电感链路的等效电路如图 3.36(a) 所示,图中的 R_L 是后级的电源管理以及植入器件核心电路的等效阻抗。二线圈电感链路的能量效率可近似表示为[3.30]

$$\eta_{2\text{-coil}} = \frac{k_{23}^2 Q_2 Q_{3L}}{1 + k_{23}^2 Q_2 Q_{3L}} \cdot \frac{Q_{3L}}{Q_L} \tag{3.19}$$

式中,k_{23} 是主线圈与副线圈之间的耦合系数,$Q_2 = \omega L_2 / R_2$、$Q_3 = \omega L_3 / R_3$ 分别是主线圈和副线圈的 Q 值,$Q_{3L} = Q_3 Q_L / (Q_3 + Q_L) = \omega L_3 / R_L$ 常被称为负载的 Q 值。由式(3.19)可见,提高 k_{23}、Q_2 和 Q_3 是提高 PTE 的有效途径,但在 k_{23}、Q_2 和 Q_3 一定的条件下,存在一个使能量效率最大的最佳负载阻抗:

$$R_{\text{L, PTE}} = \omega L_3 Q_{\text{L, PTE}} \tag{3.20}$$

其中，

$$Q_{\text{L, PTE}} = \frac{Q_3}{(1 + k_{23}^2 Q_2 Q_3)^{1/2}} \tag{3.21}$$

在实际应用条件下，负载阻抗取决于特定的植入应用，并不能由设计者设定。也就是说，两线圈链路无法实现最佳的负载阻抗。

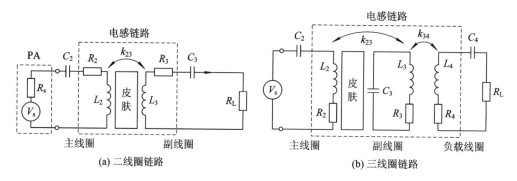

图 3.36　电感链路的集总参数等效电路

为此提出了图 3.36(b)所示的三线圈电感链路[3.31]。它在传统的主线圈和副线圈的基础上增加了一个负载线圈，从而增加了设计的自由度，可实现最佳的负载阻抗，从而提升了能量效率。三线圈电感链路的能量效率可表示为

$$\eta_{3\text{-coil}} = \frac{(k_{23}^2 Q_2 Q_3)(k_{34}^2 Q_3 Q_{4\text{L}})}{(1 + k_{23}^2 Q_2 Q_3 + k_{34}^2 Q_3 Q_{4\text{L}})(1 + k_{34}^2 Q_3 Q_{4\text{L}})} \cdot \frac{Q_{4\text{L}}}{Q_{\text{L}}} \tag{3.22}$$

式中，k_{34} 是副线圈与负载线圈之间的耦合系数，$Q_{4\text{L}} = Q_4 Q_{\text{L}}/(Q_4 + Q_{\text{L}})$，$Q_{\text{L}} = \omega L_4/R_{\text{L}}$。因为主线圈与负载线圈相距较远，故忽略了 k_{24}。使能量效率最大的 k_{34} 值可以求出为

$$k_{34, \text{PTE}} = \left(\frac{1 + k_{23}^2 Q_2 Q_3}{Q_3^2 Q_{4\text{L}}^2}\right)^{1/4} = \left[\frac{(1 + k_{23}^2 Q_2 Q_3)(1 + R_{\text{L}}/R_4)^2}{Q_3^2 Q_4^2}\right]^{1/4} \tag{3.23}$$

图 3.37 比较了二线圈链路和三线圈链路的 PTE 与负载电阻 R_{L} 的关系[3.32]。可见，对于二线圈链路，使 PTE 最大的 R_{L} 集中在 200 Ω 一点；对于三线圈链路，使 PTE 最大的 R_{L} 范围宽达 10 Ω～1 kΩ。

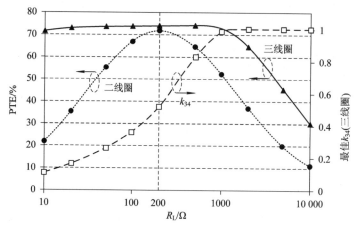

图 3.37　二线圈链路和三线圈链路 PTE 与负载阻抗 R_{L} 的关系

三线圈电感链路仍存在一定的局限性，体现在两个方面：一是增加的负载线圈加大了植入体的体积和重量；二是无法对工作中负载阻抗随时间或空间的变化进行动态跟踪，因为最佳的耦合系数 k_{34} 是固定的，由 L_3 和 L_4 线圈的尺寸及间距决定，一旦设计完成就无法改变。

针对二线圈电感链路能量效率低和三线圈电感尺寸大，而且不能适应动态负载阻抗变化的问题，研究者又提出了一种 Q 调制电感链路[3.33]，如图 3.38(a)所示。在每个谐振周期（$T_p = 1/f_p$，f_p 为谐振频率）内，对流过 L_3、R_3 支路的电流 I_3 进行采样，使开关 SC 在 I_3 的过零点闭合（进入 Φ_1 相），使 R_L 短路，Q_{3L} 上升，经 T_{on} 时间后再打开（回到 Φ_2 相），R_L 再度接入，Q_{3L} 下降到原值。具体波形如图 3.38(b)所示，图中 SC 的高电平表示开关闭合，低电平表示开关断开。也就是说，Q_{3L} 受开关波形的占空比（$D = 2T_{on}/T_p$）控制。此电路根据不同的负载阻抗以及电感链路的其他变化，通过改变占空比来调整 Q_{3L} 的值，使之达到式（3.21）要求的最佳值，从而实现能量效率的最大化。开关通常采用传输管或传输门来实现。此电路的等效 Q_{3L} 值可表示为

$$Q_{3L,\,eq} = \frac{\omega_p L_3}{R_3 + R_{sw}[D - \sin(2\pi D)/2\pi] + R_L[1 - D + \sin(2\pi D)/2\pi]} \quad (3.24)$$

式中，R_{sw} 是开关导通时的电阻，即传输管的漏源导通电阻。只有 R_{sw} 接入时，$D = 100\%$，$Q_{3L} = \omega_p L_3/(R_3 + R_{sw})$，相当于 Q 值被完全调制；接入 R_L 时，$D = 0\%$，$Q_{3L} = \omega_p L_3/(R_3 + R_L)$ 相当于 Q 值完全没被调制。在电感链路工作时，可针对 R_L 的变化对 D 在 0～100% 之间进行动态调整，以实现最佳的 Q 值及最大的 PTE。

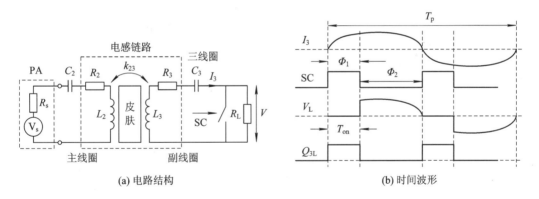

(a) 电路结构　　　　　　　　　　　　(b) 时间波形

图 3.38　Q 调制电感链路

3.3.3　整流器与稳压器

电感链路体内单元接收到的载波经整流与稳压，形成稳定的直流电压，为植入器件提供所需的直流电源。也就是说，整流与稳压电路起着 AC - DC 变换器的作用。AC - DC 变换器的能量效率通常也叫能量转换效率（PCE，Power Conversion Efficiency）。AC - DC 变换器要考虑的设计要素有 PCE、峰值输入电压、输入/输出电压差和传输功率容量以及实现尺寸，其中 PCE 是最重要的指标。在无线功率传输系统中，全波整流器和电压倍增器是最常用的两种 CMOS 整流电路。

3.3.3.1　全波整流器

最简单的整流器是用 PN 结二极管或二极管连接的 MOS 管构成的全波或半波整流器，

但 PN 结和二极管连接 MOS 管有显著的导通压降，会降低能量转换效率。因此，可采用 MOS 管交叉耦合构成全波整流器，如图 3.39(a) 所示。交流电压从 V_{ip}-V_{in} 端子输入，直流电压从 V_{out} 端子输出。当 $V_{ip} > V_{in}$ 时，上部的 PMOS 管因 $V_{SG} > 0$ 而导通，下部的 NMOS 管因 $V_{GS} > 0$ 也导通，这就意味着 V_{in} 接地，而 V_{ip} 接到 V_{out}；当 $V_{ip} < V_{in}$ 时，情况相反，相当于 V_{in} 接 V_{out}，而 V_{ip} 接到地。这种交叉耦合使得输入与输出之间的导通压降很低，为 MOS 管在线性区导通时的源—漏电压，而对地的漏电流很小，为 MOS 管截止时的漏电流。这种电路的不足之处在于当输入电压低于 PMOS 器件的阈值电压时，输出电压高于输入电压，使交叉耦合 MOS 器件难以完全截止，从而诱发高泄漏电流，使 PCE 降低。为此，出现了有源二极管构成的有源全波整流电路。

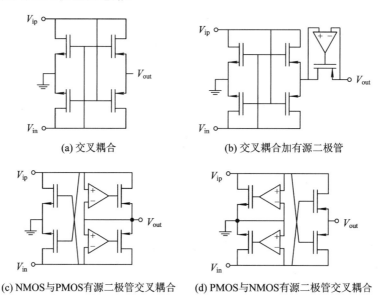

(a) 交叉耦合

(b) 交叉耦合加有源二极管

(c) NMOS 与 PMOS 有源二极管交叉耦合

(d) PMOS 与 NMOS 有源二极管交叉耦合

图 3.39　CMOS 全波整流器

有源二极管由比较器和传输管构成，如图 3.40 所示。当传输管源—漏输出的一端电压高于另一端时，比较器输出的电平使传输管导通，否则比较器输出的电平会使传输管不导通。也就是说，它与二极管一样，具有单向导电性，只不过导通时的压降比"无源"二极管低，自身功耗也比后者小。有源二极管可以用 NMOS 传输管构成（见图 3.40(a)），也可以用 PMOS 传输管构成（见图 3.40(b)）。由于比较器工作时需要额外的电源供电，故称有源二极管。

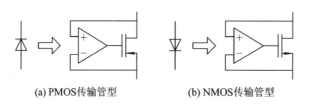

(a) PMOS 传输管型

(b) NMOS 传输管型

图 3.40　有源二极管的构成

为了防止输出电压高于输入电压时引起的电流倒灌效应，可以在无源全波整流电路之后，加一个有源二极管，如图 3.39(b) 所示。也可以用有源二极管取代交叉耦合电路中的

MOS 二极管，构成有源全波整流电路，如图 3.39(c)是 NMOS 与 PMOS 有源二极管交叉耦合电路，而图 3.39(d)是 PMOS 与 NMOS 有源二极管交叉耦合电路。带有有源二极管的全波整流电路称为有源全波整流电路。

图 3.39(b)的一个具体实现电路如图 3.41 所示[3.34]。负电压转换器（NVC，Negative Voltage Converter）实际上就是无源交叉耦合全波整流器，因为其功能就是将输入交流电压（$V_{in+} \sim V_{in-}$）的负相部分转换为正脉动电压 V_{NVC}。电路启动时，V_{NVC} 通过由二极管连接 MOS 管构成的无源通路给负载电容 C_L 充电，以便获得给比较器供电的电源电压 V_{DCout}，从而实现整个电路的自供电启动。比较器之后的缓冲器有助于提高压摆率，反相器用于满足 PMOS 传输管 P_{switch} 控制电平极性要求。比较器电路如图 3.42 所示，所有 MOS 管均工作于深亚阈区，N_1-N_2、P_1-P_2 以及电流镜负载构成前置放大器，$N_8 \sim N_{11}$ 构成判定电路，采用交叉耦合构成的正反馈是为了提高判定速度。该整流器的验证芯片采用 $0.35\mu m$

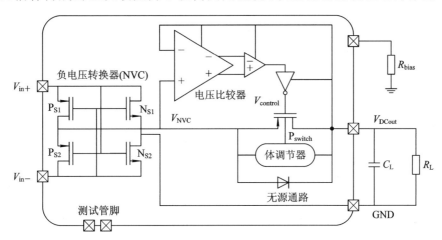

图 3.41　有源全波整流电路实例

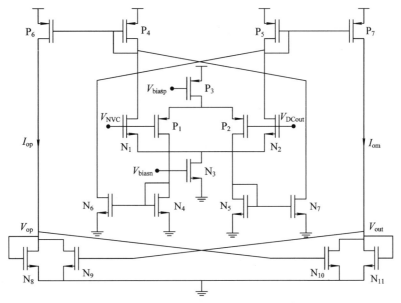

图 3.42　比较器的电原理图

2P4M CMOS 工艺制作。为了降低正向导通电阻，NVC 中的 NMOS 管和 PMOS 管的宽长比分别取为 1200 μm/1 μm 和 1500 μm/1 μm，P_{switch} 传输管的宽长比取为 2100 μm/1 μm。

在输入 200 Hz、900 mV 正弦波时，采用 50 kΩ 负载电阻和 1 μF 平滑电容，仿真得到的输出波形如图 3.43 所示。可见，平均 DC 输出电压为 860 mV，纹波电压为 35 mV（实测值为 20～35 mV）。从图 3.44 中的放大图中，仍然可以观察到倒灌电流的存在，但其幅值已经相当小了。

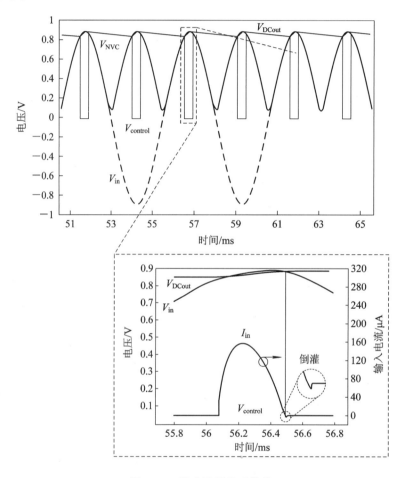

图 3.43　输出波形仿真特性

不同负载阻抗和不同输入峰值电压下的功率效率的实测值如图 3.45 所示。功率效率可表示为

$$\eta_{p} = \frac{P_{out}}{P_{in}} = \frac{V_{DCout} I_{R_{L}}}{\dfrac{1}{t_{2}-t_{1}} \displaystyle\int_{t_{1}}^{t_{2}} V_{in} I_{in}\, dt} \qquad (3.25)$$

式中，$t_1 \sim t_2$ 是对输入 AC 电压积分的时间区间。

由图 3.44(a)可见，功率效率随输入峰值电压的增加而减少，这是因为比较器功耗的上升所致，其最高值可达到 96%，与仿真值一致。整个区间的输出功率范围为 0.16～160 μW。由图 3.44(b)可见，功率效率的上升沿出现在 0.4～0.5 V 区间，这正是从无源模式向有源模式过渡的区域，而输入电压超过 0.7 V 时，功率效率达到最高值。

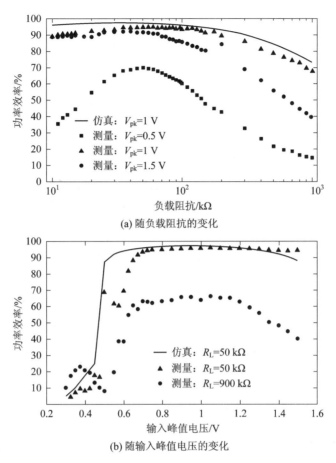

(a) 随负载阻抗的变化

(b) 随输入峰值电压的变化

图 3.44　功率效率实测与仿真值

电压效率随负载电阻变化的实测特性如图 3.45 所示，其定义为

$$\eta_V = \frac{V_{\text{DCout}}}{V_{\text{pk}}} \tag{3.26}$$

当输入峰值电压在 $0.75 \sim 1.5$ V、负载阻抗为 40 kΩ 时，电压效率高于 90%，最高可达 98%。

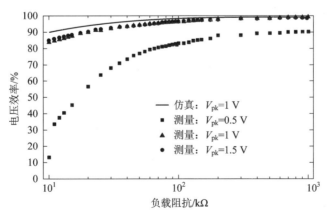

图 3.45　电压效率随负载阻抗和输入峰值电压变化的实测与仿真值

表 3.9 给出了近十年发表的有源全波整流器的性能规格比较。

表 3.9　近十年发表的有源全波整流器性能规格对比

制作工艺	TSMC 0.25 μm	AMS 0.35 μm	5 V STM	X-FAB 0.35 μm	X-FAB 0.35 μm	TSMC 90 nm	X-FAB 0.35 μm
输入电压	>0.2 V	1～3.3 V	>680 mV	0.38～1 V	0.5～1.5 V	0.125～0.82 V	0.5～1.5 V
输出电压	0.8～2.5 V	1～3.3 V	—	0.4～1 V	0.4～1 V	—	0.4～1.5 V
功率效率	85%	90%	93%	—	95%	—	96%
电压效率	—	—	—	90%～98%	—	>97%	>98%
频率	—	—	200 Hz	<10 kHz	6～10 Hz	<20 kHz	<6 kHz
芯片尺寸	0.015 mm²	2.9 mm²	—	0.07 mm²	0.057 mm²	—	0.064 mm²
功耗	580 nW@ 2.5 V	—	—	266 nW@ 0.5 V	160 nW@ 1.65 V	—	45～250 nW@ 0.5～0.9 V
发表时间	2006 年[3.35]	2007 年[3.36]	2008 年[3.37]	2011 年[3.38]	2012 年[3.39]	2015 年[3.40]	2016 年[3.34]

3.3.3.2　电压倍增器

全波整流器要求输入电压高于输出电压，这在某些应用场合可能满足不了需求，例如线圈间距较小，而植入器件所要求的工作电压较高。为此，提出了一种电压倍增器（voltage doubler 或 voltage multiplier），可以提供比输入电压更高的输出电压。

单级电压倍增器如图 3.46 所示，由两个二极管 V_{D1}、V_{D2} 和一个电容 C 构成。如果电感次级线圈的电压 $V_{in} < 0$，V_{D1} 导通，C 被充电至 $V_{in, peak} - V_{on}$（V_{on} 是二极管的导通压降）；如果 $V_{in} > V_{out}$，V_{D2} 导通，充电电流通过一个低阻通道给负载 C_o 充电，V_{in} 与 V_{out} 之间的压差为 V_{on}。在输入射频信号 V_{in} 极性交替变化若干回合之后，V_{out} 被充电至 $2V_{in, peak} - 2V_{on}$。如果 $V_{on} \ll V_{in, peak}$，则 V_{out} 几乎是 $V_{in, peak}$ 的两倍，因此称为电压倍增器。即使计入 $2V_{on}$ 导致的电压损失，输出电压也远高于输入电压。

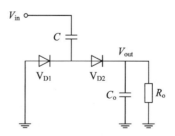

图 3.46　单级电压倍增器

如果要求输出电压更高，可以采用多级的电压倍增器，例如图 3.47 所示的三级电压倍增器。多级电压倍增器的输出电压可用下式估算：

$$V_{out} = \alpha N (V_{in} - V_{on}) \tag{3.27}$$

式中：N 是电压倍增器的级数；α 是一个常数，称为电压效率，具体值与负载条件、电容和寄生参数有关。注意，并非级数越多越好，因为二极管反偏时存在的漏电流会影响电压倍增器的 PCE，而级数越多，漏电流的影响就越大，PCE 就会越低。

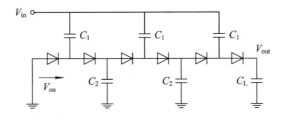

图 3.47　三级电压倍增器

由式(3.27)可知，减少导通电压 V_{on} 是提高输出电压的有效途径。减少 V_{on} 的途径之一是用导通电压约为 0.3 V 的肖特基二极管取代导通电压为 0.6~0.7 V 的 PN 结二极管。肖特基二极管常用金属与 n 阱形成的金属—半导体接触二极管来实现，如图 3.48(a)所示。版图有单指和多指结构，如图 3.48(b)所示，在金属接触面积相同的条件下，指数越少漏电流越低。肖特基二极管的 I–V 特性如图 3.48(c)所示。

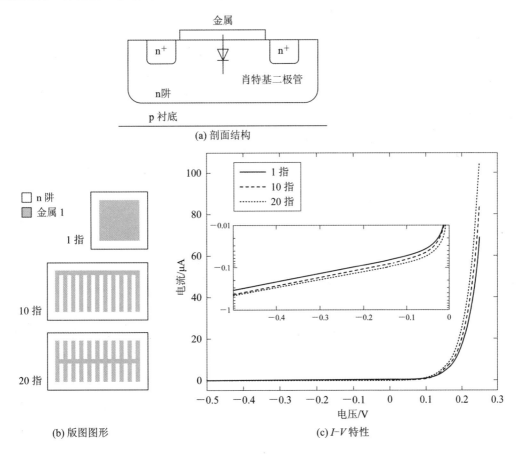

(a) 剖面结构

(b) 版图图形　　　(c) I–V 特性

图 3.48　肖特基二极管

采用 14 级和 16 级肖特基二极管构成的电压倍增器的输出电压—负载电流实测特性如图 3.49 所示[3.41]，测试时输入射频信号的幅度为 1 V，频率为 13.56 MHz。16 级电压倍增器的典型负载工作点为 15 μA@6 V，电压效率 $\alpha \approx 46\%$；14 级电压倍增器的典型负载工作点为 45 μA@2 V，电压效率 $\alpha \approx 19\%$。

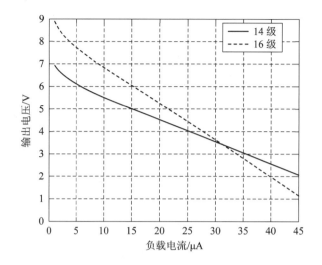

图 3.49　多级电压倍增器的输出电压—负载电流实测特性

肖特基二极管的制作需要特定的工艺，标准的 CMOS 工艺不一定支持。为此，可采用另一种方法来降低电压损失，这就是有源电压倍增器[3.42]。单级有源电压倍增器的电路如图 3.50 中虚线所示。高速电压比较器 CMP$_P$ 与 PMOS 传输管 P$_1$、比较器 CMP$_N$ 和 NMOS 管 N$_1$ 构成两个有源二极管，相当于两个电控开关，开关的启闭受开关两端电压的控制。CMP$_N$ 比较 V_{VD} 和 V_{SS} 的大小，如果 $V_{VD} < V_{SS}$，则 CMP$_N$ 输出高电平，N$_1$ 闭合，V_{VD} 与 V_{SS} 之间压降（$V_{DS(N1)}$）很低，C_{IN} 被充电至 $V_{in,\,peak} - V_{DS(N1)}$。CMP$_P$ 比较 V_{VD} 和 V_{out} 的大小，如果 $V_{VD} < V_{out}$，则 CMP$_P$ 输出低电平，P$_1$ 闭合，V_{VD} 与 V_{out} 之间也具有很低的压差 $V_{SD(P1)}$，充电电流通过一个低阻通道给负载 C_o 充电。因此，若干循环之后，V_{out} 被充电至 $2V_{in,\,peak} - V_{DS(ND)} - V_{SD(P1)}$，总的输入—输出压差被限制在 $V_{DS(N1)} + V_{SD(P1)}$。有源电压倍增器的漏电流小于之前介绍的无源电压倍增器，导通电压降也比无源电压倍增器低，因此可以获得更高的 PCE。

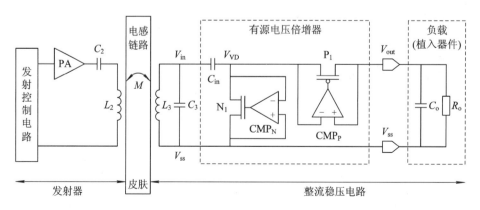

图 3.50　采用有源电压倍增器的电感链路

对于有源电压倍增器，要使 PCE 最大化，传输管开关时间的选择非常重要。如果传输管开启过迟，从 LC 链路流向负载的正向电流的部分导通时间将被浪费。如果传输管关断过迟，会使 $V_{VD} > V_{out}$，将会出现由负载流向 LC 链路的反向电流，使 PCE 减小。通常采用较高的频率是有益的，因此大多采用 ISM 频段的 13.56 MHz 频率。为了优化开关时序使 PCE 最大化，研究者们已经提出了多种有源二极管电路。比如，文献[3.43]提出的交叉耦合锁存比较器利用一对四输入共栅比较器，通过交叉电容耦合来驱动整流开关，可减少高频工作下的反向漏电流。文献[3.44]利用开关失调偏置来补偿 13.56 MHz 开关频率下的延迟，利用峰值电流源来实现宽 AC 输入电压范围下的反向电流。文献[3.45]利用失调控制来实现最佳的开关时序，达到了约 80% 的能量转换效率，在 13.56 MHz 频率下的输出电压比输入电压高 64%。

3.3.3.3　LDO 稳压器

稳压器的功能是使整流后的直流电压稳定，并调整到负载器件所需要的电压值。一种稳压器电路如图 3.51 所示。它可提供一个稳定的输出电压 V_{DD}，正比于通过负反馈电路的参考电压 V_{REF}。参考电压可以利用整流电压 V_{REC} 通过一个与电源电压无关的 CMOS 电路来实现。既然大多数植入系统是混合信号系统，最好具有两个稳压器，使模拟电源与数字电源各自独立，从而减小数字电路给模拟电路引入的开关噪声。

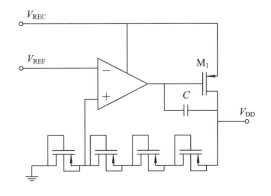

图 3.51　CMOS 稳压电路一例

基于图 3.29(a)所示的整流电路和图 3.51 所示的稳压电路，实测得到的输出电压随电感链路线圈间距的变化如图 3.52 所示[3.46]，包括电路线圈两端均方根电压（RMS）、整流电压（V_{REC}）和稳定电压（V_{DD}），线圈间距在 10～100 mm 范围内变化。可见，在长达 3 cm 的线圈间距内，该电路能够提供稳定的工作电压（V_{DD}）。稳定电压低于均方根电压的差值反映了整流稳压电路 PCE 的大小。

稳压器的能量转换效率可表示为

$$\eta_{reg} = \frac{I_L V_{in\_reg}}{I_q + I_L} \tag{3.28}$$

式中，I_q 是稳压器的静态输入电流，I_L 是负载电流，$V_{in\text{-}reg}$ 和 $V_{out\text{-}reg}$ 分别为稳压器的输入电压和输出电压。通常 $I_q \ll I_L$，则上式变为

$$\eta_{reg} \approx \frac{V_{in\_reg}}{V_{out\_reg}} \tag{3.29}$$

可见，转换效率强烈依赖于输入与输出电压的差（dropout voltage）。为此，必须采用低压差（LDO，Low Dropout）稳压器。

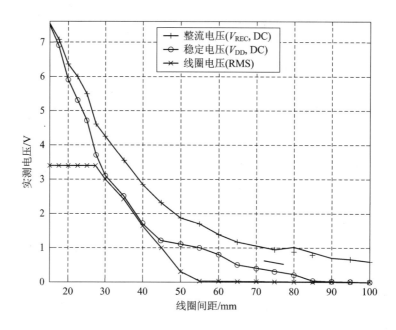

图 3.52 整流稳压电路获取的直流电压与电感链路初次级线圈间距的关系

一种双输出 LDO 线性稳压器的电路结构如图 3.53 所示。第一级的电源电压由整流电压 V_{REC} 提供，第二级的电源电压由第一级的输出电压 V_H 提供。该电路可提供两个电源电压，其中高电压 V_H 用于诸如神经刺激器这样的高压应用，而低电压 V_L 则用于诸如低功耗传感器的其他应用。传输管 NM_1 用于隔离输入与输出电压，带有电阻负反馈的误差放大器则用于纠正输入与输出电压间的差别。与 p 沟道 MOS

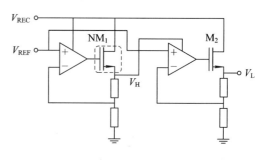

图 3.53 双输出 LDO 稳压器示例

管相比，n 沟道 MOS 管的稳定性高，稳压性能好，输出电阻低，因此传输管最好采用 n 沟道 MOS 管。本征 MOS 管的阈值电压比常规 MOS 管低得多，用作传输管可获得更小的电压差。在图 3.53 所示电路中，第一级可使用本征 MOS 管，以获得较小的电压差；第二级可使用常规 MOS 管，以获得更大的电压压摆率。

3.3.4 自适应 AC - DC 变换器

3.3.4.1 可配置 AC - DC 变换器

全波整流器要求输入电压的峰值比输出电压高，这在线圈间距较大时可能达不到。电压倍增器能产生比输入电压高的输出电压，但 PCE 要明显低于用相同尺寸的传输管构造的全波整流电路。因此，可以设计一种电路，能根据输入电压的高低，在全波整流器和电压倍增器之间自适应地切换。这种电路称为可配置 AC - DC 变换器，如图 3.54 所示。

在此电路中，完成整流功能的模块叫有源 AD/REC，由有源电压倍增器（REC）和全波有源整流器（VD）两部分构成。用带隙基准电压源（BGR）产生一个基准电压 $V_{REF(Hyst)}$。磁滞比较器（Hysteresis Comparior）将输出电压 V_{out} 与 $V_{REF(Hyst)}$ 进行比较。输入电压较高时，

使 $V_{out} > V_{REF(Hyst)}$，电路切至 REC(模式 0)，以实现高的能量转换效率；输入电压较低时，使 $V_{out} < V_{REF(Hyst)}$，电路切至 VD(模式 1)，以便得到高的输出电压。

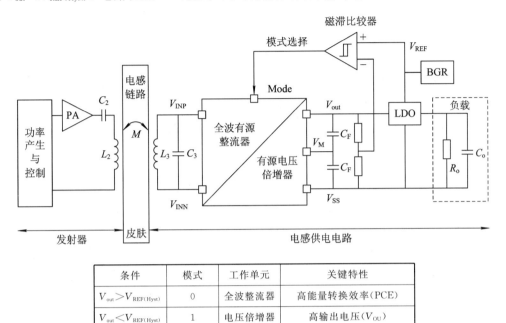

条件	模式	工作单元	关键特性
$V_{out} > V_{REF(Hyst)}$	0	全波整流器	高能量转换效率(PCE)
$V_{out} < V_{REF(Hyst)}$	1	电压倍增器	高输出电压(V_{OU})

图 3.54　基于可配置 AD-DC 变换器的电感链路及其工作模式

有源 VD/REC 中的 REC 模块和 VD 模块的内部构造分别如图 3.55(a)和图 3.55(b)所示。REC 由两个二极管(V_{D1} 和 V_{D2})和一个交叉耦合 NMOS 对(N_1 和 N_2)构成，而 VD 只需两个二极管(V_{D1} 和 VD_{N1})。为了减小芯片面积，两个模块内部的元件尽可能地共享。其中，二极管 V_{D1} 为两个模块共享；V_{D2} 和 N_2 在 VD 模块中使能，在 REC 模块中使不能；N_1 在 REC 模块中是交叉耦合对的一部分，在 VD 模块中作为 NMOS 二极管 VD_{N1} 使用；在 VD 模块中，V_M 被用一个二极管短接至 V_{INN}。两个模块中使用的二极管 V_{D1}、V_{D2} 和 VD_{N1} 均使用图 3.55(c)所示的有源二极管，功耗比无源二极管低，可实现高的 PCE。

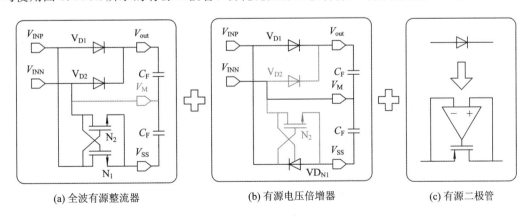

(a) 全波有源整流器　　　(b) 有源电压倍增器　　　(c) 有源二极管

图 3.55　有源 VD/REC 电路

3.3.4.2　混合式 AC-DC 变换器

上节介绍的有源 AC-DC 变换器可以实现高的 PCE，但其 DC 输出受输入信号的波动

（主要来自电感耦合线圈的方位与间距的变化）影响很大。这些变化单靠后级的线性 LDO 来稳定，往往会产生较大的 LDO 功耗，输入电压远高于所期望的输出 DC 电压的时候更是如此。为此，可以将整流器与稳压器合二为一，设计单级自适应的"混合式 AC - DC 变换器"，也叫"AC - DC 稳压器"，不仅能保证整体的高 PCE，而且能减少芯片面积和片外大容量滤波电容的数量。

在常规的整流模式下，为了在获得高输出电压的同时实现高的 PCE，采用的是图 3.56 (a)所示的最大导通时间模式，此时整流电压 V_{REC} 取决于最大导通时间。这个最大导通时间由输入电压 V_{in} 的幅度决定，而且无法从电路内部进行调整，这样就会产生前面所说的问题。如果通过设计专门的电路来调整导通时间，就能够通过调整导通时间来调整 V_{REC}，即可实现整流电压的动态自适应控制，在输入电压宽范围变化时使输出电压保持相对稳定，这就是图 3.56(b)所示的导通时间模式。不过，在这种模式下，可能会形成导通期间的 V_{REC} 与 V_{in} 的压差过大，使整流管产生大的功耗，造成 PCE 下降。另一种方式是通过调整导通的起止时间（即相位）来控制导通周期，如图 3.56(c)所示，称为导通相位控制模式，既能控制 V_{REC} 的值，又能控制 V_{REC} 与 V_{in} 的差值，也保证了高的 PCE。

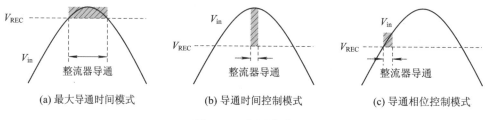

(a) 最大导通时间模式　　　　(b) 导通时间控制模式　　　　(c) 导通相位控制模式

图 3.56　电压波形

图 3.57 给出的动态调整整流器[3.47]在常规比较器上增加了一个相位控制反馈环路，用于控制整流器的时序和输出电压的幅度。用两个相位控制比较器 CMP_1 和 CMP_2 分别驱动有源开关 P_1 和 P_2。基准电压 V_{REF} 通过相位控制单元来控制比较器输出电压 V_{O1} 和 V_{O2} 的

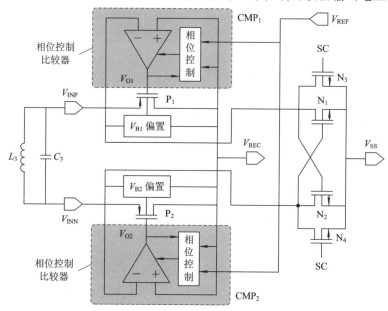

图 3.57　自适应调整整流器的电原理图

转换时间，使整流器的开关时序能够随导通相位以及 V_{REC} 电平的大小而动态变化，从而实现了图 3.56(c)所示的自适应导通相位控制。实测结果表明，当输入电压幅度显著变化时，该电路输出电压的变化不大于 3 mV。

另一种时间控制 AC - DC 变换器[3.48]利用比较器、数字控制器和开关驱动器构成的电路来检测输出电压，使整流器的开关时序能够动态地受目标输出电压的变化而变化，也能实现图 3.56(c)所示的导通相位控制。不过，它需要增加一个额外的全波整流器来为相位控制电路供电。

3.3.4.3 无线电容充电器

在植入式医疗器件中，有时需要用大电容来作为临时的能源提供元件，或者作为无线能量突然中断或者不够用时的缓冲器。神经刺激器也常用电容来作为电荷存储元件，以便实现电荷到组织的高效率周期注入。在这种情况下，就需要电容的无线充电电路。可充电电池的充电需要满足其特有的充电曲线，而电容的充电就没有这样的限制，这使得我们可以利用各种电路设计方法来改善通过电感链路对电容充电的效率。

图 3.58 给出了一种无线电容充电器的电路[3.49]。它无需整流器、稳压器或电流源，就能利用 AC 交流电压给电容充电。位于 L_3C_3 回路之后的充电注入电容 C_s，为电容充电器提供输入电压 V_{in}。电容充电器由两个受高速有源驱动器控制的开关构成，将 V_{in} 分别连至正电容池和负电容池。假定线圈电压 V_{COIL} 增加，当 V_{in} 小于正电容电压时，充电器断开，使 V_{in} 浮空，此时 V_{in} 将随 V_{COIL} 的增加而增加；当 V_{in} 大于正电容电压时，充电器将 V_{in} 接至正电容电压，此时即使 V_{COIL} 继续增加，V_{in} 也基本不随 V_{COIL} 而变化。这样一来，每个载波循环中 C_s 两端的电压变化形成正向充电电流 I_{CH}，完成对正电容池的充电。

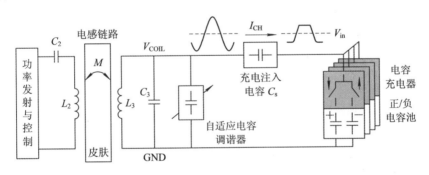

图 3.58　无线电容充电器原理图

充电电流 I_{CH} 受注入电容 C_s、线圈电压 V_{COIL} 和开关频率 f_p 的控制。在恒定 I_{CH} 下对电容充电，有利于减少电容充电器的开关损耗。C_s 的端电压就如基准电流源的端电压，也不会形成功耗，从而改善电容的充电效率。图 3.58 中的自适应电容调谐器用于补偿 L_3C_3 回路在充电周期内的谐振电容变化，将 V_{COIL} 维持在其峰值附近。

为了实现通过电感链路的快速充电，文献[3.50]也提出了一种无线电容充电器。它利用三端子次级线圈和控制系统来调整次级电感和谐振电容，在电容充电间隔期间达到最佳链路负载阻抗，并尽量缩短充电时间，从而使输出功率传输最大化。

表 3.10 总结了 2010 年至 2014 年五年内发表的多种 AC - DC 变换器的技术规格。图中的电压效率的定义是输出电压/(输入电压峰值×电压倍增因子)。

表 3.10　近年来发表的 AC－DC 变换器技术规格

发表时间	2012年[3.43]	2014年[3.44]	2013年[3.42]	2012年[3.51]		2013年[3.52]		2010年[3.48]	2013年[3.47]	2013年[3.53]	2013年[3.49]
制造工艺	0.18 μm CMOS	0.35 μm CMOS	0.5 μm CMOS	0.5 μm CMOS		0.35 μm CMOS		0.18 μm CMOS	0.5 μm CMOS	0.35 μm CMOS	0.35 μm CMOS
电路结构	有源全波整流器	有源全波整流器	有源电压倍增器	可配置 VD/REC		可配置		AC－DC 稳压器	AC－DC 稳压器	AC－DC 稳压器	无线电容充电器
				REC	VD	1×	2×				
输入电压峰值 /V	1.5	1.5~4	1.46	3.7	1.5	1.5~4	1.2~2.5	3.5	5	N/A	2.7
输出电压 /V	1.33	1.19~3.52	2.4	3.1	1.33	1.27~4		1.25~2	2.5~4.6	5	±1~±2
电压效率 /%	89	79~89	82.2	83.8	89	85~90		36~57	50~92	N/A	37~74
负载	1 kΩ	0.5 kΩ	1 kΩ	0.51 kΩ		0.5 kΩ		4 mW	2.8 mA	3.4 W	1 μF
谐振频率 /MHz	13.56	13.56	13.56	13.56		13.56		1	2	6.78	2
芯片面积 /mm²	0.009	0.186	0.144	0.585		1.42		0.1	0.3	5.52	2.1
能量效率 /% 仿真	—	84.2~90.7	80	81	75	81~84		—	78~94	—	77~88
能量效率 /% 测量	81.9	82.2~90.1	79	77	70	81.9		68~90	72~87	55	63~82

3.3.5　单载波与双载波

如果功率和数据采用相同频率的载波来传输，则称为单载波传输。基于电感耦合的单载波无线功率与数据传输系统的总体架构如图 3.59 所示，只需一对电感耦合线圈。通常主线圈口径较大，副线圈口径较小，主、副线圈的间距与主线圈的半径基本相同。

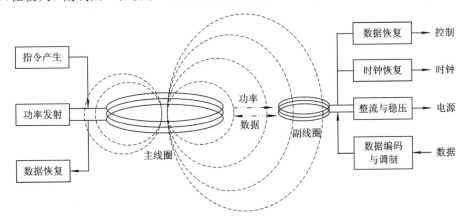

图 3.59　单载波无线功率与数据传输系统的构成

单载波传输的收发架构简单，耦合元件占据空间小，而且数据传输可靠，但不能使功率传输和数据传输同时最优化。如前所述，出于人体安全性和电磁吸收性的考虑，能量传输的载波频率通常选在 20 MHz 以下，这就限制了单载波传输时数据传输的带宽。为此，功率和数据可以采用不同的载波频率来传输，比如数据传输的载波频率 f_d＞50 MHz，而功率传输的载波频率 f_p＜20 MHz，这称为双载波传输。

双载波传输必须使用两对电感耦合线圈来分别传输功率和数据，图 3.33 就是一个双载波传输的例子。双载波传输面临的主要问题是功率链路与数据链路之间的交叉耦合。在空间严重受限的植入体内，这个问题会变得更加严峻。植入体作为正向链路的接收侧，容易出现强的功率信号对弱的数据信号的干扰，加大了数据恢复的难度。为了达到低的位误码率（BER，Bit Error Rate），必须提高数据接收器的信号—干扰比（SIR，Signal-to-Interference Ratio）。通过改进线圈设计，可以减少线圈间的交叉耦合，但仍然需要滤除功率载波对输入数据的电干扰。

要提高数据速率，必须降低接收侧 LC 回路的 Q 值，而 LC 回路的低 Q 值却会增加码流之间的串扰。为了兼顾高数据速率和 LC 回路的高 Q 值，提出了一种脉冲谐波调制（PHM，Pulse Harmonic Modulation）方法[3.54, 3.55]。它借鉴远场脉冲射频超宽带的思想，通过发射一系列的窄脉冲来传输数据，这将有利于增加数据速率，减小数据接收器的功耗，同时可通过仔细选择窄脉冲的时序和幅度来减少接收线圈的串扰。在这种调制机制下，要发射"1"，发射器首先在位周期的起点产生一个窄脉冲，在接收 LC 回路诱发振铃响应；然后产生第二个脉冲，其相对于第一个脉冲的幅度和延迟需精心设计，以便抑制接收 LC 回路的残余振铃干扰。在这种机制中，无需发射"0"位脉冲。PHM 在不降低电感链路 Q 值的条件下，可实现高达 10 Mb/s 的数据速率，也在一定程度上抑制了功率载波的干扰。不过，这种方法要求接收端输入电路具有足够高的 SIR（＞0 dB），否则仍然无法正常工作。

另一种无数据载波的数据传输方案叫脉冲延迟调制（PDM，Pulse Delay Modulation）[3.63]，使用不同电感耦合线圈、同一载波频率来同时传输数据和功率。其新颖之处在于利用接收器输入端出现的不期望的功率载波干扰来传输数据率，即使 SIR＜0 dB 也能正常运作。基于 PDM 机制的功率与数据无线传输链路如图 3.60(a)所示，其中 L_1-L_2 链路用于传输功率，L_3-L_4 链路用于传输数据。发射数据"1"时，$L_3 C_3$ 回路两端出现窄脉冲，因 k_{34} 耦合在低 Q 值 $L_4 C_4$ 回路诱发振铃，其频率等于该回路的谐振频率 f_d，如图 3.60(b)中灰虚线所示。如果没有数据脉冲振铃，在 $L_4 C_4$ 回路诱生的功率谐波干扰是正弦波，如图 3.60(b)中黑虚线所示，但实际接收到的信号 V_R 是数据分量和功率分量的叠加，如图 3.60(b)中黑实线所示。PDM 成功地实现了传输"1"时叠加波形 V_R 过零点的平移，从而在接收侧易于探测。图 3.60(a)所示的 PDM 收发器电路已经利用 10 mm 的电感链路达到了 13.56 Mb/s 的数据速率，而 BER 只有 4.3×10^{-7}，负载端获得的 DC 功率为 42 mW。

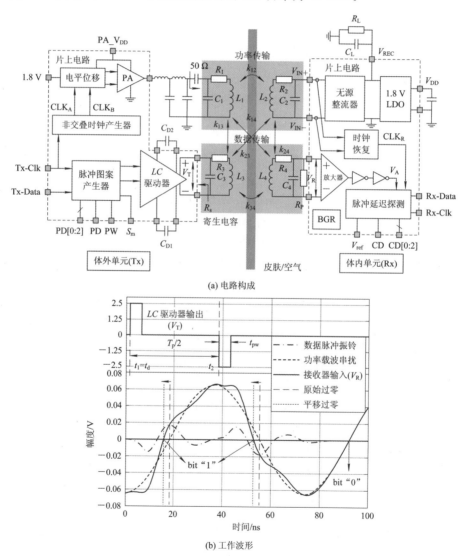

(a) 电路构成

(b) 工作波形

图 3.60　基于 PDM 机制的双频段无线功率和数据传输链路

3.3.6　植入系统应用实例

表 3.11 给出了 2004—2015 年间研究者设计的基于谐振电感耦合的无线功率与数据传输链路的实例，均针对植入式医疗器件应用而开发。

表 3.11 基于谐振电感耦合的无线功率与数据传输链路实例

发表年份	2004 年[3.56]	2005 年[3.57]	2008 年[3.58]	2010 年[3.59]	2012 年[3.60]	2012 年[3.60]	2008 年[3.61]	2013 年[3.62]	2013 年[3.63]	2015 年[3.64]
CMOS 工艺尺寸 /μm	1.5	0.18	0.5	—	0.8	0.18	0.35	0.18	0.35	0.35
调制技术	pcFSK	BFSK	LSK	QPSK	FSK	BPSK	BPSK	BPSK	PHM	PDM
线圈间距 /mm	5	15	20	5	20	20	10~15	—	10	10
载波频率 /MHz	5/10	10	5/10	10	5/10	10	5/10	10	10	10
数据速率 /(Mb/s)	2.5	1.12	2.8	4.16	1.25	3	2	2	20	13.56
发射器/接收器功耗 /(pJ/bit)	—/152	—/625	35.7/1250	—	—	1962/—	—/3100	—	345/294	960/162
信号干扰比 /dB	—	—	—	—	—	—	−12	—	—	−18.5
(发射器/接收器)芯片面积 /mm²	—/0.29	—/0.2	2.2/2.2	—	—	2.3	—/4.4	—	0.1/0.5	0.34/0.37
位误码率	10^{-5}	10^{-5}	10^{-6}	2×10^{-6}	—	2×10^{-4}	10^{-7}	10^{-7}	8.7×10^{-7}	4.3×10^{-7}

一种用于神经传感、记录和刺激的无线功率与数据传输系统架构如图 3.61 所示,由能量传输、反向数据遥测和前向数据遥测三部分组成。能量传输部分为体内电路提供能量;反向数据遥测将需监测的体内信息传输至体外计算机或神经信号处理器,对体内信息进行监测;前向数据遥测部分则将体外获取并处理的数字信号无线传输至体内接收器,并馈送至体内刺激器做进一步处理,最终产生神经刺激信号。

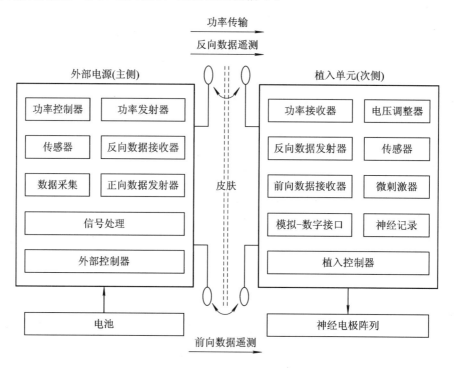

图 3.61 用于神经记录、传感和刺激的无线传输系统基本架构

视觉假体是用电子器件代替眼睛部分功能的人造器官,可以位于眼底的视网膜处(视网膜假体),也可以位于大脑皮层下(视觉皮层假体)。本书第 5 章对视觉假体有详细介绍。由于所处植入部位的限制,视觉假体无法采用体外有线供电,也无法在体内植入电池,因此无线功率传输就成为它的主要能量来源。图 3.62 是用于 10×10 电极阵列视网膜假体的无线传输系统的一个例子。发射线圈由 E 类功率放大器驱动,数据通过 ASK 调制方式传输,数据编码方式为 PWM。实测结果表明,该系统在载波频率为 $1 \sim 10$ MHz 时,数据传输速率为 $25 \sim 250$ kb/s。

图 3.63 是用于 256 电极阵列的视网膜上假体的无线传输系统框图,能量和数据分别用 2 MHz 和 22 MHz 的载波进行传输,各自使用独立的电感耦合线圈。数据通过 DPSK 调制来传输。实测结果表明,在体内外线圈距离为 1 cm 的情况下,数据传输率可达 2 Mb/s,体内接收功率为 100 mW,微刺激器最大输出电压为 10 V,256 个刺激通道可并行输出。

另一种植入医疗器件是胃植入体。现已开发的人工胃植入器件有两种(参见图 3.64):一种叫胃食道反流传感器,通过检测胃与食道之间的反流状态,来诊断胃食道反流病(GERD, GastroEsophageal Reflex Disease);另一种叫胃黏膜刺激器(gastro-stimulator),通过对胃黏膜实施电刺激来治疗胃痉挛和肥胖症。这两种胃植入器件都需要外部通过无线

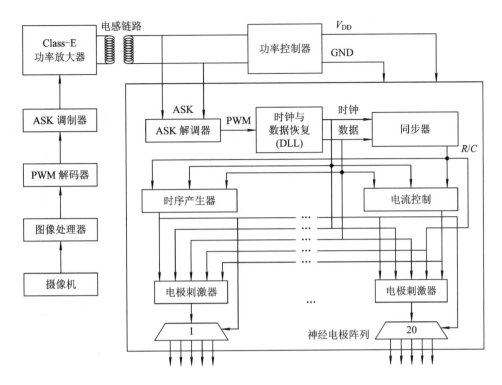

图 3.62　100 通道视网膜假体的无线传输系统示例

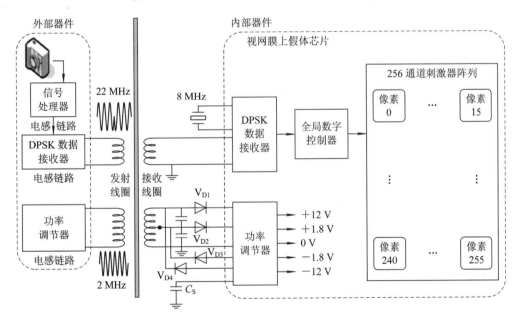

图 3.63　256 通道视觉假体的系统构成示例

电感耦合来提供能量或者数据传输通道。GERD 需要的是数据采集及外传,胃刺激器则需要外部电路提供足够的能量来完成刺激。图 3.65 示出的是适用于胃植入体的无线功率与数据传输系统的电路构成[3.65],其中图 3.65(a)用于 GERD 传感器,图 3.65(b)用于胃刺激器。

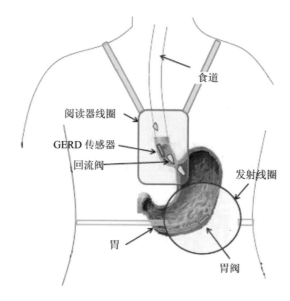

图 3.64   胃植入体在人体中的位置

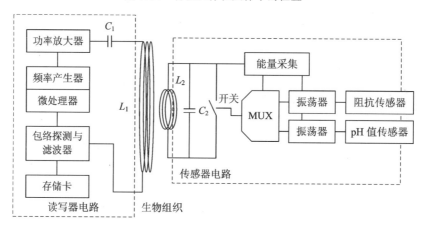

(a) 用于 GERD 传感器

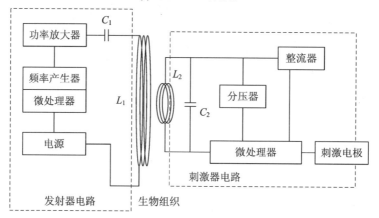

(b) 用于胃刺激器

图 3.65   胃植入体无线功率与数据传输系统构成

3.4　适于皮下植入的单片太阳能采集器

在人体周边，太阳能大约是最容易获得的环境能量了，遗憾的是对阳光而言，人体总体上是不透明的。不过，在浅层皮下或对于眼球这样的透光器官，还是可以利用环境中的光能来获取能量的。植入式太阳能采集器利用光电二极管将太阳光入射能量转换为电能，供植入电子器件使用，可用于眼压检测、视网膜假体和浅表皮下植入体等。

植入式太阳能采集器面临的最大挑战是光电二极管产生的电压过低(典型值为 $0.3\sim0.5\ V$)，无法直接作为供电电源，必须设法提升。已提出的升压方法有：采用多块绝缘体上硅(SOI, Silicon On Insulator)衬底，并与不同的光电二极管相串接，但会增加成本[3.66]；在同一衬底上将光电二极管堆叠起来，但总的感光面积并未增加多少[3.67]；用 DC-DC 变换器来升压，但需要大面积的片外感容元件[3.68]，使系统面积加大；用片上电荷泵来升压，可使启动电压低至 $0.27\ V$ 甚至 $0.15\ V$，但现有方案有的反向损耗和导通损耗大，导致效率低[3.69]，有的则需要较多(如 6 个)的片外电容[3.70]。

本节介绍的单片太阳能采集器[3.71]将光电二极管和电源管理电路集成于一块芯片，可大大缩小采集器的体积，改善可靠性，降低成本，更加适合植入应用。而且，采用了三级集成化电荷泵来完成升压，通过优化设计提升了能量效率，降低了芯片面积，输出功率可达 $100\ \mu W$ 以上。

3.4.1　整体构成与电路设计

面向皮下植入应用的单片太阳能采集器的总体构成如图 3.66 所示。光电二极管阵列构成太阳能电池，分为三个子模块 D_M、D_P 和 D_R，各自产生的电压 V_{DM}、V_{DP} 和 V_{DM} 分别为主电荷泵与辅助电荷泵(AQP)、时钟相位产生器和基准电压源供电。分模块供电的目的是防止模块之间的串扰。电压基准电路为时钟相位发生器提供所需的基准电压 V_{REF}。光电二极管双启动电路(PDSC, Photodiode Double Start-up Circuit)是本设计独有的特色，可显著改善基准电压源的启动特性。时钟相位产生器基于 5 级环形振荡器，经体偏置优化，为 AGP 和电平转换器 LC 提供两相不交叠时钟 Φ_1 和 Φ_2。LC1 和 LC2 将 Φ_1 和 Φ_2 的低压摆率 $(V_{DM}-GND)$ 转变为 Φ_{x1}/Φ_{x2} 和 Φ_{o1}/Φ_{o2} 的高压摆率 $(V_{DM}-V_{aux})$，提供给主电荷泵，用于降低主电荷泵的导通损耗。LC 所需的辅助电源电压 V_{aux} 则由 AQP 来提供，可减少低启动电压下 LC 的反向损耗。

1. 片上太阳能电池

标准的三阱 CMOS 结构如图 3.67 所示，其中 NW 表示 n 阱，PW 表示 p 阱，PS 表示 P 型衬底，DNW 表示深 n 阱。在此结构中，可用作光电二极管的 PN 结有 N^+/PW、PW/PNW、DNW/PS。用卤素灯直接照射 0.18 μm CMOS 工艺制作的三阱，入射光功率 1.13 mW/mm^2 时的实测结果如表 3.12 所示。可见，DNW/PS 的短路电流几乎是 N^+/PW 和 PW/NW 的 6 倍。为了增加输出电压，可以将 PW/DNW 短路，使 N^+/PW 与 DNW/PS 串接起来，但这样做会降低效率，而且 N^+/PW 与 DNW/PS 之间的失配也很显著。因此，这里并不采用串联方案，而是通过并联来充分利用所有可用的片上光电二极管，以便保证效率，而提升输出电压的任务则交给片上电荷泵来完成。

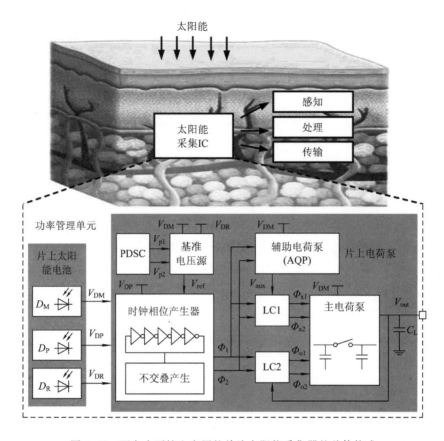

图 3.66　面向皮下植入应用的单片太阳能采集器的总体构成

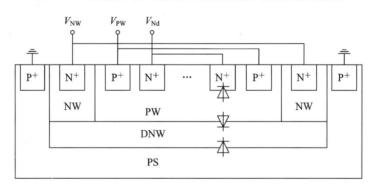

图 3.67　标准三阱 CMOS 结构中可用作光电二极管的 PN 结

表 3.12　卤素灯照射下 CMOS 光电二极管的实测性能指标

参　数	二极管类型			连接方式	
	N^+/PW	PW/DNW	DNW/PS	并联	堆叠
短路电流密度 $I_{sc}/(pA/\mu m^2)$	74.3	69.6	433	577	74.7
开路电压 V_{oc}/V	0.55	0.527	0.526	0.53	1.05
最大效率/%	2.8	2.6	16.7	21.9	5.9

并联组态下光电响应度随光波长的实测变化特性如图 3.68 所示，可见最大响应度发生在 850 mm 波长处。图 3.69 将所提出的"并联二极管＋片上电荷泵"方案与堆叠二极管方案[3.67]的输出功率进行了比较，可见，当采集到的电功率在几微瓦量级时，所需的光输入功率密度不到 3 mW/cm²；光输入功率密度约为 1.22 mW/cm²时，前一方案获得的输出功率比后一方案多 3 倍；极低光照下输出功率的跌落是片上电荷泵的消耗引起的。

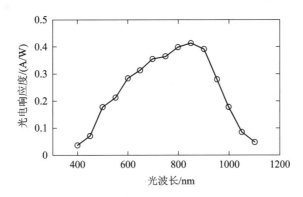

图 3.68 并联二极管组态下光电响应度与光波长的实测关系

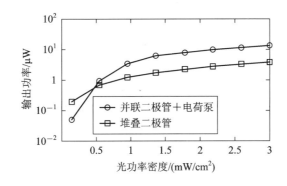

图 3.69 电输出功率与光入射功率密度的关系

2. 电压基准

电压基准用于为系统提供偏置电压，同时具备唤醒功能。片上光电二极管产生的开路电压很低，因此电压基准必须能在很低的电源电压下工作。这里采用的电压基准电路可在极低的电源电压下工作[3.72]，消耗电流仅在 nA 级，但启动慢，而且启动瞬间会产生较大能量的浪涌，使系统不稳定，甚至造成启动失败。为此，专门加入了光电二极管双启动电路（PDSC），增加的开销很小，却能显著缩短启动时间，提高启动过程的健壮性。带 PDSC 的电压基准电路如图 3.70(b) 所示。

PDSC 由一个轻诱发启动信号源 V_R 和两个光延迟产生器 PDG1 和 PDG2 构成。PDG 的具体电路如图 3.70(a) 所示。启动期间，启动电路的瞬态功耗可能比电压基准的额定功耗大得多，这会限制启动速度，甚至导致启动失效。这里不是通过增加光电二极管 D_R 的尺寸来满足启动期间所需的额外能量需求，而是在启动期间暂时并联 D_R 和 D_M 来满足这种需求，有利于提高系统的面积利用率。由图 3.70(c) 给出的启动时序可见，启动时，光能 P_{in}

加入，触发启动信号源 V_R。V_R 经 PDG1 和 PDG2 形成两个不同宽度的脉冲 V_{p1} 和 V_{p2}。在 V_{p2} 负脉冲有效期间 D_M 通过 M_{st2} 管与 D_R 并联。用局部堆叠光电二极管来产生局部高电压，以便降低开关导通电阻，提高启动速度。电容 C_x 通过改变 PDG 的延迟，使 V_{p1} 和 V_{p2} 不同。

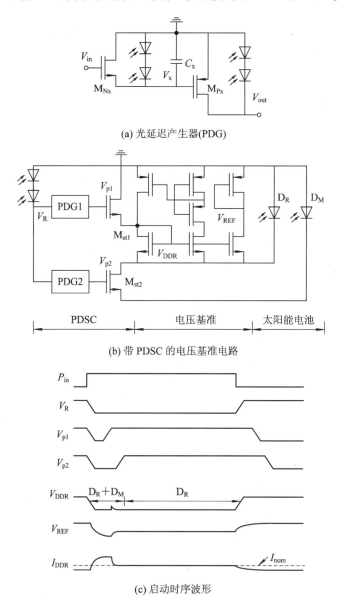

(a) 光延迟产生器(PDG)

(b) 带 PDSC 的电压基准电路

(c) 启动时序波形

图 3.70　电压基准电路与时序

PDSC 启动电路和常规启动电路的基准电压启动波形如图 3.71(a)所示(输入光功率密度为 1.22 mW/cm²)，图 3.71(b)则给出了启动时间与输入光功率密度之间的关系，均为仿真结果。由这两个图可见，PDSC 电路比常规电路[3.73]的启动时间快了 77%。图 3.71(a)中 V_{REF} 的峰包是由启动过程中的过冲电流引起的，不利于启动的健壮性，可通过优化 M_{st1} 的尺寸来抑制。

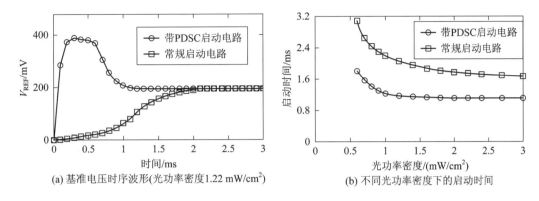

(a) 基准电压时序波形(光功率密度1.22 mW/cm²)　　(b) 不同光功率密度下的启动时间

图 3.71　电压基准仿真特性

3. 时钟相位发生器

受飞跨电容(flying capacitor,亦即 MIM(Metal - Insulator - Metal,金属—绝缘体—金属)电容)面积的限制,输出电容无法做大。为了提高输出阻抗,就需要提高片上电荷泵的工作频率,至少达到 MHz 级,但由于受低电源电压的限制,电荷泵的环形振荡器和不交叠时钟产生器的工作频率又难以做高。因此,通过给 PMOS 和 NMOS 管的体端加正偏压来提高工作频率[3.74]。

由图 3.72 给出的仿真结果可知,在低入射光功率时,体偏置使效率提高了 5%,高入射光功率下的效率略有下降,但只有约 0.5%。体偏置提高效率的正面效果还是显著的。

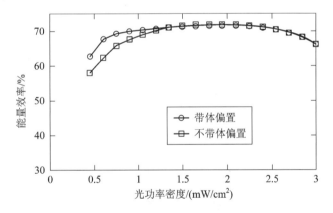

图 3.72　体偏置对能量效率的影响(仿真结果)

4. 片上电荷泵

由于输入电压(V_{in})低,太阳能采集器通常采用自举和 ZYT 开关电路[3.69]。这种电路会使漏电流增加导致显著的反向损耗,使效率下降,同时非均匀的栅驱动电压也会增加导通损耗。可采用辅助电荷泵(AQP)与主电荷泵的配合来解决这一问题,具体电路如图 3.73 所示。主电荷泵和辅助电荷泵采用的都是三级线性电荷泵结构,即一个反相级和两个推动级,主电荷泵与冷启动开关并联。为了降低反向损耗,只在 AQP 中使用 ZYT 开关(即图 3.73(a)中阴影部分)。AQP 在 $3V_{in}$ 处产生 V_{aux},再通过 LC1 产生一对高压摆率时钟相 $\Phi_{x1,2}$,用于控制主电荷泵中的冷启动开关,使主电荷泵充电至 V_{out}。然后,V_{out} 给 LC1 供电,使之产生 $\Phi_{o1,2}$,用于驱动主开关,并在稳态下与 $\Phi_{x1,2}$ 协同工作,以便进一步改善效率。用 $4V_{in}$ 的栅驱动电压来控制主电荷泵的开关,以减少导通损耗。

LC1(LC2 也类似)的具体电路如图 3.73(a) 下部所示。为了使 LC 的上拉/下拉速度平衡,上拉 PMOS 的导通电压用一个 50 fF 的电容作缓冲。注意,在正常工作条件下,AQP 也是导通的,这有利于改善重负载下的效率。

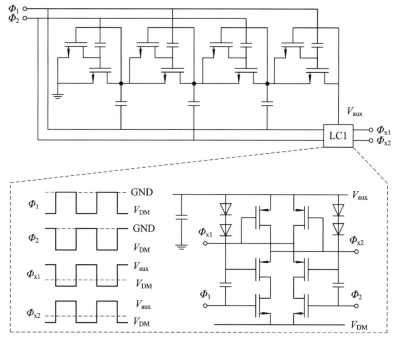

(a) AGP和LC

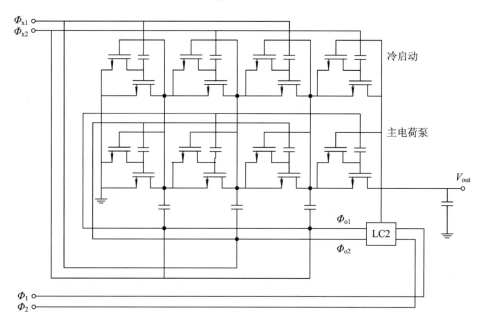

(b) 主电荷泵

图 3.73 电荷泵和 LC 的电原理图

3.4.2　系统关键参数优化

1. 开关损耗最小化

对于 N 级线性电荷泵，输入电压为 V_{in}（即光电二极管产生的电压）时，输出电压 V_{out} 可近似表示为

$$V_{out} = N\left(V_{in}\frac{C_{fly}}{C_{fly}+C_P} - R_{eq,\,on}I_{out}\right) \tag{3.30}$$

式中：C_{fly} 为飞跨电容；C_P 为寄生电容；I_{out} 为负载电流；$R_{eq,\,on}$ 为开关导通等效电阻，可表示为

$$R_{eq,\,on} = \sqrt{\sum R_{on}^2 + \left(\frac{1}{fC_{fly}}\right)^2}$$

其中，R_{on} 是开关导通电阻，f 是频率。为了减少导通损耗，达到高的电荷泵效率，$R_{eq,\,on}$ 应远小于等效负载电阻 R_L。另外，微功率电荷泵的反向损耗比较显著，不能忽略，可由开关断开电阻 R_{off} 来表征。于是，阻抗优化目标应为

$$R_{off} \gg R_L \gg R_{eq,\,on} \tag{3.31}$$

当漏源电压 $V_{ds} \ll$ 过驱动电压 $V_{gs} - V_{th}$（V_{gs} 为栅源电压，V_{th} 为阈值电压）时，开关导通，R_{on} 可表示为[3.75]

$$R_{on} = \frac{1}{\mu C_{ox}\left(\dfrac{W}{L}\right)(V_{gs}-V_{th})} \tag{3.32}$$

式中，μ 是载流子迁移率，C_{ox} 是单位面积栅氧化层电容，W/L 是 MOS 管的宽长比。当 $V_{ds} \ll 4V_T$（V_T 是热电压）时，开关断开，R_{off} 可表示为

$$R_{off} = \frac{V_{ds}}{Se^{\frac{V_{gs}-V_{th}}{mV_T}}} \tag{3.33}$$

式中，S 是比例因子，m 是非理想因子。由式（3.32）和式（3.33）可知，减少 V_{th} 可以同时使 R_{on} 和 R_{off} 下降，但 R_{off} 比 R_{on} 下降得更快，因此低 V_{th} 器件的使用反而使电荷泵的效率降低，特别是 R_L 较大时。开关体偏置方法可以增大 R_{off}/R_{on} 比[3.70]，但在微功率且输入条件多变的应用场景下，也难以获得更大的设计余量。

不过，可以找到一个使电荷泵的开关功耗最小的 V_{gs} 值。电荷泵的开关功耗 P_{sw} 可以表示为

$$P_{sw} = \frac{N}{2}fC_{ox}\sum W_i L_i V_{gs,\,i}^2 \tag{3.34}$$

式中，N 是电荷泵的级数，f 是开关频率，W_i、L_i 和 $V_{gs,\,i}$ 分别是第 i 个开关的宽度、长度和栅源电压。由于 C_{fly} 容值有限，故需采用高开关频率 f 来抑制串联损耗，这将不可避免地增加 P_{sw}，特别是在微功率能量采集应用中。

由式（3.32）和式（3.34）可知，增加 V_{gs} 可以减少 R_{on}，从而使 P_{sw} 上升。基于上述公式，在 $0.18\ \mu m$ CMOS 工艺下，仿真得到的归一化开关功耗与栅源电压之间的关系如图 3.74 所示，可见使开关功耗最小的栅源电压值为

$$V_{gs} = 2V_{th} \tag{3.35}$$

如无体效应，$V_{th} \approx 0.49\ V$，光电二极管的最小电压约为 $0.3\ V$，因此 V_{gs} 的设计值为 $4V_{th}$。

图 3.75 比较了在相同芯片面积下 $V_{gs} = 4V_{th}$ 时本电路与文献[3.69]给出电路的效率。可见，本电路在目标光功率水平下的效率明显高于后者。

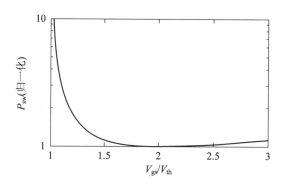

图 3.74　不同 V_{gs}/V_{th} 下的归一化开关功耗

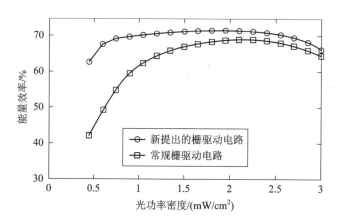

图 3.75　电荷泵效率随入射光强的变化

2. 芯片面积优化

为了优化片上太阳能采集器的总面积，必须同时考虑太阳能电池和电荷泵占据的面积。电荷泵消耗的电流 I_{cp} 可表示为[3.69]

$$I_{cp} = I_{out} \left(N + \alpha \frac{N^2 V_{in}}{N V_{in} - V_{out}} \right) \tag{3.36}$$

式中，α 是下极板寄生电容与片上额定电容的比。片上光电二极管提供的电流 I_{ph} 除了 I_{cp} 外还有其自身消耗的电流：

$$I_{ph} = I_S e^{\frac{V_{in}}{\eta V_T}} + I_{cp} \tag{3.37}$$

式中，η 和 I_S 分别是光电二极管的非理想因子和饱和电流。为了使片上太阳能电池面积最小，应令驱动规定电荷泵负载电流 I_{out} 的光电流密度 J_{ph} 最小。N 级线性电荷泵的总电容可表示为

$$C_{total} = \frac{I_{out}}{f} \frac{N^2}{N V_{in} - V_{out}} \tag{3.38}$$

若芯片总面积为 A_{total}，I_{ph} 应为

$$I_{ph} = \left(A_{total} - \frac{C_{total}}{C_o} \right) J_{ph} \tag{3.39}$$

式中，C_o 是单位面积片上电容。由式(3.37)～式(3.39)，通过数值计算，可以得到不同 N 和 V_{in} 下的最优光电流密度 J_{ph}，如图 3.76 所示。可见，$N=3$ 时的最优 $J_{ph}=3.3 \text{ pA}/\mu\text{m}^2$。采用最优的 C_{total}，可以使 A_{total} 减少约 15%。

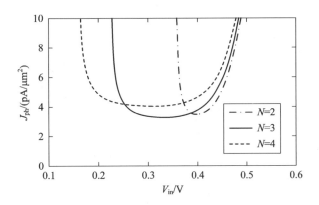

图 3.76　数值计算得到的最优光电流密度与光电压的特性曲线

3.4.3　实验测试结果

完整的单片太阳能采集器用 $0.18 \mu\text{m}$ CMOS 工艺制造，版图照片如图 3.77 所示，其中光电二极管、飞跨电容、辅助飞跨电容和电压基准电路所占面积分别为 1.3 mm^2、0.2 mm^2、0.04 mm^2 和 0.02 mm^2，不含单元电路测试用的压焊区(pad)的总面积为 1.5 mm^2。电荷泵与太阳能电池的面积比约为 18%，与优化设计值接近。储能电容做在 MIM 电容之下，以节省面积。电路部分用封装顶盖上的金属来实现光屏蔽。

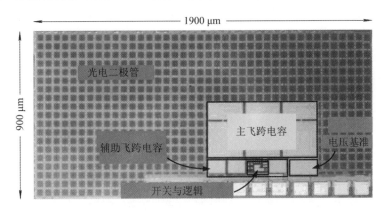

图 3.77　单片太阳能采集器芯片版图照片

用卤素灯光源(型号 Newport 66885)经光波导照射芯片样品，入射光功率用Newport功率计(型号 2936-C)测量。表 3.13 总结了入射光功率为 1.22 mW/cm^2 时芯片功率分布的仿真值和实测值，其中采集功率用同样光照下的等效负载来测量，仿真值与测量值的差异主要来自制造工艺引入的偏差。

表 3. 13　太阳能采集芯片的功率分布

参　　数		仿真值	测量值
采集功率/μW		2.6	2.58
消耗功率/nW	环形振荡器	3.3	523
	时钟相位产生器	38.2	
	电压基准	0.9	
	电平转换	439	
传输功率/μW		1.8	1.65

不同光强和不同负载电流下的实测效率值如图 3.78 所示,可见,在 $0.6\ mW/cm^2$ 的入射光功率下的最高效率达到 67%,与仿真值非常接近。在更强的光照下效率的峰值有所下降,这是由于测量时芯片温度的上升所致。片上时钟的频率固定在 800 kHz。

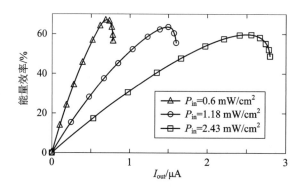

图 3.78　不同入射光功率和负载电流下的实测效率值

电荷泵启动时的瞬态波形如图 3.79 所示,测试时的负载电阻为 10 MΩ(示波器探针阻抗)。当入射光功率达到可用值时,AQP 控制冷启动开关对负载电容充电。当 V_{out} 超过预置阈值时,主电荷泵开始工作。图 3.79 中 V_{DM} 的下跌是 D_R 与 D_M 断开所致。V_{out} 的变化达到 852 mV 时,V_{DM} 的变化达到 852 mV。入射光功率为 $1.22\ mW/cm^2$ 时系统启动期间 V_{REF} 的

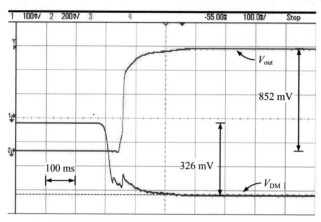

图 3.79　入射光功率为 $0.6\ mW/cm^2$ 时的实测系统启动波形

时间波形如图 3.80 所示，与仿真值一致。

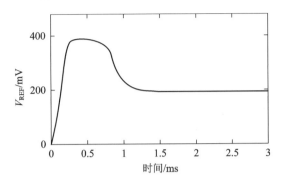

图 3.80　入射光功率为 $1.22\ \mathrm{mW/cm^2}$ 时的实测 V_{REF} 启动波形

体内系统验证的测试装置如图 3.81 所示。一块猪皮带脂肪与肌肉（1 mm＋2 mm＋1.5 mm）用于模仿皮下植入应用场景。实验测试结果表明，所研制的太阳能采集 IC 可成功用于皮下获取太阳能，输出功率达到 $1.6\ \mu\mathrm{W}$，源功率近似为 $110\ \mathrm{mW/cm^2}$，功率损耗近似为 20 dB。

表 3.14 比较了已报道的几种基于电荷泵的太阳能采集系统的性能。本节介绍的单片太阳能方案没有任何管脚面积消耗和封装成本，

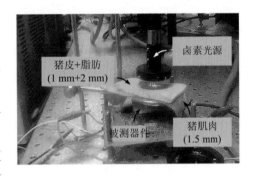

图 3.81　体内系统验证的测试装置

片上电荷泵在低入射光强（输入电压近 0.3 V）下的最高效率达到 67％，可满足皮下植入应用需求。文献[3.70]也达到了低至 0.15 V 的输入电压，但它需要 6 个片外电容，增加了尺寸和成本。本节所提出的 PDSC 电路在入射光强 $1.22\ \mathrm{mW/cm^2}$ 下，可实现快至 1.4 ms 的电压基准启动时间，相对于常规启动电路有 77％的改进。

表 3.14　基于电荷泵的能量采集器性能比较

发表时间	2013 年[3.76]	2011 年[3.69]	2015 年[3.70]	2016 年[3.71]
制造工艺/μm	0.18	0.13	0.13	0.18
电荷泵面积/$\mathrm{mm^2}$	0.95	0.42	0.066	0.24
电容	片上	片上	片上	片上
太阳能电池	外加 1.62 $\mathrm{mm^2}$	外加 1.21 $\mathrm{mm^2}$	—	集成 1.3 $\mathrm{mm^2}$
额外管脚及封装消耗	有	有	有	无
级数	6	3	3	3
频率/kHz	335	800	250	800
栅驱动电压	$3V_{\mathrm{in}}$	$2\sim3V_{\mathrm{in}}$	$2\sim3V_{\mathrm{in}}$	$4V_{\mathrm{in}}$
最小 V_{in}/V	—	0.27	0.15	0.25
最高效率/％@V_{in}(V)	26.9	61@0.35	62@0.3	67@0.31

表 3.15 总结了已报道的三种单片太阳能采集方案。可见，本方案可达到最高的能量采集效率，约为文献[3.67]方案的 3.5 倍，可为系统应用提供更高的驱动电压。

表 3.15　现有单片太阳能采集方案的比较

发表日期	2012 年[3.67]	2011 年[3.77]	2016 年[3.71]
制造工艺/μm	0.35	0.35	0.18
光源	白光 LED	绿光激光器(532 nm)	卤素灯
入射光强	31 klx	34.2 μW	1.13 mW/mm^2
面积	0.69 mm^2	338 μm^2	1.3+0.24 mm^2
开路电压 V_{oc}/V	0.52	0.533	0.53
短路电流 I_{sc}/μA	17.5	680	750
输出功率 P_{out}/μW	7.14	225	322
效率/%	9.5	24	21.9
电压自举	堆叠	—	片上电荷泵
自举输出电压/V	0.97	—	1.08
自举效率/%	3.5	—	12.1

3.5　无线射频传输与 UHF RFID 的植入应用探索

3.5.1　概述

虽然电感耦合是目前植入医疗器件无线能量与数据传输的主要方式，但它的最大缺点是传输距离短，一般在 20 mm 之内，其中植入人体的深度只有 10 mm 左右，这对于位于人体较深处的植入器件是不够的。根据 3.2.2 节的分析，采用远场电磁波传播(也称射频传输)取代近场电感耦合，可以大大提高无线传输的距离，但射频传输需要使用更大尺寸的天线。虽然将载波频率从十几兆赫提高到数百兆赫可减小天线尺寸，但随之带来的问题是人体对数百兆赫高频电磁波的吸收更强，在不提高读写器功率的条件下，只能通过提高植入器件的接收灵敏度来应对这一问题。

超高频射频识别(UHF RFID, Ultra-High-Frequency Radio-Frequency Identification)是目前最为成功的无源集成电路商业应用，其对无线射频能量的接收灵敏度已经达到 −18 dBm。由表 3.16 可见，以 2013 年达到的水平，UHF RFID 标签在自由空间的读距离达到 5～10 m，在人体植入环境下的读距离虽然因组织吸收缩短到 1 m 以下，但仍然远高于电感耦合的水平，因此将这种技术移植到植入式医疗器件中不仅有意义，也是有可能的。

表 3.16　UHF RFID 标签在 2013 年达到的基本指标

应用类型	增益/dB	读距离/m	参考文献
自由空间标签	0～3	5～10	
可穿戴标签	−10～−3	1～5	[3.78, 3.79]
植入式标签	<−20	<1	[3.80, 3.81]

UHF RFID 工作在 ISM 允许频带的超高频频段，在不同国家和地区略有不同，但都在 820~960 MHz。与电感耦合常采用的 13.56 MHz 频段相比，这个频段可达到的数据速率更高，天线尺寸更小(相对于远场传输)，通信距离更长，但人体对电磁波的吸收更强。

2009 年 3 月 16 日，一位名叫 Mark Gasson 的英国科学家给自己的左臂植入了 RFID 芯片，如图 3.82 所示。这块米粒般大小的 RFID 芯片有如他的身份证一样，带着他个人的专有信息。之后，有几家公司(如 Verichip 公司)开始了植入 RFID 芯片的商业服务，并获得美国食品和药品管理局(FDA，Food and Drug Administration)的许可，但也有研究者对这种植入带来的健康问题(是否可能诱发癌症)、人权问题(个人信息是否容易被泄露)甚至宗教问题表示疑虑。

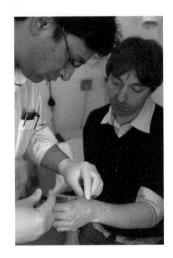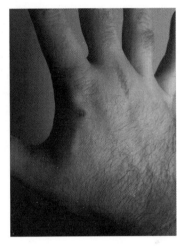

图 3.82　英国科学家给自己的左手植入 RFID 芯片

本节将介绍对 UHF RFID 用于植入器件无线能量与数据传输的初步评估结果，包括基于数值计算的理论评估和基于商用标签的实验仿真评估[3.82]。评估 UHF RFID 时使用的频段符合欧洲标准，为 865.6~867.6 MHz。

实验测试和理论评估中所用的 UHF RFID 标签天线为平面矩形环路天线，如图 3.83(a)所示。天线的衬底材料采用 PVC(Forex)，导体采用铜，外部包封采用聚乙烯，PVC 和聚乙烯的相对介电常数 $\varepsilon_r = 2.3$，损耗 $\tan\delta = 2 \times 10^{-4}$。如考虑生物兼容性，真正植入时可以将铜用钛合金代替，PVC 用聚四氟乙烯(PTFE，Polytetrafluoroethylene)等生物兼容聚合物材料代替。用电子旋涂法制备的 PTFE 可以涂覆在任何形状的表面，厚度可薄至纳米级。在类肌肉介质($\varepsilon_r = 43$，损耗 $\tan\delta = 14.5$)中仿真得到的天线功率传输系数随频率的变化如图 3.83(b)所示，可见功率传输系数的最大值已达到 90%。

读写器天线采用宽带线极化堆叠式平面倒 F 形天线(SPIFA，Stacked Planar Inverted-F Antenna)，制作在特富龙衬底上，在宽边方向上的最大增益可达 4 dB，如图 3.84 所示。采用线极化有利于实现与标签环路天线的极化匹配，改善功率传输效率。

实验测试采用的 RFID 芯片是商用的 Impinj Monza-4 芯片，在 867 MHz 下的阻抗为 $13-j151$ Ω，输入灵敏度 $p_{chip} = -18$ dBm。所用商用读写器的信号为 ThingMagic M5e，输入灵敏度 $p_{rdr} = -80$ dBm，发射功率 $P_{avG} = 30$ dBm。

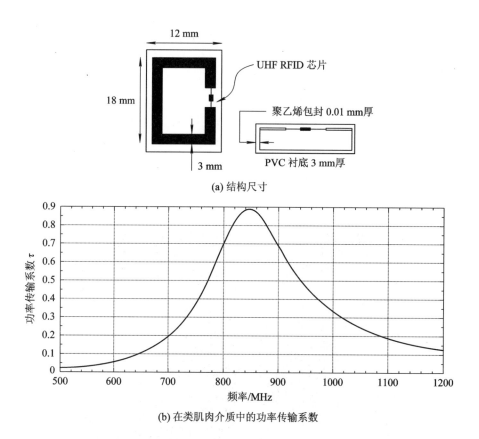

(a) 结构尺寸

(b) 在类肌肉介质中的功率传输系数

图 3.83　植入标签天线

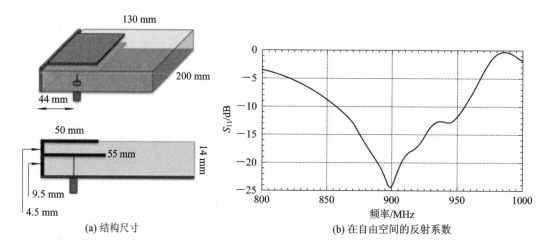

(a) 结构尺寸

(b) 在自由空间的反射系数

图 3.84　读写器天线

3.5.2　理论评估

　　RFID 无线传输信道的状况(参见图 3.85)取决于植入标签所在的人体环境(用 Ω 表示)、体外通信距离(d)和体内通信距离(h),可以用一个状态函数 $\psi(\Omega, d, h)$ 来表示。考虑到人体对 UHF 信号的强烈吸收，在这种状况下的射频传输其实是兼具远场和近场双重特性，因此未用表征远场传输的 Friss 公式，而是用一个有损双端口阻抗网络 $Z(\psi)$ 来表征，如图 3.86 所示。

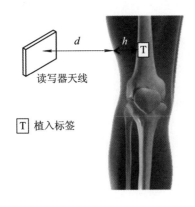

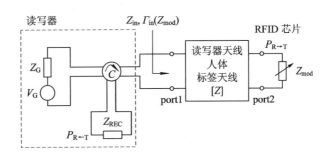

图 3.85　植入肢体的 RFID 标签　　　　图 3.86　表征 UHF RFID 穿过人体无线传输的双端口网络

1. 环路增益的估算

从读写器到植入标签的前向能量与数据传输，功率增益是标签芯片接收到的功率 $P_{R \to T}$ 与读写器发出的功率 P_{avG} 之比：

$$G_T(\psi) = \frac{P_{R \to T}(\psi)}{P_{avG}} \tag{3.40}$$

可表示为[3.83]

$$G_T = \frac{4 R_{chip} R_G \mid Z_{21} \mid^2}{\mid (Z_{22} + Z_{chip})(Z_{11} + Z_G) - Z_{12} Z_{21} \mid^2} \tag{3.41}$$

式中，Z_G 是读写器输出功率时的等效阻抗（在 UHF 频段，通常 $Z_G = R_G = 50\ \Omega$），Z_{chip} 是标签芯片在能量采集模式下的阻抗（通常由电阻 R_{chip} 和容抗组成），Z_{11}、Z_{12} 和 Z_{21} 是双端口网络的端口阻抗。如果激活 RFID 芯片的能量阈值为 p_{chip}（即芯片的输入灵敏度），则激活前向无线信道的条件是

$$M_{DL} = G_T(\psi) P_{avG} - p_{chip} > 0 \tag{3.42}$$

M_{DL} 称为前向通道能量裕值，对于商用 RFID 读写器而言通常为 1 W。

从植入标签到读写器的反向数据传输，通常利用标签反射阻抗的变化来实现（即 LSK 调制），功率增益是读写器接收到的发射功率 $P_{R \leftarrow T}$ 与读写器发出功率 P_{avG} 之比，可表示为

$$G_{RT}(\psi) = \frac{P_{R \leftarrow T}(\psi)}{P_{avG}} = \frac{1}{4} \mid \Gamma_{in}(\psi, Z_{on}) - \Gamma_{in}(\psi, Z_{off}) \mid^2 \tag{3.43}$$

式中，Z_{on} 可以近似为 Z_{chip}，而 $Z_{off} \gg Z_{chip}$，Γ_{in} 是读写器端口处的反射系数，可表示为

$$\Gamma_{in}(\psi, Z_{mod}) = \frac{Z_{in}(\psi, Z_{mod}) - Z_{REC}}{Z_{in}(\psi, Z_{mod}) + Z_{REC}} \tag{3.44}$$

其中，$Z_{REC} = 50\ \Omega$ 是读写器作为接收机使用时的输入阻抗。对于图 3.86 所示的双端口网络，反向功率增益可以表示为[3.83]

$$G_{RT} = \left| \frac{Z_G Z_{12}^2}{Z_{11} + Z_{REC}} \right|^2 \left| \frac{1}{(Z_{11} + Z_G)(Z_{22} + Z_{chip}) - Z_{12} Z_{21}} \right|^2 \tag{3.45}$$

反向通道能量裕值可表示为

$$M_{\mathrm{BL}} = G_{\mathrm{RT}}(\psi) P_{\mathrm{avG}} - p_{\mathrm{rdr}} > 0 \qquad (3.46)$$

式中，p_{rdr} 是读写器的输入灵敏度。

2. 人体模型数值仿真

数值分析时采用的人体虚拟模型是 VH（Visual Human，虚拟人体）模型[3.84]，身高 187.5 cm，体重 104 kg，由 35 个不同的生物组织构成，空间分辨率为 3 mm×3 mm×3 mm。人体的介电常数和电导率按欧洲 UHF RFID 频率确定，阻抗矩阵 $|Z(\psi)|$ 用全三维电磁仿真工具计算（CST Microwave Studio 2013），环路增益用式（3.40）和式（3.41）计算。

仿真时假定标签处于人体躯干内的四个典型部位，包括肩膀、肘部、股部和膝盖，如图 3.87 所示。读写器天线与人体表面的距离恒为 $d=90$ mm，但标签植入深度 h 根据植入部位的不同而不同，分别为肩膀 84 mm、肘部 27 mm、股部 107 mm、膝盖 70 mm。

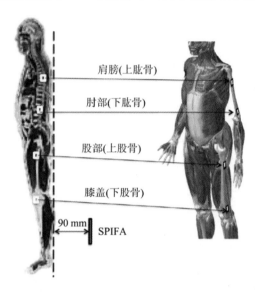

图 3.87　数值仿真采用的人体躯干的四个位置

全人体仿真需要的计算时间很长。考虑到读写器与标签之间的距离远小于全人体尺度，而且人体对电磁波吸收强烈，故植入器件与人体的相互作用局限在植入位置附近相当小的局部范围内，从而可用局部仿真代替总体仿真。图 3.88 比较了膝盖附近 80 cm 范围内的总体仿真与 70 mm 植入口径内的局部仿真结果，二者的环路增益偏差不超过 0.5 dB，而局部仿真节约的计算时间比例超过 50%。

针对人体四个部位的环路增益和功率传输系数的数值仿真结果如图 3.89 所示。所有情形下，最高环路增益也未超过 −35 dB，但不同部位的偏差超过了 8 dB，这主要是因为植入深度的差别所致。根据图 3.89 所示结果，在 $p_{\mathrm{chip}}=-18$ dBm、$p_{\mathrm{rdr}}=-80$ dBm、$P_{\mathrm{avG}}=30$ dBm 的条件下，估算出的前向和反向通道的功率裕值如表 3.17 所示，可见所有的功率裕值均为正值，这说明在所设定的传输距离范围内，UHF RFID 可用于植入器件。限制其性能的瓶颈是反向通道，这与自由空间中的 RFID 系统相同。肩膀、股部和膝盖的功率裕值最小，前向通道只有 2～3 dB，这可以通过缩短读写器天线与人体表面的距离来改善。

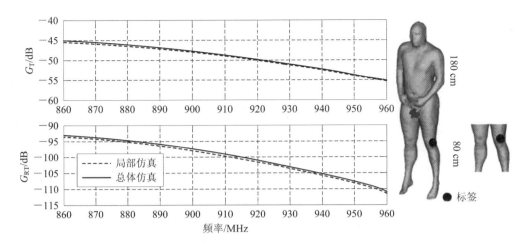

图 3.88 总体仿真与局部仿真的比较

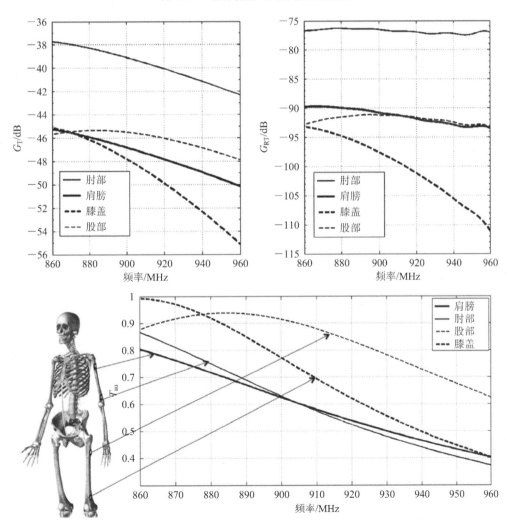

图 3.89 人体四个部位的环路增益和功率传输系数的数值仿真特性

表 3.17　植入 UHF RFID 系统的仿真功率裕值

植入部位	h/mm	M_{DL}/dB	M_{BL}/dB
肩膀	84	+2	+20
肘部	27	+10	+34
股部	107	+3	+18
膝盖	70	+2	+17

　　针对不同类型人体(正常、强壮、肥胖)的仿真,需要采取不同的组织参数,如表 3.18 所示。仿真时,将各种人体部件用一个尺寸与膝盖相当的类圆柱体模型等效,读写器与人体表面的距离统一为 15 cm。环路增益的仿真结果如图 3.90 所示,可见强壮或肥胖人体的前向增益比正常人体低 1 dB 左右。

表 3.18　不同类型人体仿真时使用的组织参数

生理模型半径 /mm	皮肤厚度/mm ($\varepsilon_r = 41.5 - 18i$)	脂肪厚度/mm ($\varepsilon_r = 4.6 - 12i$)	肌肉厚度/mm ($\varepsilon_r = 55 - 19i$)	骨头直径/mm ($\varepsilon_r = 12.4 - 3i$)	植入深度 h/mm
60(正常)	5	10	25	40	40
90(强壮)	5	10	55	40	70
90(肥胖)	5	40	25	40	70

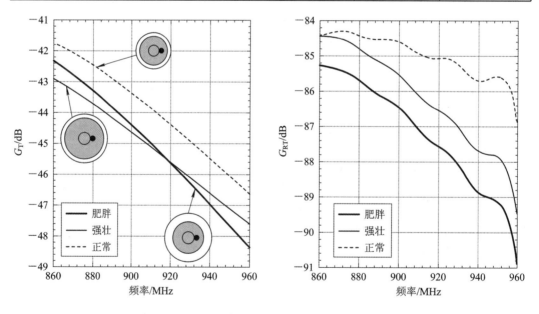

图 3.90　不同体格人体的环路增益仿真值

3.5.3　实验评估

　　模拟人体的生物组织实验样品有两种:一种由含 35% 脂肪的肉糜(平均介电常数 $\varepsilon_r = 28$、$\tan\delta = 0.32$)和牛骨片构成,另一种是将牛骨片用铝箔包裹来模仿植入的人造矫正体,均采用类似于表 3.18 的类圆柱体模型，高 150 mm、直径 120 mm，外表用厚 2 mm 的 PVC 包裹。实验评估用的 UHF RFID 读写器和标签及其天线的规格和型号如 3.5.1 节所述，实物照片见图 3.91。

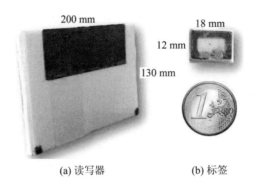

(a) 读写器　　　　　　(b) 标签

图 3.91　实验评估采用的 UHF RFID 读写器和标签实物照片

用启动测量的方法来估计前向通路增益。将读写器发射功率由小到大增加，直至收到标签返回的响应信号，此时的读写器功率为启动功率 p_{t0}，此时标签输入功率 $P_{R \rightarrow R}$ 就是其灵敏度 p_{chip} 的估计值，于是前向通路增益可用下式来计算：

$$G_{T} = \frac{p_{chip}}{p_{t0}} \tag{3.47}$$

如果继续增加读写器发射功率，标签输入功率可由以下经验公式（由读写器制造商提供）来估算：

$$P_{R \leftarrow T} = 0.8 \times (RSSI - 117)[dBm] \tag{3.48}$$

式中，RSSI（Received Signal Strength Indicator）是接收信号强度指示。

肉—骨样品的环路增益测量结果如图 3.92 所示，可见与仿真值的偏差为 0.5～1 dB。测量时，$d = 100$ mm，$h = 40$ mm，大致属于表 3.17 中肘部和膝盖之间、表 3.18 中正常人体的情形。

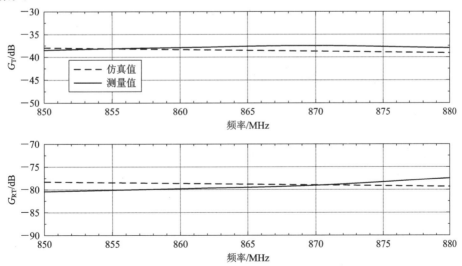

图 3.92　肉—骨样品环路增益的测量值与仿真值的比较

如果增加读写器天线与组织表面的距离 d，测量得到的前向通道增益会持续下降，如图 3.93 所示。下降大致按 $1/d$ 规律，直线拟合后得到的下降斜率为 0.3 dB/cm。在 $d=35$ cm 处，标签停止响应，这就是最大的读距离了。图 3.93 还给出了根据 Friss 公式估算的增益值，可见 Friss 公式大大高估了环路增益，在 $d \leqslant 15$ cm 时高估了 5 dB，而双端口网络估算值则与测量值非常接近。

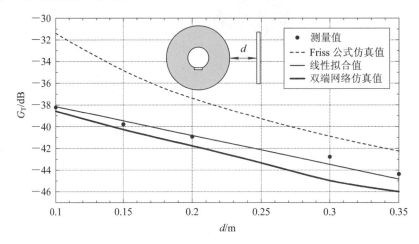

图 3.93 肉—骨样品前向通路增益随距离 d 的变化

如果读写器与标签的距离固定（22 cm），沿着标签旋转，则除了标签背面的部分盲区角度之外，环路增益的变化并不显著，如图 3.94 所示。因此，在实际应用中，读写器与标签之间的精确定位并不关键，只要失配不超过 $\pm 130°$ 就不会对性能产生致命的影响。

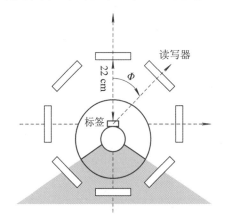

$\Phi/°$	$G_{\mathrm{T}}/\mathrm{dB}$	P_{10}/dBm
0	−44.5	27
45	−43.5	26
90	−44.5	26
135	−46.5	29
180	≤−47.5	≥30
225	≤−47.5	≥30
270	−44.5	26
315	−44.5	26

图 3.94 读写器与标签的相对方位对环路增益的影响

为了模仿带有金属的矫正用植入体，用铝箔包裹牛骨片，标签直接贴在铝箔上（见图 3.95(a)），四周仍然用肉糜填满，形成圆柱体。测量结果如图 3.95(b)所示，可见加入金属箔对环路增益的影响不大，只少了几分贝而已。

无线射频传输在人体中的应用要考虑的另一个问题是安全性。针对读写器发射的电磁波作用于所研究的人体四个部分，输入功率为 30 dBmW 条件下的局部比吸收率（SAR）计算值如图 3.96 所示，样本质量为 10 g，可见均未超过 0.5 W/kg，低于现行移动电话（1.6 W/kg，美国标准）和核磁共振成像的 SAR 限值（2 W/kg，IEC 标准）。

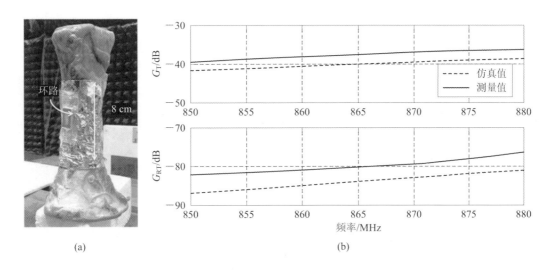

(a)　　　　　　　　　　　　　　　(b)

图 3.95　带有铝箔的肉—骨样品的环路增益测量值与仿真值($h=40$ mm，$d=100$ mm)

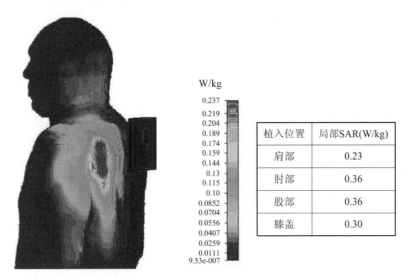

植入位置	局部SAR(W/kg)
肩部	0.23
肘部	0.36
股部	0.36
膝盖	0.30

图 3.96　人体局部 SAR 的仿真值

以上理论评估和实验评估的结果表明，UHF RFID 无线信号在人体中可以实现可靠的传输，读写器与植入标签之间的最长传输距离可以达到 35 cm，植入人体的深度可达 70 mm，比电感耦合大了近一个数量级，而且产生的人体电磁吸收值低于移动电话的水平。

3.6　超声用于植入器件无线能量与数据传输的可行性

3.6.1　概述

以上介绍的植入器件无线能量与数据传输方法存在的一个共同问题是植入深度不大，而提高植入深度的一个办法是使用超声。图 3.97 比较了无线电磁场(包括电感耦合和射频传输)和超声能够探测的生物组织深度以及所需的植入式换能器的尺寸，数据来自 2007 年至 2014 年的可行性研究报道[3.85-3.91]。可见，电感耦合能够达到的生物组织深度多为 10 mm，射频传输能够达到的生物组织深度不超过 50 mm，而超声探测在人体中的衰减较小，可以探测的最大深度可达 110 mm。

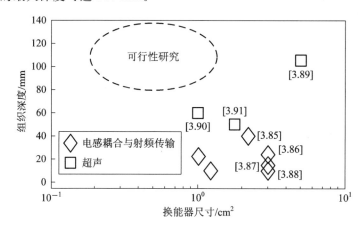

图 3.97　无线电磁传输和超声探测能够达到的生物组织深度和换能器尺寸

B 型超声检查(简称 B 超)设备在临床医学中已广泛用于观察人体内脏各器官的切面图形，其原理如图 3.98 所示。由压电换能器构成的超声探针发出超声探测脉冲，被体内器官反射后形成回波。人体内不同组织界面的音频阻抗不一样，因此产生回波的强度也不一样。通过分析回波的强度就可以形成人体内组织切面的图像。例如，骨骼的密度较大，产生的回波或反射就较强；心脏或肾脏较软，产生的回波或反射就较弱。图 3.98 中的回波 1、2 和 3 分别来自皮肤、脂肪和骨骼。用多阵列的压电换能器产生的超声波，可以形成二维的组织图像。

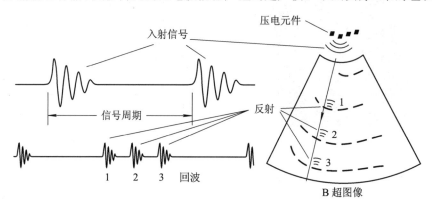

图 3.98　B 超检查原理

3.6.2　实验评估

本节将介绍 B 超用于植入医疗器件无线能量与数据传输的可行性实验验证结果[3.92]。实验是利用商用 B 超设备(RUS - 6000D 全数字 B 超机)来完成的，整个实验装置的构成如图 3.99(a)所示，实物照片如图 3.99(b)所示。凸面超声探头(②)产生 3.5 MHz 的超声入射信号；探头接触到的生物组织表面涂有超声胶体，用于减少探针与生物组织之间的音频阻抗失配的影响；带骨猪肉由嫩猪胸脯肉和肋排组成，厚度约为 100 mm，模拟声波通过的人体生物组织；位于带骨猪肉另一侧是嵌入在聚二甲基硅烷(PDMS，Polydimethylsiloxane)

上的PZT片（①），用于将超声入射信号转换为能量和数据；用一台通过 USB 口与 B 超机相连的台式电脑来显示 B 超图像，其中③是 B 超传感数据图像，④是 B 超回波图像。

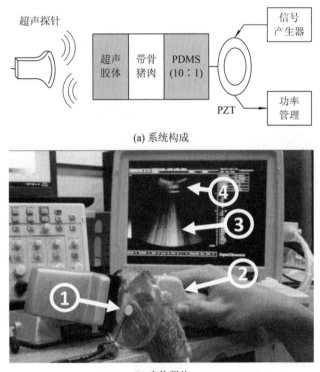

(a) 系统构成

(b) 实物照片

图 3.99　超声探测实验装置

　　人体内因存在肌肉、血管、肌腱、脂肪、细胞膜、器官和骨骼等，声学环境非常复杂。为了完成信号衰减研究并保证不同实验批的一致性，这里采用 PDMS 作为一种各向同性、均匀的材料来模仿人体，其声学特性与典型的生物组织基本一致，而且在实验室条件下容易制备。表 3.19 比较了人体相关材料与 PDMS 的声学特性，在速度、密度和衰减方面，二者是相当接近的。

表 3.19　人体相关材料与 PDMS 声学特性的比较

材　料	速度/(m/s)	密度/(kg/m³)	衰减/(dB/cm · MHz)
空气	330	1.2	—
水	1480	1000	0.0022
血管	1584	1060	0.2
肌肉	1547	1050	1.09
PDMS(10∶1)	1076.5	965	～3.7
肌腱	1670	1100	4.7
骨骼、皮肤	3476	1975	6.9
骨骼、横膈	1886	1055	9.94

PDMS仿真体的制作过程为：将预聚合物与PDMS固化剂以10∶1的比例混合后置于真空容器中，排气约20分钟；将混合体置于一个直径85 mm、高6 mm的培养皿中，在75℃保温箱中烘10分钟；将PZT片置于半成品的PDMS表面，将另一部分PDMS混合体倒入，将PZT包封，二次PDMS层的厚度约为7 mm；在75℃保温箱中烘20分钟，使PDMS与PZT融为一体，至此制作完成。所使用的PZT换能器的厚度为0.6 mm，工作频率为3.4 MHz，密度为7800 kg/m²，声频传播速度为2820 m/s。将PZT用PDMS包封的目的是防止空气侵入引入额外的音频损耗。

无线能量传输实验结果如图3.100所示。超声入射在模拟体内PZT中产生的电压脉冲谐振波形如图3.100(a)所示，通过与PZT并联的10 MΩ模拟负载电阻测量，在示波器上观察。可见，电压脉冲周期与入射超声的脉冲周期相同(125 μs)，脉冲持续时间约为5 μs，电压峰值为5.7 V。通过多次的超声脉冲入射，可以使PZT获得的能量累积。通过改变PDMS的厚度，可以在一定范围内改变模拟的组织探测深度(PDMS厚度＋猪肉厚度100 mm)，测量结果如图3.100(b)所示，可见PZT获取能量随着厚度的增加而下降。

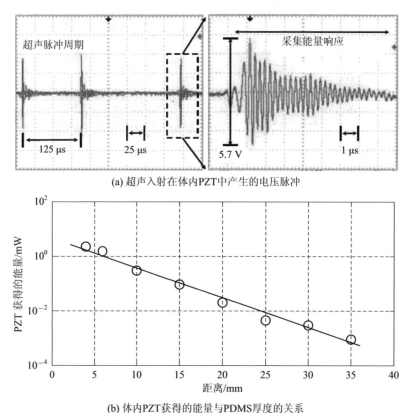

(a) 超声入射在体内PZT中产生的电压脉冲

(b) 体内PZT获得的能量与PDMS厚度的关系

图3.100 无线能量传输试验测试结果

在数据传输验证试验中，PZT通过一个1 kΩ的电阻接到一个可程控信号发生器上，通过测量通过电阻的电流可以估计PZT消耗的平均能量(参见图3.99(a))。数据信号由信号源发出，B超接收。信号源发出的载波信号频率为3.5 MHz，通过1～3 Hz开关(ON－OFF)键控来模拟调制数字信号。通过解析获取得到的B超视频灰度以及视频序列来解调传输的数字信号。图3.101给出了当PZT功耗为1 mW和10 μW时获得的B超视频图像及其灰度在 ON 态和 OFF 态之间的变化。事实上，当将功耗降至 1 μW 时，根据 B 超图像仍然能对传输数据解码。如果去掉猪肉，只剩下 10 mm 的 PDMS 时，所需功耗可降至 55 nW。

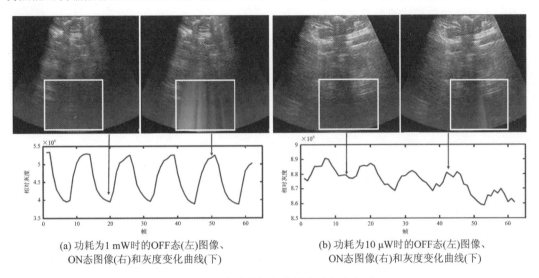

(a) 功耗为 1 mW 时的 OFF 态(左)图像、
ON 态图像(右)和灰度变化曲线(下)

(b) 功耗为 10 μW 时的 OFF 态(左)图像、
ON 态图像(右)和灰度变化曲线(下)

图 3.101　传感数据超声图像及灰度序列

3.6.3　设计优化

前节的研究结果证明，在使用 cm² 尺寸的压电换能器以及商用 B 超机的条件下，利用超声波可以实现超过 100 mm 的体内无线能量的传输和低速率的数据传输。不过，适用于植入器件的 B 超设备及植入式压电换能器还有待开发，本节将对影响植入式超声换能系统的主要因素加以分析，给出优化的可能途径[3.93]。

植入式超声换能系统的基本构造如图 3.102 所示。位于体外的超声波发生器用 PZT 换能器将电能转换为超声波，穿过生物组织后，传入位于体内的另一个 PZT 换能器再将超声波转换为电能，供植入的电子器件使用。影响整个系统能量转换效率的因素有传输距离、超声波的频率、音频阻抗匹配等因素，以下逐一讨论这些因素的优化途径。

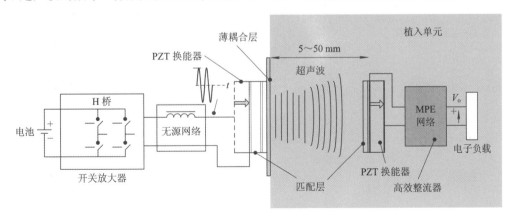

图 3.102　适用于植入器件的超声换能系统的构成

1. 最佳传输距离

假定超声波发生器使用的是圆片状的 PZT 换能器，发出的是连续正弦波，则它所形成的超声波压力场依据距离的远近可分为三个区域,如图 3.103 所示。在距发生器最近的近场区,压力场的包络呈现强烈的振荡变化;在远场区,压力场以球面波的形式传播,单位面积的压力以指数规律衰减;在近场与远场交界的一段区域,压力场被聚焦到一个较小的口径内,单位面积的压力相对最大,这是植入体内的 PZT 换能器的推荐位置。

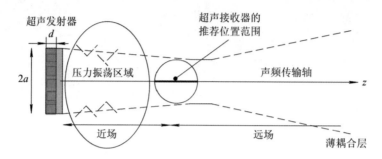

图 3.103　植入式超声接收器的推荐位置范围

近场的范围由超声换能器的尺寸以及超声波的波长决定,可由下式估算[3.94]:

$$L = \frac{(2a)^2 - \lambda^2}{4\lambda} \approx \frac{a^2}{\lambda} \ \text{For} \ (2a^2) \gg \lambda^2 \tag{3.49}$$

式中,L 是近场的宽度(即近场远端边界与超声发射器的距离,也称瑞利长度),a 是圆片状 PZT 换能器的半径,λ 是超声波的波长。当 $a = 7.5$ mm、$f = 673$ kHz 时,$L \approx 25$ mm。

在声频传输轴上,超声波压力最大的点所在的位置可由下式计算:

$$X_{\max}(m) = \frac{(2a)^2 - \lambda^2(2m+1)^2}{4\lambda(2m+1)} \quad m = 1, 2, 3, \cdots \tag{3.50}$$

式中,m 表示压力峰值所在的点。通过在超声发生器与皮肤之间涂一薄层(1~5 mm 厚)的超声凝胶或蓖麻油(参见图 3.102),可以对超声波振荡频率加以微调,使皮肤表面尽量位于近场超声波的极大值处。图 3.104 给出了一个例子,通过薄耦合层可使超声频率从 650 kHz 调整到 712 kHz。

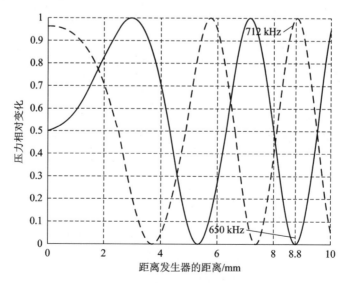

图 3.104　不同频率下超声波的传播波形

2. 指向性的影响

超声波的指向性可由下式计算[3.95]：

$$D(\theta) = \frac{2J_1(ka\ \sin\theta)}{ka\ \sin\theta} \tag{3.51}$$

式中：θ 是超声波相对于声轴的角度；$D(\theta)$ 是在任意 θ 角与声轴（$\theta=0$）处的超声波压力之比；J_1 是贝塞尔函数；k 是超声波的波数，在生物组织这样的耗散介质中波数是一个复数，可表示为

$$k^2 = \beta^2 + \alpha^2 \tag{3.52}$$

式中：$\beta=\omega/c=2\pi/\lambda$，$\omega$ 和 c 是超声波的角频率和传播速度；α 是传播介质的吸收系数。由式（3.51）可知，超声波的指向性取决于超声换能器的尺寸与超声波长之比（ka）。例如，当 $a=7.5$ mm 且使用 500 kHz 超声波时，在距离发生器 20 mm 处的发散角大约为 $\pm20.5°$。如果换能器的尺寸远小于波长，则指向性就很弱，这意味着发射器发出的能量只有一小部分能量被植入的接收器接收到。

指向性对能量转换效率的影响可以由图 3.105 所示的实验结果来反映。图 3.105 中的横坐标是超声发射器超声接收器的声轴偏离的距离，左边的纵坐标是在负载电阻上测得的电功率，右侧的纵坐标是整个系统的能量转换效率。发射器与接收器之间的距离为 d，填充的生物组织用猪肌肉来模拟，发射功率恒为 260 mW，工作频率为 673 kHz。可见，接收功率或者能量转换效率随着横向偏离的增加而减少，随着轴向间距的增加而减少。

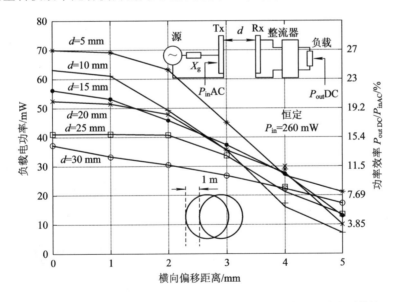

图 3.105　超声发射器与接收器的相对位置对功率效率的影响实测结果

3. 频率的选择

面向植入式应用的超声波频率的选择，要考虑生物组织的损耗、换能器的尺寸、近场距离（瑞利长度）以及发射器和接收器使用的电抗元件（电感或电容）大小等多种因素。

为了提高探测深度，希望瑞利长度越大越好。根据式（3.49），增加瑞利长度需要更高的超声频率。但减少组织损耗却希望更低的超声频率。

超声能量通过生物组织时，其部分能量会通过转化成热的方式损耗掉。在超声频率范

围内，生物组织产生的损耗随频率的增加而上升，满足 $f^1 \sim f^{1.4}$ 的规律[3.96]。虽然人体的皮肤及其之下的软组织的声频阻抗及相位速度与水很接近，但对超声的损耗却远大于水，如在 1 MHz 频率下软组织的损耗达到 $0.6 \sim 1.5$ dB/cm，而水只有 0.002 dB/cm。超声的平均功率密度（单位为 W/m²）可表示为

$$I_d = I_o e^{-2ad} \tag{3.53}$$

式中，I_o 是超声发生器表面的平均功率密度，α 是单位长度传播介质的损耗系数，d 是距发生器表面的长度。例如，当 $d = 3$ cm、$\alpha = 1$ dB/cm（673 MHz）时，相对损耗可达 6 dB，这意味着有一半的能量被生物组织吸收了，植入器件只接收到发射能量的一部分。

为了使能量最大化，希望超声频率与换能器的谐振频率一致。圆盘式 PZT 换能器的谐振频率 f_r 由其所用材料和厚度决定，可表示为

$$f_r[\text{Hz}] = \frac{N_t}{t} \tag{3.54}$$

式中：N_t 是材料的频率常数，如由富士陶瓷公司制造的 C-2 型 PZT 材料，$N_t = 2020$ MHz；t 是换能器的厚度。可见，增加超声频率，就可以使用更薄的换能元件。对于植入式 PZT 换能器，当然希望越薄越好，比如厚度为 $1 \sim 3$ mm。

根据上述分析，不同要素对频率的要求可能相互冲突，为此实际超声频率的选择必须均衡考虑。假定 $a = 7.5$ mm、$c = 1500$ m/s、$\alpha = 0.7$ dB/cm（1 MHz）、$N_t = 2020$ MHz，计算得到的组织损耗系数、瑞利长度和换能器厚度随频率的变化如图 3.106 所示。综合考虑这些因素的影响，定义了一个均衡设计权重因子。根据这个均衡设计权重因子随频率的变化（也示于图 3.106 中），推荐的超声频率区间为 200 kHz～1.2 MHz。如果注重接收换能器的厚度（如小于 1 mm）而非能量转换效率，则超声频率可以选得高于 1.2 MHz。

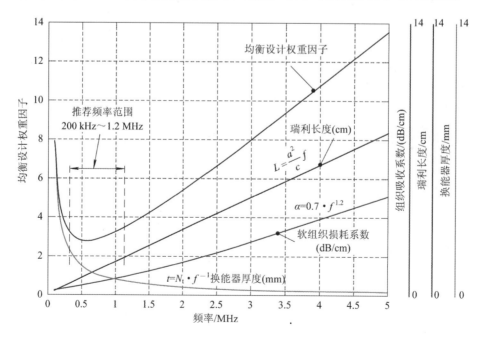

图 3.106　多因素及综合权重随频率的变化

4. 声学阻抗的匹配

压电换能器与生物组织之间声学阻抗的不匹配，会在换能器—组织界面引起超声波的反射。由于 PZT 元件的声学阻抗（$Z_{pzt} \approx 30.7$ MRayl，其中 Rayl $=$ kg/m^2 · s 是声学阻抗的单位）远远高于软组织的声学阻抗（$Z_{tissue} \approx 1.5$ MRayl），因此入射波压强 P_i 在换能器—组织界面的反射系数 Γ 高达 90%，即

$$|\Gamma| = \left| \frac{Z_{tissue} - Z_{pzt}}{Z_{tissue} + Z_{pzt}} \right| \approx 0.9 \tag{3.55}$$

体内换能器实际得到的压强 P_t 只有入射压强的 10%（$P_t = (1-\Gamma)P_i$）。考虑到功率与压强的平方成正比，实际接收到的功率正比于 $(1-\Gamma)^2$，即功率损失比压强损失更大。而且，阻抗失配会引起导致很高的机械品质因子（$Q_m = 500 \sim 1800$），使得可用的工作频率范围很窄，发射—接收器的谐振匹配变得更加困难。另外，反射波会在生物组织内形成驻波，其峰值压力有可能超过组织的安全极限，而对组织造成损伤。因此，必须设法来改善换能器与组织之间声学阻抗的失配。

一个有效的方法是在换能器与组织之间加入匹配层（参见图 3.102）。这个匹配层可实现力学阻抗的变换，相当于力学变压器。最简单的方法是单匹配层，其厚度为 $\lambda/4$，声学阻抗 $Z_{matching}$ 由下式确定：

$$Z_{matching} = \sqrt{Z_{pzt} \cdot Z_{tissue}} = \sqrt{30.7 \times 10^6 \times 1.5 \times 10^6} = 6.8 \text{ MRayls} \tag{3.56}$$

匹配层材料除了声学阻抗要求外，还有其他要求，包括在工作频率下具有低的损耗、良好的生物兼容性以及与 PZT 与生物组织之间良好的黏附性。能同时满足上述条件的材料较少（如热解碳），这给单匹配层的实现带来了一定的困难。另外，单匹配层与压电元件之间的黏附层也会影响匹配质量。

为了给匹配层的设计提供更多的自由度，可采用多层匹配。例如，采用 0.02 mm 厚的氰基丙烯酸黏合层和 1.3 mm 厚石墨层的组合，可以实现更加良好的匹配特性（参见图 3.107）。事实上，多层匹配的可用材料很多，包括金属、玻璃和塑料。通常先选定材料的组合，然后确定各层材料的厚度。

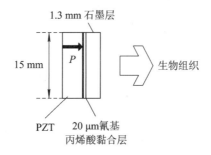

图 3.107　采用双匹配层的压电换能器实例

5. 发射器与接收器的电路设计

超声波产生器的一个实例如图 3.108 所示。采用 3.6 V/800 mA 的锂电池作为电源。功率放大器的设计要保证尽可能低的开关损耗（$<10\%$，取决于工作频率），所产生的正弦波应具有低的总谐波失真（THD，Total Harmonic Distortion，要求 $<3\%$），以避免激发不期望的振荡模式。可以采用的基于软开关架构的谐振功率放大器较多，如零电流开关

(ZCS，Zero Current Switch)和零电压开关(ZVS，Zero Voltage Switch)等。图 3.108 采用的是两个异相谐振半桥腿电路，能量转化效率可达 97%，THD 可小于 2%[3.97]，谐振支路的 Q 值约为 10。

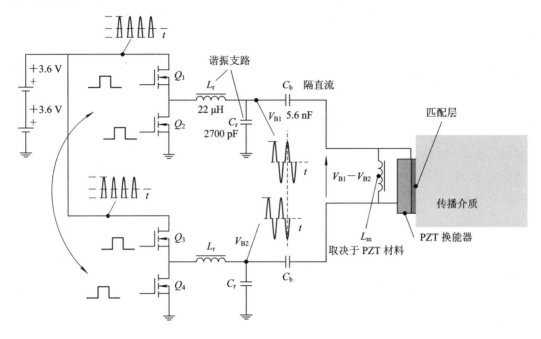

图 3.108　超声波产生电路实例

超声波接收器的一个实例如图 3.109 所示。图中左虚线框内是 PZT 压电换能器的简化等效电路，其中电阻 r_g 表征损耗，C_{oS} 是零应力下的电容，X_g 是与频率有关的电抗，在谐振频率点表现为纯电阻，但在偏离谐振点时就会表现为电容或电感。换能器输出的交变电压必须通过整流器转变为负载所需的整流电压，对整流电路的要求是高效率(>80%)，而且输入阻抗应与换能器的源阻抗共轭匹配。图 3.109 使用的是肖特基二极管构成的无源半桥整流电路，L_1、C_1 构成谐振支路，L_2、L_3 和 C_{out} 构成输出滤波器，实测能量转换效率可达 88.5%。

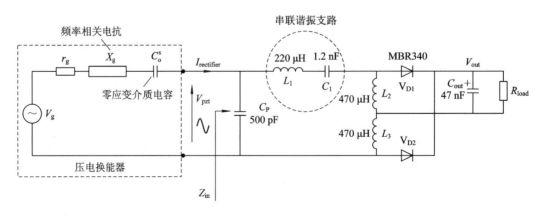

图 3.109　超声波接收电路实例

3.7 总结与展望

本章的主题是如何利用各种无线能量与数据传输技术,将来自人体四周环境的能量转化为植入式生物医疗器件工作时所需的电能量。目前应用最为普遍也最为成熟的是基于谐振电感耦合的无线链路,其原理是非常古老的,但研究者针对植入式应用在整流与稳压电路方面做了诸多改进。传统的基于无源元件(PN 结二极管或 MOS 二极管)整流电路正在被基于 CMOS 电路的有源整流电路取代,带来的是能量转换效率的提升和输出电压的增加,其代表性电路就是有源全波整流和有源电压倍增器。单载波变为双载波,可兼顾能量传输效率和数据通信速率,但会造成系统复杂度的增加。

然而,电感耦合无线链路也有其固有的不足,如体内传输距离过短(10 mm 左右),植入线圈的尺寸受限且不能加磁芯导致耦合系数低等。因此,研究者正在努力探索新的无线能量获取与数据传输的技术途径,并已初见成效。这些新的技术途径有各自的优势,也有各自的局限性。在本章介绍的三种新的植入器件无线能量采集方案中,太阳能采集方案的能量来源广泛,但传输距离短,只适合皮下浅层或者透明、半透明器官的植入;无线射频传输方案的体内传输距离可以增加到 50 mm,但生物组织对电磁波的强烈吸收仍然令人担忧;超声波方案可以将体内传输距离拓展到 100 mm 以上,但适于植入应用的器件和设备都有待开发。

在植入式医疗器件发展日新月异的今天,无线能量采集与数据传输领域将会迎来新的发展机遇,并将获得新的突破,对此我们充满信心。

参 考 文 献

[3.1] Paulo J, Gaspar P D. Review and future trend of energy harvesting methods for portable medical devices. Proceedings of the World Congress on Engineering (WCE). London, U. K, 2010: 1 - 6.

[3.2] Woodson H H, Melcher J R. Electromechanical Dynamics, 1. New York: Wiley, 1968.

[3.3] Tashiro R N, Kabei K, Katayama Y, et al. Development of an electrostatic generator that harnesses the motion of a living body. Int. J. Jpn Soc. Mechan. Eng. 2000, 43: 916 - 922.

[3.4] Goto H, Sugiura T, Harada Y, et al. Feasibility of using the automatic generating system for quartz watches as a leadless pacemaker power source. Med. Biol. Eng. Comput. 1999, 37(1): 377 - 380.

[3.5] Li W, Ho T, Chan G, et al. Infrared signal transmission by a laser-micromachined, vibration-induced power generator. Proceedings of the 43rd IEEE Midwest Symposium on Circuits and Systems. Michgan, USA, 2000: 236 - 239.

[3.6] Edwar R, Robert O W, Michael R N. Body motion for powering biomedical devices. Proceeding of the 31st Annual International Conference of the IEEE (EMBS). Minnesota, Minneapolis, USA, 2009: 2752 - 2755.

[3.7] Stark I, Stordeur M. New micro thermoelectric devices based on bismuth telluride-type thin solid films. Proceeding of the 18th Int. Conf. Thermoelectric. Baltimore, MD, USA, 1999:465 - 472.

[3.8] Goto K, Nakagawa T, Nakamura O, et al. An implantable power supply with an optical rechargeable lithium battery. IEEE Trans. Biomed. Eng. 2001, 48(7): 830 – 833.

[3.9] Zhu Y, Moheimani SDR, Yue MR. Ultrasonic energy transmission and conversion using a Z-D MEMS vesontor. IEEE Electron Device Letter, 2010, 31(4): 374 – 376.

[3.10] Brown W C. Beamed microwave power transmission and its application to space. IEEE Trans. mircovae Theory and Techniques, 1992, 40(6): 1239 – 1250.

[3.11] Kiani M, Ghovanloo M. An RFID-based closed-loop wireless power transmission system for biomedical applications. IEEE TCAS-II, 2010, 57(4): 260 – 264.

[3.12] Karalis, Aristeidis, Joannopoulos J D, et al. Efficient wireless non-radiative mid-range energy transfer. Annals of Physics. 2008, 323(1): 34 – 48.

[3.13] Ghovanloo M, Atluri S. A wideband power-efficient inductive wireless link for implantable microelectronic devices usmg multiple carriers. IEEE Trans. Circuit Syst. I, 2007, 54: 2211 – 2221.

[3.14] Woodson H H, Melcher J R. Electromechanical Dynamics, 1. New York: Wiley, 1968.

[3.15] FCC Rules and Regulations. MICS Band Plan. Part 95, 2003.

[3.16] Goto K, Nakagawa T, Nakamura O, et al. An implantable power supply with an optical rechargeable lithium battery. IEEE Trans Biomed Eng, 2001, 48(7): 830 – 833.

[3.17] Veeraiyah Thangasamy, Noor Ain Kamsani, et al. Wireless power transfer with on-chip inductor and class-E power amplifier for implant medical device applications. 2015 IEEE Student Conference on Research and Development (SCOReD).

[3.18] Li W, Ho T, Chan G, et al. Infrared signal transmission by a laser-micromachined, vibration-induced power generator. In Proceedings of the 43rd IEEE Midwest Symposium on Circuits and Systems. Michgan, USA, 2000: 236 – 239.

[3.19] Akin T, Najafi K, Bradley R. A wireless implantable multichannel digital neural recording system for amicromachined sieve electrode. IEEE J. Solid-St. Circ. , 1998, 33(1): 109 – 118.

[3.20] Sauer C, Stanacevic M, Cauwenberghs G, et al. Power harvesting and telemetry in CMOS for implanted devices. IEEE Trans. Circuits Syst. I, Reg. Papers, 2005, 52(12): 2605 – 2613.

[3.21] Lenaerts B, Puers R. An inductive power link for a wireless endoscope. Biosens. Bioelectron. 2007, 22(7): 1390 – 1395.

[3.22] Harrison R R. Designing efficient inductive power links for implantable devices. Proceedings of IEEE Int. Symp. Circuits and Systems (ISCAS). New Orleans, USA, 2007: 2080 – 2083.

[3.23] Ahmadi M, Jullien G. A wireless-implantable microsystem for continuous blood glucose monitoring. IEEE Trans. Biomed. Circuits Syst. 2009, 3(3): 169 – 180.

[3.24] O'Driscoll S, Poon A S Y, Meng T H. A mm-sized implantable power receiver with adaptative link compensation. Proceedings of the IEEE Tech. Dig. Int. Solid-State Circuits Conference. Pennsylvania, USA, 2009: 294 – 295.

[3.25] Luis A, Rui F X, Kuang W C, et al. Closed loop wireless power transmission for implantable medical devices. Proceedings of the IEEE 13th Int. Conf. On Integrated Circuits (ISIC), Singapore, 2011: 404 – 407.

[3.26] Meysam Z, Glenn P. Maximum achievable efficiency in near-field coupled power-transfer systems. IEEE Trans. Biomed. Circuits Syst. 2012, 6(3): 228 – 245.

[3.27] Xiuhan L Z, Hanru L, Yang Y, et al. A wireless magnetic resonance energy transfer system for micro implantable medical sensors. Sensors, 2012, 12: 10292 – 10308.

[3.28] Mutashar S, Hannan M A, Salina A S, et al. Inductive coupling links for lowest misalignment effects intranscutaneous implanted devices. J. Biomed. Eng. , 2014, 59(3): 257 – 268.

[3.29] Kiani M, Ghovanloo M. An RFID-based closed-loop wireless power transmission system for biomedical applications. IEEE TCAS-II, 2010, 57(4): 260 – 264.

[3.30] Hyung-Min, Mehdi Kiani, Maysam Ghovanloo. Advanced wireless power and data transmission techniques for implantable medical devices. 2015 IEEE custom Integrated Circuits Conference (CICC), 2015: 1 – 8.

[3.31] Kurs A, et al. Wireless power transfer via stronely coupled magnetic resonances. Science Express, 2007, 317(7): 83 – 86.

[3.32] Kiani M, Ghovanloo M. The circuit theory behind coupled-mode magnetic resonance based wireless power transnussion. IEEE Trans. Circuits Syst. , 2012, 59(9): 2065 – 2074.

[3.33] Kiani M, Lee B, Yen P, et al. A power management ASIC with Q-modidation capability for efficient inductive power transmission. IEEE Intl. Solid-State Cir. Conf. , 2015(2): 226 – 227.

[3.34] Sayed Herbawi A, Velarde F, Paul O, et al. Self-powered CMOS active rectifier suitable for low-voltage mechanical energy harvesters, IEEE Sensor, 2016.

[3.35] Le T T, Jifeng H, von Jouanne A, et al. Piezoelectric micro-power generation interface circuits. IEEE Journal of Solid-State Circuits, 2006, 41: 1411 – 1420.

[3.36] Raisigel H, Crebier J C, Lembeye Y, et al. Autonomous, low voltage, high efficiency, CMOS rectifier for three phase micro generators. International Solid-State Sensors. Actuators and Microsystems Conference, 2007: 883 – 886.

[3.37] Dallago E, Miatton D, Venchi G, et al. Active autonomous AC-DC converter for piezoelectric energy scavenging systems. IEEE Custom Integrated Ciruits Conference (CICC), 2008: 555 – 558.

[3.38] Peters C, Handwerker J, Maurath D, et al. A sub-500 mV highly efficient active rectifier for energy harvesting applications. IEEE Trans. Circuits and Systems I: Regular Papers, 2011, 58: 1542 – 1550.

[3.39] Rahimi A, Zorlu O, Muhtaroglu A, et al. Fully self-powered electromagnetic energy harvesting system with highly efficient dual rail output. IEEE Sensors Journal, 2012, 12: 2287 – 2298.

[3.40] Ulusan H, Gharehbaghi K, Zorlu O, et al. A Fully integrated and battery-free interface for low-voltage electromagnetic energy harvesters. IEEE Trans. Power Electronics, 2015, 30: 3712 – 3719.

[3.41] Huang C, Chakrabartty S. An asynchronous analog self-powered cmos sensor-data-logger with a 13.56 MHz RF programming interface. IEEE J. Solid-State Circuits, 2012, 47(2): 476 – 489.

[3.42] Lee H M, Ghovanloo M. A high frequency active voltage doubler in standard CMOS using offset-controlled comparators for inductive power transmission. IEEE Trans. Biomed. Circuits Syst, 2013, 7(3): 213 – 224.

[3.43] Cha H, Park W, Je M. A CMOS rectifier with a cross-coupled latched comparator for wireless power transfer in biomedical applications. IEEE Trans. Cir. Syst. , 2012, 8(7): 409 – 413.

[3.44] Lu Y, Ki W. A 13.56 MHz CMOS active rectifier with switched-offset and compensated biasing for biomedical wireless power transfer systems. IEEE Trans. Biomed. Cir. Syst. , 2014, 8(6): 334 – 344.

[3.45] Lee H M, Ghovanloo M. Fully integrated power-efficient AC-to-DC converter design in inductively-powered biomedical applications. Proc. IEEE Custom Integrated Circuits Conference (CICC), Sep. , 2011.

[3.46] Zhu Y, Moheimani S D R, Yuce M R. Ultrasonic energy transmission and conversion using a 2-D

MEMS resonator. IEEE Electron Device Lett. , 2010, 31(4): 374 – 376.

[3. 47] Lee H M, Park H, Ghovanloo M. A power-efficient wireless system with adaptive supply control for deep brain stimulation. IEEE J. Solid-State Circuits, 2013, 48(9): 2203 – 2216.

[3. 48] Lee K F E. A timing controlled AC-DC converter for biomeidical implants. IEEE Int. Solid-State Cir. Conf. , 2010(2): 128 – 129.

[3. 49] Lee H M, Ghovanloo M. A power-efficiem wireless capacitor charging system through an inductive link. IEEE Trans. Circuit Syst. II, 2013, 60(10): 707 – 711.

[3. 50] Mercier P P, Cluindinkasan A P. Rapid wireless capacitor charging using a multi-rapped inductively-coupled secoudary coil. IEEE Trans. Neural Syst. Rhabil. Eng. , 2009, 17(8): 322 – 329.

[3. 51] Lee H M, Ghovanloo M. An adaptive reconfigurable active voltage doubler/rectifier for extended-raneg inductive power transmission. IEEE Trans. Circuits Syst. , 2012, 59(8): 481 – 485.

[3. 52] Lu Y, Li X, Ki W H, et al. A 13. 56 MHz fully integrated 1x/2x active rectifier with compensated bias current for inductively powered devices. IEEE Int. Solid-State Cir. Conf. , 2013(2): 66 – 67.

[3. 53] Choi J, Yeo S, Park S, et al. Resonant regulating rectifiers (3R) operating for 6. 78 MHz resonant wireless power transfer (RWPT). IEEE J. Solid-State Cir. , 2013, 48(12): 2989 – 3001.

[3. 54] Inanlou F, Ghovanloo M. Wideband near-field data transmission using pulse harmonic modulation. IEEE Trans. Circuits Syst. I, 2011, 58(1): 186 – 195.

[3. 55] Inanlou F, Kiani M, Ghovanloo M. A 10. 2 Mbps pulse harmome modulation based transceiver for implantable medical devices. IEEE J. Solid-State Cir. , 2011, 46(6): 1296 – 1306.

[3. 56] Ghovanloo M, Najafi K. A wideband frequency-shift keyingwireless link for inductively powered biomedical implants. IEEE Trans. Circuits Syst. I, 2004, 51(12): 2374 – 2383.

[3. 57] Hu Y, Sawan M. A fully integrated low-power BPSK demodulator for implantable medical devices. IEEE Trans. Cir. Syts. , I, Reg. Papers, 2005, 52(12): 2552 – 2562.

[3. 58] Mandal S, Sarpeshkar R. Power-efficient impedance-modulation wireless data links for biomedical implants. IEEE Trans. Biomed. Cir. Syst. , 2008, 2(12): 301 – 315.

[3. 59] Simard S, Sawan M, Massiocotte D. High-speed OQPSK and efficient power transfer through inductive link for biomedical implants. IEEE Trans. Biomed. Cir. Syst. , 2010, 4(1): 192 – 200.

[3. 60] Rush A, Troyk P. A power and data link for a wireless-implanted neural recording system. IEEE Trans. Biomed. Cir. Syst. , 2012, 6(11): 3255 – 3262.

[3. 61] Zhou M, Yuce M, Liu W. A non-coherent DPSK data receiver with interference cancellation for dual-band transcutaneous telemetries. IEEE J. Solid-State Circuits, 2008, 43(9): 2003 – 2012.

[3. 62] Chen K, Lo Y, Liu W. A 376 mm^2 1024-channel high-compliance-voltage SoC for epiretinal prostheses. IEEE Intl. Solid-StateCir. Conf. , 2013(2): 294 – 295.

[3. 63] Kiani M, Ghovanloo M. A 20 Mbps pulse harmonic modulation transceiver for widebfind near-field data transmission. IEEE Trans. Circuits Syst. II, 2013, 60(7): 382 – 386.

[3. 64] Kiani M, Ghovanloo M. A 13. 56 Mbps pulse delay modulationbased transceiver for simultaneous near-field power and data transmission. IEEE Trans. Biomed. Cir. Syst. , 2015, 9(2): 1 – 11.

[3. 65] ICNIRP. Guidelines for limiting exposure to time-varing electric magnetic and electromagnetic fields (1 Hz to 100 kHz). Health Phys, 2010.

[3. 66] Marwick M A, Andreou A G. Photo-battery fabricated in silicon on sapphire CMOS. IEEE Electron Device Lett. , 2010, 44(12): 766 – 767.

[3. 67] Horiguchi F. Integration of series-connected on-chip solar battery in a triple-well CMOS LSI.

IEEE Trans. Electron Devices, 2012, 59(6): 1580 – 1584.

[3.68] Ghosh S, Wang H T, Leon-Salas W D. A circuit for energy harvesting using on-chip solar cells. IEEE Trans. Power Electron. , 2014, 29(9): 4658 – 4671.

[3.69] Shih Y, Otis B P. An inductor-less DC-DC converter for energy harvesting with a 1.2-μW bandgap-referenced output controller. IEEE Trans. Circuits Syst. II, Exp. Briefs, 2011, 58(12): 832 – 836.

[3.70] Kim J, Mok P K T, Kim C. A 0.15V input energy harvesting charge pump with dynamic body biasing and adaptive dead-time for efficiency improvement. IEEE J. Solid-State Circuits, 2015(2): 414 – 425.

[3.71] Zhiyuan Chen, Man-Kay Law, Pui-In Mak, et al. A single-chip solar energy harvesting IC using integrated photodiodes for biomedical implant applications. IEEE Trans. Biomeidical Circuits and Systmes 1, 2016.

[3.72] Magnelli L, Crupi F, Corsonello P, et al. A 2.6 nW, 0.45 V temperature-compensated subthreshold CMOS voltage reference. IEEE J. Solid-State Circuits, 2011, 46(2): 465 – 474.

[3.73] Chandrakasan A, Verma N, Daly D C. Ultralow-power electronics for biomedical applications. Ann. Rev. Biomed. Eng. , 2008, 10(1): 247 – 274.

[3.74] Chen P, Ishida K, Zhang X, et al. 0.18-V input charge pump with forward body biasing in startup circuit using 65 nm CMOS. Proc. IEEE Custom Integr. Circuits Conf. , San Jose, CA, USA, 2010(9): 1 – 4.

[3.75] Ma D, Bondade R. Reconfigurable Switch-Capacitor Power Converters: Principles and Designs for Self-Powered Microsystems. NewYork, NY, USA: Springer, 2013.

[3.76] Lee Y, Bang S, Lee I, et al. A modular 1 mm³ die-stacked sensing platform with low power I²C inter-die communication and multimodal energy harvesting. IEEE J. Solid-State Circuits, 2013, 48 (1): 229 – 243.

[3.77] Guilar N, Chen A, Kleeburg T, et al. Integrated Solar Energy Harvesting and Storage. IEEE Trans. Very Large Scale Integr. Syst. , 2011, 17(5): 627 – 632.

[3.78] Marrocco G. RFID antennas for the UHF remote monitoring of human subjects. IEEE Trans. Antennas Propag. , 2007, 55(6): 1862 – 1870.

[3.79] Manzari S, et al. Feasibility of body-centric systems by using passive textile RFID tags. IEEE Antennas Propag. Mag. , 2012, 54(9): 2851 – 2858.

[3.80] Occhiuzzi C, Marrocco G. Human body sensing: A pervasive approach by implanted RFID tags. Proc. 3rd Int. Symp. Appl. Sci. Biomed. Commun. Technol. (ISABEL), 2010(11): 1 – 5.

[3.81] Occhiuzzi C, et al. Feasibility, limitations and potentiality of UHF RFID passive implants. Proc. IEEE Int. Conf. RFID-Technol. Appl. (RFID-TA), 2012(11): 40 – 45.

[3.82] Rossella Lodato, Vanni Lopresto, Rosanna Pinto, et al. Numerical and Experimental Characterization of Through-the-Body UHF-RFID Links for Passive Tags Implanted Into Human Limbs. IEEE Trans. Antennas and Propagation, 2014, 62(10): 5298 – 5306.

[3.83] Orfanidis S J. Electromagnetics Waves and Antennas [Online]. Available: http://www. ece. rutgers. edu/~orfanidi/ewa.

[3.84] Ackerman M J. The Visible Human Project. Proc. IEEE, 1998, 86(3): 504 – 511.

[3.85] Lodato R, Lopresto V, Marrocco G, et al. Numerical and experimental characterization of through-the-body UHF-RFID links for passive tags implanted into human limbs. IEEE Trans. Antennas & Propoagation, 2014, 62(10): 5298 – 5306.

[3.86] Liu X, Berger J L, Ogirala A, et al. A touch probe method of operating an implantable rfid tag for orthopedic implant identification. IEEE Trans. Biomedical Circuits and Systems, 2013, 7(3): 236 – 242.

[3.87] Occhiuzzi C, Contri G, Marrocco G. Design of implanted rfid tags for passive sensing of human body: the stentag, antennas and propagation. IEEE Trans. , 2012, 60(7): 3146 – 3154.

[3.88] Liu X, Yalamanchili R, Ogirala A, et al. An alternative approach of operating a passive RFID device embedded on metallic implants. Wireless and Microwave Technology Conference (WAMICON), 2011 IEEE 12th Annual. , 2011: 1 – 6.

[3.89] Arra S, et al. Ultrasonic power and data link for wireless implantable applications. Wireless Pervasive Computing(ISWPC'07). 2nd International Symposium on. IEEE, 2007.

[3.90] Shih P J, Shih W P. Design, fabrication, and application of bio-implantable acoustic power transmission. J. Microelectromechanical Systems, 2010, 19(3): 494 – 502.

[3.91] Ozeri S, Shmilovitz D. Ultrasonic transcutaneous energy transfer for powering implanted devices. Ultrasonics, 2010, 50(6): 556 – 566.

[3.92] Fang B, et al. Feasibility of B-mode diagnostic ultrasound energy transfer and telemetry to a cm^2 sized deep-tissue implant. Proc. IEEE Symp. Circuits Syst. , Lisbon, Portugal, 2015(5): 782 – 785.

[3.93] Shaul Ozeri, Doron Shmilovitz. Ultrasonic transcutaneous energy transfer for powering implanted devices. Ultrasonics, 2010, 50: 556 – 566.

[3.94] Wells P N T. Biomedical Ultrasonics. Academic Press London, 1977.

[3.95] Blackstock D T. Physical Acoustics. John Wiley Pub. , 2000.

[3.96] Duck F A, Baker A C, Starritt H C. Ultrasound in Medicine. Institute of Physics Publishing, 1998.

[3.97] Ozeri S, Shmilovitz D. High frequency resonance inverter for the excitation of piezoelectric devices. IEEE Power Electron. Special. Conf. 2008: 245 – 249.

[3.98] Hannan M, et al. Energy harvesting for the implantable biomedical devices: Issues and challenges. BioMed. Eng. , 2014, 13(12): 1 – 23.

第4章　自供电生物压电传感器

对于人体运动器官(骨骼、关节、肌肉甚至心脏、脉搏等)的实时监测是保证人体健康与安全的重要途径,也是评估人体运动器官修复手术效果的有效手段。自供电压电传感器是压电换能元件与CMOS集成电路及非易失存储器的巧妙结合,既能探测人体运动器官或者生物力学植入体的力学参量(应力、应变、弹性模量等),又能同时为监测电路提供所需的能量,从而实现人体运动器官的长期、连续、自主的监测。近十年来,在这个领域出现了诸多极具创新性和实用价值的研究成果,本章将择要阐述。首先介绍压电换能和压电储能的基本原理(4.1~4.3节);在详细讨论了生物压电传感器的核心部件——浮栅注入器的设计(4.4节)之后,介绍一款全功能植入式生物压电传感系统芯片(4.5节);最后给出生物压电传感的两个各具特色的应用实例,即骨折愈合自主监测和微型血压能量采集器(4.6节和4.7节)。

4.1　生物力学监测与换能基础

4.1.1　生物力学植入式监测的必要性

人体或动物的运动结构部件有骨骼、肌肉、韧带和软组织等,某些器官(如心脏、胃、肺)也处于非静止状态。生物力学研究人体或动物的运动结构部件或器官的力学性能,如承重对骨骼密度的影响、高血压对心肌的作用等。

近年来发展迅速的生物力学植入体,为人类修复甚至再造运动器官提供了希望。譬如,关节再造术的成功,使我们能够通过外科手术将功能不良的关节和骨骼用人造植入体代替。图4.1展示了关节再造术已成功应用的人工骨骼系统,包括腕骨、跗骨、膝盖骨/膝关节、髋关节、肩胛骨等。这些人造生物力学植入体的期望寿命是20年,但事实上某些植入体会提前失效。在美国,每年大约有60万例关节更换手术[4.1],其中25%的患者出现了各种各样的问题,如人造关节磨损和松弛会导致其中10%~20%的植入体在15~20年内必须更换[4.2]。人造膝关节的过度磨损会导致关节肿胀(滑膜炎)、骨质损失或溶解,甚至因关节不稳定或错位而最终失效[4.3]。在较严重的情况下,往往需要再做一次修正手术,而第二次手术比第一次手术更容易造成创伤或者失败。

因此,人工力学植入体的过度磨损或疲劳状态的长期实时监测,对于防止这些植入体的过早失效并有效减少病人的不适和风险,是十分必要的。由于不同患者的年龄和运动频度不同,要求所有患者都做定期复查是不现实和不合适的。理想的解决方案是给植入体嵌入传感器和集成电路芯片,定期监测植入体的磨损与疲劳情况,并在它即将产生致命失效前提前获知。这正是生物力学传感器所要达到的目的。

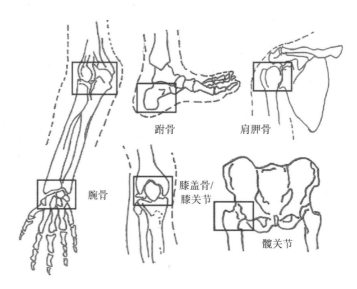

跗骨　　肩胛骨

腕骨　　膝盖骨/膝关节　　髋关节

图 4.1　人体容易疲劳与磨损的运动器官

　　另一个例子是骨折愈合的体内监测。近年来因交通事故而导致的骨骼外伤越来越多。对于较严重的骨折，必须通过外科手术植入支架来固定受伤部位，帮助骨头愈合。不是所有的骨折都能如期愈合，能够愈合的骨折也需要确定何时完全愈合，以便按时通过手术取出固定支架。因此，也需要利用生物力学传感器，对骨折部位的力学性质进行连续监测，以便实时了解骨骼的恢复状况。

4.1.2　应力、应变和疲劳

　　应力和应变是表征任何机械结构承受外力时的力学响应的两个基本参量。应力是材料抵抗外力的能力，而应变是材料在外力作用下产生的几何形变。应力 σ 定义为外力 F 与作用面积 A 的比值（也叫压强）：

$$\sigma = \frac{F}{A} \qquad (4.1)$$

应变 ε 则是沿测量方向上形状或尺寸变化的归一化值：

$$\varepsilon = \frac{\Delta L}{L} \qquad (4.2)$$

式中，ΔL 和 L 分别表示材料沿测量方向上长度的变化量和原始值。ΔL 为正值时，应变为张应变；ΔL 为负值时，应变为压应变。应变 ε 无量纲，可用百分比或者微应变 $\mu\varepsilon$（$\mu\varepsilon = 10^{-6}\varepsilon$）表达数值。表 4.1 给出了人体内生物组织的典型应变值的范围。

表 4.1　人体内生物组织的典型应变水平

人体器官	典型应变范围
神经	$0.1\% \sim 20\%$
骨骼	$0.04\% \sim 0.16\%$
韧带	$0.1\% \sim 0.4\%$
肌肉	$0.1\% \sim 5\%$

　　表征材料力学性质的另一个重要参量是杨氏模量（Y），定义为应力与应变的比：

$$Y = \frac{\sigma}{\varepsilon} \qquad (4.3)$$

当应力小于屈服应力时，应力与应变成线性关系，此时杨氏模量为常数。屈服应力是材料丧失其弹性时的应力最大值，因此杨氏模量是材料保持其弹性时的应力—应变比，故也称弹性模量。弹性模量的单位与应力的单位相同，在生物力学植入体的分析中，弹性模量的常用单位是兆帕(MPa)。

式(4.1)～式(4.3)适用于一维应力与应变情形，利用矩阵代数和张量演算可将其扩展到更多的维度。在标准的结构工程教科书中，可以找到多维应力和应变的具体处理方法。

作为一个实例，图 4.2 给出了在骨折愈合过程中，骨折处的应变以及弹性模量随时间变化的规律[4.4]，其中实验测试特性是用应变仪测量得到的，计算特性是用有限元方法(FEM，Finite Element Method)分析得到的，施加的负载力均为 420 N。可见，从骨折到恢复正常的过程中，骨折处的应变逐渐下降，骨折缝隙中材料的弹性模量显著增加。刚骨折时的应变在 100 $\mu\varepsilon$ 左右，最终下降到初始值的 50% 以下。

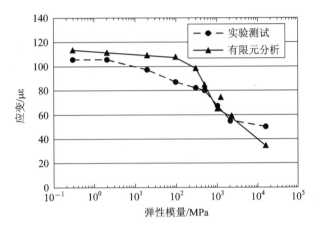

图 4.2　骨折愈合过程中应变与弹性模量的变化

利用应力和应变的基本概念，可以定义材料的疲劳。疲劳是指当材料在小于(通常远小于)静态屈服强度的额定应力下，经历循环或者涨落应变时，所产生的累积、局部和永久性的结构损伤。即使外加应力低于弹性应力的极限值，甚至低于材料的屈服应力，也会导致灾难性的疲劳。

一个机械元件在循环负载条件下的疲劳寿命取决于该元件承受的应力水平(S)和施加给样品的疲劳试验循环数(N)，二者的关系常用所谓 S-N 曲线来表示。S-N 曲线用于确定在恒定幅度的低应力(在材料的弹性限制之内)作用下结构件的寿命。图 4.3(a)给出了三种金属材料(OFHC 铜、加强 4340 钢、退火 4340 钢)的 S-N 曲线，其中 $\Delta\varepsilon$ 表示循环试验时施加的相对应变水平，N_f 表示导致元件最终失效的循环次数。可见，导致失效的应变水平越高，则所需的循环次数越少。小于疲劳应力极限的应力循环不会导致材料失效。例如，在图 4.3(a)中，疲劳应力极限取为能耐受 10^7 次循环的应力水平。对于大多数钢材料而言，疲劳应变极限大于 1500 $\mu\varepsilon$。

在实际场合中，所加循环载荷的应力水平和循环次数有可能随环境条件而变化，因此不能直接利用 S-N 曲线来确定植入体的疲劳。例如，步行、跑步或者爬坡对膝盖或髋关节形成的载荷条件有可能明显不同。针对非周期载荷条件下的疲劳寿命预测，已提出了若干算法。最普通也被广泛接受的算法是 Palmgren - Miner 规则[4.5]，简称 Miner 规则。Miner 规则假定每次幅度为 i 的应变循环会消耗全寿命的 $1/N_i$，其中 N_i 是材料在应变水

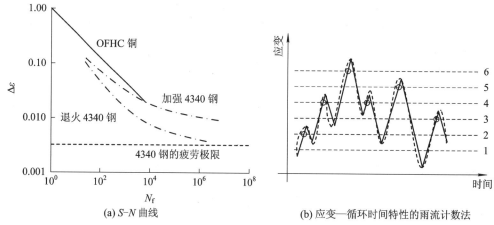

(a) S-N 曲线　　　　　　　　　　(b) 应变—循环时间特性的雨流计数法

图 4.3　金属材料的 S-N 特性示例

平 i 作用下失效所需要的疲劳循环次数。该规则的代数表达式是

$$\sum \frac{n_i}{N_i} = 1 \tag{4.4}$$

式中，n_i 是幅度为 i 的应变循环次数。Miner 规则的算法并不是最理想的，而且不能推广应用到所有可能的载荷条件，但仍然经常被用于估计结构件的疲劳寿命。

　　在应用 Miner 规则前，需要进行一定的预处理，以便计算任意负载循环的统计特性。一个常用的预处理方法是雨流计数法（rain-flow algorithm）[4.6]。它将应力—应变测量的变化特性曲线简化为应力—应变折线的集合，图 4.3(b) 给出了一个例子。将应变幅度分为若干幅度不同的预设阈值（i=1，2，…，6），将所测量的应变（用虚线表示）简化成应变折线（用实线表示）。当应变幅度超过一个预设阈值的时候，用此方法可以计算事件发生的总次数（图中的圆圈标明了事件发生的位置。在生物压电传感器的应用中，实际上并不直接测量应变的具体大小，而是记录应变在一定测试周期内超过规定阈值的次数（参见 4.4.2 节）。这种方法就是雨流计数法的具体应用。

4.1.3　植入体应变测量的能量获取

　　不论是压应变还是张应变，测量材料应变的常规方法是使用应变仪。应变仪通常用压阻材料制成，压阻的含义是产生机械应变时电阻会发生变化。常用压阻材料有铜镍合金、镍铬铁合金、钨、精密级镍铬合金线和半导体材料等。应变仪的灵敏度用量规系数来表征，其定义是应变与电阻之比。应变仪自从 20 世纪 30 年代发明以来，尺寸不断缩小，灵敏度不断提高。金属应变仪的量规系数可超过 10，而利用纳米材料制成的新一代应变仪的量规系数可超过 30。尽管如此，应变仪的体积和功耗对于植入器件而言仍然严重偏大，因此无法用于人体植入式监测。植入体内的力学测量方式多为压电传感，而非应变仪的压阻传感，换能机理完全不同。

　　对于植入体内的生物力学传感器以及相关的数据分析、处理及无线通信电路，所需要的电能如何获得是一个必须要解决的问题。一种方法是采用第 3 章所介绍的无线电磁传输，将能量从体外透过皮肤传到体内，给生物力学传感器供电或充电。已有研究者用这种方法来监测髋关节、膝关节、胯骨替换和胫骨托盘等人工植入体的状态，包括负载、应变和温度。不过，这种方法要求患者必须随身携带外部设备，限制了他们在空间和时间上的移动自由度，作为临时性的试验是可以的，但无法用于长期实时监测和病人的自主监测。生物力学植入体也可采用电池供电，但电池的使用寿命有限，需要定期更换或充电，对于植入体而言电池体积过大，而且存在生物适应性方面的问题。因此，最好的解决方案是植入式压电传感器，因为它不仅能够提供一个感知结构体应变的手段，而且能够用于传感器的自供电。

在传感器领域，面向长期监测的一个有吸引力的解决方案是从所感应的信号中获取能量，称为"自供电感知"。具有"自供电感知"的传感器被称为"自主传感器"。这种传感器使用的自供电能量源有太阳能、热能和机械动能等。对于生物力学植入体而言，只有机械动能可被利用。自供电压电生物传感器不仅能够记录人体运动结构部件的力学参数，而且能够为检测电路提供能量，这为实现人体运动器官的长期、连续、自主测试提供了新的途径。

自供电压电传感器应满足的基本条件是它通过压电换能获取的能量与它检测传感信号所需的能量相当。目前典型的压电传感器能获得的能量大致在数百纳瓦至 $1\,\mu\mathrm{W}$ 量级，能基本满足生物力学数据采集、记录和处理的需要。

非易失存储也是自供电压电传感器应具备的功能。一方面，生物力学监测需要捕获每一次载荷循环，许多生物力学结构只能承受出现概率较低但应力较大（大于疲劳极限）的载荷循环，称为显著载荷循环。在显著载荷循环之间的时间间隔内，供电通道关闭，就会因储能电容的漏电等原因丢失之前记录的信息，因此要求采用非易失存储器而不采用易失存储器，防止在电源掉电过程中丢失存储信息。另一方面，压电传感器自身获得的能量有限，只能用于采集与记录数据，而无法用于将数据无线传出体外，因此就需要非易失存储器将连续采集的数据存储，然后在一定的记录周期后再用体外设备通过无线电感耦合等方式读出。也就是说，采集数据是长期、连续、实时的，而将采集的数据读出体外是短期、一次性、临时的，而且读出数据时所需要的能量远大于采集数据，因此需要非易失存储器将数据长时间保存。

综上所述，用于生物力学植入体的自供电压电传感器的基本要求如下：

（1）自供电采能：将机械能转换为电能，获得传感器感知与记录所需的功率。

（2）亚微瓦功耗：自供电只能提供不到 $1\,\mu\mathrm{W}$ 的功率，因此自供电模式下压电传感电路的工作能耗只能在亚微瓦量级。

（3）非易失存储：传感器内部所有状态变量参数（包括中间的和最终的）都应存储在非易失存储器中，以便在供电暂时中断时不丢失信息。

（4）低频工作：以步行为代表的人体运动频率通常为 $1\sim2\,\mathrm{Hz}$，即使是跑步运动也不会超过 $1\sim10\,\mathrm{Hz}$，因此通过压电传感器获得的电压或电流的频率均处于低频区间。

4.2　压电材料与压电换能

4.2.1　压电效应

某些电介质在一定方向上受到外力的作用而变形（包括弯曲和伸缩形变）时，其内部会产生极化现象，同时在它的两个相对表面上出现正负相反的电荷。当作用力的方向改变时，电荷的极性也随之改变。当外力去掉后，它又会恢复到不带电的状态。这种现象称为正压电效应。相反，当在这种电介质的极化方向上施加电场的时候，电解质也会变形，形变量与外加电场的强度成正比。这种现象称为逆压电效应。图 4.4 是压电晶体产生正压电效应的示意图。

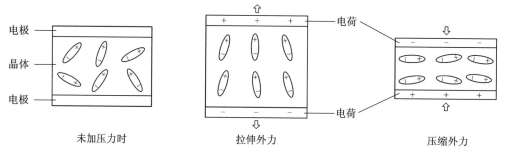

未加压力时　　　　　　拉伸外力　　　　　　压缩外力

图 4.4　压电晶体所产生的正压电效应

利用正压电效应可以将机械能转化为容易测量的电能，因此可以用压电元件来测量压力、应变、加速度等，形成压电传感器。利用逆压电效应也可以将电能转化为机械能，例如众所周知的超声（俗称"B超"）检查就是用一个同步电压源激励一个压电元件阵列来产生聚焦超声波的。智能手机的触摸屏也是逆压电效应的一个成功应用。

1880 年，法国物理学家 Jacque 和 Pierre Curie 兄弟发现正压电效应，即给某种特定的材料施加机械应力，材料所产生的电极化与机械应力产生的应变成正比，从而可将机械能量转换为电能量。20 世纪 50 年代，压电传感应用开始工业化，目前已广泛用于医疗、航空、汽车、核仪器和消费电子等领域。在性质可能随应变而变化的各种材料中，压电材料的应变灵敏度最高（参见表 $4.2^{[4.7]}$），其弹性模量可高达 10^6 N/m^2，也就是说可以利用很小的形变来产生很高的电压。压电材料的另一个优点是对电磁场和辐照不敏感，而且某些压电材料可在极高的温度下工作（如磷酸镓的工作温度可高达 $1000\,^\circ\text{C}$）。基于压电效应的应变测量既不能是完全静态的，也不能变化速率过快，通常采用准静态方式测量，这是压电传感的一个局限性。

表 4.2　不同转换原理的应变灵敏度比较

原理	应变灵敏度/$(\text{V}/\mu\varepsilon)$	应变监测阈值/$\mu\varepsilon$	相对于阈值的应变动态范围
压电	5.0	0.000 01	10 000 000
压阻	0.0001	0.001	2 500 000
电感	0.001	0.0005	2 000 000
电容	0.005	0.0001	750 000
电阻	0.000 005	0.01	50 000

早在 1969 年就有人提出了压电供电植入体的概念[4.8]，但直到 1984 年才出现了第一个可演示的体内自供电植入体，证明利用人呼吸时肋骨的拉伸可产生大约 1 mW 的功率[4.9]。1990 年，美国麻省理工学院的媒体实验室首次将人体步行产生的能量通过压电元件转换为电能，供给可穿戴电子设备使用。1998 年，Paradiso 等人制作了一个置于鞋跟的弹簧磁力发生器，尽管这个装置非常笨重，而且只能供能正常步行的患者使用，但获得了大约 1 W 的功率[4.10]。利用 9 通道的电感供电应变无线传感器，文献[4.11]在 2001 年证明

即使在中等的行走速度下，在髋关节植入体上的接触力最大值近似为人体体重的 2.5 倍，如图 4.5 所示。在肌肉力的典型范围内，压电换能器的位移在微米量级，周围组织甚至都觉察不到这种位移运动。Ramsay 和 Clark 采用方形的 PZT－5A 压电陶瓷材料，从正常人的血压波动中获得了 2.3 μW 的能量[4.12]。之后，研究者通过改善压电材料的性质，从矫形植入体和人工膝关节中获得了 4.8 mW[4.13]、1.2 mW[4.14] 和 1.81 mW[4.15] 的能量。

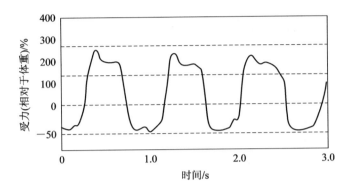

图 4.5　人正常行走时髋关节的受力波形

假定压电材料的尺寸为长 L×宽 W×厚 h，电极在其顶部和底部的表面，如图 4.6 所示。沿长度(L)方向加一个力(F)，形成轴向机械应变 S，应变所产生的压电电压 V 可表示为[4.16]

$$V = \frac{F}{\omega} g_{31} = S(t) Y^E h g_{31} = \frac{S(t) Y^E d_{31} h}{\varepsilon_p} \tag{4.5}$$

式中，g_{31} 和 d_{31} 分别是压电应力常数和压电应变常数，Y^E 是短路条件下的弹性模量，ε_p 是材料的介电常数，$S(t)$ 是随时间变化的机械应变，ω 是角频率。

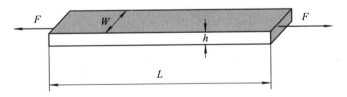

图 4.6　压电材料被力 F 驱动的示意图

压电材料可以等效为电容 C 与电压源 V 的串联，也可以等效为电容 C 与电荷源 Q 的并联，如图 4.7 所示。用电容 C 表征压电材料的机械刚度，可表示为

$$C = \frac{LW\varepsilon}{h} \tag{4.6}$$

式中，ε 是压电材料的介电常数。

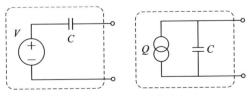

图 4.7　压电材料的等效电路

4.2.2 压电材料

生物力学植入体常用的压电材料分为两类，即 PVDF（Polyvinylidene Fluoride，聚偏氟乙烯）和 PZT（Pb Based Lanthanumdoped Zirconate Titanate，锆钛酸铅）材料。这两种材料的性质差异较大，适用于不同的应用场合。表 4.3 比较了这两种材料的力学和电学性质。假定有两个压电片，分别用 PVDF 材料和 PZT 材料制作，长度和宽度相同，均为 $L=30$ mm、$W=12$ mm，但可制作的厚度 h 不同。PVDF 的 $h=28$ μm，则根据式(4.5)和式(4.6)，有电容 $C=1.36$ nF，电压 $V=12\times10^{-3}$ V/$\mu\varepsilon$；PZT 的 $h=100$ μm，则电容 $C=38$ nF，电压 $V=65$ V/$\mu\varepsilon$。

表 4.3 两种常用压电材料的性质比较

性　　质	PVDF	PZT
杨氏模量 Y^E/(N/m^2)	2×10^9	60×10^9
介电常数 ε/(F/m)	106×10^{-12}	106×10^{-10}
压电应变常数 d_{31}/(C/N)	23×10^{-12}	110×10^{-12}
压电应力常数 g_{31}/(m/C)	216×10^{-3}	10×10^{-3}

1. PVDF 材料

PVDF 是一种压电聚合物，包括聚偏二乙烯、聚偏氟乙烯等，具有良好的生物适应性，现已广泛用作手术缝合材料。通常可制备的 PVDF 的厚度仅为 20 μm（PZT 要厚得多，厚度为 0.1 mm 或更大），因此 PVDF 通常都被加工成柔软的薄膜，这使得它对生物组织形状的适应性较好，甚至可以被卷成管子插入两根肋骨之间。

测试表明，人体步行可以在骨折固定的髓内钉上产生 1200 $\mu\varepsilon$ 的应变，利用附着于髓内钉上的 5 cm$\times$4 cm$\times$28 μm PVDF 薄膜，每走一步可产生 14.5 V 的开路电压和 0.2 μJ 的能量，平均功率为 0.16 μW[4.17]。髋关节和膝盖的植入体要比髓内钉坚硬得多，因此单位面积的能量产生效率就会低得多。髋关节植入体的颈部在正常步行中所产生的应变约为 200 $\mu\varepsilon$，此时同样尺寸 PVDF 薄膜每一步可产生 2.4 V 的开路电压和 6 nJ 的能量，平均功率为 4 nW。在相同的载荷强度下，要使踝关节植入体产生与髓内钉相同的功率，所需要的压电材料的容积要增大到 6 倍。

PVDF 薄膜的缺点是在相同载荷下的能量产生效率远低于 PZT，其机电耦合系数（k_{33}）和机械 Q 值（Q_m）远低于 PZT 材料（比如 PVDF 的 $k_{33}=0.3$、$Q_m<25$，而可比较的 PZT 的 $k_{33}=0.76$、$Q_m=1200$）。PVDF 的另一个缺点是其电容在低频应用时会非常小，这将引入很大的阻抗，难以实现负载匹配，因此不太适合肌肉驱动压电换能器，因为肌肉为了避免疲劳，收缩的频率很低。

2. PZT 材料

PZT 是一种压电陶瓷，包括锆钛酸铅、铌酸铅、钛酸钡、钛酸铋等。在同样载荷条件下，PZT 获取的能量可以比 PVDF 大 100 倍。例如，为膝植入体开发的 PZT 压电换能器，尺寸为 1 cm$\times$1 cm$\times$1.8 cm，在人体载荷条件下产生的功率可高达 2 mW[4.18]。而且，PZT 可采用烧结工艺制作，制造成本较为低廉。

与 PVDF 相比，PZT 也有明显的软肋。体 PZT 材料在 500 $\mu\varepsilon$ 张应力作用下就会损坏，从而限制了它在应变大于 500 με 的疲劳监测中的应用。PZT 是一种易碎的陶瓷材料，在低应变作用下有可能破裂，而且在低至 500 με 的拉应变作用下会形成疲劳损伤，而 PVDF 作为一种柔性塑料，可抵抗至少 10 000 με 的外加拉应变。

压电换能器需要长期植入人体，因此对生物组织必须是安全的，即具有生物兼容性。PVDF 已被证明具有优越的生物兼容性和柔性，而 PZT 的生物兼容性仍有待进一步确认。另外，PZT 含铅，破裂时形成的碎片颗粒对于细胞而言可能是有毒的，因此在美国，PZT 要用于人体植入必须经过食品和药物管理局（FDA）的测试与许可。

为了改善压电换能器的生物兼容性，除了采用生物兼容性好的压电材料之外，还可以将整个压电换能器密封在生物兼容性材料中，如利用硅橡胶之类的软封装涂覆整个压电换能器（包括电路和导线），外部加载的肌腱张力通过密封材料传送到压电元件上。

4.2.3 压电换能模式

压电材料有两种能量采集模式，即应变模式和谐振模式。

1. 应变模式

应变模式将压电材料通过键合固定于一个衬底上，施加一个缓慢变化的动态机械应力来形成电能。此时，压电元件相当于一个端电压随应力而变的电容器，可等效为一个简单的高通滤波器电路，如图 4.8 所示，由电压源 V 和电容 C 串联而成，V 和 C 分别由式(4.5)和式(4.6)表示。为了获得尽可能大的电能，需找到所产生的电压及电容与施加的应力幅度及频率的最佳匹配点，材料与衬底之间的键合方法也必须使键合界面两侧的电压降尽量小。不同做法的效果有可能相差 2 倍或 4 倍之多。

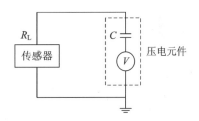

图 4.8 压电材料在缓慢的动态应力作用下的等效电路（虚线框内）

如果将图 4.8 中的传感器用一个负载电阻 R_L 表示，则在谐振应力作用下，压电传感器两端的电压幅度可表示为[4.19]

$$V_L(f) = \frac{2\pi f R_L C V}{(1 + 4\pi^2 f^2 R_L^2 C^2)^{1/2}} \tag{4.7}$$

式中，f 是机械载荷的频率。传送给传感器的功率为

$$P_L = \frac{V_L^2(f)}{R_L} \tag{4.8}$$

将式(4.7)代入式(4.8)，令其对电阻的导数为零

$$\frac{dP_L}{dR_L} = \frac{4\pi^2 f^2 C^2 R_L V}{(1 + 4\pi^2 f^2 R_L^2 C^2)^2} - \frac{16\pi^4 f^4 C^4 R_L^3 V}{(1 + 4\pi^2 f^2 R_L^2 C^2)^2} = 0 \tag{4.9}$$

可以得到载荷频率下的最大功率。由此得到的负载电阻 R_L 的最优值为

$$R_L = \frac{1}{2\pi f C} \tag{4.10}$$

如果载荷频率为 1 Hz，用 PVDF 材料制作的压电元件电容的典型值为 10 nF，则由式(4.10)求出的最佳负载电阻为 15 MΩ。对于 5 V 的输出电压，这个阻值相当于负载电流为 300 nA。这就要求所设计的压电传感电路的消耗电流小于 300 nA。幸运的是，现代电子技

术已经能够实现功耗小于这个指标的压电传感电路。

图 4.9 是一种 PZT 元件产生的 20 V 电压脉冲经半波整流后得到的压电电压脉冲波形，幅度约为 7 V。

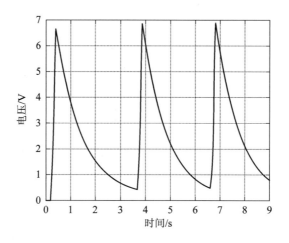

图 4.9　压电换能器的输出波形示例

2. 谐振模式

谐振模式基于高频振荡。它用一个来自环境的机械振动来驱动用压电材料制备的悬臂梁，使之产生高频振荡（谐振），如图 4.10(a) 所示。此时压电元件的等效电路如图 4.10(b) 所示，其中：因应变、振动或加速度冲击形成的电压 V_s 与机械力 F 成正比，或者与加速度 a 和机械质量 M 的乘积成正比；电容 C_M 表征机械刚度；电阻 R_M 表征机械阻尼；电感 L_M 表征机械质量；初次级比为 N 的变压器反映了力学域到电学域的转换，N 值与压电耦合系数有关；C_P 是压电元件的等效本征电容；R_L 是输出所接负载电阻；V_P 是输出电压。力学域的各个参数都是压电体的材料性质和几何尺寸的函数。

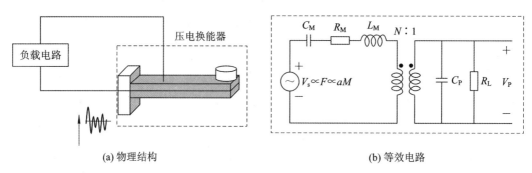

(a) 物理结构　　　　　　　　　　　　　　　　　(b) 等效电路

图 4.10　悬臂梁结构的压电换能器

图 4.11 给出了悬臂梁结构在单脉冲激励下仿真得到的电压脉冲时间响应[4.20]。假定输入单脉冲的幅度为 75 V，宽度为 1 ms，则响应脉冲呈现高频振荡衰减波形，振荡频率是由等效电感 L_M 和等效电容 C_M 决定的谐振频率，而振荡幅度衰减的速度则由等效电阻 R_M 决定。仿真使用的参数为 $C_M = 227.4$ nF，$R_M = 57.87$ Ω，$L_M = 1$ H，$N = 0.054\,17$，$C_P = 80.08$ nF，$R_L = 1$ MΩ。图 4.11 中的内插图是实测波形，与仿真波形一致。

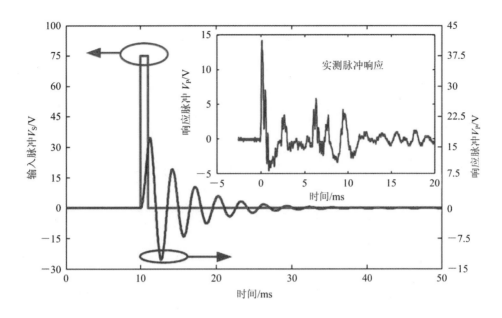

图 4.11　单脉冲激励下悬臂梁压电换能器的电压脉冲响应

　　谐振模式要产生高的效率，需使压电元件的固有谐振频率与机械振动谐振频率尽可能一致。然而，人体运动器官的运动或振动频率通常较低，而常规的长方形压电悬臂梁的固有谐振频率则高得多。采用图 4.12 所示的螺旋状悬臂梁结构，不仅降低了悬臂结构的固有谐振频率，而且大大减少了整个压电元件的最大尺寸。微机电系统（MEMS）技术为这种结

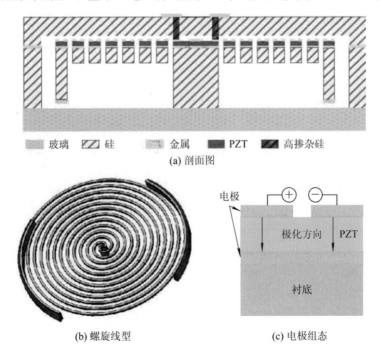

图 4.12　一种螺旋压电悬臂梁的结构

构的制作提供了工艺条件。螺旋悬臂梁结构的另一个好处是可只利用平面内(in-plane)振动，因为平面外(out of plane)振动会导致应力极性交替变化，电极的设计更为复杂。

图 4.12(b)所示的螺旋结构由两个同心的阿基米德螺旋悬臂构成，在其自由末端具有大的振动质量。因在平面外方向具有足够大的刚度，故螺悬臂只在平面内振动。电极的设置如图 4.12(c)所示，位于螺旋臂顶部表面的电极沿着长度方向一分为二，可实现 d_{31} 耦合。

不同的环境机械应力条件下可以有不同的能量采集形态。例如，虽然人行走时可以产生相对较大的加速度，但振动发生器需要足够大的体量才能满足振动质量的要求。

4.3 压电储能与非易失存储

4.3.1 压电浮栅 MOS 传感器

一般而言，总是需要能量储存电路来保存压电元件产生的电能。最简单的压电储能电路如图 4.13 所示，每个压电载荷循环中收集的电荷经整流后被存储在电容中，然后用记录与读出元件读出，同时压电换能器必须为工作时需要电源的元件提供电能。用电容储能的缺点是供电中断时，存储的能量可能会因为漏电而丧失。同时，考虑到产生的压电能量很小，通常在 nW 至 μW 量级，因此电路中所加元件越多，则损耗越大。只有充分降低这些损耗，才有可能储存压电传感器所产生的能量，同时记录并输出利用压电传感器所得到的信息。因此，压电浮栅(piezo-floating-gate)传感器应运而生。

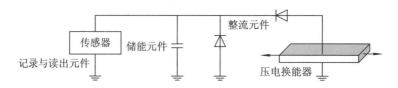

图 4.13 最简单的压电储能电路

压电元件获得的电能的特点是开路电压很高(>10 V)，但提供给负载的电流很小。通常在 1 Hz 或更低的应变频率下，负载电流仅为 nA 量级。浮栅 MOS 晶体管特别适合在高电压、弱电流条件下的电荷搜集，因此常用于压电传感器能量与数据的非易失存储。

用作压电传感的浮栅 PMOS 晶体管的结构如图 4.14 所示。当处于 n 阱上的 p 沟道 MOS 晶体管的源漏电压足够大的时候，沟道中会产生高能量的热电子，并注入浮栅中。浮栅是一种被 SiO₂ 绝缘体包围的多晶硅栅，其周围的绝缘体漏电流小，所以注入到浮栅中的电荷可以长期保存(8 bit 精度的数据可以保持 8 年以上)。在图 4.14 中，浮栅用于储存压电换能器注入的电荷；控制栅用于读出浮栅电荷或电压信息，也可通过外加电压为浮栅预置初始电荷或电压；隧穿栅则用于清除浮栅中不期望有的电荷，包括注入的或残留的电荷。

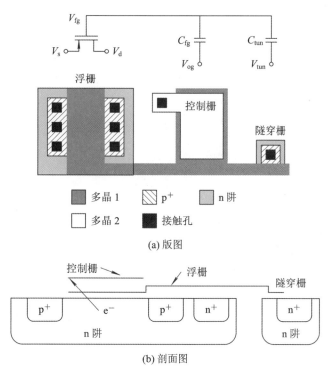

(a) 版图

(b) 剖面图

图 4.14　浮栅 PMOS 晶体管的结构图

图 4.15 示出了热电子注入浮栅的具体物理过程。当沟道的横向电场足够大的时候，沟道中的电子—空穴对形成雪崩倍增，产生能量大于晶格能量的热电子和热空穴。热空穴由源端流出，而热电子通过场激发或者 FN 隧穿(FNT，Fowler-Nordheim Tunneling)，越过高度为 3.2 eV 的 Si－SiO$_2$能量势垒，注入浮栅中，并驻留下来。

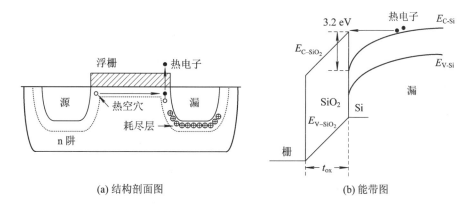

(a) 结构剖面图　　　　　　　　　　　(b) 能带图

图 4.15　热电子注入浮栅的物理过程

压电浮栅传感器的工作原理如图 4.16 所示。压电换能器接到浮栅 PMOS 管的漏极与源极之间，在载荷循环工作期间产生高电压，在沟道中形成热电子，注入浮栅中。浮栅中的电荷会随着压电载荷循环次数的增加而增加，并积累起来，成为生物压电植入电路的能量来源。同时，浮栅电荷又带有压电元件采集到的生物力学信息。而且，浮栅电荷不会随着压电循环应力的消失而消失。因此，浮栅 MOS 器件起到了储能元件和非易失存储器的双重作用。这种基于半导体物理的压电储能传感方式，可避免使用过多的电压整流、能量存储、数字—模拟转换和随机存取存储器等元件，功耗极低，可在 pW 至 nW 功耗范围内运行，可探测的应变下限低至几 $\mu\varepsilon$。

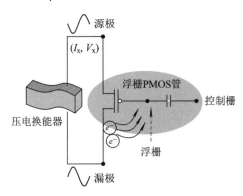

图 4.16　压电供电的浮栅 MOS 传感器原理示意图

在脉冲电压作用下，PMOS 管给浮栅注入电子，而注入浮栅的电子越多，栅电势就越小，电子就更容易注入。这种正反馈过程导致了注入电子不断增加。只要栅电势大于漏电势，即保证 PMOS 管工作在弱反型区，上述过程就会持续进行，最终使浮栅达到一个预先设定的电压值。理论与实验都证明，对于 $0.5~\mu\mathrm{m}$ CMOS 工艺制作的浮栅 MOS 器件，只要源漏电压大于 4.2 V，就足以形成热电子注入，而现有的压电换能元件完全能够提供幅值大于 4.2 V 的输出电压。

在常规的集成电路工艺中，浮栅 MOS 器件通常用于制作需高压编程的电擦除、电改写只读存储器（EEPROM，Electrically Erasable Programmable Read-Only Memory）和闪存（Flash）。在 EEPROM 工作模式下，浮栅中的电荷处于两种状态，少电荷或者无电荷状态使 MOS 管关断，多电荷或者有电荷状态使 MOS 管正常工作，这称为"数字编程"。在压电传感工作模式下，浮栅中的电荷随注入次数的增加而连续变化，其数值代表了待探测生物力学植入体的应变信息，这称为"模拟编程"。与非易失存储器的数字编程相比，压电传感器的模拟编程所需的写功耗要低得多，可以小于 100 pW。

当浮栅 MOS 管的漏极接地时，压电换能器的输出电流 I_x 和输出电压 V_x 就是浮栅 MOS 管的源漏电流和源电压。为了使浮栅 MOS 管的栅电荷与源漏电压的相关性尽量弱，通常总是使 MOS 管偏置在弱反型区。浮栅 PMOS 管在弱反型下的源电流可以表示为[4.21]

$$I_\mathrm{x} = I_0 \exp\left[\frac{(1-\kappa)V_\mathrm{B}}{\kappa U_\mathrm{T}}\right] \exp\left(\frac{-V_\mathrm{fg}}{kU_\mathrm{T}}\right) \left[\exp\left(\frac{V_\mathrm{x}}{U_\mathrm{T}}\right) - 1\right] \tag{4.11}$$

式中，V_fg 是浮栅电压，I_0 是特征电流，κ 是栅效率因子，$U_\mathrm{T} = \kappa T/q$ 是热电势（300 K 下约为 26 mV），V_B 是衬底电位。在弱反型下，热电子注入电流常用以下经验公式表示[4.22]：

$$I_\mathrm{inj} = -\beta I_\mathrm{x} \exp\left(\frac{V_\mathrm{x}}{V_\mathrm{inj}}\right) \tag{4.12}$$

式中，β 和 V_inj 是注入参数，与晶体管的尺寸和工艺参数有关。考虑到注入电流是浮栅电荷对时间的导数，而浮栅电荷是浮栅电容 C_T 与浮栅电压 V_fg 的乘积，故有以下等式：

$$C_\mathrm{T} \frac{\mathrm{d}V_\mathrm{fg}}{\mathrm{d}t} = I_\mathrm{inj} \tag{4.13}$$

式中，$C_T = C_{cg} + C_{tun} + C_{gs}$，其中$C_{cg}$是栅耦合电容，$C_{tun}$是隧穿电容，$C_{gs}$是栅—源电容。

对于PMOS管，衬底电位V_B通常接到源或漏电压中最高的那个，以保证源PN结和漏PN结反偏或零偏。因此，在漏接地、源接V_x的情形下，V_B应接到V_x。有时为了使理论分析简化，将V_B用式(4.14)表示。但这并不失其合理性，因为在此式中，当$V_x \gg U_T$时，$V_B \approx V_x$。

$$\frac{V_B}{U_T} = \lg\left(1 + \exp\left(\frac{V_x}{U_T}\right)\right) \tag{4.14}$$

要从式(4.11)～式(4.14)解出$V_{fg}(t)$与$V_x(t)$及$I_x(t)$关系的完整解析表达式是困难的，但在一定的约束条件下，比如令$I_x(t) = I_x$不随时间变化，或者$V_x(t) = V_x$不随时间变化，就可以解出$V_{fg}(t)$的近似解析表达式。这就是下一小节将要讨论的浮栅注入模式[4.22]。

4.3.2 浮栅注入模式

1. 恒电流模式

假定电流I_x恒定，即不随时间变化，则由式(4.11)～式(4.14)可解得浮栅电压：

$$V_{fg}(t) = V_{fg0} - V_{inj}\lg(1 + K_1 t) \tag{4.15}$$

式中，V_{fg0}是初始时刻的浮栅电压，参数K_1由下式定义，主要由I_x和V_{fg0}决定。

$$K_1 = \frac{\beta I_x}{V_{inj} C_T}\left(\frac{I_x}{I_0}\right)^{\frac{\kappa U_T}{V_{inj}}} \exp\left(\frac{V_{fg0}}{V_{inj}}\right) \tag{4.16}$$

由式(4.15)可知，浮栅电压随时间按对数规律下降，下降的速率由K_1亦即I_x的值决定。这一规律与图4.17所示的实测特性一致。

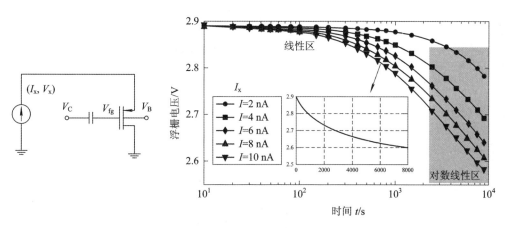

图 4.17 恒电流模式下浮栅电压的实测时间响应

如果时间t很短，再利用近似关系$\lg(1+x) \approx x$，式(4.15)可以简化为

$$V_{fg}(t) \approx V_{fg0} - V_{inj} K_1 t \tag{4.17}$$

此时，浮栅电压随时间呈线性关系下降。如果时间t足够长，则式(4.15)又可以简化为

$$V_{fg}(t) \approx V_{inj}\lg\left[\frac{V_{inj}C_T}{\beta I_x}\left(\frac{I_x}{I_0}\right)^{-\frac{\kappa U_T}{V_{inj}}}\right] - V_{inj}\lg(t) \tag{4.18}$$

此时，浮栅电压随时间呈对数线性关系下降，下降速率逐渐变缓，这说明在恒电流模式下，浮栅注入呈现出一种负反馈引起的自稳定过程。图4.17中的内插图是用双线性坐标系所画，此图可以更清晰地表明由线性过渡到对数线性的变化规律。

2. 恒电压模式

假定电压 V_x 恒定,即不随时间变化,则由式(4.11)～式(4.14)可解得

$$V_{fg}(t) = V_{fg0} + \kappa U_T \lg(1 - K_2 t) \tag{4.19}$$

其中,参数 K_2 定义为

$$K_2 = \frac{\beta I_0}{\kappa C_T U_T} \exp\left(\frac{V_x}{\kappa U_T} + \frac{V_x}{V_{inj}} - \frac{V_{fg0}}{\kappa U_T}\right) \tag{4.20}$$

式(4.19)也与实测特性一致,如图 4.18 所示。

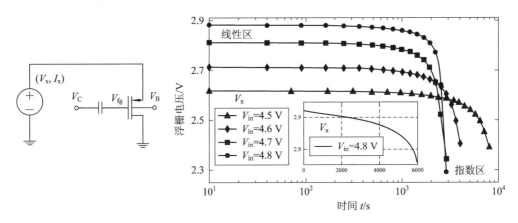

图 4.18 恒电压模式下浮栅电压的实测时间响应

如果时间 t 很短,则式(4.19)可以简化为

$$V_{fg}(t) = V_{fg0} - \kappa K_2 U_T t \tag{4.21}$$

此时,浮栅电压随时间呈线性关系下降,这与恒电流模式有类似之处。不过,当时间 t 充分长时,恒电压模式下浮栅电压的下降不仅不会如恒电流模式那样变缓,而且会呈现急速下跌的情形。这是恒电压模式下热电子注入的正反馈效应所致,因为热电子的注入引起浮栅电压的下降,使 PMOS 器件的源电流增加,进一步加强了热电子注入,最后导致浮栅电压加速下降。从图 4.18 中用双线性坐标所画的内插图,可以更清晰地看出由线性最终过渡到近似指数下降的变化规律。

3. 恒功率模式

由上所述,在长时间周期下,恒电流模式与恒电压模式呈现出两种不同的变化规律,一种为准对数,一种为准指数,那么如果采用恒功率模式,即电流与电压的乘积随时间恒定不变,则可以预期实现准线性的变化规律(参见图 4.19)。

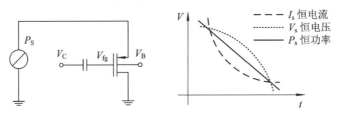

图 4.19 恒功率模式示意图

在恒功率模式下,由式(4.11)～式(4.14)得不到解析形式的解,只能进行数值计算。计算时使用的压电换能器简化模型如图 4.20 所示,其中压电电压 V 和压电电容 C 可由式

(4.5)和式(4.6)表示。机械应变的变化在 C 中诱生的位移电流为

$$I_C = C\left(\frac{dV}{dt} - \frac{dV_x}{dt}\right) \tag{4.22}$$

式中，V_x 是换能器的输出电压。

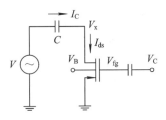

图 4.20　压电换能器驱动浮栅 MOS 管的简化模型

根据恒电流模式和恒电压模式下的实验测量数据，经数值拟合可以提取式(4.19)～式(4.22)中的模型参数值。例如，恒电流模式下的测量可以确定 K_1 的值，恒电压模式下的测量可以确定 K_2 的值，然后通过 K_1 和 K_2 的值可以确定式(4.19)～式(4.22)中的其他模型参数值。最终得到的主要模型参数值如表 4.4 所示。

表 4.4　经实验数据拟合得到的模型参数值

参数	数　值
C	10 nF
I_0	3.5×10^{-24} A
κ	1.1
U_T	0.026 V
V_{inj}	0.16 V
β	1.8×10^{-21}
C_T	1 pF

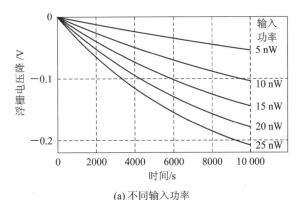

(a) 不同输入功率

(b) 不同初始电压

图 4.21　恒功率模式下浮栅电压的仿真时间响应

为使计算简单，$V(t)$ 被取为斜坡函数，浮栅 MOS 管接收到的平均功率是可变的。仿真计算得到的不同输入功率下浮栅电压的时间响应如图 4.21(a)所示，呈现准线性规律，与预计的结果相同。仿真计算还表明，恒功率压电注入浮栅电路可以在几 nW 的输入功率下工作。图 4.21(b)给出了不同初始浮栅电压下的时间响应，其输入功率低至 15 nW。在

这种工作模式下，可以利用不同的初始浮栅电压来对注入周期进行编程控制，从而使电路能够满足不同监测周期的应用需求。

恒功率模式下的实测时间响应与图4.21给出的仿真时间响应一致，参见4.4.4节。

4.3.3　注入模式的比较

在上述三种模式中，恒电压模式因出现了正反馈，使得浮栅电荷不断增加，最终有可能导致栅击穿而使器件损坏，因此不建议使用。在已提出的压电浮栅注入器中，大多使用恒电流模式，其优点是可控性好，电路实现相对容易，缺点是监测周期较长时进入对数线性区，浮栅电压随时间变化趋缓，导致检测的时间分辨率下降。恒功率模式因其准线性的特点，能够保持相对稳定的检测分辨率，而且功耗较低，但电路实现比较复杂。

图4.22给出了浮栅注入器的三种实现架构，其中的R、D、B均为偏置产生电路单元，它们利用压电换能器提供的能量，为浮栅器件提供所需的基准电流和基准电压。图4.22(a)是最经典的恒电流注入器[4.23]，注入过程中源电流保持不变，浮栅电压随时间的变化呈现出从线性到对数线性的变化过程。图4.22(b)在恒电流注入器的基础上，增加了一个反馈放大器，使浮栅pMOS管的源电流和沟道—漏电压都保持不变，从而实现了注入电流随时间的线性变化[4.24]。上述两种注入器的共同缺点是在压电换能器与浮栅器件之间加入了偏置电路(恒流源)，使压电换能器的输出电压不能得到有效利用，而且偏置电路消耗了压电换能器的大部分功率。图4.22(c)所示电路则将偏置电路移至它处，使压电换能器直接接到浮栅器件的漏—源端，从而有效地提高了电压利用率，而注入器的整体功耗也降低了一个数量级以上[4.22]。

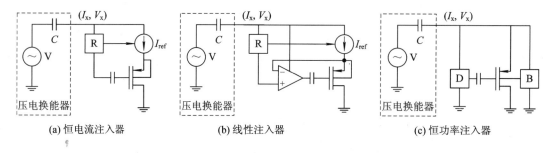

图 4.22　浮栅注入器的实现架构

4.4.1节、4.4.3节和4.4.4节将分别介绍以上三种浮栅注入器的电路实现方法以及实测验证结果。

4.4　浮栅注入器的设计与验证

4.4.1　恒电流浮栅注入器

用于压电传感的恒电流浮栅注入器的基本架构和等效电路如图4.23所示[4.23]。在图4.23(a)中，I_s是基准电流源，由压电换能器提供工作功率，在注入过程中保持不变。由触发器控制的开关SW_1负责基准电流源的接入和关断，用来模拟压电换能器的循环工作状态。控制栅电压V_{cg}和隧穿栅电压V_{tun}在注入过程中恒定不变，以下分析中假定为常量。因

I_s保持不变，源—浮栅电压 V_{sg} 保持不变，使得源电压 V_s 随浮栅电压 V_{fg} 的变化而变化。V_s 是注入器的输出电压，初始时被预置为 V_{s0}。在图 4.23(b)中，I_s 是源电流，I_d 是漏电流，I_{inj} 是热电子注入电流，r_0 是漏—源阻抗，V_s 和 V_d 分别是源电压和漏电压，C_{fg} 是浮栅电容，C_{tun} 是隧穿电容，C_{gs} 是栅—源(衬底)电容，其中 r_0 和 C_{gs} 与电压和电流有关。通过控制电流源 I_s 的大小，可以保证浮栅 PMOS 管始终工作在弱反型区。在此条件下，热电子注入电流可以表示为

$$I_{inj} = \beta I_s \exp\left(\frac{V_s - V_d}{V_{inj}}\right) \tag{4.23}$$

式中，β 和 V_{inj} 是注入参数，与晶体管尺寸和工艺参数有关。如果 $V_s - V_d > 200\ \mathrm{mV}$，则源电流可以表示为[4.21]

$$I_s = I_0 \exp\left(\frac{-V_{fg}}{nU_T}\right)\exp\left(\frac{V_s}{U_T}\right) \tag{4.24}$$

式中，I_0 是特征电流，n 是斜率因子。将式(4.23)和式(4.24)代入图 4.23(b)所示的等效电路中，求解微分方程，可以得到源电压的表达式：

$$V_s(t) = -\frac{1}{K_2}\ln\left[K_1 K_2 t + \exp(-K_2 V_{s0})\right] \tag{4.25}$$

其中

$$K_1 = \frac{\beta I_s}{nC_t - C_{gs}}, \quad K_2 = \frac{1}{V_{inj}}$$

式中：$C_t = C_{fg} + C_{tun} + C_{gs}$，即与浮栅节点相连的所有电容之和，大约在 100 fF 量级；t 是注入总时间(即 SW_1 闭合累计时间)；V_{s0} 是 V_s 在初始时刻 $t = 0$ 时的值。

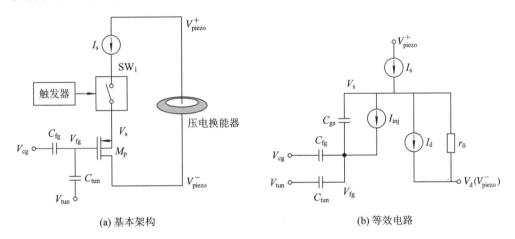

(a) 基本架构　　　　　　　　　　　(b) 等效电路

图 4.23　恒电流浮栅注入器的电路构成

基于 $0.5\ \mu\mathrm{m}$ CMOS 工艺制作的浮栅 PMOS 管样品的实测结果与基于式(4.25)的理论计算结果十分吻合，如图 4.24 所示，其中的输出电压就是源电压 $V_s(t)$。由图 4.24 可见，存在两个时间响应完全不同的区域。在短监测周期(累计检测时间 $< 100\ \mathrm{s}$)内，输出电压与时间成线性关系。如果 $t \ll \exp(-K_2 V_{s0})/K_1 K_2$，且利用关系式 $\ln(1+x) \approx x$，则式(4.25)可以简化为

$$V_s(t) = V_{s0} - K_1 \exp(K_2 V_{s0})t \tag{4.26}$$

可见，$V_s(t)$随t线性下降。在长监测周期（累计检测时间＞1000 s）内，输出电压与时间成对数线性关系。如果$t \gg \exp(-K_2 V_{s0})/K_1 K_2$，则式(4.25)可以简化为

$$V_s(t) = -\frac{1}{K_2} \ln(K_1 K_2 t) \tag{4.27}$$

可见，$V_s(t)$的下降与$\ln(t)$成正比。这个规律表明，当时间充分长的时候，热电子的注入已经相当缓慢。在10^5 s的时候，热电子的注入速率已经降到每秒1个电子，再增加10^4 s，输出电压也只下降20 mV。

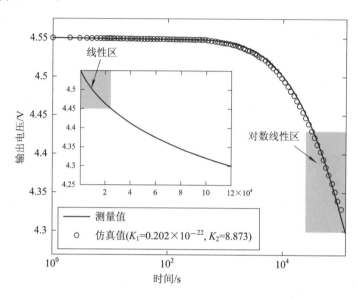

图4.24　恒电流浮栅注入器的时间响应(内插图为双线性坐标，外框图为线性—对数坐标)

从式(4.27)还可以看出另一个有趣的结果，就是当t充分大的时候，$V_s(t)$与V_{s0}无关，而且$V_s(t)$只取决于两个参数K_1和K_2。其中，K_2决定了输出电压随时间变化的斜率，而K_1只是引入输出电压的失调。这个失调与几乎所有非理想因素有关，如偏置条件、环境温度和制造工艺参数的偏差等，故可利用一个简单的差分失调消除技术来补偿这一偏差。利用式(4.27)，输出电压的失调可以改写成如下形式：

$$\Delta V_s(\Delta t) = \frac{1}{K_2} \ln\left(\frac{t_0}{t_0 + \Delta t}\right) \tag{4.28}$$

此时输出电压与K_1无关，只与测量得到的时间偏差Δt有关。

事实上，K_2的健壮性对时间响应的影响更大。图4.25给出可能出现的各种偏差对注入时间响应的影响。对于处在同一芯片上不同位置的注入器，偏置电流(I_s)有可能不同，实测结果如图4.25(a)所示。由图4.25(a)可知，当偏置电流的变化超过100％时，K_2的变化不到10％。这个结果十分重要，因为它意味着浮栅注入器对基准电流源的精度和稳定度要求不高。来自不同批次和同一批次不同芯片的注入器实测时间响应如图4.25(b)所示，其中5个样品来自不同批次，3个样品来自相同批次的不同芯片，可见K_2的最大离散量为4.3％。这表明注入器的时间响应对制造工艺导致的失配不敏感。环境温度对注入器时间响应的影响如图4.25(c)所示，温度范围为$-10 \sim +40℃$，可见K_2随温度的上升而增加，温度系数大约为0.01 $V^{-1}T^{-1}$。也就是说，当温度变化达到100℃时，K_2的变化为$1/V$，这

说明 K_2 对温度也不敏感。综上所述，基准电流偏差、制造工艺离散和环境温度变化对于浮栅注入性能的影响并不显著。

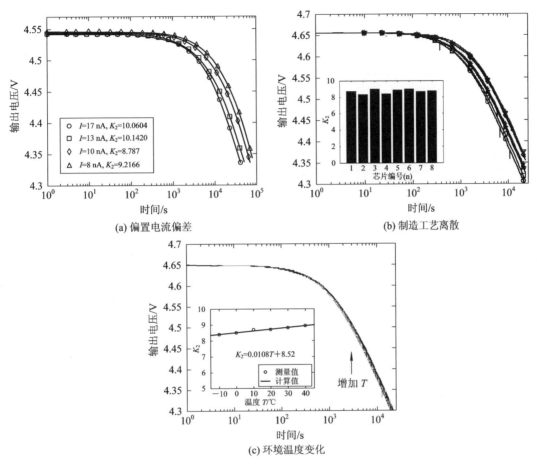

图 4.25　可能出现的偏差对注入时间响应的影响

4.4.2　浮栅注入阵列

4.4.2.1　基准电流源

在恒电流浮栅注入器中，基准电流源(也叫恒流源)对于确保稳定的浮栅注入是十分重要的。基准电流源提供的电流不随压电换能器输出电压的变化而变化，而且最好对工艺和环境条件(如温度)的变化也不敏感。已提出的基准电流源电路可分为输出正比于绝对温度(PTAT，Proportional To Absolute Temperature)的恒流源和输出与温度无关的恒流源两类。

1. PTAT 基准电流源

用 CMOS 实现的基本 PTAT 恒流源电路如图 4.26(a)所示[4.25]。如果晶体管 M_1 和 M_2 的宽长比分别用 W_1/L_1 和 W_2/L_2 表示，则基准电流 $I_{ref}=KI_2$，其中 $K=W_1L_2/L_1W_2$。I_{ref} 决定了电阻 R 两端的电压降，从而决定了流过 NMOS 晶体管 M_3 和 M_4 的电流比。如果将晶体管偏置在弱反型区，则基准电流 I_{ref} 可由下式计算：

$$I_{ref} = \frac{U_T}{R} \ln K \tag{4.29}$$

可见，I_{ref} 与电源电压和阈值电压无关，但正比于温度($U_{\mathrm{T}} = kT/q$)，反比于电阻 R。对 PTAT 电路而言，调整 R 是调整基准电流的唯一途径。

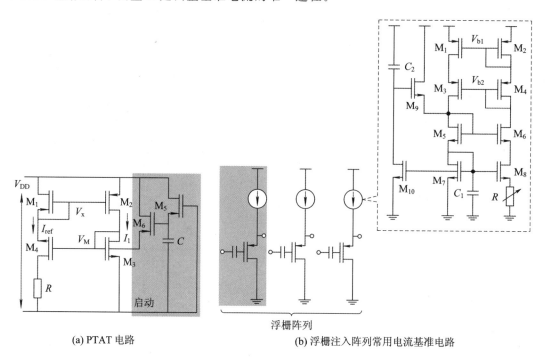

(a) PTAT 电路   (b) 浮栅注入阵列常用电流基准电路

图 4.26   CMOS 电流基准电路

可以证明，$I_{\mathrm{ref}} = 0$ 也是 CMOS 恒流源的一个稳定状态。因此，图 4.26(a)所示电路需要一个启动电路(如图中阴影部分所示)。该电路由 M_5 和 M_6 构成。在初始时刻，电容 C 被完全放电，M_5 和 M_6 全开启，节点 V_M 的电位远高于 M_4 的源极。当满足由式(4.29)所确定的平衡条件时，C 被充电至电源电压，使得 M_5 和 M_6 关闭。

在理想条件下(即晶体管完全匹配)，I_{ref} 与电源电压或阈值电压无关，但随温度单调变化(弱反型下近似为线性变化)。在实际情况下，M_2 存在一定的漏—源阻抗，而且 PMOS 对管 M_1-M_2 和 NMOS 对管 M_3-M_4 的阈值电压不完全一致，使得 I_{ref} 在一定程度上受电源电压变化的些许影响。采用长晶体管和层叠结构，可以减少电源电压变化对参考电流的影响。在启动阶段，基准电流的温度特性是设计时需考虑的另一个问题。通过限制节点 V_M 的总电容，可以避免有限循环特性的出现。

出于生理代谢的需要，人体的温度与一般的电子设备环境相比，还是相当稳定的，而且如 4.4.1 节所分析的那样，注入时间响应随温度的变化并不敏感，故通常采用 PTAT 电路即可满足要求。图 4.26(b)是浮栅注入电路常用的基准电流源电路，其电流幅度由外接电阻 R 调节。它除了提供基准电流之外，还可提供基准电压(V_{b1}、V_{b2})。

2. 带浮栅温度补偿的电流基准电路

某些生物力学植入体(如关节或髋部植入体)在连续承重条件或出现失配的情况下，有可能出现显著的局部温升。在这种情况下，为了确保长期累计统计的有效性，可引入温度补偿。通常是利用具有正或负温度系数的无源元件或有源电路来实现温度补偿。由于 CMOS 晶体管固有的电压、漏源电流和温度之间的指数关系，设计纳安级的 CMOS 温度补

偿电流基准将是一个挑战。在许多情况下，外部的
微调电路仍然是需要的。实现温度补偿的一种方法
是利用浮栅晶体管的跨导线性原理[4.26]。加入浮栅
温度补偿的电流基准电路如图 4.27 所示（为了描述
清晰，图中省略了启动网络），其中 M_2 是浮栅 MOS
管。如果通过注入或隧穿，将浮栅电容 C_G 上的电荷
编程至 Q_f，则通过 M_1 和 M_2 的漏电流之间的关系可
以表示为

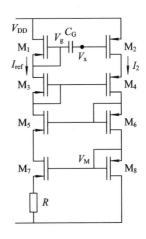

$$K = \frac{I_{ref}}{I_2} = \exp\left(\kappa \frac{Q_f}{C_G U_T}\right) \qquad (4.30)$$

式中，κ 是 PMOS 镜像对的栅效率因子。联立式
(4.29)和式(4.30)，可得

$$I_{ref} = \frac{Q_f}{C_{eff} R} \qquad (4.31)$$

图 4.27　带浮栅温度补偿的电流基准电路

式中，$C_{eff} = C_G/\kappa$。将式(4.31)与 PTAT 电路的式(4.29)对照后，可知此基准电流与温度
不直接相关。其中，电容 C_{eff} 取决于耗尽层电容，与温度的相关性很弱；电阻 R 具有正温度
系数，是浮栅电流基准的一个限制因素。不过，实测结果表明，当温度变化超过 70℃ 时，
浮栅电流基准的变化不大于 2%，这说明上述温度补偿方法还是有效的。

除了温度补偿功能之外，浮栅基准电路的编程增量可以很小，因此能被用于产生亚纳
安级的电流。不过，由于漏与浮栅电极之间的电容耦合效应，浮栅晶体管的漏—源阻抗较
低，从而增加了基准电流对于电源电压变化的敏感度。在图 4.26(b) 中，加入的共源—共
栅晶体管 $M_3 \sim M_6$ 通过限制 PMOS 电流镜的漏极电压变化，可进一步改善电流基准电路的
性能。

4.4.2.2　浮栅注入阵列的实现

完整的压电浮栅注入器由多个浮栅注入单元构成的多通道注入器阵列构成。图 4.28
是 7 通道浮栅注入阵列电路的一个实例[4.23]。该阵列共有 7 个浮栅注入单元（对应的浮栅
PMOS 管 $F_1 \sim F_7$），均采用 4.4.1 节介绍的恒电流电路。偏置在弱反型区的 $M_1 \sim M_8$ 管和
电阻 R 构成了 PTAT 电流基准电路，由 S_1、S_2 和 C_0 负责启动，由 R 负责调整基准电流的
大小。它产生的基准电流通过电流镜（$P_1 \sim P_{14}$）复制到每个浮栅注入单元上。电流镜与浮栅
管的输出节点（源极，$O_1 \sim O_2$）之间接有 PMOS 二极管（图 4.28 中阴影部分）。每个注入通
道接入的二极管数目不同（0～6 个），使得压电换能器的输出电压（$V^+ \sim V^-$）通过恒流源加
到浮栅管源极上的电压不同。由于 $O_1 \sim O_2$ 的初始预置电平（V_{s0}）相同，而注入阈值电平不
同，因此这些二极管就构成了简单的触发开关电路，为实现对压电电压的阈值编程监测提
供了条件。所有浮栅管的控制栅都接到同一个基准电压上，这个基准电压也是由基准电流
源产生的。所有浮栅管的衬底都接到各自的源极上，而隧穿栅（图 4.28 中未画出）则各自独
立，以便完成初始化处理。

每个浮栅注入通道的输出（$O_1 \sim O_7$）通过一个单位增益缓冲器接到注入器的源端。为
了保证全自主工作，每个偏置端（隧穿节点和缓冲器偏置管脚）都接有上拉或下拉电阻（图
4.28 中未画出）。在监测模式下，该电路只有两个外接输入端口，即 V^+ 和 V^-，直接连到

压电换能器的输出端。

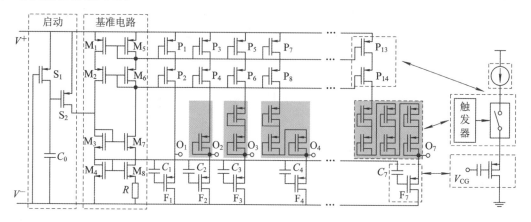

图 4.28　7 通道浮栅注入阵列电路

注入器芯片采用 0.5 μm 标准 CMOS 工艺制作，所用晶体管、电阻和电容的数值见表 4.5，版图照片以及封装好的芯片实物照片见图 4.29，实测达到的性能指标见表 4.6。注入器的输出信号 $O_1 \sim O_7$ 是通过管脚引出进行测试的，实用化系统将通过无线遥测来读出。

<table>
<tr><th colspan="2">表 4.5　注入器芯片主要元件参数</th></tr>
<tr><th>元　件</th><th>参　数</th></tr>
<tr><td>M_1</td><td>60 μm/10 μm</td></tr>
<tr><td>M_2，M_5，M_6，$P_1 \sim P_{16}$</td><td>30 μm/10 μm</td></tr>
<tr><td>M_3，M_4，M_7，M_8</td><td>60 μm/10 μm</td></tr>
<tr><td>$D_1 \sim D_7$</td><td>10 μm/10 μm</td></tr>
<tr><td>$F_1 \sim F_7$</td><td>60 μm/6 μm</td></tr>
<tr><td>$C_1 \sim C_7$</td><td>100 fF</td></tr>
<tr><td>R</td><td>1.5 MΩ</td></tr>
</table>

<table>
<tr><th colspan="2">表 4.6　注入器芯片实测达到的技术指标</th></tr>
<tr><th>规格指标</th><th>数　值</th></tr>
<tr><td>工艺</td><td>0.5 μm CMOS</td></tr>
<tr><td>芯片尺寸</td><td>1.5 mm×1.5 mm</td></tr>
<tr><td>注入通道数目</td><td>7</td></tr>
<tr><td>注入电压范围</td><td>4.2～8 V</td></tr>
<tr><td>最大电流</td><td>160 nA</td></tr>
<tr><td>功耗</td><td>800 nW@5 V</td></tr>
<tr><td>启动时间</td><td><30 ms</td></tr>
</table>

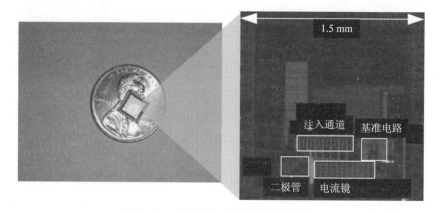

图 4.29　注入器芯片封装与版图照片

4.4.2.3　检测方法及验证

在压电传感器的常规应用中，并不需要记录压电信号的完整波形，只需要记录压电信号幅度在一定时间周期内超过某一阈值电平的次数，称为过电平检测统计（level-crossing statistics）方法[4.23]。在图 4.30 所示的例子中，在一定的累积时间周期内，只需要统计压电信号通过某一阈值电平（$S_1 \sim S_6$ 中的一个）的事件（图中用小圆圈表示）发生的总次数，就能够表征生物力学植入体的应变状况（如疲劳）。实际上，过电平检测算法就是 4.1.2 节介绍过的雨流计数法。这种算法将模拟信号变换为数字信号，而且使检测电路大为简化。

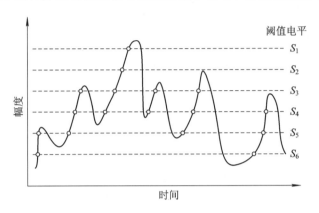

图 4.30　压电换能器输出信号随时间的变化

　　在注入阵列芯片投入使用前，必须使每个浮栅管的源极（即阵列的输出节点，如图 4.28 中的 $O_1 \sim O_7$）具有相同的初始电压，也就是所有注入单元的浮栅电荷相等，这个过程称为"初始化"或"均等化"。每个浮栅单元的初始化将分别进行，流程如下（参见图 4.31）：选择一个拟初始化的浮栅单元，并将暂不初始化的其他单元的源极接到最低电位 V^-；先施加一个大的 $V^+ - V^-$ 电压，使初始化单元的源极电压降到一个足够低的值，然后给其隧穿栅施加一个高电压（>15 V），使其源极电压上升，直至达到所需的预置值（这里设为 $V_{s0} = 4.8\ \text{V}$）。预置输出电压的数值选择要保证足够的漏—沟道电压，使得所有的阈值电平都能被激活。在初始化过程中，每个浮栅单元的漏极电压固定，故可通过测量其漏—源电压来获得源极电压。

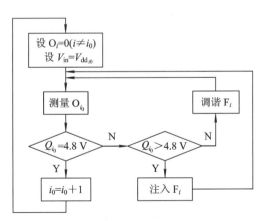

图 4.31　浮栅注入阵列的均等化流程

　　浮栅管预置电平 V_{s0} 受各种非理想因素的影响较大，如制造工艺离散、寄生参数和温度变化等会引入大约 10% 的偏差，所以准确预置比较困难。由 4.4.1 节的分析可知，如果注入周期长得已足以脱离线性区（比如大于 1000 s），则时间响应将与预置电压无关。利用这一规律，可在注入阵列投入正式监测应用之前，先人为施加一个循环负载，使注入单元脱离线性区，进入对数线性区。图 4.32 给出的是在 1000 次预循环时三个注入通道输出节点电压的变化情况。由图可见三个通道的预置电平初始时有一定的离散，但经过 1000 次循环之后趋于相同，这在一定程度上消除了各种非理想因素带来的预置电平的偏差。此过程也叫"自校准（self-calibrate）"。采用更高频率、更大占空比的自校准脉冲，可缩短自校准所需的时间。

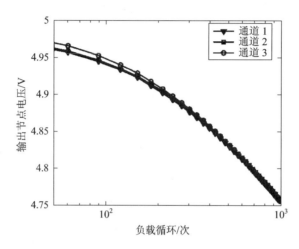

图 4.32　输出节点电压与初始负载循环次数的实测关系

由于串联的二极管数量不同，每个注入单元的触发阈值电平也不同。对于一个在镜像电流源和浮栅管之间连着 M 个二极管的注入单元，触发注入所需的最低电源电压为

$$V^+ - V^- = V_{sat} + V_{s0} + M \frac{U_T}{\kappa} \ln\left(\frac{I_s}{I_0}\right) \tag{4.32}$$

式中，V_{sat} 是镜像电流源正常工作时的最小电压降。由此式可知，触发电源电压主要由二极管的数量 M 和基准电流 I_s 的大小决定。由于沟道长度调制效应对 V_{sat} 的影响以及二极管之间存在一定的失配，实际触发电源电压可能与式（4.32）计算的不完全一致。图 4.28 注入阵列电路中前四个输出节点（$O_1 \sim O_4$）的输出电压与触发电源电压的实测关系曲线如图 4.33 所示。尽管所有输出节点的初始电压均为 4.8 V，但施加到每个注入单元上的实际电源电压却各不相同，覆盖范围达到 4～8 V。这意味着不同注入单元开始注入的阈值电平不同。对于 0.5 μm CMOS 器件，发生热电子注入效应的最小漏源电压约为 4.2 V，也就是说浮栅单元形成注入的阈值电平为 4.2 V（V_{s0} 必须大于此值）。由图 4.33 可知，$O_1 \sim O_2$ 的电源电压阈值大约在 4.2～5.8 V 范围内变化。另外要注意的是，当电源电压低于此阈值时，由于串接二极管的反向恢复效应，浮栅管并不能马上完全关断。

为了确定注入单元对于输入电压的分辨率，设计了一个专门的实验。选择第一个注入单元作为研究对象。用可程控信号发生器产生模拟的负载循环电压脉冲，脉冲宽度为 1 s，幅度为 5.5 V。在施加 1000 次负载循环完成单元的自校准之后，分别完成如下实验：首先，将 256 个电压脉冲直接加至注入器，相对计数 $\alpha = 256/256 = 1$；然后，将 256 个电压脉冲中的 248 个加至注入器，$\alpha = 248/256$；依次类推，直至 256 个电压脉冲没有一个加至注

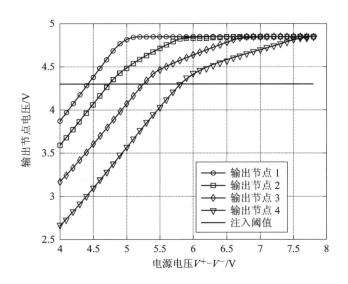

图 4.33　电源电压与注入单元的输出节点电压的实测关系

入器，$\alpha=0/256=0$。记录每个实验的注入响应，实测结果如图 4.34(a) 所示，循环总次数为 10^5。注入输出电压与相对计数 α 之间的关系可以用下式表示：

$$\Delta V_s(t) = -\frac{1}{K_2}\ln\left(\frac{t_0 + \alpha\Delta t}{t_0}\right) \tag{4.33}$$

式中，t_0 是自校准所需时间，Δt 是总的监测周期。如果将 $\alpha=1$ 时的注入响应作为参考点，则根据式(4.33)，对应于任意响应的 α 值可由下式推算：

$$\alpha = \frac{\exp[-K_2\Delta V_s(t)]-1}{\exp[-K_2\Delta V_{sref}(t)]-1} \tag{4.34}$$

式中，ΔV_{sref} 是参考注入器的输出电压。图 4.34(b) 给出了分别对应于理论值 $\alpha=248/256$ 和 $\alpha=240/256$ 的实测值，二者之间的最大偏差为 $\pm 8/256$，这意味着注入器的分辨率大约为 5 bit。考虑到人为设计实验引入的各种误差，实际能够达到的分辨率可能更高些。

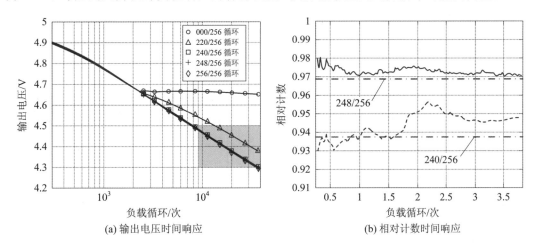

(a) 输出电压时间响应　　　　　　　　　(b) 相对计数时间响应

图 4.34　用于估计分辨率的实验结果

整个注入器芯片在 5.5 V 下的标称功耗为 800 nW。图 4.35 给出了传感器在不同供电电压下的负载电流。由图可见，在 5.5 V 左右，电流趋于饱和值（将近 160 nA），此时芯片上所有单元均处于活动状态。

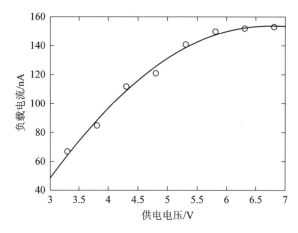

图 4.35　不同供电电压下的注入器负载电流

为了评估所设计注入器的性能，设计了三电平（5.3 V、6.1 V、6.9 V）波形，用程控电压源来产生。如果三个电平的时间占空比为 3∶2∶1，实测注入响应如图 4.36(a)所示，利用三条曲线在对数线性区的差可以提取出不同的事件计数值 α，通道 3 的 $\alpha=0.30$，通道 2 的 $\alpha=0.71$，非常接近理论值 1/3 和 2/3。如果将占空比从 3∶2∶1 改为 3∶2.5∶1，得到的注入响应如图 4.36(b)所示。图 4.36(a)、(b)之间出现了一定的偏差。这个偏差来自注入通道启动和关断的非理想性。

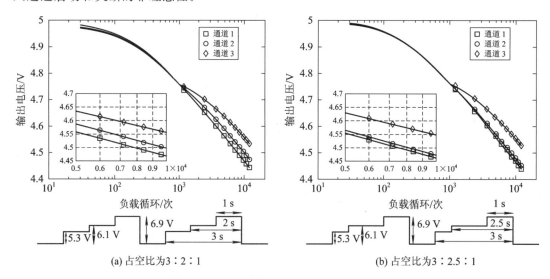

图 4.36　三电平加载脉冲下的实测注入响应

为了检验所设计的浮栅注入器芯片的实际应用效果，将该芯片与 PVDF 压电换能器相连，固定在一个树脂玻璃棒上，施加幅度分别为 2100 $\mu\varepsilon$ 和 2500 $\mu\varepsilon$ 的循环应变，获得的注入时间响应如图 4.37 所示。可见，在 2100 $\mu\varepsilon$ 载荷下，只有通道 1 被激活；在 2500 $\mu\varepsilon$ 载荷下，通道 1 和通道 2 同时被激活，其他通道的输出电压保持不变。这部分证明了所设计的注入器电路的有效性。

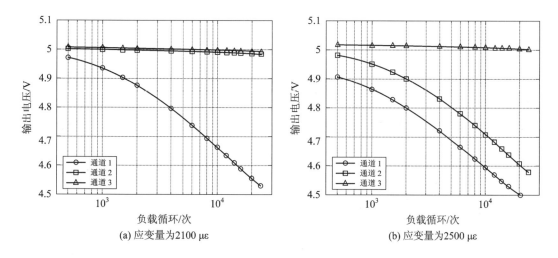

(a) 应变量为 2100 με   (b) 应变量为 2500 με

图 4.37　注入器芯片与 PVDF 换能器构成的压电传感器实测结果

4.4.3　线性浮栅注入器

恒电流浮栅注入器在长监测周期下工作在对数线性区而非线性区，这限制了其分辨率的提高。为了提高注入的时间分辨率，希望注入电荷或者浮栅电压随时间成线性变化，也就是使热电子注入过程中注入电流 I_{inj} 不随时间而变。根据浮栅 MOS 器件原理，注入电流 I_{inj} 是源电流 I_s、源漏电压 V_{sd} 和栅漏电压 V_{gd} 的函数，即

$$I_{inj} = f(I_s, V_{sd}, V_{gd}) \tag{4.35}$$

但具体的函数关系难以获得，但已有一些经验公式，比如[4.27]

$$I_{inj} = \alpha I_s \exp\left(\frac{\lambda V_{sd}}{V_{inj}}\right) \exp\left[-\frac{\beta}{(V_{gd}+\delta)^2}\right] \tag{4.36}$$

式中，α、λ、β、δ 和 V_{inj} 均为模型参数，可通过实验数据拟合得到。

为了实现线性注入，就要使 I_s、V_{sd} 和 V_{gd} 在注入过程中保持不变。图 4.38 所示的线性浮栅注入器电路可以实现这一点[4.24]。此电路有两种工作模式，即注入模式和读出模式，分别如图 4.38(b)、(c) 所示。

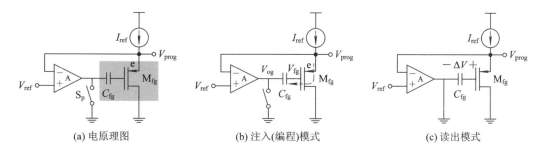

(a) 电原理图   (b) 注入(编程)模式   (c) 读出模式

图 4.38　线性浮栅注入器

在注入模式(也叫编程模式)下，开关 S_p 断开，放大器 A 和浮栅管 M_{fg} 构成有源反馈回路。在热电子注入过程中，基准电流源使 $I_s = I_{ref}$ 保持不变，从而使 V_{sg} 保持不变，而放大器 A 通过动态调整控制栅电压 V_{cg} 保证 V_{sd} 保持不变，$V_{gd} = V_{sg} - V_{sd}$ 也就保持不变，则由式

(4.35)得知I_{inj}保持不变，从而实现了线性注入。

在读出模式下，开关S_p闭合，控制栅短接至地。V_{fg}由注入模式下累积的注入电荷以及浮栅电容C_{fg}决定。

由于放大器的开环增益并不能达到无穷大，因此实际得到的注入电流随时间略有变化，理论分析得到

$$I_{inj} = I_{inj}^0 \exp\left[-\frac{(G_s + G_{fg})t}{C_T(1+A_V)}\right] \tag{4.37}$$

式中，I_{inj}^0是理想情况下的注入电流，$G_s = \partial I_{inj}/\partial V_s$和$G_{fg} = \partial I_{inj}/\partial V_{fg}$分别是相对于源极和浮栅的注入跨导，$C_T = C_{fg} + C_{tun} + C_s + C_d + C_b$，是与浮栅有关的总电容，$A_V$是放大器的增益。由此导致的编程误差可表示为

$$\frac{\Delta V_{fg}}{V_{fg}} = \frac{\Delta I_{inj}}{I_{inj}} = \exp\left[-\frac{(G_s + G_{fg})t_p}{C_T(1+A_V)}\right] \tag{4.38}$$

式中，t_p是注入脉冲的宽度。根据实验拟合数据可得，当I_{ref}在$45\sim90$ nA范围内变化时，G_s、G_{fg}的值约为$0.149\sim2.316$ fS。因此，根据式(4.38)，要使线性注入达到 16 bit 以上的分辨率，放大器的增益达到 40 dB 就足够了。不过，热噪声对于编程偏差的影响也要考虑。热噪声电压可以表示为

$$V_n \approx \sqrt{\frac{KT}{C_T}} \tag{4.39}$$

通常$C_T \approx 100$ fF，故$V_n \approx 200\ \mu V$。

线性浮栅注入器的具体实现电路如图 4.39 所示。线性注入器验证芯片用 0.5 μm 标准 CMOS 工艺制作，其栅氧化层厚度为 14 nm，引发热电子注入的最小漏源电压为 4.2 V。浮栅晶体管M_{fg}的源电压可以表示为

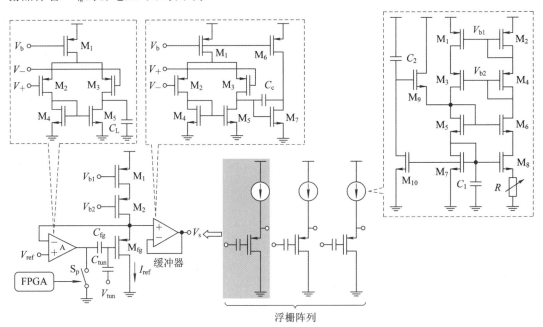

图 4.39　线性浮栅注入器的实现电路

$$V_s = V_{DD} - nV_{b1} + n\frac{\Delta Q}{C_T} \qquad (4.40)$$

式中，V_{DD} 是电源电压，V_{b1} 是偏置电压，n 是亚阈区斜率因子，ΔQ 是浮栅编程电荷。由于放大器的小信号增益只需 40 dB，因此可用一个简单的单级差分放大器实现。编程电压 ΔV 经一个缓冲器在 V_s 端测量。控制开关 S_p 的数字脉冲由 FPGA 产生，在每次注入循环期间，S_p 断开 50 ms，而在测量模式下接通。基准电流源除了为浮栅阵列提供基准电流源之外，还为放大器和缓冲器提供所需的偏置电压。

线性注入器验证芯片的版图照片见图 4.40，共有 8 个通道，实现的主要技术规格如表 4.7 所示。

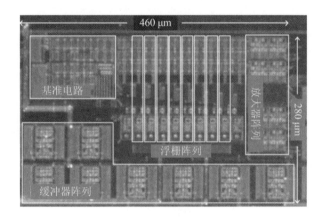

图 4.40　线性浮栅注入器验证芯片的版图照片

表 4.7　线性浮栅注入器的主要技术规格

规　　格	参　数　值
工艺	0.5 μm 标准 CMOS
编程范围	0.1～4.1 V
脉冲宽度	50 ms
最大精度	13.4 bit
最小注入速率	6.9 μV/cycle
功耗(编程模式)	500 nW
功耗(读出模式)	250 nW

注入器的线性编程范围和分辨率如图 4.41 所示，测试时 $V_{ref}=4.9$ V、$I_{ref}=50$ nA，均保持恒定。在注入前，先加电源电压至 6.5 V，然后 S_p 闭合通过 FN 隧穿使输出电压的预设初值超过 4.3 V。在注入后，用片外 ADC 来测量 V_s。从图 4.41(a)可知，在 4 V 的输出电压范围内，实测值与理想的线性模型高度吻合，即在 0.1～4.1 V 范围可以达到全摆幅的线性编程。比较图 4.41(a)和图 4.41(b)，可知在 4 V 的输出电压范围内，最小有效位(LSB，Least Significant Bit)电压小于 0.4 mV，因此等效分辨率为 13.4 bit。此线性编程范围和分辨率都远优于之前发表的同类浮栅注入器(参见表 4.8)。

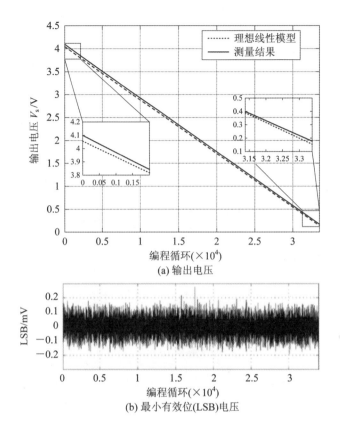

(a) 输出电压

(b) 最小有效位(LSB)电压

图 4.41　输出电压的时间响应

表 4.8　浮栅注入器性能比较

发表时间	线性编程范围	精度	集成度	阵列编程
2011 年[4.24]	4 V	13.4 bit	片上集成	能
2005 年[4.28]	0.13 V(10~640 pA)	<8 bit	片外	能
2006 年[4.29]	0.13 V(500 pA~1 μA)	9 bit	只有 I-V 基准在片上	能
2011 年[4.30]	0.63 V(6 pA~20 μA)	9.5 bit	片上集成	能
2001 年[4.31]	1 V	6.5 bit	片上集成	不能
2005 年[4.32]	2 V	10 bit	片外	不能

　　基准电压 V_{ref} 和基准电流 I_{ref} 对注入时间响应的影响如图 4.42 所示,其中图 4.42(a)是固定 V_{ref}、改变 I_{ref},而图 4.42(b)是固定 I_{ref}、改变 V_{ref}。注入线性时间响应的斜率就是注入速率,经对图 4.42 数据拟合得到的注入速率如图 4.43 所示。由图 4.42 可见,注入速率随 I_{ref} 和 V_{ref} 的增加而下降,而且随 V_{ref} 的下降更快。由图 4.43 可见,V_{ref}＝4.6 V 和 I_{ref}＝30 nA 时的注入速率最小,为 6.9 μV/cycle;V_{ref}＝5 V 和 I_{ref}＝100 nA 时的注入速率最大,为 250 μV/cycle。

　　编程精度和编程速度必须均衡考虑。增加 V_{ref} 或 I_{ref} 可以增加编程速率,但会降低编程精度。加大浮栅电容 C_{fg} 可以增加编程精度,但会降低编程速度。积分非线性(INL,Integral Nonlinearity)和差分非线性(DNL,Differential Nonlinearity)的实测值如图 4.44 所示。

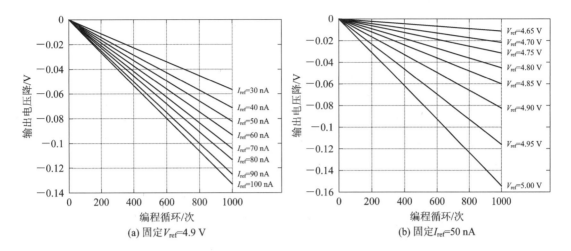

(a) 固定V_{ref}=4.9 V　　　　　(b) 固定I_{ref}=50 nA

图 4.42　基准电压和基准电流变化对实测注入时间响应的影响

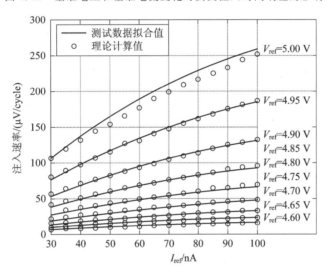

图 4.43　注入速率随V_{ref}和I_{ref}的变化

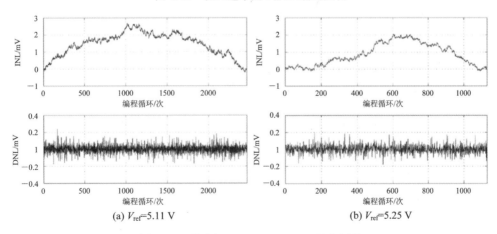

(a) V_{ref}=5.11 V　　　　　(b) V_{ref}=5.25 V

图 4.44　非线性误差 INL 和 DNL 的实测值

由图 4.44 可见，在 4 V 线性编程范围内，$V_{\text{ref}} = 5.11$ V 时的编程分辨率达到 13.3 bit，$V_{\text{ref}} = 5.25$ V 时的编程分辨率达到 12.1 bit，但后者的编程速率高于前者。INL 主要由缓冲器和放大器的线性度决定，可以通过预校准来改善，而 DNL 主要由热电子注入过程中的热噪声决定。观察到的 DNL 偏差与式(4.40)估算的热噪声幅度相当，都在 200 μV 以内。

4.4.4　微功耗浮栅注入器

以上介绍的恒电流浮栅注入器的功耗小于 800 nW，线性浮栅注入器的功耗约为 500 nW，对于频率为 1 Hz 的简谐压电换能是够用的，但某些频率低于 0.1 Hz 的应用能提供的功耗不到 30 nW[4.33]，因此有必要进一步降低浮栅注入器的功耗。

本节介绍一种微功耗浮栅注入器[4.22]，其基本思路在 4.3.3 节已有介绍，即将浮栅器件的偏置电路从浮栅管与压电换能器之间转移到压电元件的两端，浮栅管可以 100% 地利用压电元件提供的能量。这种电路在恒功率模式下工作，在获得准线性注入时间响应的同时，最小输入功率可低至 5 nV。

该注入器的实现电路如图 4.45 所示。V_{in1} 和 V_{in2} 是压电换能器的输出电压。P_2 和 P_3 管为 P_1 提供衬底偏置，使其在 V_{in1} 与 V_{in2} 之间变化，满足以下公式：

$$\frac{V_{\text{B}}}{U_{\text{T}}} = \lg\left[1 + \exp\left(\frac{V_{\text{in1}} - V_{\text{in2}}}{U_{\text{T}}}\right)\right] \tag{4.41}$$

这是为了保证 P_1 的体端(n 阱)始终保持在电路的最高电位上。二极管 $V_{\text{D1}} \sim V_{\text{D12}}$ 一方面将输入电压 $V_{\text{x}} = V_{\text{in1}} - V_{\text{in2}}$ 限制在允许的电路工作电压范围内，另一方面为浮栅管提供一个合适的控制栅电压 $V_{\text{cg}} \approx V_{\text{x}}/m$，$m$ 是 V_{in1} 和 V_{in2} 之间串联二极管的数量(图 4.45 中，$m = 6$)。V_1 和 V_2 是浮栅管的源、漏、n 阱、p 型衬底之间的寄生 PNP 晶体管，用于在输入电压 V_{x} 较小时从电源抽取更多的电流。二极管 V_{Dsub1} 和 V_{Dsub2} 用于使 p 型衬底始终处于电路的最低电位上。单位增益放大器 A 用于直接读出浮栅节点的电压。为了避免放大器的输入泄放掉浮栅上的电荷，浮栅多晶硅层直接连到放大器的输入，同时将放大器的电压控制在 3 V 以下，而且当注入器处于自供电工作模式时，读出放大器的电源会被关断。

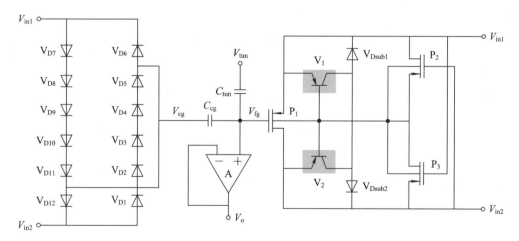

图 4.45　微功耗浮栅注入器的电路图

该电路使用 0.5 μm 标准 CMOS 工艺制作，所使用的电路元件尺寸及功耗如表 4.9 所示，芯片版图照片如图 4.46 所示。

表 4.9　微功耗压电传感器芯片的主要规格

参　数	数　值
制造工艺	$0.5~\mu m$ CMOS
芯片尺寸	$1.5~mm \times 1.5~mm$
版图尺寸	$200~\mu m \times 200~\mu m$
最小电流	$<1~nA$
二极管电流	$<0.5~nA$
功率下限	$<5~nW$

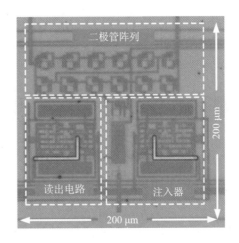

图 4.46　芯片版图照片

测试注入器的时间响应时，要维持输入功率恒定。用 Keithley2400 源计为注入器施加电压，并通过连续调整电流来维持输入功率恒定，如图 4.47 所示。当更多的电子注入浮栅之后，源电压会逐渐减小。每隔 10 s 测试一次源电压，并根据源电压的减小量增加源电流，使功率保持恒定。图 4.48 给出了四种不同的输入功率（10～25 nW）下传感器的浮栅电压注入时间响应，采用的是双线性坐标，呈现出的是准线性特性。

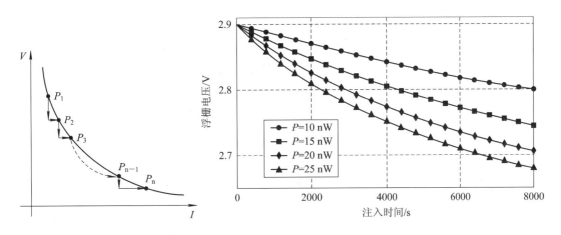

图 4.47　维持恒功率的电压—电流曲线　　图 4.48　不同输入功率下浮栅电压的时间响应

输入功率中有一部分被消耗在二极管链上。通过二极管的电流可以表示为

$$I_{dio} = I_0 \exp\left(\frac{V_{in}}{m\kappa U_T}\right) \tag{4.42}$$

式中，m 是链上串联二极管的数目。在图 4.45 所示电路中，$m=6$，如果 $V_{in} < 4.5~V$，则二极管的漏电流小于 500 pA。总功率减去二极管链消耗的功率就是注入器实际消耗的功率。压电输入功率固定为 5 nW 时，注入器浮栅电压以及实际注入功率的变化如图 4.49 所示。由图可见，注入功率低至 5 nW 时这种注入器都能得到有效的准线性注入时间响应，所以适用于更长的监测周期。

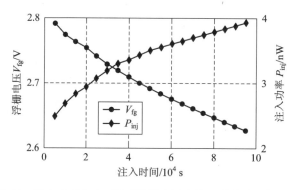

图 4.49 输入功率为 5 nW 时浮栅电压和注入功率随时间的变化

将所研制的传感器芯片与压电悬臂梁换能元件(尺寸为 10 mm×5 mm×0.1 mm，材料为 PZT-5H)实现模块化集成，如图 4.50 内图照片所示。给悬臂梁施加周期性步进位移应力，使其产生不同水平的输出功率。先用一个模拟电阻负载与悬臂梁输出相连，测量输出电压，确定输出功率，然后用传感器芯片取代电阻负载，测量注入响应。在压电换能器输出的平均功率为 50 nW 和 100 nW 时，实测得到的注入响应如图 4.50 所示。如果将压电输出功率降到 5 nW，则实测得到的注入响应如图 4.51 所示，仍然呈现出相当好的线性度。

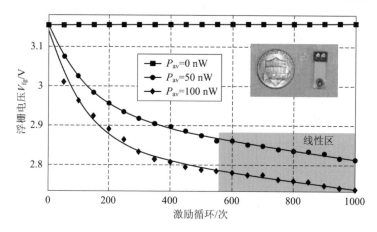

图 4.50 不同输入功率下传感器浮栅电压的时间响应

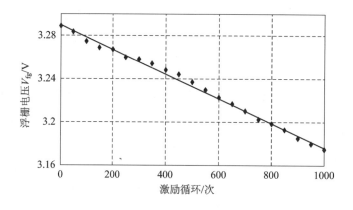

图 4.51 输入功率低至 5 nW 时传感器浮栅电压的时间响应

本传感器的功率灵敏度与已报道的研究结果相比有明显的优势，表 4.10 对此作了比较。由表可见，本传感器所需功率比其他研究结果至少低了一个数量级，这对于提高测试精度、延长监测时间和减小电路体积都是有利的。

表 4.10 不同自供电生物力学传感器所需功率的比较

发表时间	功率
2010 年[4.23]	800 nW
2012 年[4.34]	540 nW
2014 年[4.35]	200 μW
2016 年[4.22]（本结果）	5 nW

由上所述，针对经典的恒电路浮栅注入器在线性度和功耗方面的不足，开发了线性浮栅注入器和微功耗浮栅注入器，使得浮栅注入电路的线性度、编程范围、分辨率和低功耗性能都有了长足的进步。所有验证芯片均采用 0.5 μm 标准 CMOS 工艺制作。如果采用更小尺寸的工艺（如亚 100 nm 工艺），则有利于提高集成度和成本，但也会带来新的问题，如可靠性问题。恒电流模式所独有的负反馈机制有利于抑制沟道雪崩击穿，而采用 0.5 μm CMOS 工艺的栅介质击穿电压高于 15 V，比传感器的工作电压高，因此也不容易发生栅介质击穿。如果采用更小尺寸的 CMOS 工艺，就容易诱发介质击穿，而且使静态漏电流变大而影响功耗。在更小尺寸的工艺下，热电子注入机制可能会被隧穿机制取代，这就需要建立新的注入响应模型和监测方法。

4.5 植入式生物压电传感系统 IC

4.5.1 总体构成

典型的植入式生物压电传感系统（不含外部供电与通信部件）的总体构成如图 4.52 所示，分为连续监测（continuous monitoring）和异步寻访（asynchronous interrogation）两部分。连续监测部分就是前面介绍的自供电压电换能传感器，其功能是通过浮栅接口电路将压电传感器输出的功率和信息存储在由浮栅 MOS 管阵列构成的非易失存储器上。浮栅接口电路和非易失存储器在连续监测模式下由压电换能器提供能量，即自供电。异步寻访部分并非持续工作，其功能有二：一是读出，即选期读出非易失存储器存储的数据；二是编程，即完成连续监测模块的初始化或重新编程，使之能够记录不同幅度和不同速率的应变信号。此部分工作时不由压电换能器供电，而是外部电源通过无线电感链路或超声遥测链路来提供，即外部供电。在异步寻访模式下，浮栅接口电路和非易失存储器也由外部链路供电。图 4.52 所示的硬件系统可以采用不同的电路来构成，例如浮栅接口电路可以采用 4.4 节介绍的任何一种浮栅注入器。

作为典型示例，一种植入式生物压电传感系统 IC（Integrated Circuit，集成电路）芯片的总体构成如图 4.53 所示[4.34]。它有两种工作模式，即连续监测和异步寻访（以下为叙述

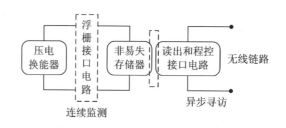

图 4.52　生物压电传感系统的总体构成

简便，简称监测和寻访）。图 4.53 中，虚线左侧部分为寻访时使用的电路，由外部电源通过电感链路无线供电，监测时不工作；虚线右侧部分为监测时使用的电路，其中的浮栅模拟处理器由浮栅接口电路和浮栅注入增量电路两部分构成，在监测模式下由压电换能器供电，在寻访模式下由外部电感链路供电；功率换区开关由体驱动 PMOS 二极管构成，用于寻访时断开压电换能器，防止压电换能器的电流流向寻访电路。电压倍增器用于将来自电感链路的 RF 载波能量转换为 DC 电压，具体设计参见 3.3.3 节，其中电压倍增器 1 为换区开关供电，电压倍增器 2 为寻访电路以及高压产生器供电。高压产生器用于产生浮栅阵列隧穿清除所需的高电压。模拟—数字转换器用于将读出的浮栅电压数字化，采用的是标准的集成 8 bit ADC。以下将以此芯片为例，介绍完整的生物压电传感系统的电路设计以及实验验证结果。

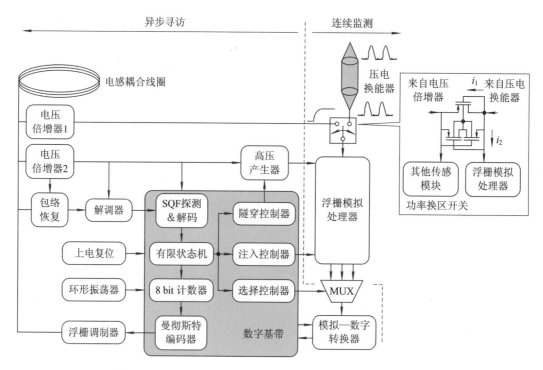

图 4.53　一种生物压电传感系统芯片的总体构成

4.5.2　自供电电路

自供电电路主要由电源管理电路和浮栅注入电路构成。图 4.54 给出了一个电路实例。

它共有 6 个注入通道，注入接口电路可以采用 4.4 节介绍的浮栅注入器中的任何一种，这里采用的是恒电流注入器。整流器将压电换能器的输出脉冲信号转换为直流电源，为整个处理器电路供电，可以用无源或有源的全波整流器来实现，也可以用无源或有源的电压倍增器来实现，具体电路参见 3.3.3 节。基准电路为恒电流注入器提供必需的基准电流，同时也为其他电路提供所需的基准电压。基准电流和基准电压的具体值可用一个片外电阻来校准，可将因器件失配、工艺离散、偏置与温度变化导致的误差控制在 5% 以内。为防止压电元件可能出现的浪涌对电路的损害，该电路加入了齐纳二极管构成的电压箝位电路。时间扩展电路用于将压电换能器产生的过功率暂存起来，并在之后的一段时间为系统供电，从而扩大了传感器的动态范围。

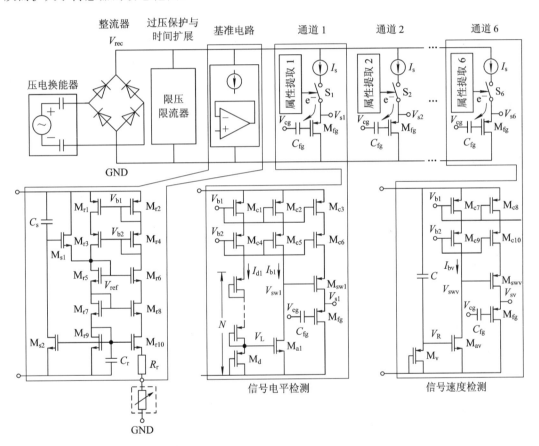

图 4.54　浮栅模拟处理器的电路构成

以下将对此电路中之前未介绍过的部分电路单元作具体阐述，包括时间扩展电路、信号电平检测电路和信号速度检测电路。

4.5.2.1　时间扩展电路

压电传感器工作时的能量—电压域如图 4.55 所示，其动态范围的下限是激活传感器所需的最小能量和电压（E_{min} 和 V_{min}），其动态范围的上限是传感器不受损而能够承受的最大功率和电压（E_{max} 和 V_{max}）。

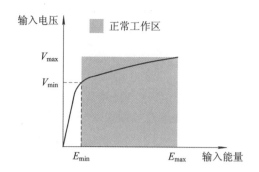

图 4.55　压电传感器的工作动态范围

常规的压电传感器自供电部分的换能、整流和保护电路如图 4.56(a)所示。其中，压电换能器(如 PZT 元件)将机械能转换为电功率；全波整流器($V_{DR1}\sim V_{DR4}$)将 AC 功率转换为 DC 功率；齐纳二极管 V_{DL} 对可能出现的过电压进行箝位和限流保护；I_L 是负载电流，C_L 是负载电容，仅当输出电压 V_{out}＞触发电压 V_{min} 时，I_L 才会产生。如果输入能量过大导致 V_{out}＞V_{max}，则 V_{DL} 反向导通，使 V_{out} 箝位，同时过量电荷通过 V_{DL} 入地，此时所产生的能量大部分被旁路，既未被记录也未被利用，实属浪费。

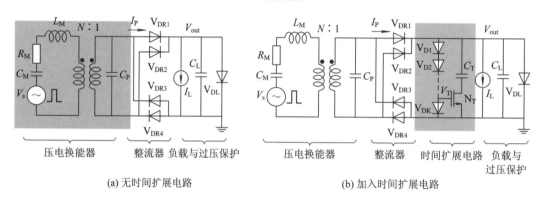

(a) 无时间扩展电路　　　　　　　　　　　　(b) 加入时间扩展电路

图 4.56　整流保护电路

为了能够利用这部分能量，提出了一种时间扩展方法[4.20]，其电路如图 4.56(b)中阴影部分所示。当 V_{out} 很低时，NMOS 管 N_T 截止，储能电容 C_T 未接入，所以时间扩展电路的加入并不影响传感器的启动性能；当 $V_{out}\geqslant kV_{TH}$(k 是串联二极管链 $V_{D1}\sim V_{Dk}$ 的二极管总数，V_{TH} 是 N_T 的阈值电压)时，N_T 导通，C_T 被并入。此时，附加的压电电流给 C_T 充电，即超额的能量没有通过 V_{DL} 泄放掉，而是存入了 C_T。即使机械能不再输入，存在 C_T 上的电荷仍然能为负载提供电流，直至 $V_{out}\leqslant V_{min}$ 为止。由 0.5 μm CMOS 工艺制作的 V_{DL} 的反向击穿电压约为 10 V，浮栅注入器的最小激活电压 V_{min} 约为 6 V，二极管链上每一个二极管的正向导通电压约为 1 V，因此可取 6 个二极管串联，即 $k=6$。

假定采用的是谐振型压电换能元件，施加单次机械冲击产生的输入电压脉冲幅度分别为 100 V 和 300V，则所形成的整流器输出电压脉冲波形如图 4.57 所示。由图可见，如果没有时间扩展电路，整流器输出振荡波形随输入电压脉冲的下降而迅速衰减；如果有时间扩展电路，即使输入脉冲中止，整流器输出电压也不会快速下降，而是缓慢降至激活值 V_{min}。显然，后一方式记录和采集的能量远大于前一方式。图 4.58 更形象地描述了这一功能。图 4.59 比较了在不同的输入脉冲电压下时间扩展电路提升能量的效果。

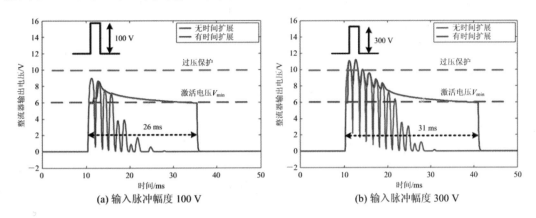

(a) 输入脉冲幅度 100 V　　　　**(b) 输入脉冲幅度 300 V**

图 4.57　单次机械冲击在谐振型压电换能器形成的整流输出电压波形

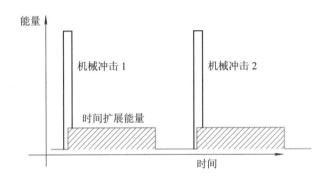

图 4.58　时间扩展电路的能量利用

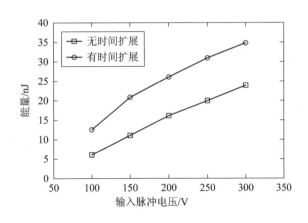

图 4.59　时间扩展电路提升输入能量的效果

　　如上所述，时间扩展方法充分利用了输入过量冲击下的额外能量，使压电传感器的记录与采能的动态范围大为扩展，且对其他性能(如启动响应)无负面影响。

4.5.2.2　信号电平检测电路

在图 4.54 所示电路的 6 个注入通道中，前 3 个用于检测信号电平，后 3 个用于检测信号速度。信号电平监测的原理就是 4.4.2.3 节介绍过的过电平统计方法，即通过计算和记录信号电平超过不同的预置电平的次数，来表征平均信号电平的大小。

信号电平检测电路如图 4.54 下中图所示。N 个 PMOS 二极管串联链构成了整流电压 V_{rec} 的分压电路，使

$$V_L \approx \frac{1}{N} V_{rec} \tag{4.43}$$

V_L 作为共源放大器的输入，通过 V_{sw1} 控制着注入器开关 M_{sw1} 的开与关，控制逻辑如下：

$$V_{sw1} = \begin{cases} V_{rec} & V_{rec} < N\left[V_{TH} + nU_T \ln\left(\dfrac{I_{b1}}{S \cdot I_0}\right)\right] \\ 0 & \text{其他} \end{cases} \tag{4.44}$$

式中，V_{TH} 是阈值电压，n 是亚阈区斜率因子，U_T 是热电势，I_0 是特征电流，S 是 M_{a1} 管的宽长比，I_{b1} 是 M_{a1} 管的栅电流。在不同的注入通道，设计不同数目的 PMOS 二极管（即 N 不同），就可以实现不同的激活电平阈值，从而实现信号电平的监测。所有信号电平检测通道的初始输出电平 V_{s0} 都是相同的，初始化时由浮栅控制电平 V_{cg} 来预置。如前所述，为了触发热电子注入，对于 0.5 μm CMOS 工艺，V_{s0} 必须大于 4.2 V，比如可设在 4.8 V。由图 4.60 可知，当整流电压从小到大变化时，通道 1、2 和 3 分别在 5.75 V、6.78 V 和 7.69 V 开始导通。

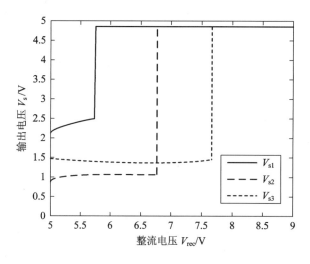

图 4.60　通道 1～3 的输出电压与整流电压之间的关系

4.5.2.3　信号速度检测电路

信号速度对于探测诸如碰撞之类的瞬态强冲击有着重要的意义。信号速度检测电路如图 4.54 下右图所示，用于统计信号速度超过预置值的次数。一个电容 C 和一个 PMOS 二极管 M_v 构成的非线性高通滤波器取代了信号电平检测电路中的二极管链，通过 M_{av}、M_{c7}、M_{c9} 构成的共源放大器，来控制注入通道的启闭。在 DC 工作条件下，M_v 工作在线性区，输入阻抗主要由其宽长比决定，可设计出低截止频率（<20 Hz）的高通滤波器，而无需大的片上电容。上电时，V_{rec} 从 0 升至 V_H，V_R 随之上升，使 M_{av} 导通，V_{swv} 降至 LOW（意为低电平，下同），使注入通道开启。随后，C 通过 M_v 放电。在放电的第一个阶段，V_R 高于 M_v 的阈值电压 V_{TH}，放电很快，使 V_R 从 V_H 迅速降至 V_{TH}；在放电的第二个阶段，从 V_{TH} 降到共

源放大器的开关阈值之下，放电较慢，因为是通过亚阈值电流[4.36]

$$I_{dis} = -C \cdot \frac{\partial V_R}{\partial t} = S \cdot I_0 \cdot \exp\left(\frac{V_R}{U_T}\right) \tag{4.45}$$

来进行的。式中，S 和 I_0 是 M_v 管的宽长比和特征电流。考虑到基准电流 I_{bv} 是恒定的，M_v 和 M_{av} 的亚阈区斜率和特征电流相当，由式（4.45）可以解出第二阶段经历的时间为

$$\Delta t = \frac{C \cdot U_T}{S \cdot I_{bv}} \cdot \exp\left(-\frac{V_{TH}}{U_T}\right) \tag{4.46}$$

由于第一阶段的时间远短于第二阶段，因此式（4.46）可以作为总放电延迟或热电子注入持续时间的合理近似。

因此，可以通过将不同通道上的 M_v 管的宽长比 S 设计为不同的值，来统计信号的速度。例如，在图 4.54 所示电路中，第 4、5、6 通道的 M_v 管的宽长比可以设计成 1∶10∶20。

图 4.61 给出了实际测试的例子。由图 4.61(a) 可知，当 V_{rec} 为 0～6 V 时，通道 4、5、6 的时间间隔 Δt_4、Δt_5、Δt_6 分别为 140 ms、15 ms、8 ms，与 M_{v4}、M_{v5}、M_{v6} 宽长比的倒数之比基本一致。如果将一个周期性的锯齿波（幅度 0～6 V，速率 6 V/s）作为 V_{rec}，就会发现通道 4 总是导通，而通道 5 总是不导通，如图 4.61(b) 和 (c) 所见。这是因为通道 5 设计的截止频率高于通道 4 的缘故。

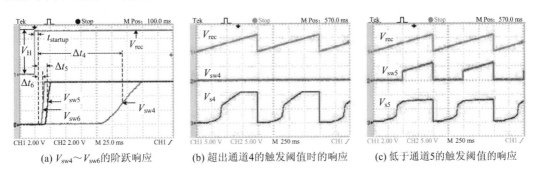

(a) V_{sw4}～V_{sw6} 的阶跃响应 (b) 超出通道4的触发阈值时的响应 (c) 低于通道5的触发阈值的响应

图 4.61　对于阶跃信号速度的实测响应

4.5.3　外部供电电路

外部电源通过电感链路无线供电的电路就是需在异步寻访模式下工作的电路（参见图 4.53）。这部分电路总体上可分为模拟前端和数字基带两部分。模拟前端包括电源管理、正向解调、反向调制、上电复位和环形振荡器等电路。

1. 时钟与数据恢复电路

数据与时钟的正向传输采用 PWM 和 PIE（Pulse-Interval Encoding，脉冲间隔编码）。基于 PIE 的时钟与数据恢复电路如图 4.62 所示[4.37]。来自电感无线链路的 RF 信号 V_{rf} 经单级电压倍增器整流、放大后，由低通滤波器取出包络 V_1 和平均值 V_2；V_1 与 V_2 比较后经缓冲器整形，形成数字包络信号 E_{vp}。E_{vp} 为 HIGH（意为高电平，下同）时，M_8 管截止，C_1 被 M_9 构成的电流源充电，使 V_3 超过一个阈值时，输出数据信号 Data 为"1"；E_{vp} 为 LOW（意为低电平，下同）时，M_8 导通，C_1 放电，Data 为"0"，反相器 D_1 的延迟保证了上升沿前的保持时间足够长。图 4.62 中所有反相器都是电流主导的，使得浪涌电路和功耗可以得到有效控制。

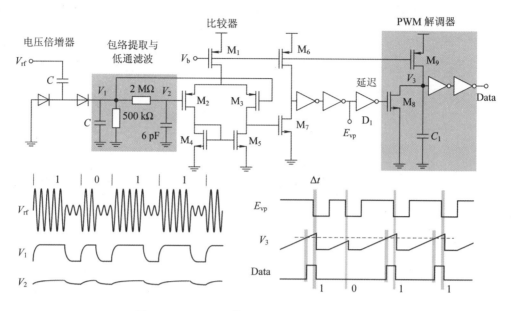

图 4.62　基于 PIE 信号的时钟与数据恢复电路

2. 读出与编程切换电路

输出电压 V_S 的预置电平应超过产生热电子注入的临界电压 4.2 V(0.5 μm 工艺),如留出 0.6~0.8 V 的余量, V_S 的上限就会达到 4.8 V 乃至更高。这么高的电压直接用 ADC 来转换,会产生相当大的功耗。为避免之,提出了一种基于令牌的结构来完成浮栅注入通道在寻访(读出)模式和监测(编程)模式之间的切换,如图 4.63 所示。

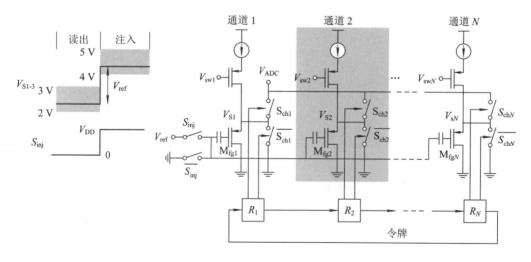

图 4.63　具有令牌结构的读出与编程电路

在寻访模式下, V_{rec} 与地之间的电压被切换到高于 5 V+V_{sat},其中 V_{sat} 是电流源两端的饱和压降,而 $V_{sw1} \sim V_{swN}$ 设为 LOW,即允许电流流过注入通道。用循环移位寄存器 $R_1 \sim R_N$ 构成的令牌机制来完成多个通道之间的仲裁。只允许一个移位寄存器输出 HIGH,这意味着每次只能选择一个注入通道。令牌的移动及下一个通道的选择受数字基带处理器的控制。假定某次选择的是通道 1,则 V_{S1} 被连到 ADC 的输入 V_{ADC},其他通道的源电压均被短路到地。对选中的通道，通过设 S_{inj} 为 LOW，控制栅电压由 V_{ref} 切换到 0，这将导致 V_S 降到 2～3 V，正好在 ADC 的输入范围内，也保证了在读出期间不会产生热电子注入。这种令牌式操作使处理器的尺度可以按比例调整，即无需改变处理器架构和指令集，就可以增加或者减少通道的数目。

在监测模式下，浮栅电压的预置是每个通道逐一进行的。先通过令牌移位寄存器链选择拟编程的浮栅，然后将浮栅的源电压预置为 4.8 V，未被选中的所有其他通道的 V_S 都短路到地。浮栅电荷的清除则是所有通道同时进行的，即将高电压(>15 V)加至所有浮栅管的隧穿栅，一次性地去除浮栅中的所有电子。

3. 高压产生电路

隧穿清除所用的高电压是由基于 Dickson 电荷泵的片上高压产生器电路来获得的。图 4.64 所示为一种四相全 PMOS 电荷泵电路[4.38]。体开关方法用于保证 PMOS 管的 n 阱始终连到电路的最高电位，四相时钟(clk1～clk4)则可有效降低导通压降。N 级电荷泵可产生的输出电压为

$$V_{out} = V_{DD} + N\left(\frac{C_p}{C_p + C_{par}}\eta V_{DD} - \frac{I_L}{C_p f}\right) \tag{4.47}$$

式中：V_{DD} 是电源电压(图 4.64 中的 V_{in})，也是时钟信号的摆幅；C_p 是充电电容；C_{par} 是每个内部节点的寄生电容；η 是电荷泵的转换效率；I_L 是负载电流；f 是时钟频率。可见，输出电压与电荷泵的级数 N 成正比，与时钟频率也呈正向关系。

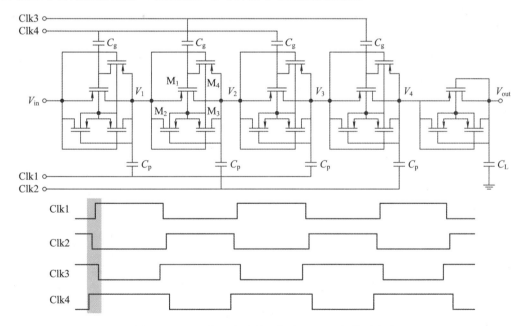

图 4.64　用于高压产生的四相全 PMOS 电荷泵电路

实际电路采用的是 14 级电荷泵，测量结果如图 4.65 所示，相关参数为 $V_{in} = 2$ V、$I_L = 1\ \mu A$、$f = 0.4$～2 MHz。当 $f \geqslant 0.8$ MHz 时，$V_{out} > 15$ V，这足以触发 FN 隧穿。由此得到的电荷泵转换效率 $\eta = 97\%$。注意，此电荷泵的高压出现在 PMOS 管的体(n 阱)和 p 型衬底之间的 PN 结上，而 0.5 μm CMOS 工艺制作的这个 PN 结的击穿电压大于 20 V，因此此电路的实现无需专门的高压工艺支持。

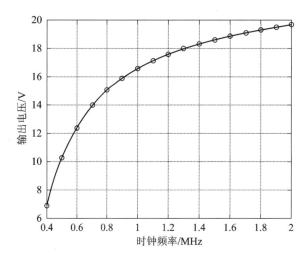

图 4.65　14 级电荷泵的实测输出电压—时钟频率特性

4. 数字基带处理器

芯片中所有时钟产生和程控模块都受数字基带处理器的控制。基带处理器由有限状态机(FSM，Finite State Machine)构成，如图 4.66 所示。上电复位时，处理器启动并置于待机态 S_0；RF 链路一旦接收到 6 个指令中的任何 1 个，处理器即切换到一个指定状态($S_1 \sim S_6$ 之一)。

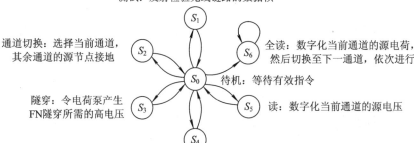

图 4.66　数字基带处理器实现的有限状态机

从读写器(体外)到传感器(体内)的上行指令或码流，使用 PWM 调制下的 PIE 编码。PIE 编码用不同的脉冲宽度来表示不同的数据，如图 4.67(a)所示，数据速率为 40 kHz时，用 50 μs 高电平＋25 μs 低电平的脉冲表示"1"，用 25 μs 高电平＋25 μs 低电平的脉冲表示"0"。图中给出了一个上行码流帧的实例，由 3 bit 前导码＋3 bit 命令＋3 bit CRC 纠错码组成。CRC(Cyclic Redundancy Check)表示循环冗余检查。从传感器到读写器的下行码流，使用曼彻斯特编码，用脉冲的下降沿表示"1"，上升沿表示"0"，如图 4.67(b)所示，数据速率为 100 kHz 时，高电平和低电平的持续时间都为 10 μs。图中也给出了一个下行码流帧的实例，所使用的 CRC 码只有 1 bit，而数据码达到 8 bit。

图 4.68 示出了基带处理器接收和发出的各种控制信号，这里试举几例。例如：处理器接收到 TEST 命令时，就会返回一个 8 bit 的曼彻斯特数字码，这个 TEST 指令用于调试

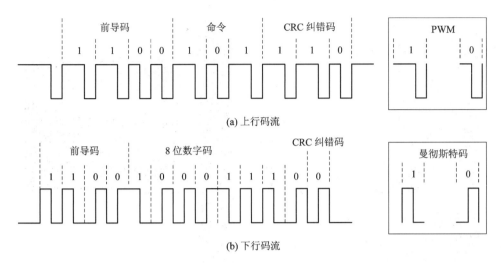

(a) 上行码流

(b) 下行码流

图 4.67　RF 无线传输链路数字码流的帧结构

和 RSSI 探测,对于嵌入式传感器十分有用;接收到 SHIFT 命令时,优先用令牌移位寄存器选择下一个通道;接收到 INJECT 或 TUNNEL 命令时,就将触发注入或隧穿的控制信号变成 HIGH,而再次接收到 INJECT 或 TUNNEL 命令时,就会使注入或隧穿停止;接收到 READ 命令时,ADC 的输入就被连接到所选读出通道的输出,基带处理完成计数器控制和通道数据的组帧;READ_ALL 命令使所有通道连续读数据,其间处理器不再响应任何外部命令。

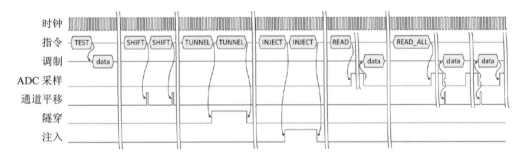

图 4.68　寻访期间各个基带处理控制信号之间的时序

4.5.4　IC 总体测试验证

基于上述电路设计的植入式生物压电传感系统 IC 用 0.5 μm 标准 CMOS 工艺流片,芯片尺寸为 1.6 mm×1.6 mm。图 4.69 给出了完整的生物压电传感系统的实物照片,包括读写器电路板、传感器电路板、传感器外形及版图照片。

读写器电路板主要由 Texas Instruments 的 TRF7960 芯片组、外围元件、匹配网络和基于 PCB(Printed Circuit Board,印制电路板)的电感耦合线圈构成。在负载阻抗为 50 Ω、电源电压为 5 V 的条件下,读写器发出的功率为 200 mW(23 dBm)。无线收发器的带宽约为 2 MHz。由于读写器与传感器之间的无线通信协议是定制的,所有 TRF7960 内置的协议处理模块被弃用,而用 FPGA(Field-Programmable Gate Array,现场可编程门阵列)板(SPARTRAN‐3)来构造数字收发器。读写器到传感器的下行链路采用 13.56 MHz 载波

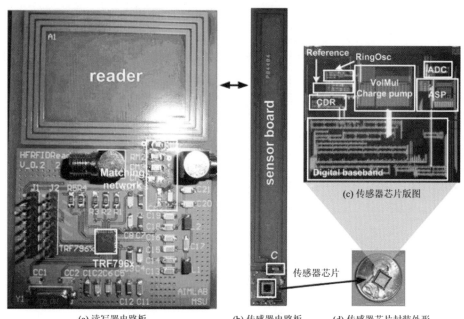

(a) 读写器电路板   **(b)** 传感器电路板   **(d)** 传感器芯片封装外形

图 4.69　生物压电传感验证系统实物照片

频率、ASK 调制和 PIE 编码，传感器到读写器的上行链路则采用 LSK 调制。传感器电路板也集成有电感耦合线圈，用一个调谐电容器构成谐振网络。在匹配条件下，传感器的输入阻抗约为 220 Ω。

表 4.11 是传感器 IC 实现的主要技术规格，其中连续监测模式下的最大功耗为 540 nW，能量效率远高于同期发表的其他研究结果[4.39]。

表 4.11　传感器 IC 的主要规格

规　　格	参　　数	
制造工艺	0.5 μm 标准 CMOS	
芯片尺寸	1.6 mm×1.6 mm	
传感器输入电压范围	5～9 V	
过电平检测算法	3 通道信号电平检测	6～8 V
	3 通道信号速度检测	3～12 V/s
功耗(监测模式)	<90 nA(540 nW@6 V)	
功耗(寻访模式)	模拟处理器 & ADC	15 μW@6 V
	数字基带	7.6 μW@2 V
	数字基带(电荷泵激活)	71 μW@2 V
RF 载波频率	13.56 MHz	
读距离	40 mm	
无线传输	上行	40 kHz PIE
	下行	150 kHz Manchester

1. 监测模式

首先，进行信号电平检测试验。将脉宽为 1 s、循环 3000 次的周期性脉冲加到传感器的注入通道，作为模拟的整流电压 V_{rec}。脉冲的幅度被分别编程为 6 V、7 V 和 8 V。在检测模式下，所有通道的源电压被预置到 4 V 以上。但在寻访模式下，通过使控制栅接地，测试得到的所有通道初始化电压为 3.1 V。当脉冲幅度为 6 V 时，只有通道 1 被触发，其他通道的源电压保持不变，如图 4.70(a) 所示；当脉冲幅度为 7 V 时，通道 1 和 2 被触发，如图 4.70(b) 所示；当脉冲幅度为 8 V 时，通道 1 至 3 均被触发，如图 4.70(c) 所示。根据图 4.70，通道 1、2 和 3 的最小触发电平分别为 5.75 V、6.78 V 和 7.69 V，此实验结果与之吻合。信号电平监测消耗的总电流如图 4.70(d) 所示。当 $V_{rec} < 5.75$ V 时，所有通道均未被触发，只有基准电路工作。然后随着 V_{rec} 的上升，通道 1、2、3 依次导通，每导通一个通道，电流增加 18 nA，最终形成的最大电流不超过 100 nA，在常规压电换能器能够提供的电流范围之内。

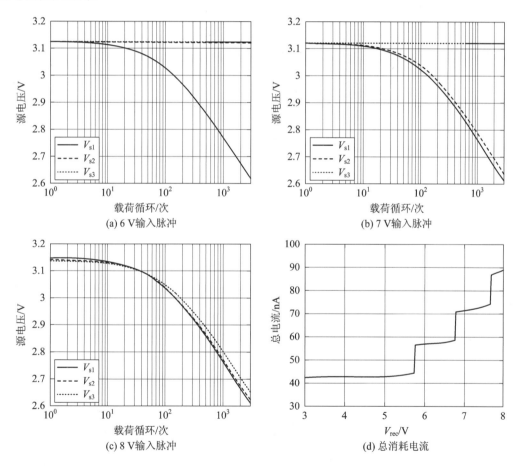

图 4.70　三通道信号电平检测实验结果

然后，进行信号速度检测试验。施加的周期性脉冲为锯齿波，幅度为 0～6 V，但脉冲宽度不同，分别为 2 s(对应信号速度 3 V/s)、1 s(6 V/s)和 0.5 s(12 V/s)。试验结果如图 4.71(a)～(c)所示，3 V/s 时只有通道 4 被触发，6 V/s 时通道 4 和 5 被触发，12 V/s 时通道 4、5、6 均被触发。这三种情形下的电流消耗如图 4.71(d)所示。3 V/s 时只有通道 4 基准电流的贡献,6 V/s 时峰值电流增加了 18 nA,12 V/s 时峰值电流增加到 90 nA,但最大电流仍然没有超过 100 nA。

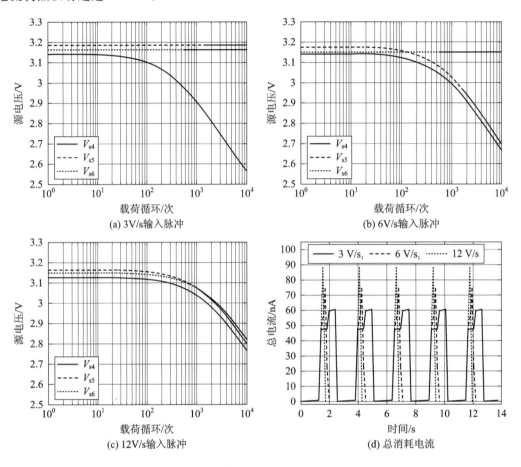

图 4.71　三通道信号速度检测实验结果

2. 寻访模式

在寻访模式下,数字基带处理器的所有功能都通过了实验验证。图 4.72 给出了四个实例,均与图 4.68 的时序一致。

READ 态向 INJECT 态的转换波形见图 4.72(a)。在 READ 态时,S_{inj} 为 HIGH,使读出通道的 $V_s = 2 \sim 3$ V,这是 ADC 所需要的。接收到 INJECT 指令后,S_{inj} 变为 LOW,使控制栅从地切换至 V_{ref},V_s 升至 4 V 以上,开始热电子注入。READ 态向 INJECT 态转换时间约为 1.9 ms,其长度取决于电荷泵的建立时间和负载电流(即每个通道的偏置电流)。

接收到 TUNNEL 命令后的响应见图 4.72(b)。该命令被解码后,高压电荷泵的时钟使能,其输出电压在 625 μs 内升至约 15 V。注意测量探针的阻抗约为 10 MΩ,表明负载开路电压颇高。

接收到 READ 命令后的响应见图 4.72(c)。在一个正比于 ADC 积分时间的延迟后,ADC 输出一个 8 bit 的数字与前导码及 CRC 码的组合帧。

接收到 READ_ALL 命令后的响应见图 4.72(d)，此时所有通道均被数字化，并串行发出。

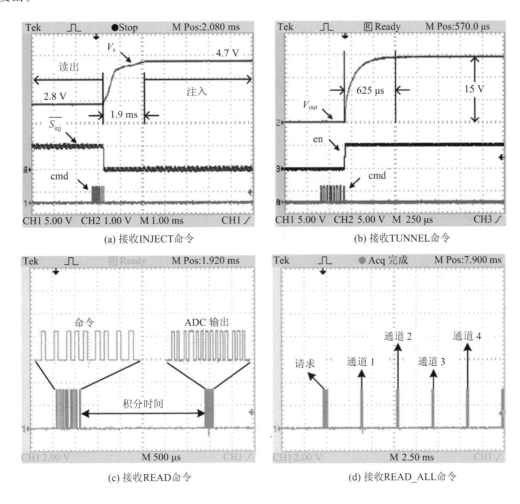

图 4.72　实测 IC 数字响应

4.6　骨折愈合的生物压电传感自主监测

4.6.1　骨折愈合实时监测的必要性

近年来因交通事故而导致的骨骼外伤越来越多。对于较严重的骨折，必须通过外科手术植入支架来固定受伤部位，帮助骨头愈合。图 4.73 给出了骨折的治疗愈合过程。

由于各种原因，有约 10% 的一般骨折无法愈合，而开放式的胫骨骨折有 50% 无法愈合，而且要决定何时能够取出植入的固定支架，也必须能够及时了解骨折的愈合状况。固定支架的过早取出手术，会起到适得其反的治疗效果。最常采用的监测骨折愈合的方法是 X 光照相，因手术在骨折处加入的愈合材料与骨头本身之间的差别难以区别，对 X 光照相的分辨率以及诊断效果影响很大。为此，研究者提出了一些新的方法。一种方法是通过测量超声波在骨折处速度变化和幅度衰减程度，来判断骨折愈合状况[4.40]，但环绕着骨骼的软组织以及难以确认超声参数与骨骼参数之间的定量关系，使这种方法的实用性大打折扣。另一种方法是测量骨折处的电学参数（如电导、阻抗）[4.41]，但需要给骨折处施加电流，测量精度受骨骼四周组织影响很大。也可以直接测量骨骼的机械硬度[4.42]，但因固定支架对测量结果的影响很大，通常必须除去固定支架之后进行测量，因此只适用于治疗后期的监测。

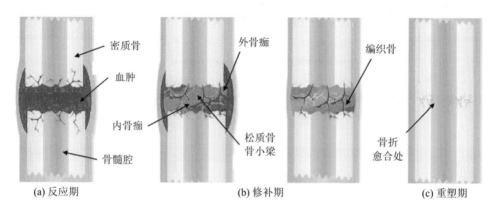

(a) 反应期   (b) 修补期   (c) 重塑期

图 4.73 骨折愈合过程

  解决上述问题的一个有效方案，就是在固定支架上加入生物力学传感器，在体内连续监测骨骼和固定支架产生的应变。在治疗过程的早期，大部分负载被加至固定支架（图4.74 示出了一种固定支架的外形），固定支架的应变较大，骨折部位的弹性模量较小；在治疗过程的晚期，骨骼基本愈合，机械强度显著增加，承受的应变从固定支架转移到正常的骨骼，骨折部位的弹性模量不断增加，最终达到最大正常骨骼的数值。因此，对骨折部位的连续应变监测，是了解骨骼恢复情况的必要且有效的手段。

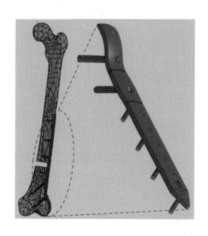
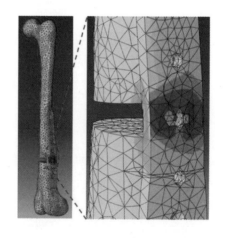

图 4.74 骨折固定支架的三维模型 图 4.75 仿真得到的骨折愈合前后的应变分布

  图 4.75 给出了利用有限元分析获得的骨折愈合前后的应变分布情况[4.43]。在骨折初

期，应变最大处位于骨折孔中心附近，实际上是在矫形支架上；在接近治愈时，应变则主要集中在愈合处。模拟实验研究时，用弹性模量随时间逐渐增加的材料填充到骨折处，来仿真骨折愈合的过程。图 4.76 给出了骨折愈合过程中固定支架的应变和弹性模量的变化，应变仪实测值与有限元分析的计算值吻合较好，测量与计算使用的负载应力强度均为 420 N。可见，骨折愈合后的应变下降到骨折时的 50% 以下，最大应变约为 100 $\mu\varepsilon$。通常加载频率为 1 Hz 左右，压电传感监测所需的能量在几百微瓦以内，这正好与压电换能器所能提供的能量范围一致。

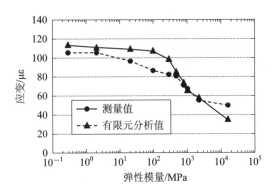

图 4.76　骨折愈合过程中应变和弹性模量的变化

由上所述，压电换能传感器为监测骨折愈合过程中的应变变化提供了一个有效的手段。本节将给出一个应用实例。

4.6.2　用于骨折愈合监测的生物压电传感芯片

用于骨折愈合监测的生物压电传感芯片的构成如图 4.77 所示[4.43]。完整电路可以有多个传感通道，图 4.77 仅示出了其中的一个。每个传感通道的激活阈值可以不同，由各自的电压基准和注入控制电路决定。该电路有两种工作模式，即自供电模式和编程模式。在自供电模式下，编程部分（图中红色所示）不工作，浮栅接口电路与浮栅注入阵列部分工作，且由压电换能器供电（V_{ddp}）。在编程模式下，编程部分工作，产生浮栅注入阵列初始化和编程所需的注入电压（V_{inj}）及隧穿电压（V_{tun}），所需能量由外部（电感链路或超声链路）提供，此时注入阵列所需功率也由编程部分提供（V_{dda}）。

在自供电部分，基准电路为浮栅注入阵列提供所需的基准电流（I_{ref}）和基准电压（V_{b1}、V_{b2}），保证注入过程中浮栅管的漏源电流和漏源电压保持不变，使得注入浮栅的电荷亦即浮栅电压完全取决于注入电荷。基准电流和基准电压的值可由片外电阻 R_{tun} 调节。注入控制模块采用 4.4.2 节介绍的线性浮栅注入器，开关 S_{inj} 断开时，运放和浮栅管构成负反馈组态，保证注入浮栅的电荷量正比于注入时间。电路中的二极管用于隔离自供电电压 V_{ddp} 和程控电压 V_{dda}。

脉冲 ADC 为所有注入通道共享，将浮栅阵列的模拟输出电压转换为数字信号，用于数据读出和预置电平检测，这部分电路也由外部链路供电。

图 4.77 电路的芯片用 0.5 μm CMOS 工艺制造，其版图照片如图 4.78 所示，内含 7 个注入通道，调谐用的电容和电阻均置于片外。该芯片的主要参数如表 4.12 所示。

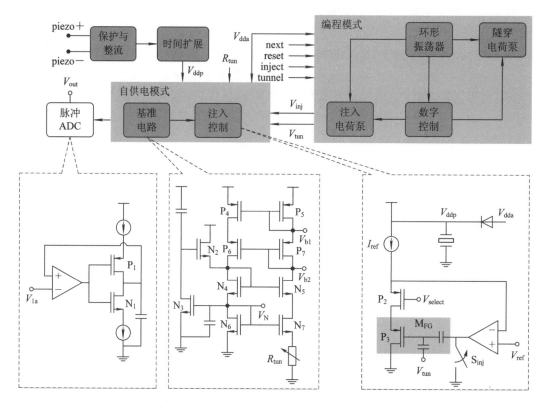

图 4.77　骨折愈合监测用生物压电传感系统的电路构成

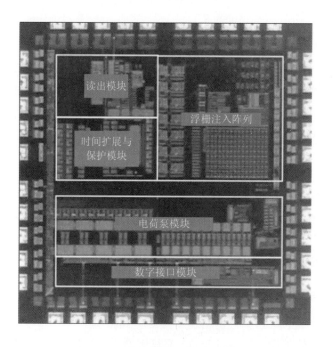

图 4.78　压电传感器芯片版图照片

表 4.12　压电传感器芯片主要技术规格

规　格	数　值
制造工艺	0.5 μm CMOS
芯片尺寸	1.5 mm×1.5 mm
自供电模式下的最小能量	100 nJ
读出模式下的功耗	75 μW
编程模式下的功耗	150 μW
电源电压	1.8 V
读出灵敏度	<8 bit (10 kHz)

测量得到的浮栅电压随加载时间的下降特性如图 4.79 所示，即呈现线性关系。线性区的电压范围和注入速率(即每次循环的电压下降量)是可以调整的，由具体应用以及所需循环次数来决定。所需循环次数与源电流、输入阻抗、压电传感器产生的电压等有关。每个通道的触发(激活)阈值电平不同，如图 4.80 所示。只有输入电压高于阈值电平的通道才能被激活。

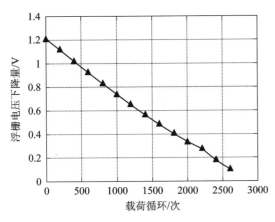

图 4.79　浮栅电压的时间响应　　　　　图 4.80　7 个注入通道的触发阈值电平

4.6.3　模拟试验及测试结果

上节介绍的生物压电传感系统芯片结合不同的压电元件来监测骨折愈合过程，所采用的体外模拟实验装置如图 4.81 所示[4.44]，图中示出了植入假体(左上)、压电传感器电路板(左下)和 MTS 平台(右)。该装置采用了五种方法来测量应变：一是两块 PZF 压电陶瓷圆片(PZT Disc1 和 Disc2)，分别装在骨折的上板和下板上；二是压电聚合物同轴线缆(copolymer)，沿板走线；三是 PVDF 薄膜，置于植入体内侧；四是商用应变计，置于骨折中心线处；五是开口位移(COD，Crack Opening Displacement)测量计，用于测量外伤导致的骨折裂缝开口长度的变化。前三种属于压电传感器，其参数如表 4.13 所示。电路板上除了传感器芯片之外，还有调谐电容和调谐电阻，用于确定最佳的传感器灵敏度和最大的工作范围。

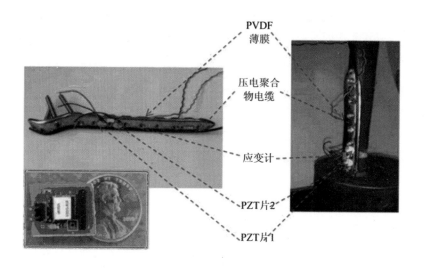

图 4.81　模拟生物力学植入体应变变化的实验装置

表 4.13　所使用的三种压电传感器的规格参数

传感器	尺寸 /mm	弹性模量 /GPa	电容 /nF	介电常数 /(10^{-9}F/m)	压电参数 d_{31} /(10^{-12}m/V)
PZT-5A 圆片	直径 12×0.6	76	2.9	16.38	190
PVDF 薄膜	12×0.09×62	2	1.7	0.115	23
copolymer 电缆	直径 2.72×240	2.3	0.35	0.079	11

共设计了两个系列的模拟试验：一是短周期试验，加载循环 2000 次；二是全周期试验，加载循环 24 万次。

在短周期试验中，先不在骨折间隙中填充任何材料，加载循环 2000 次，模拟无法治愈的情形；然后用 11 种弹性模量从小到大的材料依次填充间隙，共加载循环 2000 次，用于快速评估骨骼愈合的过程。所用材料的弹性模量以及填充次序如图 4.82 所示，其中复合材料是用硬型硅脂和铝薄板层叠制成的，弹性模量随铝-硅厚度的增加而增加。在短周期实验中，所加应力为 420 N，变化频率为 1 Hz。这个应力虽然比报道的人体运动产生的应力低（如文献[4.45]测得的人体步行应力就达到了 1870 N），但已足以激活所有传感通道了。图 4.83 给出了短周期试验中压电传感器测得的 PZT 电压、应变计测得的应变和 COD 测

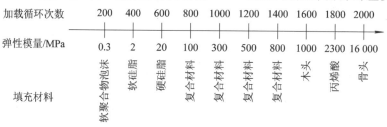

图 4.82　短周期试验中使用的填充材料及其填充次序

量计测得的骨折缝隙的变化，可见三种方法测得的三种参数的相对变化量以及随时间的变化速率都高度一致，这足以说明完全可以用压电电压来表征骨折的愈合程度，压电传感方法是非常有效的。

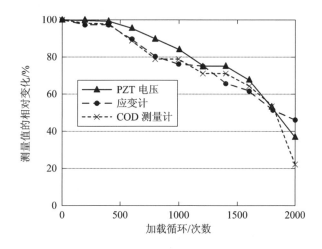

图 4.83 短周期试验中三种方法测量得到的应变参数相对变化

通常骨折治愈周期长达 4 个月，如果仍然按 1 Hz 的频率，则至少需要 20 万次，2000 次是远远不够的。我们通过调整片外电阻 R 来改变传感器电路的输入阻抗，从而改变注入速率。图 4.84 给出了 R 采用不同阻值时浮栅电压随循环次数的变化情况，可见电阻越大，注入速率越慢，当 $R=10$ MΩ 时，可以探测的循环次数可达 160 万次以上。

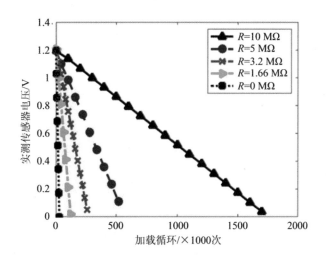

图 4.84 不同调谐电阻值下的传感器时间响应

全周期试验用于模拟完整的骨折愈合过程，采用 3.2 MΩ 的电阻值，使可探测的加载循环达到 20 万次以上。试验中所加外力为 600 N，频率增加到 2 Hz，使用的填充材料序列如图 4.85 所示。图 4.86 给出了全周期试验中压电传感器测得的 PZT 电压和应变计测得的应变量的变化，可见两种方法测得的两种参数的相对变化量以及随时间的变化速率也是基本一致的，这再次证明了压电传感监测方法的有效性。

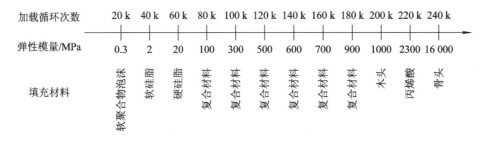

图 4.85　全周期试验中使用的填充材料及其填充次序

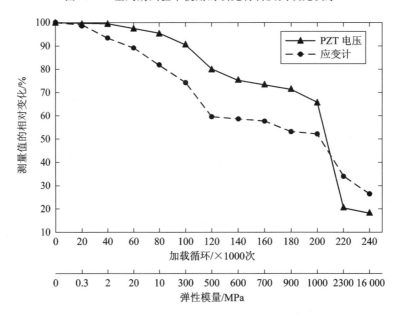

图 4.86　全周期试验中两种方法测量得到的应变参数的相对变化

实测得到的不同压电元件产生的电压最大值如图 4.87 所示。可见，PVDF 薄膜和压电聚合物线缆产生的电压最低，都小于 1 V；装在骨折处上方的 PZT 圆片产生的电压最高，

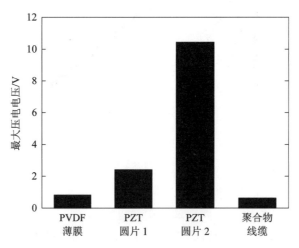

图 4.87　四种不同压电元件产生的最大压电电压

达到 10.4 V；其次是装在骨折处下方的 PZT 圆片，电压为 2.5 V。这反映了骨折引起的应变在空间上的分布很不均匀。

不同浮栅注入通道所设计或设置的阈值电平不同，只有当输入电压高于阈值电平的通道才能被激活并形成记录。图 4.88 给出了全周期试验中在不同的加载循环次数下被激活的通道数目，以及所记录的存储值的相对变化比例。可见，在前一阶段，内存记录逐渐减少，但到了后一阶段，如果骨骼逐渐康复，则内存记录基本保持不变；如果骨骼未能治愈，则内存记录持续下降。因此，通过阅读内存数值，可以判断骨质是否再生、手术是否达到预期的效果。图 4.88 所示的是两种极端情形，即手术完全成功和完全无效，实际情形常常介于两者之间。

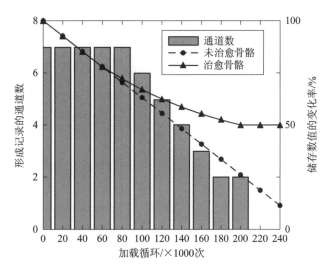

图 4.88　全周期试验中形成记录的通道数和记录数据的变化率

图 4.89 给出了每个通道停止注入的循环次数。可见，第 7 个通道最先停止记录（在 10 万次循环后），因为它具有最高的注入电压阈值。然后是第 6 个通道关闭，之后各通道以降

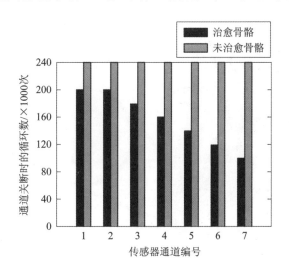

图 4.89　传感器通道关闭时间

序依次关闭。这是治愈情形。对于未治愈情形，所有通道都以相同速率注入，直到存储器全满。

4.7　位于心室内的微型血压能量采集器

前几节介绍的自供电生物压电传感器的实现注重能量采集器件和储能电路的设计，实际上位于系统更前端的压电换能器的创新设计，对于系统性能的提升和应用范围的扩大也具有重要的作用。本节所介绍的微型血压能量采集器就是针对心脏空间和血压动能的特点，设计专门结构的压电换能器的一个范例[4.46]。

人体自身产生机械能的部件除了关节、肌肉之外，还有心脏。心脏的功能是通过周期性地形成血液压力的变化，推动血液向全身器官流动。血压变化的典型峰—峰值分别为 2.6 kPa(20 mmHg) 和 13.2 kPa(100 mmHg)，分别对应于左心室产生的收缩压和右心室产生的舒张压。血压变化的频率即心率与人的活动和形态有关，通常为 1～3 Hz。微型血压能量采集器的作用就是将血压形成的机械能通过压电传感器转换为 DC 电功率，供诸如起搏器这样的心脏植入器件使用。

4.7.1　微波纹管传能结构

微型血压能量采集器(以下简称微采集器)的外形呈圆柱体，直径只有 6 mm，无任何引脚，可以直接插入心脏导管内，如图 4.90 所示。采集器采用柔性封装，一端是可伸缩的波纹管。微采集器将血压的机械能转换为 DC 电功率的过程如图 4.91 所示。血压 P 具有的机械能 $W_{in} = \int P \cdot dV$ (V 为体积)使柔性微采集器的波纹管产生形变。波纹管形变产生的机械能大部分(W_{mecha})被传送给微采集器内的压电传感器以及功率能量转换电路，使之转换为电能 W_{out}，再由功率电子电路变化为电功率，供心脏起搏器使用。波纹管形变产生的另一小部分机械能(W_{elast})用于应对微采集器封装形成的弹性形变，这部分能量并不能转化为电能。

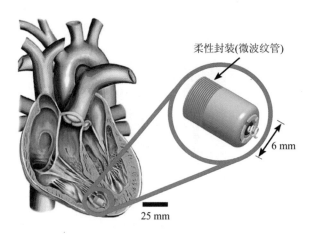

图 4.90　微型血压能量采集器的外形及在心脏中的位置

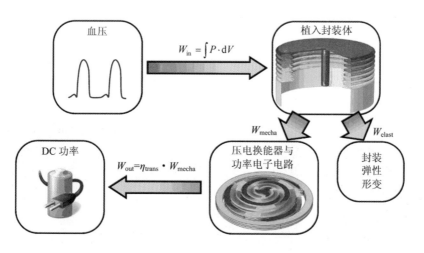

图 4.91　血压机械能转换为 DC 电功率的过程

　　典型的压电换能器基于惯性原理工作，因此都是封装在一个刚性的外壳中。与之不同，微采集器的封装必须在外部压力下产生形变，因此只能采用柔性材料制成。而且，微采集器因工作在心脏导管内，气密性要求极高，故常规的聚合物类柔性材料无法使用。因此，微采集器采用气密性好的金属封装，而通过波纹管这样的专门结构来实现柔性伸缩的要求。

　　微金属波纹管应能传送数百微瓦的机械能量。根据理论计算和数值仿真，可以确定微波纹管的几何尺寸。微波纹管由若干道皱褶构成，管壁极薄，内部结构如图 4.92 所示。在左心室，可实现的活动隔膜的位移为几百微米，在 6 mm 的外径下可获得近 1000 N/m 的刚度，由此决定的波纹管壁的厚度为 10 μm。每道皱褶的深度受微波纹管总体积的限制，为 500 μm。利用现有的电镀和选择性刻蚀工艺技术，可以制作满足此厚度和深度要求的微波纹管[4.47]。

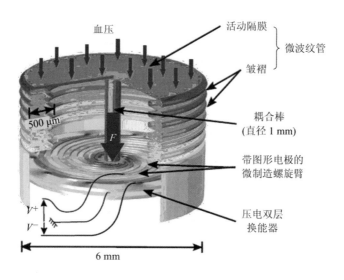

图 4.92　微采集器的内部结构

用电镀和刻蚀工艺制作的微波纹管如图 4.93 所示，平均壁厚为 10 μm，顶部中心点加力后形成的刚度的实测值达到 140 N/m。考虑到微波纹管外形尺寸和材料性能的约束，这个刚度已属高性能了。微波纹管在只有 7 个皱褶的条件下就能维持几百微米的冲程，传递到压电换能器的能量损耗很小，更属不易。活动隔膜也很薄，约为 12 μm，可视为可形变隔膜。系统运行时的总柔韧性实际上是由波纹和隔膜的柔韧性共同决定的，因此进行了固定隔膜条件下的测试，样品产生的刚度为 325 N/m，这可视作纯粹由波纹贡献的刚度。

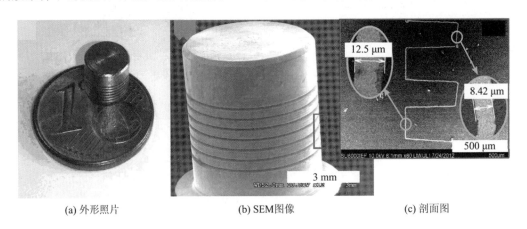

(a) 外形照片　　　　　　(b) SEM图像　　　　　　(c) 剖面图

图 4.93　用电镀与刻蚀工艺制作的微波纹管

令 $W_{\mathrm{mecha}}=0$，当输入能量达到最大允许值 $W_{\mathrm{in, max}}$ 时的 W_{elast} 是柔性封装具有的最大弹性形变能。在线性区间，每 1/4 循环的 $W_{\mathrm{in, max}}$ 可由下式表示：

$$W_{\mathrm{in, max}} = \frac{1}{2} \frac{P^2 S^2}{k} \tag{4.48}$$

式中，P 是峰值压强，S 是隔膜表面积，k 是单个皱褶的刚度。计算表明，在 325 N/m 的刚度下，$W_{\mathrm{in, max}}$ 的值为 350 μJ。

4.7.2　螺旋压电换能器

用 MEMS 技术制作的微型压电换能器一般采用长而薄的矩形悬臂梁结构，目的是降低其刚性。如果微采集器也采用这种压电换能结构，就需要制作几百微米厚的压电薄层，这不仅难以制造，而且也限制了所用压电材料的总量。考虑到微采集器所用的刚性较大的活动隔膜和圆柱体外形，这个问题会更为突出。为此，微采集器采用了一种具有阿基米德形状的螺旋臂压电元件，不仅有效增加了压电悬臂梁的长度，而且适合圆柱体封装外形。

螺旋臂上电极位置与形状的设计，需要考虑沿臂的电压极性的多次变化以及电荷抵消的要求，经有限元模型仿真后确定。为了进一步提升能量转换效率，采用了双层压电晶片，即两个压电材料(PZT)层中间用金属(黄铜)垫片隔开。

传统的长方形压电悬臂梁利用其弯曲来实现换能，压电层的应变分布及其产生电压的极性比较容易预估，但对螺旋式结构而言，虽然螺旋臂相当于等效长度的悬臂梁，但其曲线形状导致了悬臂弯曲顶部的扭曲，从而显著改变了应变曲线，而且诱生的电压在沿螺旋臂的方向上会交替改变正负极性。

利用有限元方法(FEM)可以计算螺旋臂的位移与电压分布，并由此确定电极的图案。图 4.94 是一种最简单的螺旋臂结构，如果在螺旋中点施加 180 mN 的应力(相当于左心室内 6 mm 直径隔膜表面可能获得的最大峰值压力），则 FEM 仿真得到的螺旋壁上产生的压电电势的空间分布如图 4.94(a)所示，悬臂中心线处（图 4.94(a)绿虚线所示位置）的压电电势以及平面外位移随弧长的变化如图 4.94(b)所示。由图 4.94(b)看见，螺旋臂的平面外位移在边缘附近急剧下降，而螺旋臂上产生的压电电压时正时负，极性交替变化达到了 4 次之多，在螺旋中部变化得更快，这是因为在中部附近螺旋的曲率半径更小，扭曲效应更为显著。

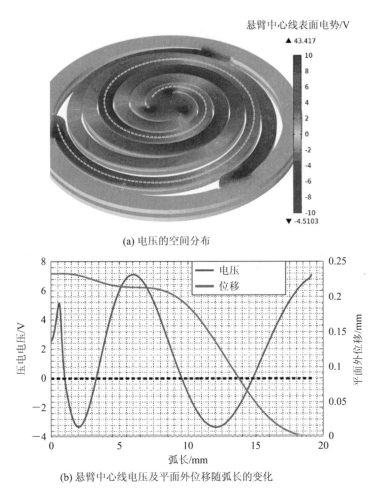

(a) 电压的空间分布

(b) 悬臂中心线电压及平面外位移随弧长的变化

图 4.94　FEM 仿真得到的螺旋压电换能器的电压分布

　　根据 FEM 仿真得到的电压幅度及极性变化，可以确定正负电荷收集电极的最佳图形。图 4.95(a)、(b)分别是电极图形优化前后的 FEM 仿真得到的电压分布，其中褐色为正电压分布，蓝色为负电压分布。将电压的空间分布在整个电极面积内取平均，即可获得通过螺旋换能器获得的正开路电压 $V_{\mathrm{o.c.}}^{+}$ 和负开路电压 $V_{\mathrm{o.c.}}^{-}$ 的值。

　　减少在低应变位置处的电极表面积，虽然使收集的电荷量有所减少，但电容值也显著下降，从而使平均电压增加，因此可有效增加输出功率。相对于图 4.95(a)而言，图 4.95(b)的低应变面积已不被电极所覆盖。图 4.95(c)是根据优化的电极图形制作的实验样品版图，包括测试使用的电极外接压焊引脚。

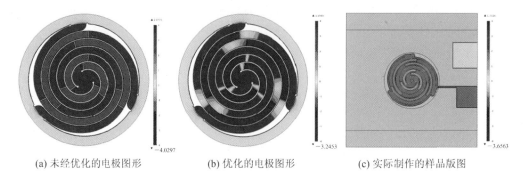

(a) 未经优化的电极图形   (b) 优化的电极图形   (c) 实际制作的样品版图

图 4.95　电极上产生的电压分布

为了得到输出功率，除了开路电压之外，还要知道短路电荷的值，因为输出功率等于开路电压与短路电荷的积。先通过数值仿真得到螺旋臂表面正负电荷的密度分布，然后对所有电极面积求积分，即可得到短路电荷 $Q_{\mathrm{s.c.}}^{+}$ 和 $Q_{\mathrm{s.c.}}^{-}$ 的值。如果压电效应激发频率比螺旋臂的谐振频率低几个数量级，则压力的变化可以视为准静态的。如果螺旋臂在准静态 AC 压力下被激发，而且连接到阻抗最佳的负载上，则每次压力循环得到的最大输出功率为[4.48]

$$W_{\mathrm{AC}} = \frac{\pi}{2} V_{\mathrm{O.c.}} \hat{Q}_{\mathrm{S.c.}} \tag{4.49}$$

对于典型的双层压电悬臂梁，根据每个压电层的电压极性，顶部和底部的电极可以串联或并联，但螺旋结构并不具有这种自由度。当正电极和负电极具有近似相同的电压时，中介层应接地。在样品每一侧产生相同电压的电极应并联，但在对材料进行初始极化时可以串联[4.49]。

除了制造工艺要求的螺旋臂最小宽度（$100~\mu\mathrm{m}$）之外，螺旋臂的参数（主要是臂数 η_{arms} 和每臂转数 η_{rev}）可以在相当宽的范围内取值，故提供了较大的优化空间。优化目标是使最佳负载阻抗下的输出功率

$$W_{\mathrm{out}} = V_{\mathrm{O.c.}}^{+} Q_{\mathrm{s.c.}}^{+} + V_{\mathrm{O.c.}}^{-} Q_{\mathrm{s.c.}}^{-} \tag{4.50}$$

最大。

在最优负载条件下，假定输入力的峰值为 180 mN，单循环输出功率 W_{out}、平面外位移、换能效率与臂数 η_{arms} 及每臂转数 η_{rev} 的仿真关系分别如图 4.96、图 4.97 和图 4.98 所示，

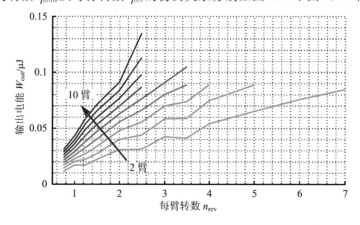

图 4.96　单循环输出功率与螺旋臂参数的仿真关系

其中 $\eta_{arms}=2\sim10$，$\eta_{rev}=0.75\sim7$。仿真时采用的元件尺寸与材料参数值如表 4.14 所列。在图 4.97 中大于 1 mm 的位移可能超出了封装所能承受的范围，换能效率的定义是 $\eta_{trans}=W_{out}/W_{mecha}$。

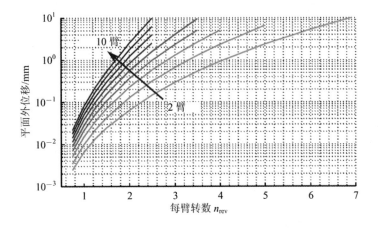

图 4.97　平面外位移与螺旋臂参数的仿真关系

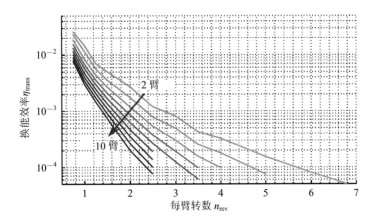

图 4.98　换能效率与螺旋臂参数的仿真关系

表 4.14　数值仿真时采用的元件尺寸与材料参数值

参　　数	数　值	参　　数	数　值
螺旋臂内径	1 mm	PZT 横向泊松比 ν_{31}	0.38
螺旋臂外径	6 mm	PZT 剪切模量 G_{31}	4.2 GPa
压电层(PZT)厚度	130 μm	PZT 横向相对介电常数 ε_{r33T}	2700
中介层(黄铜)厚度	120 μm	PZT 横向耦合系数 d_{31T}	240 pC/N
PZT 平面内弹性模量 E_1	51 GPa	黄铜弹性模量	100 GPa
PZT 平面外弹性模量 E_3	31 Gpa	黄铜泊松比	0.3
PZT 平面内泊松比 ν_{11}	0.30		

由图 4.96～图 4.98 可知，增加悬臂的数目或长度可提升输出功率和平面外位移量，但却会使换能效率降低。前者是因为悬臂数目和长度的增加使更多的机械能进入了系统，后者则是因为悬臂数目和长度的增加导致无作用的极性变化数目增加所致。图 4.99 给出了不同悬臂数目下，换能效率与输出功率的关系，其中输出功率是靠增加转数来改变的。事实上，螺旋参数的设计应在输出功率与允许位移之间寻求平衡。为使输出功率增加，增加臂数比增加臂长更好，这是因为增加臂数减少了扭曲带来的损耗，增加转数则会增加沿臂长的极性变化的数目，而这种变化对于提升输出功率是基本无益的。

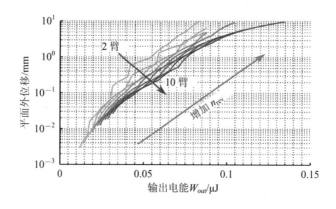

图 4.99　换能效率与输出功率之间的仿真关系

在仿真研究的基础上，最终给出了三种设计的样品：设计♯1——2 臂，每臂 1 转，性能较弱，但结构简单，效率也合理，冲程很短；设计♯2——3 臂，每臂 2 转，更具柔性，可产生更大的功率；设计♯3——10 臂，每臂 1 转，结构复杂，性能类似于♯2，冲程较短。针对这三种设计以及图 4.95(a)、(b)、(c)三种电极图形，仿真得到的换能器产生电压和输出功率的数值如表 4.15 所示，共有九种类型。可见，负极性部分对总输出功率的贡献很小，不到 15%，因此可以不将负电极部分引出，这样既可以使正电极的连接更为容易，而且减少了不重要的互连所占空间对性能的影响。从表 4.15 还可看出，图 4.95(c)的性能远不如图 4.95(a)和(b)，这是因为连接焊盘的存在大大增加了电容的面积，在更大面积下平均求得的电压将更小。

表 4.15　不同设计样品的开路电压和输出功率的仿真值

设计	$V_{o.c.}^{+}/V$	$V_{o.c.}^{-}/V$	$V_{o.c.}^{+}Q_{s.c.}^{+}/nJ$	$V_{o.c.}^{-}Q_{s.c.}^{-}/nJ$
♯1(a)	2.07	−0.65	21.4	0.88
♯1(b)	2.33	−0.66	22.8	0.82
♯1(c)	0.88	−0.58	7.3	—
♯2(a)	3.01	−1.55	43.2	7.02
♯2(b)	3.26	−1.74	45.7	7.21
♯2(c)	1.45	−0.67	19.9	—
♯3(a)	3.16	−1.62	46.2	8.50
♯3(b)	3.56	−1.90	47.0	8.91
♯3(c)	1.67	−1.52	24.3	—

双压电层螺旋结构的压电换能器的制造工艺如图 4.100 所示。压电层采用 PZT-5H 材料，尺寸为 $2 \times 130\ \mu m$；中介层采用黄铜，厚度为 $120\ \mu m$；顶部和底部的金属化层采用镍。所有压电层沿垂直方向极化，以便实现并联应用。用飞秒激光器微加工技术[4.50] 制作贯穿所有层的通孔，以形成螺旋悬臂（参见图 4.95(b)）。通孔总长度达到 $380\ \mu m$，顶部孔径约为 $50\ \mu m$，底部孔径约为 $30\ \mu m$，形成的悬臂呈上窄下宽的蜡烛形结构，这在一定程度上削弱了悬臂上部的性能，特别是在窄臂宽的情况下。淀积镍后用较弱的飞秒激光器（刻蚀宽度小于 $20\ \mu m$）做第二次激光刻蚀，形成电极图形和导线。飞秒激光刻蚀属于低温工艺，有利于减少热效应对压电极化的不利影响。三种设计方案制作出的螺旋悬臂及电极图形的光学图像如图 4.101 所示。

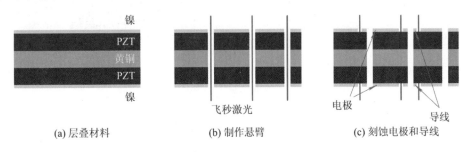

(a) 层叠材料　　　　　(b) 制作悬臂　　　　　(c) 刻蚀电极和导线

图 4.100　螺旋压电换能器的制造工艺

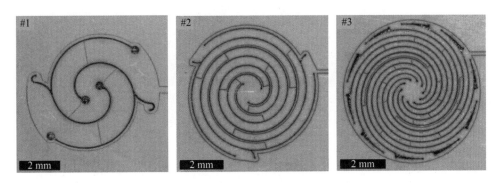

图 4.101　三种设计方案制作出的螺旋悬臂及电极图形的光学图像

4.7.3　实测验证及改进方向

将制作出的样品加以 AC1.5 Hz 180 mN 峰值的压力，相当于在 6 mm 直径表面的左心室压力。如果忽略封装刚性导致的输入能量损失（W_{elast}），所获得的每循环能量密度随负载电阻的变化如图 4.102 所示，其中包括三种设计样品的实测值和 FEM 仿真值，负载电阻在 100 kΩ～1000 MΩ 范围内变化。对于 10 臂♯3 样品，因为窄臂宽和蜡烛效应的共同作用，顶部的性能很差，因此只连接了底部的电极，相当于垂直方向只有总体积的一半在起作用，电容近似除以 2。图 4.102 表明，实验结果与仿真结果一致。理论上，AC 激励下输出功率 W_{out} 与负载电阻 R 的关系可以表示为[4.48]

$$W_{\text{out}} = \frac{R V_{\text{O.C.}}^2}{2f\left(R^2 + \dfrac{V_{\text{O.C.}}^2}{4\pi^2 f^2 Q_{\text{S.C.}}^2}\right)} \tag{4.51}$$

式中，f 是激发频率。

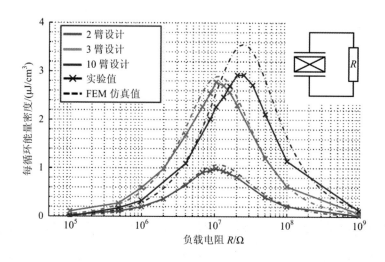

图 4.102 每循环能量密度随负载电阻的变化

实测结果与仿真数据的全面比较如表 4.16 所示，包括零压力下的电容 C_F、短路刚度 $k_{s.c.}$、开路电压 $V_{o.c.}$ 和短路电荷 $Q_{s.c.}$。这四个参数足以建立一个完整的集总模型，来表征线性区的压电换能器的性能[4.48]。表 4.16 数据表明，实测值与理论值的总体偏差在 10% 以内，更多的是在 5% 以内。

表 4.16　螺旋换能器的实测值与仿真值的对照

	C_F/nF	$k_{s.c.}/(\text{N/m})$	$V_{o.c.}/\text{V}$	$Q_{s.c.}/\text{nC}$
设计#1				
仿真	9.45	18 940	0.879	8.31
实测范围	8.7~10	17 000~21 600	0.81~1.1	8.2~11
实测平均	9.1	18 800	0.93	9.35
实测方差	0.416	1550	0.109	0.989
样品数	7	7	7	7
设计#2				
仿真	9.50	1398	1.45	13.7
实测范围	7.4~8.2	1100~1500	1.1~1.58	10.6~16.2
实测平均	7.95	1310	1.39	13.3
实测方差	0.33	164	0.17	1.85
样品数	6	6	6	6
设计#3				
仿真	4.33	2250	1.67	7.26
实测范围	4.3~4.4	1770~2600	1.45~1.64	6.7~9
实测平均	4.34	2100	1.51	7.44
实测方差	0.055	310	0.079	1.01
样品数	5	5	5	5

进一步提高微型血压能量采集器输出功率的途径体现在两个方面。一是采用更先进的压电材料(如微晶材料),可以制作更薄、耦合更强的压电层,从而减少对长而弯曲的螺旋臂的需求,有利于降低因扭曲和多次极性变化导致的能量损耗。二是采用更高效的功率管理电路,如同步开关采集、同步电荷提取、有源方法等,可提升输出功率,提升倍数可由表4.17所列公式估算,其中γ和η是相应电路的效率。图4.103给出了AC激励下不同电路输出功率改善的具体数值,可见改进的倍数达到了5～10倍甚至更高。

表 4.17　压电传感接口电路输出功率的计算公式

电　　路	每循环输出功率计算公式
标准 AC	$\dfrac{\pi}{2}Q_{s.c.}V_{o.c.}$
标准 DC	$Q_{s.c.}V_{o.c.}$
纯开关	$2Q_{s.c.}V_{o.c.}$
基于电感的同步开关采集(SSHI)[4.51]	$\dfrac{2}{1-\gamma}Q_{s.c.}V_{o.c.}$
同步电荷提取(SECE)[4.52]	$4Q_{s.c.}V_{o.c.}$
有源方法[4.48]	$\dfrac{4\eta^3}{1-\eta^2}Q_{s.c.}V_{o.c.}$

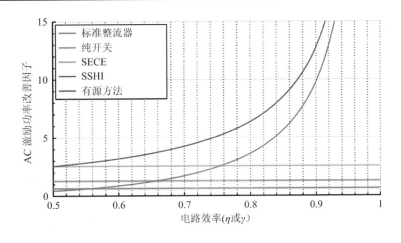

图 4.103　压电传感接口电路输出功率改善效果

与基于惯性的传统压电能量采集器相比,这里提出的微血压能量采集器在非谐振模式下工作,因此不受心率变化的影响,而且更容易实现微制造。传统的压电能量采集器因要保证几十赫兹的谐振频率,其体积几乎无法减小。不过,微采集器也有诸多问题需要研究,如柔性封装的机械可靠性、生物兼容性与气密性之间的权衡等。这里采用的用原子层淀积(ALD, Atomic Layer Deposition)方法制备的镍电极能够承受反复的循环冲击,但生物兼容性有待考证。一种改进方案是用生物兼容性更好且能电镀的金属(如钯)来取代镍。微波纹管的几何尺寸(主要是皱褶数和皱褶深度)也可以进一步优化,以便减少其弹性形变所消耗的能量。最后,大气压力的变化与血压的变化为相同数量级,也会施加在微波纹管上,因此它对微采集器的影响也需加以研究。

4.8 总结与展望

压电换能器与浮栅注入器的巧妙结合,为人体运动器官力学性质的自供电长期、连续、自主监测提供了有效而且目前看来是唯一的一种途径,也为半导体集成技术的进步提供了新的动力。压电换能器需要进一步验证生物兼容性(尤其是 PZT 元件),利用 MEMS 微制造技术可缩小尺寸,利用柔性封装技术可改善在人体不同部位的可植入性。浮栅注入电路以微功耗化和线性化为发展目标,需进一步提升压电监测的灵敏度、精度和动态范围。包括应变传感、能量获取、信息存储和数据读出在内的完整压电传感系统,需利用更先进的芯片集成技术来实现微型化。目前生物压电传感 IC 普遍采用的 $0.5~\mu m$ CMOS 工艺可能会向亚 100 nm 工艺转化。不过,工艺的精细化带来的新的技术问题也有待研究,例如热电子注入变为隧穿注入,低的工作电压和大的静态漏电流对于压电传感器动态范围和功耗的影响等。

尽管研究者已经通过诸如骨折愈合监测这样的体外模拟试验来验证自供电生物压电传感器的有效性和适用性,但仍然没有一例自供电生物压电传感器进入人体临床试验。因此,在下一阶段,需要技术开发者与临床医生携手合作,来推动这一技术的体内试验和临床试用。考虑到人体运动器官在空间上是三维不均匀的,因此需要多传感器的三维布局才能实现更有效的监测。自供电压电传感不仅能应用于人体或其他生物体,而且能够用于地震预报、城建工程和国防军事等其他场合。无论如何,在这个领域内,微电子学、材料科学与生物医学的结合研究和拓展应用有非常大的空间值得探索。

参 考 文 献

[4.1] Yakovlelv A, Kim S, Poon A. Implantable biomedical devices: Wireless powering and communication. IEEE Commun. Mag., 2012, 50(4): 152 - 159.

[4.2] McGee M A, et al. Implant retrieval studies of the wear and loosening of prosthetic joints: A review. Wear, 2000, 241(2): 158 - 165(8).

[4.3] Sharkey P F, et al. Why are total knee arthroplasties failing today? Clinical Orthopaedics & Related Research, 2002, 404(11): 7 - 13.

[4.4] Borchani W, Aono K, Lajnef N, et al. Monitoring of post-operative bone healing using smart trauma-fixation device with integrated self-powered piezo-floating-gate sensors. IEEE Trans. Biomed. Eng., 2016, 63(7): 1463 - 1472.

[4.5] Loh K J, Lynch J P, Kotov N A. Conformable single-walled carbon nanotube thin film strain sensors for structural monitoring. Proceedings of the 5th International Workshop on Structural Health Monitoring, Stanford, CA, MSA, 2005(9): 12 - 14.

[4.6] Downing S D, Socie D F. Simple rainflow counting algorithms. International Journal of Fatigue, 1982, 4(1): 31 - 40.

[4.7] Gautschi G. Piezoelectric sensorics. Springer Berlin, Heidelberg, New York, 2002

[4.8] Ko W H. Piezoelectric energy converter for electronic implants. MS Patent 3456134, 1969.

[4.9] Häsler E, Stein L, Harbauer G. Implantable physiological power supply with PVDF film ferroelectrics, 1984, 60: 277 – 282.

[4.10] Paradiso J, Kymissis J, Kendall C. Gershenfeld N: Parasitic power harvesting in shoes. IEEE Int Sym Wrbl Co 1998, 24: 132 – 139.

[4.11] Bergmann G, Deuretzbacher G, Heller M, et al. A. Rohlmann, J. Strauss, and G. N. Duda, Hip contact forces and gait patterns from routine activities. J. Biomech. , 2001, 34(7): 859 – 871.

[4.12] Ramsay M J, Clark W W. Piezoelectric energy harvesting for bio-MEMS applications. Proceeding of the Smart Structures and Materials (SPIE). Newport Beach, CA, USA, 2001: 429 – 438.

[4.13] Platt S R, Farritor S, Garvin K, et al. The use of piezoelectric ceramics for electric power generation within orthopedic implants. IEEE ASME Trans Mechatron, 2005, 10(4): 455 – 461.

[4.14] Hong C, Chen J, Chun Z, et al. Power Harvesting with PZT ceramics. New Orleans: The Int. IEEE Symposium on Circuits and Systems (ISCAS), 2007: 557 – 560.

[4.15] Shaban A, Manuel G, Chafiaa H, et al. Self-powered instrumented knee implant for early detection of postoperative complications. Proceeding of the 32nd Annual International Conference of the IEEE (EMBS). Buenos Aires, Argentina, 2010: 5121 – 5124.

[4.16] Chakrabartty S, Lajnef N. Infrasonic power-harvesting and nanowatt self-powered sensors. Proc. IEEE Int. Symp. Circuits and Systems, 2009: 157 – 160.

[4.17] Elvin N, Elvin A, Choi D H. A self-powered damage detection sensor. Journal of Strain Analysis for Engineering Design, 2003, 38(2): 115 – 125.

[4.18] Zhang W, SμHr J, Koratkar N. Carbon nanotube/polycarbonate composites as multifunctional strain sensors. Journal of Nanoscience and Nanotechnology, 2006, 6(4): 946 – 960.

[4.19] Lajnef N, Elvin N G, Chakrabartty S. A piezo-powered floating gate sensor array for long-term fatigue monitoring in biomechanical implants. IEEE Trans. Biomed. Circuits Syst. , 2008, 2(3): 164 – 172.

[4.20] Fangetal B, et al. Feasibility of B-mode diagnostic ultrasound energy transfer and telemetry to a cm^2 sized deep-tissue implant. Proc. IEEE Symp. Circuits Syst. , Lisbon, Portugal, 2015(5): 782 – 785.

[4.21] Vittoz E, Fellrath J. CMOS analog integrated circuits based on weak inversion operation. IEEE J. Solid-State Circuits, 1977, 12(3): 224 – 231.

[4.22] Zhou L, Abraham A C, Tang S Y, et al. A 5 nW quasi-linear CMOS hot-electron injector for self-powered monitoring of biomechanical strain variations. IEEE Trans. Biomedical Circuits and Systems, 2016, 10(6): 1143 – 1151.

[4.23] Huang C, Lajnef N, Chakrabartty S. Calibration and characterization of self-powered floating-gate usage monitor with single electron per second operational limit. IEEE Trans. Circuits Syst. I, Reg. Papers, 2010, 57(3): 556 – 567.

[4.24] Huang C, Sarkar P, Chakrabartty S. Rail-to-rail, linear hot-electron injection programming of floating-gate voltage bias generators at 13-bit resolution. IEEE J. Solid-State Circuits, 2011, 46 (11): 2685 – 2692.

[4.25] Rincon-Mora G A. Voltage References: From Diodes to Precision High-Order Bandgap Circuits. New York: John Wiley, 2001.

[4.26] Lajnef N, Chakrabartty S, Elvin N, et al. Piezo-powered floating gate injector for self-powered fatigue monitoring in biomechanical implants. IEEE Symposium on Circuits and Systems (ISCAS' 2007), New Orleans, 2007.

[4.27] Rahimi K, Diorio C, Hernandez C, et al. A simulation model for floating-gate MOS synapse transistors. Proc. IEEE Int. Symp. Circuits Syst. (ISCAS), Phoenix, AZ, 2002(5): 532 – 535.

[4.28] Chakrabartty S, Cauwenberghs G. Fixed-current method for programming large floating-gate arrays. Proc. IEEE Int. Symp. Circuits Syst. (ISCAS), 2005(7): 34 – 39.

[4.29] Bandyopadhyay A, Serrano G J, Hasler P. Adaptive algorithm using hot-electron injection for programming analog computational memory elements within 0.2% of accuracy over 3.5 decades. IEEE J. Solid-State Circuits, 2006, 41(9): 2107 – 2114.

[4.30] Basu A, Hasler P E. A fully integrated architecture for fast and accurate programming of floating gates over six decades of current. IEEE Trans. Very Large Scale Integr. (VLSI) Syst., 2011, 19 (6): 953 – 962.

[4.31] Kinoshita S, Morie T, Nagata M, et al. A PWM analog memory programming circuit for floating-gate MOSFETs with 75-μs programming time and 11-bit updating resolution. IEEE J. Solid-State Circuits, 2001, 36(8): 1286 – 1290.

[4.32] Wong Y L, Cohen M H, Abshire P A. A floating-gate comparator with automatic offset adaptation for 10-bit data conversion. IEEE Trans. Circuits Syst. I, Reg. Papers, 2005, 52(7): 1316 – 1326.

[4.33] Elvin N, Lajnef N, Elvin A. Feasibility of structural monitoring with vibration powered sensors. Smart Mater. Struct., 2006, 15(4): 977 – 986.

[4.34] Huang C, Chakrabartty S. An asynchronous analog self-powered cmos sensor-data-logger with a 13.56 MHz rf programming interface. IEEE J. Solid-State Circuits, 2012, 47(2): 476 – 489.

[4.35] Hu Y, Huang L, Rieutort-Louis W S, et al. A self-powered system for large-scale strain sensing by combining CMOS ics with large-area electronics. IEEE J. Solid-State Circuits, 2014, 49(4): 838 – 850.

[4.36] Vittoz E, Fellrath J. CMOS analog integrated circuits based on weak inversion operations. IEEE J. Solid-State Circuits, 1977, 12(3): 224 – 231.

[4.37] EPC™ Radio-Frequency Identity Protocols Class-1 Generation-2 UHF RFID Protocol for Communications at 860 MHz – 960 MHz, EPCglobal Inc., 2005.

[4.38] Yan N, Min H. A high efficiency all-PMOS charge pump for low voltage operations. Proc. IEEE Asian Solid-State Circuits Conf., Hsinchu, Taiwan, 2005(11): 361 – 364.

[4.39] Cho S, Yun C B, Lynch J P, et al. Smart wireless sensor technology for structural health monitoring of civil structures. KSSC Int. J. Steel Structures, 2008, 8(4): 267 – 275.

[4.40] Glinkowski W, Gorecki A. Clinical experiences with ultrasonometric measurement of fracture healing, Technol. Health Care, 2006, 14: 321 – 333.

[4.41] Kumaravel S, Sundaram S. Monitoring of fracture healing by electrical conduction: A new diagnostic procedure. Indian J. Orthop., 2012, 46(4): 384 – 390.

[4.42] Claes L, et al. Monitoring and healing analysis of 100 tibial shaft fractures. Langenbecks Arch. Surg., 2002, 387: 146 – 152.

[4.43] Borchani W, et al. Monitoring of postoperative bone healing using smart trauma-fixation device with integrated self-powered piezo-floating-gate sensors. IEEE Trans. Biomedical Engineering, 2016, 63(7): 1463 – 1472.

[4.44] Doornink J, et al. Far cortical locking enables flexible fixation with periarticular locking plates. J. Orthop. Trauma, 2011, 25(2): S29 – S34.

[4.45] Bergmann G, et al. Hip contact forces and gait patterns from routine activities. J. Biomech.,

2001, 34(7): 859 - 871.

[4.46] Deterre M, Lefeuvre E, Zhu Yanan, et al. Micro blood pressure energy harvester for intracardiac pacemaker. J. Microelectromechanical systems, 2014, 23(3): 651 - 660.

[4.47] Deterre M, Lefeuvre E, Zhu Y, et al. Micromachined piezoelectric spirals and ultra-compliant packaging for blood pressure energy harvesters powering medical implants. Proc. IEEE MEMS Conf. , 2013(1): 249 - 252.

[4.48] Deterre M, Lefeuvre E, Dufour-Gergam E. An active piezoelectric energy extraction method for pressure energy harvesting. Smart Mater. Struct. , 2012, 21(8): 085004 - 1 - 085004 - 9.

[4.49] Aktakka E E, Kim H, Najafi K. Energy scavenging from insect flight. J. Micromech. Microeng. , 2011, 21(9): 095016 - 1 - 095016 - 11.

[4.50] Galchev T, Aktakka E, Najafi K. A piezoelectric parametric frequency increased generator for harvesting low-frequency vibrations. J. Microelectromech. Syst. , 2012, 21(6): 1311 - 1320.

[4.51] Guyomar D, Badel A, Lefeuvre E, et al. Toward energy harvesting using active materials and conversion improvement by nonlinear processing. IEEE Trans. Ultrason. Ferroelectr. Freq. Control, 2005, 52(4): 584 - 595.

[4.52] Lefeuvre E, Badel A, Richard C, et al. Piezoelectric energy harvesting device optimization by synchronous electric charge extraction. J. Intell. Mater. Syst. Struct. , 2005, 16(10): 865 - 876.

第5章 人体固态微探针

作为人体或动物体与外部系统之间的接口，固态微探针在生物医疗微系统中的地位非常重要。根据内部有无空腔以及是否传递电信号，固态微探针可分为空心微探针（microneedle）和神经电极（probe 或 electrode，也叫神经探针）两大类型。空心微探针主要用于透过皮肤给人体输运药物和注射疫苗，或者从人体中提取血液或其他体液；神经电极主要用于记录或施加神经电信号，用于脑电监测、神经电刺激治疗或者神经假体。本章也相应地分为两大部分：前一部分介绍空心微探针，涉及材料与制备（5.1节）和改进与验证（5.2节）；后一部分介绍神经电极，包括神经电极的作用与类型（5.3节）、硅基有源神经探针的设计与验证（5.4节）和新型功能材料在神经电极中的应用（5.4节）。

5.1 空心微探针之材料与制备

5.1.1 概述

目前临床使用的医用探针（注射器）常用金属制作，主要用于皮肤内给药和采血。这种探针至少有两个缺点：一是插入时接触到皮下的神经末梢，会引起疼痛，有时会引发感染；二是尺寸过大，无法与近年来发展的小型化医疗器械（如微流泵）配合使用。从20世纪90年代起，空心微探针（以下简称微探针）发展迅速，作为一种穿过皮肤的人工通道和微创接口，可用于皮肤内给药或者检测人体内的生化信息，实现了无痛插入和高效传输，也可与微流体等微器械相结合，为发展自主和自动医疗设备创造条件。

人体给药有口服、黏膜吸收和皮下注射三种方法，其中皮下注射最为有效，但用于传输蛋白质、疫苗、基因和抗体药物等大分子化合物时也面临困难。改进方案分为被动法和物理法，被动法是利用化学穿透增强剂和热动力控制来提高药物对皮肤的渗透性，物理法则是利用超声波、离子透析、电穿孔和微探针等方法来提高药物对皮肤的渗透性，其中微探针方法被认为是最有效的方法之一。

人体皮肤的剖面结构如图 5.1(a)所示，由表皮、真皮和皮下组织三层构成。表皮通常厚 $50\sim100~\mu m$，神经末梢非常少，故探针插入表皮时几乎没有痛觉。表皮的最外层是角质层，用于身体对外部环境的保护，基本上是由紧密堆积在一起的平坦死皮构成的，每月自我更新。在人体上部的多数位置，角质层的厚度为 $5\sim20~\mu m$，但在诸如手掌这样与外界频繁接触的部位也可能很厚。真皮位于表皮之下，具有许多神经末梢以及血管的终端，厚度为 $600\sim3000~\mu m$。皮下组织以脂肪为主，位于真皮之下。

微探针通常的插入位置如图 5.1(b)所示。注入药物时，探针插入较浅，只需穿透角质层，将药物注入表皮细胞间液中，依赖于对真皮毛细管床的扩散被吸收进血流，然后传到

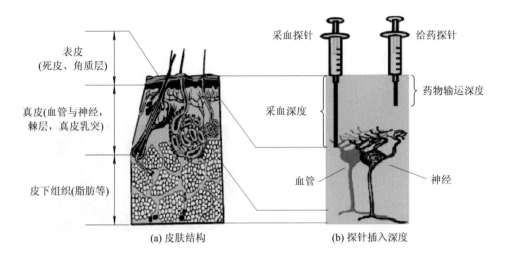

图 5.1　人体皮肤与探针

整个人体，因此不会引起疼痛和出血。采血时，探针插入较深，可能接触到神经末梢，会引起轻度的疼痛和创伤。显然，探针的插入面积越小，引起的疼痛和创伤越小，引起感染的可能性越低，因此用微探针取代传统探针，更容易实现无痛和微创。不过，探针插入面积过小，会导致单位时间内的输送效率降低，这可以利用微探针阵列的方法来解决。表皮的细胞间液包含许多重要的生物分子(如血液中的葡萄糖成分)，因此微探针也能作为微创部件，探测人体的这些化合物。

微探针的基本结构如图 5.2 所示，它由探针杆(也称探针枝)和探针基座两部分构成。探针杆具有很高的纵横比(如 10∶1)，内部有传输化合物的空腔。与平头探针相比，尖头探针插入皮肤时需要的外力更小，引起的皮肤创伤更小，因此探针的头部多呈尖锥状，可以呈圆锥体或类金字塔形。单个微探针的尺度比传统医用探针要小得多。对于药物输运应用，为保证无痛，探针深度应在表皮范围以内，探针杆的长度一般为 $100\sim400~\mu m$；对于采血应用，探针需到达血管末梢，长度一般为 $700\sim1000~\mu m$。探针杆的宽度一般为 $10\sim250~\mu m$，空腔口径为 $8\sim200~\mu m$。

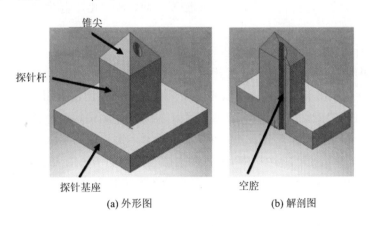

图 5.2　微探针的基本结构

为了扩大输运效率，微探针通常采用阵列的方式。探针头尖部使用的材料要有足够的强度，以防插入时断裂。考虑到穿透时皮肤的形变，探针杆应比要穿透的皮肤厚度长，同时其插入深度也要能精心控制，比如药物输运时只穿过角质层，而不进入表皮。对于足够密的探针阵列，探针体应利用"钉床"效应均匀地压在皮肤上。图 5.3 给出了利用微探针阵列给皮肤输送药物的示意图，并与传统的注射器进行了比较。

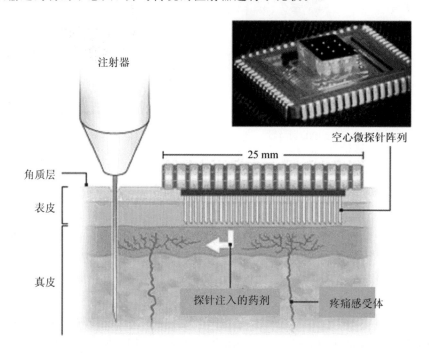

图 5.3　微探针阵列透皮注射药物的示意图

微探针技术在未来的应用空间很大。在药物输运方面，除了输入药物之外，还可以透过皮肤向人体输送核苷酸、去氨加压素、DNA、疫苗、胰岛素和人体生长激素等。传统单探针的传输效率受皮肤单位面积吸收能力的限制，所以高密度、大规模的探针阵列可实现更快、更多、更有效率的药物注入。在生物传感方面，可以用于测量皮下流体中的葡萄糖浓度等。

目前微探针的活体试验绝大部分以动物为对象，但人体临床试验已有报道。例如，文献[5.1] 以烟酸甲酯为样品，研究了微探针用于人体药物传输的有效性。烟酸甲酯是一种血管扩张剂，会导致血液流速的增加。激光多普勒血流灌注监测器被用于记录病人毛细血管中血流速度随时间的变化。对 11 位志愿者前臂掌侧逐一测试，先通过对称微探针注入药物，然后通过尖头微探针注入。注入后身体反应很快，尖头探针注入的响应时间大约是对称微探针注入的 10 倍。通过尖头探针注入的血流速度增加了 8 倍，通过对称探针注入的血流速度增加值约为尖头探针的 2.5 倍。参与试验的所有志愿者都称注射时感觉到了压力，但并无痛感。

目前制作微探针使用的材料主要是硅、金属和聚合物。金属微探针是传统医用探针微细化和阵列化的产物；硅微探针的发展最为迅速，这是因为硅的机械性能和电性能良好，生物兼容性优于金属，而且可利用成熟的硅集成电路精细加工工艺以及硅基 MEMS 技术；聚合物制备成本最低，可以制作结构更为复杂的三维立体探针。

5.1.2 金属微探针

金属微探针通常是在可全部或部分溶解的非金属基底上电镀一层金属来制作的。一种方法是通过在光固化聚合物 SU-8 上电镀镍来制作微探针[5.2]。SU-8 是一种光刻胶，可以通过甩胶的方法涂覆，在紫外光（UV，Untraviolet）照射下固化，利用光掩膜来定义固化区域，通过显影将未固化区域的 SU-8 除去。在 SU-8 基底上制作金属微探针的基本工艺流程如下（参见图 5.4）：将 200 μm 厚的 SU-8 涂覆在玻璃衬底上；通过第一次 UV 曝光定义探针的基座；通过透过玻璃的第二次 UV 曝光定义探针柱的锥状外形，柱高 30～50 μm；经显影和去胶，去除未曝光的 SU-8，形成金属探针的 SU-8 模体；在 SU-8 表面先溅射一层 Cr-Cu 种子层，然后电镀一层镍；再次涂覆 SU-8，充满整个探针；软烘烤后，用机械抛光形成金属探针的空腔开口；最后用 O_2/CF_6 等离子体和显影除去电镀层外的所有 SU-8，形成空心金属探针。用此工艺制作的金属微探针的典型长度为 200 μm 或 400 μm，直径为 60～200 μm，壁厚为 10 μm 或 20 μm。

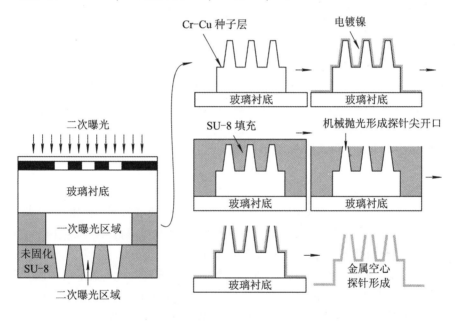

图 5.4　紫外曝光在 SU-8 上电镀镍制作金属微探针

另一种方法是用 500 μm 厚的聚酯薄膜取代 SU-8 作为中间掩膜材料[5.3]。利用准分子激光器在薄膜中钻孔，钻孔时越往孔的中心激光能量越高，从而形成一个锥形孔，如图 5.5(a)所示。电镀种子层为 35 nm 钛/650 nm 铜/35 nm 钛，镀镍层的厚度为 2～20 μm，电镀速率为 10 μm/h。镀镍后，聚酯薄膜在腐蚀性液体中浸泡 20 分钟后化解。此法制备的金属微探针的直径为 50～400 μm，长度为 50～1000 μm，壁厚为 2～20 μm。图 5.5(b)是最终制备完成的微探针阵列 SEM 照片，下方有一个传统的皮下注射探针作为比较。

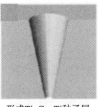
在聚酯薄膜中钻孔

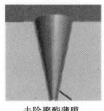
电镀镍

形成Ti-Cu-Ti种子层

去除聚酯薄膜

镀镍

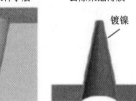

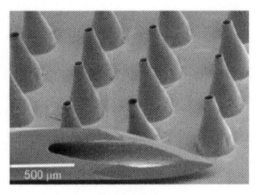
500 μm

(a) 制备过程示意图　　　　　　　　　　　(b) 微探针阵列

图 5.5　用激光钻孔在聚酯薄膜上电镀镍制作金属微探针

在上述两种方法中，SU-8 法的工艺更易于控制，适用于批量生产，而激光整形聚酯薄膜工艺很费时间，但在定义探针形状方面的灵活度更高。

5.1.3　硅微探针

硅空心微探针的优势体现在三个方面：一是硅具有良好的机械性能，生物兼容性虽然不如聚合物，但优于金属；二是利用目前已经相当成熟的硅集成电路制造技术以及发展迅速的硅基 MEMS 技术来制造微探针，容易实现高精细化和高密度的探针阵列，并有利于微探针的大批量生产和低成本制造；三是易与硅基的新型生物医疗元件（如纳米传感器和微流体元件）集成，构成生物医疗微系统。目前实现的硅微探针的尖头尺寸已小于 0.1 μm，每平方厘米的探针数已超过 2000 个，探针高度为 200～700 μm。

在硅微探针的制备技术中，探针的空腔常用深反应离子刻蚀（DRIE, Deep Reactive Ion Etching）制作，探针的外形多用各向异性的湿法腐蚀或者机械切割的方法来实现。在微电子器件工艺中，DRIE 常用于制作三维的硅立体结构，如制备功率器件所需的深隔离槽以及 3D 集成电路所需的硅通孔（TSV, Through-Silicon-Via）。

用两次 DRIE 工艺制备硅微探针阵列的一个例子见图 5.6[5.4]，其中第一次 DRIE 用于形成探针内孔，第二次 DRIE 用于形成探针外壁。制备内孔时，去除 CF_x 和刻蚀硅所用的等离子体功率分别为 2 kW/36 W 和 2.2 kW/36 W（线圈功率/高频功率），硅的刻蚀速率约为 7.5 μm/min。制备外壁时，淀积 CF_x 和刻蚀硅所用功率分别为 2.6 kW/60 W 和 2.8 kW/60 W，硅的刻蚀速率约为 8～10 μm/min。制作完成的硅微探针阵列的扫描电子显微镜（SEM）照片见图 5.7，内径为 75～150 μm，柱高为 700～1000 μm。DRIE 设备使用的是 SPTS Pegasus 系统，允许的最高刻蚀速率可达 30 μm/min，刻蚀侧墙的不均匀度小于 20 nm，刻蚀硅晶圆的尺寸可达 200 mm。

为了改善硅微探针的生物兼容性，可以在硅微探针表面涂覆生物兼容性更好的贵金属或聚合物。图 5.8 给出的硅微探针表面先用溅射法淀积了 500 nm 厚的 Ti，然后用电镀法淀积了 1 μm 厚的 Au[5.5]。探针的高度为 210 μm，内径为 80 μm，外径为 160 μm，间距为 500 μm。

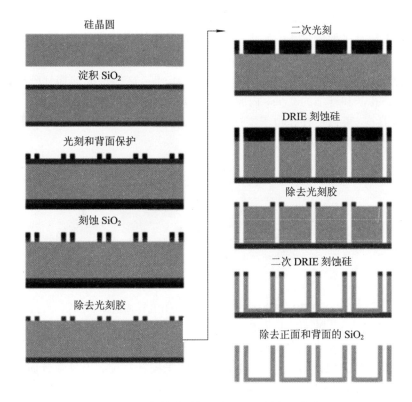

图 5.6　硅微探针阵列的二次 DRIE 制备工艺流程

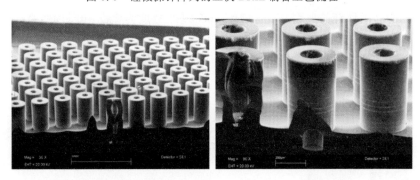

（a）1 mm 尺度　　　　　　　　（b）200 μm 尺度

图 5.7　两次 DRIE 工艺制备的硅微探针阵列 SEM 照片

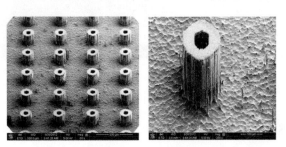

图 5.8　表面有 Au/Ti 镀层的硅微探针

为了便于插入以及减少组织创伤，要求制作具有尖锐头部的微探针。由于 DRIE 各向同性的特点，无法直接形成尖头，为此常追加各向异性的湿法腐蚀工艺（如 KOH 腐蚀）来制作探针尖。例如，用 DRIE 从 500 μm 厚的硅晶圆背面刻蚀出 40 μm 宽的圆孔，然后用正面的光刻掩膜以及各向异性的湿法腐蚀来形成孔尖[5.6]，这样形成的探针阵列如图 5.9 所示，它具有宽的孔基和纤细的孔尖，内腔直径为 40 μm，典型高度为 200 μm。通过改变圆环光刻掩膜的中心，可以使开孔位于探针的中心（见图 5.9(a)）或者偏离探针中心（图 5.9(b)），偏离量可设计为 5~20 μm。

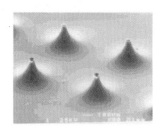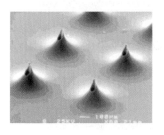

（a）开孔位于探针中心　　（b）开孔偏离探针中心

图 5.9　联合应用 DRIE 和各向异性湿法腐蚀制备的微探针阵列

采用双掩膜工艺来制造硅微探针阵列的方法如图 5.10 所示，具体工艺步骤是：用晶圆正面的 DRIE 刻蚀形成探针内腔，其刻蚀深度对应于探针高度；用晶圆背面的 DRIE 刻蚀来形成宽的内腔开口；在包括空腔壁的所有表面淀积 Si_3N_4 钝化层；在晶圆正面的水平表面上除去钝化层；用 KOH 刻蚀湿法腐蚀正表面，形成倾斜{111}面；用 HF 除去氮化硅层。此法制作的硅微探针的典型高度为 350 μm，基座宽度为 250 μm，内腔直径为 70 μm。

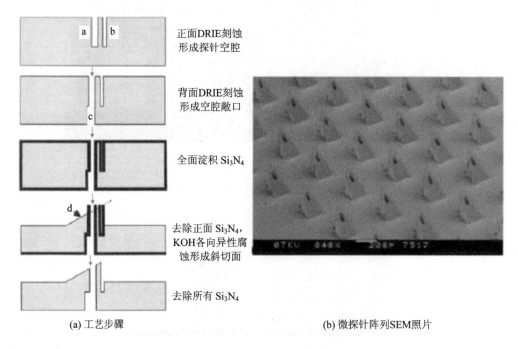

（a）工艺步骤　　　　　　　　　　　（b）微探针阵列SEM照片

图 5.10　双掩膜工艺制备硅微探针阵列

5.1.4　聚合物微探针

与硅和金属相比，聚合物的生物兼容性好，甚至可以具有抗菌性。因无需多次曝光，聚合物微探针的制备工艺比硅微探针简单，成本低，但形成贯通整个探针的内孔相对比较困难。

几乎所有采用聚合物材料制作的微探针阵列都需要深 X 射线光刻（DXRL，Deep X-Ray Lithography）工艺，来形成高纵横比的探针柱，其柱高可达 800 μm。微铸模与光刻技术的结合也被用来降低聚合物探针的制作成本，制作出的探针的柱高为 400～600 μm。

一种聚合物微探针的材料是 50～1200 μm 厚的 PMMA（Polymethylmethacrylate，聚甲基丙烯酸甲酯）。这是一种透明的热塑聚合物，拉伸强度为 48～72 MPa，压缩强度为 72～124 MPa，洛氏硬度为 68～105（Rockwell M），熔点为 160℃。PMMA 具有正光阻特性，曝光区域可在显影过程中除去。PMMA 微探针的制备采用先垂直 DXRL、后倾斜 DXRL 的方法，如图 5.11 所示[5.7]。首先，透过金吸收体掩膜在垂直方向上对深 X 射线曝光，形成探针柱。掩膜中的透明孔定义了探针的内孔，而三角形的不透明区域定义了探针的外形。然后，基于相同的掩膜以一个特定的倾斜角度（典型值为 20°）进行二次 DXRL 曝光，形成尖锐的探针头部。最终形成类似金字塔的角锥体 PMMA 空心微探针阵列。

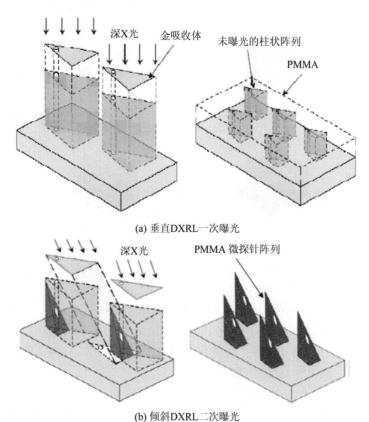

(a) 垂直DXRL一次曝光

(b) 倾斜DXRL二次曝光

图 5.11　PMMA 微探针的制备工艺

另一类聚合物微探针基于 SU-8 材料。图 5.12 给出了一种以硅晶圆为衬底、SU-8

为主结构材料的微探针制备工艺[5.8]。将 SU-8 材料涂覆在 $300\sim350~\mu m$ 厚的硅片上；利用 DXRL 刻蚀出探针柱阵列，每个柱的直径为 $100~\mu m$；用其他聚合物填充柱间的空隙；利用电子束淀积法在柱状阵列表面涂覆一薄层铜；利用二次掩膜和湿法腐蚀(腐蚀液 H_2SO_4：H_2O_2：$H_2O=1:1:10$)在柱的顶部形成 0.6 mm 宽、10 mm 长的长方形图案；用反应离子刻蚀形成 SU-8 柱的尖部，同时除去聚合物层上的残余铜；用乙酸乙酯除去柱间的残余聚合物，最终形成带斜尖的 SU-8 微探针阵列。

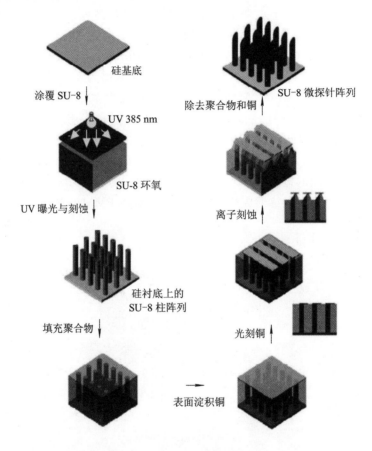

图 5.12　一种 SU-8 斜尖微探针阵列的制备过程

图 5.13 给出的微探针阵列是以 SU-8 作为微模具[5.8]来制备的。用化学气相淀积方法将厚约 400 nm 的薄膜淀积在硅晶圆基座上；用 KOH 湿法腐蚀在氮化硅层上刻出 15×15 方孔阵列，方孔边长为 $100~\mu m$，中心距为 $600~\mu m$；以氮化硅层为硬掩膜，用反应离子刻蚀在硅基座上沿晶面刻出斜角为 55° 的凿子状的孔；在刻蚀的硅晶圆上旋涂含有光敏引发剂、厚度为 $500~\mu m$ 的 SU-8 树脂；用二次掩膜、UV 曝光和 PGMEA(Propylene Glycol Methyl Ether Acetate，丙二醇甲醚醋酸酯)显影，形成 SU-8 的 15×15 方柱阵列，其尖端扎入硅基座内，置于 100℃ 的热盘中烘约 30 分钟；用 PDMS 填充方柱之间的空隙；用基于氧等离子体的反应离子刻蚀除去 PDMS 之间的 SU-8，形成位于硅基座上的 PDMS 模具；将聚氨酯倒入 PDMS 模具并使之交联，形成具有凿状尖的微探针。

另一种方法是基于微透镜来制备圆锥状微探针阵列主结构，其工艺流程如图 5.14 所示[5.9]。在玻璃衬底上，利用溅射法淀积厚 530 nm 的铬层，并刻出 20×20 的圆孔阵列，圆

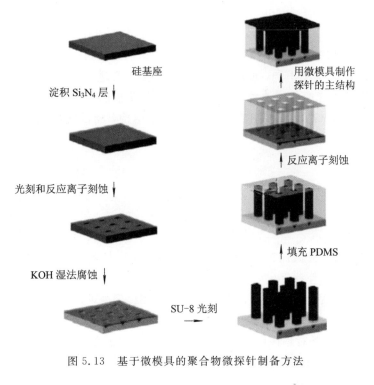

图 5.13　基于微模具的聚合物微探针制备方法

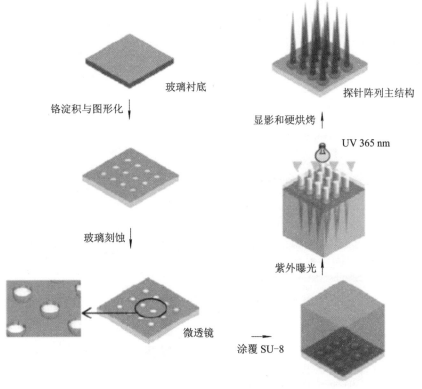

图 5.14　基于微透镜的聚合物微探针制备方法

孔直径为 100 μm，中心距为 400 μm；透过圆孔，对玻璃衬底进行各向同性的腐蚀（腐蚀剂为 HF：HCl：H_2O＝1：2：17），形成深度为 70 μm 的凹孔阵列；涂覆厚度为 1000～1500 μm 的 SU－8 树脂层，经 100℃烘烤 12 小时后，从底部透过玻璃衬底的 UV 曝光。因玻璃衬底和 SU－8 折射率不同，玻璃衬底上的凹孔成为微透镜，使透过的 UV 光聚焦，而不透明的铬层阻挡了光通过微透镜之间的区域，于是聚焦的光定义了圆锥结构的形状。未曝光的 SU－8 显影后构成了最终的圆锥状探针的主结构，圆锥底部直径为 100 μm，长度为 1000 μm。

5.2 空心微探针之改进与验证

5.2.1 DRIE 刻蚀和 KOH 腐蚀工艺的优化

如 5.1.3 节所述，硅微探针普遍采用各向同性的 DRIE 刻蚀制作探针柱和内孔，用各向异性的 KOH 腐蚀制作探针尖，一种典型的工艺流程如图 5.15 所示[5.10]。采用双面抛光的 n 型硅做衬底，厚度为 350 μm，晶向为 {111}。DRIE 刻蚀采用 SiO_2 作为掩膜，所用设备为 ALCATELAMS100SE 电感耦合等离子（ICP，Inductive Coupled Plasma）刻蚀机，工艺条件见表 5.1。由于设备对刻蚀纵横比的限制，未采用单面刻蚀，而采用双面刻蚀来制备圆柱形的探针通孔。通孔制作完成后，在硅片正面用再次生长的 SiO_2 做掩膜，用 87℃ KOH 腐蚀液刻蚀出高度为 100 μm 的探针尖角。由图 5.16 可知，KOH 在 {411} 晶面的腐蚀速率远高于 {133} 晶面，当 KOH 浓度为 40％～50％时，腐蚀出的探针尖基本处于 {411} 晶面，实际采用的浓度是 40％。

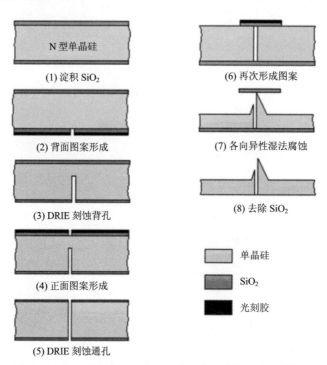

(1) 淀积 SiO_2

(2) 背面图案形成

(3) DRIE 刻蚀背孔

(4) 正面图案形成

(5) DRIE 刻蚀通孔

(6) 再次形成图案

(7) 各向异性湿法腐蚀

(8) 去除 SiO_2

N 型单晶硅

单晶硅

SiO_2

光刻胶

图 5.15　结合应用 DRIE 和各向异性腐蚀制作尖头硅微探针

表 5.1　DRIE 工艺参数

工艺步骤	气体	流量/sccm	循环周期/s	气压/mBar	源功率/W	衬底基座功率/W
背面刻蚀	SF_6	700	7	0.088	2800	80
	C_4F_8	200	2	0.032	2800	60
正面刻蚀	SF_6	700	8	0.093	2800	100
	C_4F_8	220	3	0.038	2800	60
	O_2	100	3	0.029	2800	120

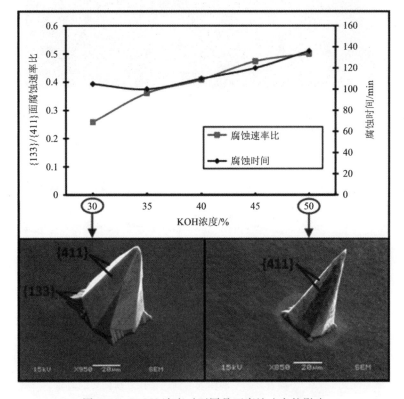

图 5.16　KOH 浓度对不同晶面腐蚀速率的影响

湿法腐蚀时所开的掩膜窗口尺寸与形成的探针尖相对于探针中心的偏移量有关，实验数据如表 5.2 所列。可见，掩膜窗口尺寸越大，偏移量也就越大。利用这个规律，通过设计掩膜窗口的尺寸，可以找到合适的探针壁厚度，从而有效避免探针插入皮肤时可能发生的断裂。

表 5.2　湿法腐蚀掩膜窗口尺寸与探针尖偏移量的关系

掩膜窗口尺寸/μm^2		探针内径/μm			
		10	15	20	25
偏移量 /μm	5	205	210	215	220
	10	210	215	220	225
	15	215	220	225	230
	20	220	225	230	235

此法最终形成的硅微探针的高度超过 100 μm，内径 10～25 μm，探针尖相对于探针孔中心的偏移量为 5～20 μm。图 5.17 给出了偏离量为 5 μm 和 10 μm 的微探针 SEM 照片。将此探针芯片键合到一块 PDMS 基板上。用一个注射泵向探针注入去离子(DI, Deionised)水，调整流速和注入水压，用高速视频采集显微镜观测注入前水滴的直径，可以获得不同直径的水滴注入探针所需要的时间，如图 5.18 所示。

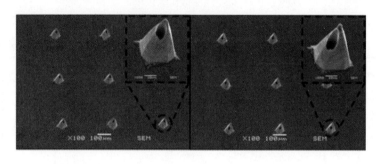

（a）偏移量 5 μm　　　　　　　（b）偏移量 10 μm

图 5.17　硅微探针 SEM 照片

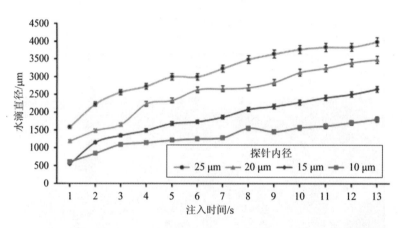

图 5.18　不同直径的水滴注入不同内径探针所需要的时间

假定水滴可以视为一个偏心球体，则水滴的体积 V 和高度 h 可以近似表示为[5.11]

$$V = \frac{\pi}{6} h(3r^2 + h^2) \tag{5.1}$$

$$h = r \tan \frac{\theta}{2} \tag{5.2}$$

式中，r 是水的半径，θ 是水滴与硅表面的接触角（近似为 40°）。由式(5.1)和式(5.2)以及实验数据，可以得到注入流速 Q 与水滴直径 d 的关系，如图 5.19 所示。由此图的拟合曲线可知，Q 与 $d^{3.9}$ 成正比。根据 Hagen-Poiseuille 定律[5.11]

$$Q = \frac{\pi d^4 \Delta P}{128 \eta L} \tag{5.3}$$

Q 与 d^4 成正比，与实验拟合值非常吻合，相关系数 R^2 高达 98.32%。在式(5.3)中，ΔP 是水滴两个端点之间的压力差，η 是流体的黏度，L 是探针孔的长度。如果孔的内径大于 10 μm，则注入压力保持不变。

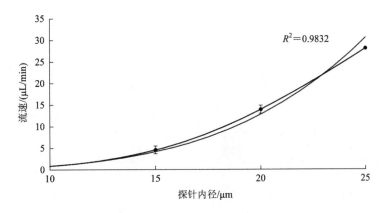

图 5.19　流速与探针内径的关系(红色为理论值,蓝色为实验拟合值)

5.2.2　侧面开口的硅微探针

尖头硅探针因内腔头部开口很小,导致流阻较大,而且插入皮肤时易被组织堵塞,为此研究者开发了一种侧面开口的硅微探针[5.12]。这种微探针具有低流阻、高结构强度、药物与组织接触面大、不易堵塞的优点。图 5.20 比较了头部开口和侧面开口的探针结构。

侧面开口微探针的加工工艺共需两次掩膜和三次刻蚀,刻蚀均用 SiO_2 做掩膜。使用了三种类型的刻蚀技术(参见图 5.21):各向同性 DRIE

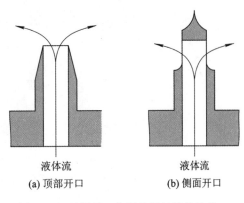

图 5.20　不同开口位置的探针结构比较

用于形成探针外壁,各向异性 DRIE 用于形成侧壁空间,各向同性等离子刻蚀用于形成内孔。三种刻蚀在同一个 ICP 设备中完成,并不增加工艺复杂度。具体工艺流程如图 5.22 所示。

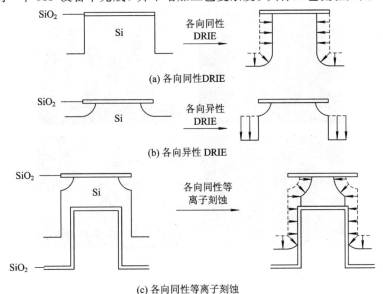

图 5.21　侧开口微探针使用的三种刻蚀技术

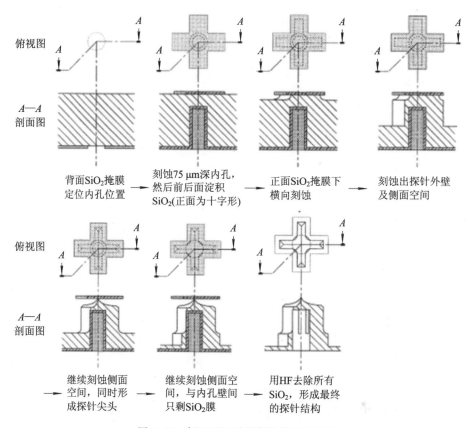

俯视图

A—A
剖面图

背面SiO₂掩膜
定位内孔位置 → 刻蚀75 μm深内孔,
然后前后面淀积
SiO₂(正面为十字形) → 正面SiO₂掩膜下
横向刻蚀 → 刻蚀出探针外壁
及侧面空间

俯视图

A—A
剖面图

继续刻蚀侧面
空间,同时形
成探针尖头 → 继续刻蚀侧面空
间,与内孔壁间
只剩SiO₂膜 → 用HF去除所有
SiO₂,形成最终
的探针结构

图 5.22　侧面开口硅微探针的工艺流程

制作出的探针 SEM 照片如图 5.23 所示。探针开口的大小以及相对于探针基的位置可以根据工艺参数来调整,但使用的掩膜是相同的,探针柱的高度均为 $210~\mu m$。

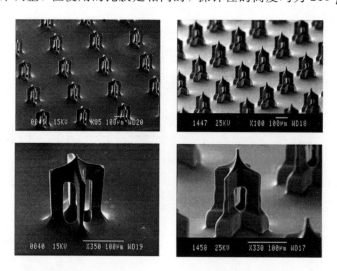

（a）开口基线与探针基取平　　（b）开口基线高于探针基 $50~\mu m$

图 5.23　侧面开口的硅微探针 SEM 照片

5.2.3 带微杯的实心硅微探针

除了用空心微探针透过皮肤给药之外，还可以利用实心微探针给药。与空心微探针用泵或注射器加药不同，实心微探针插入皮肤前就要用适当方法使其携带药物。通常将药物涂覆在探针上，进入体内后再逐渐溶解释放，其缺点是药物携带量少，而且插入皮肤时因皮肤存在剪切力难免有药物损失。为此，有人研制出了沟槽状和袋状的实心微探针，而更好的解决方案是采用杯状实心微探针[5.13]，如图 5.24 所示。这种探针不仅储药量大，而且便于灌注。

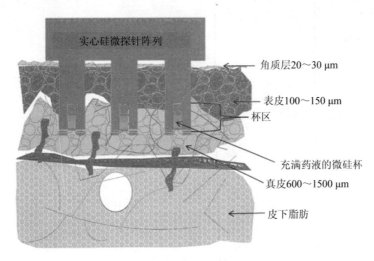

实心硅微探针阵列

角质层20～30 μm

表皮100～150 μm

杯区

充满药液的微硅杯

真皮600～1500 μm

皮下脂肪

图 5.24　带微杯的实心硅微探针阵列在皮肤中的位置

给药用的实心微探针可以用不锈钢、聚合物、钛合金和硅制作，以下介绍的微杯探针阵列用硅制作，使用的主要加工技术仍然是之前多次用过的 DRIE。平头微杯探针的工艺步骤如图 5.25(a)所示。如要制作尖头微杯探针则需在图 5.25(a)所示第（9）步之后，改用图 5.25(b)所示的流程。探针制作完成后，在杯壁淀积一层 1 μm 厚的热生长 SiO_2 膜，目的是改善生物兼容性，使药物与杯壁具有良好的附着性。

制备完成的微杯硅探针阵列的 SEM 照片如图 5.26 所示，探针柱高度为 200 μm，宽度为 150 μm，杯槽的长、宽、高均为 60 μm，每个微杯的容量为 5.4 nl，探针阵列共有 5×5＝25 根探针，相邻探针的间距为 600 μm。

采用图 5.27(a)所示的试验装置（型号为 Mecmesin MultiTest 10－i）对制得的微杯探针的机械强度进行了评估。加载器以 2.5 μm/ms 的速度缓慢移动，施加在探针上的垂直应力逐渐加大，直至探针断裂。图 5.27(b)给出了探针受力随加载器移动的线性变化情况，可见在 300 N 左右的外力作用下探针断裂。这个力大约可换算为 49 MPa，远高于人体皮肤的阻力（～3.18 MPa[5.14]）。

采用图 5.28 所示的系统来给探针阵列灌注药液。药液采用去离子水制备，掺有羧甲基纤维素作为黏合增强剂（20 mg/ml），掺有胰岛素作为模拟药，掺有荧光剂用于观察药液的释放情况。刚制备好的探针在灌注前要在去离子水与异丙醇混合液（50：50）中室温下清洗 30 分钟。利用显微镜观察，通过控制微定位平台沿 X—Y 方向的移动，使微玻璃管 10 μm 直径的尖头对准硅杯，通过控制 Z 方向的移动来实现滴灌。滴灌时的情形如图 5.28(b)所示。

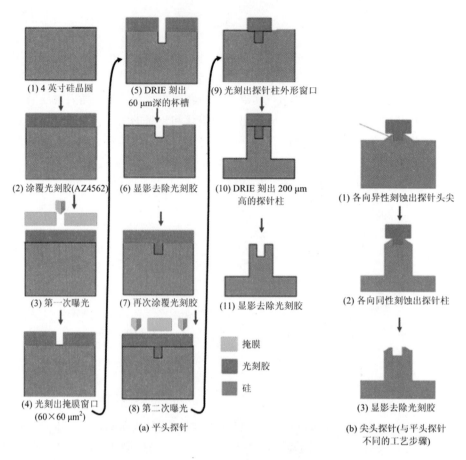

(1) 4 英寸硅晶圆

(2) 涂覆光刻胶(AZ4562)

(3) 第一次曝光

(4) 光刻出掩膜窗口
(60×60 μm²)

(5) DRIE 刻出
60 μm深的杯槽

(6) 显影去除光刻胶

(7) 再次涂覆光刻胶

(8) 第二次曝光

(a) 平头探针

(9) 光刻出探针柱外形窗口

(10) DRIE 刻出 200 μm
高的探针柱

(11) 显影去除光刻胶

掩膜
光刻胶
硅

(1) 各向异性刻蚀出探针头尖

(2) 各向同性刻蚀出探针柱

(3) 显影去除光刻胶

(b) 尖头探针(与平头探针
不同的工艺步骤)

图 5.25 微杯探针的制作流程

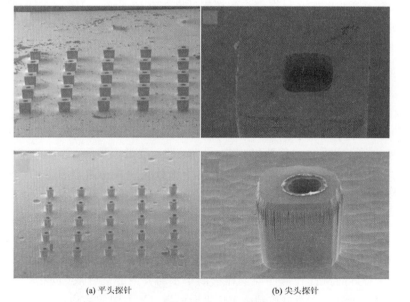

(a) 平头探针

(b) 尖头探针

图 5.26 微杯探针阵列的 SEM 照片

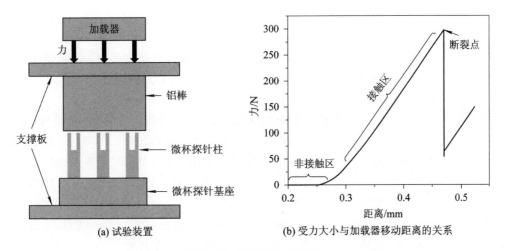

(a) 试验装置

(b) 受力大小与加载器移动距离的关系

图 5.27 微探针受力试验

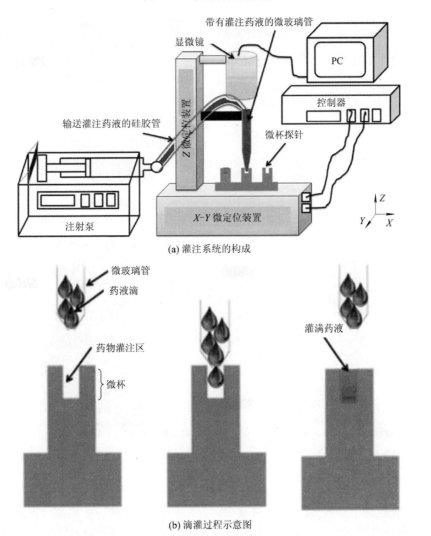

(a) 灌注系统的构成

(b) 滴灌过程示意图

图 5.28 药液灌注微杯

5.2.4 聚合物微探针的工艺优化

这里以一款用 UV 光刻和微铸模方法制备的聚合物微探针阵列为例，说明聚合物微探针设计和制造过程中可能出现的问题及其对策[5.15]。UV 光刻是微电子产业广泛使用的一种光刻技术，非常适合批量生产。

这款聚合物探针选用成本低廉且对紫外光敏的 SU-8 作为探针本体材料即铸件，以可塑性好的 PDMS 做模具，采用了两次 UV 光刻工艺，制作工艺流程如图 5.29 所示。PDMS 沟槽是用倾斜 UV 光刻制作的[5.16,5.17]，其表面用 O_2 等离子体在 300 W RF 功率下处理 20 分钟，以便增加其亲水性。PDMS 上涂覆的 SU-8 厚度为 800 μm。软烘烤条件为 115℃ 24 小时。掩膜采用铬板，透光面积 400×400 μm^2，空腔开口直径 12 μm。UV 一次曝光剂量 3000 mJ/cm^2，二次曝光剂量 350 mJ/cm^2。一次曝光后烘烤（PEB, Post-Exposure-Bake）条件为 115℃ 30 分钟，二次 PEB 条件为 115℃ 15 分钟。探针基座厚度为 100～200 μm。

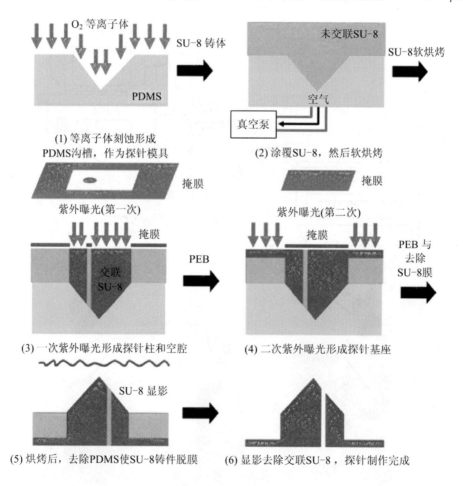

图 5.29　SU-8 微探针的制作工艺流程

在 PDMS 模具上涂覆 SU-8 的过程中，会在 PDMS 与 SU-8 界面的尖部附近出现大量的气泡，为此需采用真空泵抽除（参见图 5.29）。由图 5.30(a) 可见，100 个 PDMS 沟槽中至少有 50 个沟槽的底部出现了气泡,采用抽气处理后就观察不到气泡的存在了(见图 5.30(b))。

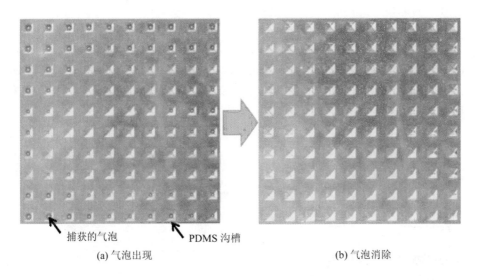

(a) 气泡出现   (b) 气泡消除

图 5.30　加工过程中气泡的出现和消除

由于 SU-8 和 PDMS 的折射率 n 不同($n_{\text{SU-8}}=1.59$,$n_{\text{PDMS}}=1.48$),在 UV 曝光的过程中,紫外光会在 SU-8 和 PDMS 之间的界面上形成折射,可能导致空腔内出现不希望的交联甚至堵塞空腔。根据菲涅尔方程,反射系数 R(反射光强与入射光强的比)可表示为

$$R = \frac{R_{\text{TM}} + R_{\text{TE}}}{2} \tag{5.4}$$

其中

$$R_{\text{TM}} = \frac{\tan^2(\theta - \varphi)}{\tan^2(\theta + \varphi)}, \quad R_{\text{TE}} = \frac{\sin^2(\theta - \varphi)}{\sin^2(\theta + \varphi)} \tag{5.5}$$

式中,θ 是入射角,φ 是透射角。由图 5.31(a)可见,θ 由 PDMS 沟槽的 R 倾角 α 决定,因此 R 不仅与 θ 和 φ 有关,而且与 PDMS 沟槽的倾角 α 有关。由图 5.31(b)给出的特性曲线可知,如要求反射系数 R 小于 5%,则 PDM 的沟槽应小于 $50°$,实际取 $35°$。

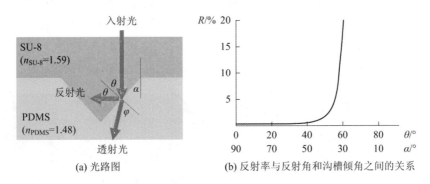

(a) 光路图   (b) 反射率与反射角和沟槽倾角之间的关系

图 5.31　紫外光在 SU-8 和 PDMS 间界面上的反射

在对 SU-8 进行软烘烤的过程中,PDMS 会因温度升高而膨胀,而胶质的 SU-8 也会沿水平方向拉伸,这会导致探针柱的位置和探针尖的位置出现不期望的偏移。图 5.32

（a）是未膨胀拉伸的理想情形，图5.32（b）是膨胀拉伸后的实际情形。PDMS的热膨胀相对偏移量可用下式估算：

$$\frac{\Delta L}{L_0} = \alpha_L \Delta T \tag{5.6}$$

式中，L_0是初始长度，ΔT是温度变化区间，α_L是材料的线性热膨胀系数。对于PDMS，$\alpha_L = 3.1 \times 10^{-4}/℃$，$\Delta T = 90℃（25 \sim 115℃）$，$L_0 = 3800~\mu m$是10个PDMS沟槽阵列中心到边缘的位置，等于图5.32（a）中d_1的一半。依此计算，左边或右边4个PDMS沟槽的总膨胀量大约为106 μm。

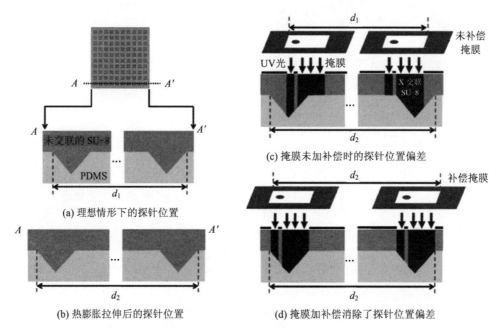

(a) 理想情形下的探针位置

(b) 热膨胀拉伸后的探针位置

(c) 掩膜未加补偿时的探针位置偏差

(d) 掩膜加补偿消除了探针位置偏差

图5.32　热膨胀对探针定位的影响

为了消除此效应导致的探针几何偏差，在掩膜图案尺寸设计中需对PDMS热膨胀引起的漂移量予以补偿，使掩膜的位置始终与PDMS沟槽的位置对准。图5.32（c）、（d）比较了补偿前后的效果，可见补偿确实消除了探针几何位置的偏差，补偿前后制作的探针实物照片分别见图5.33（a）、（b）。对于更大面积的探针阵列，可能还要考虑烘烤后PDMS/SU-8的收缩效应，进行更精确的补偿。

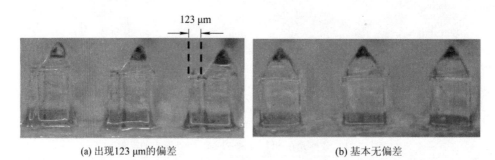

123 μm

(a) 出现123 μm的偏差

(b) 基本无偏差

图5.33　阵列中最右边3个探针的实物照片

最终制作完成的探针如图 5.34 所示。10×10 探针阵列坐落在 25.6 mm×25.6 mm 芯片上，探针高度为 825 μm，其中金字塔式的尖部高 255 μm，探针柱高 570 μm，基座宽度为 400 μm，尖部直径为 15～25 μm。为实现 SEM 成像，在探针上涂覆了 15 nm Cr/150 nm Au 金属层。

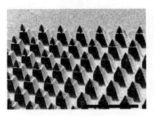 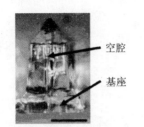 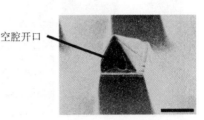

(a) 探针阵列(尺度条为2 mm)　　(b) 单个探针(尺度条为400 μm)　　(c) 探针头部(尺度条为250 μm)

图 5.34　探针阵列的 SEM 照片

利用位移试验台对单个探针进行压力试验。用一个与探针表面垂直的铝板给探针尖施加应力，铝板向下位移(速率为 0.025 mm/s)使压力逐渐增加，探针因而产生形变。由图 5.35 可见，位移 130 μm 和 250 μm 只使探针发生弹性形变(虚线所示是探针的原始形状)；位移 250 μm 时探针尖出现裂痕；290 μm 时探针尖和探针柱发生更大的断裂，使整个探针解体。试验结果表明，单个探针能够承受的最大垂直应力是 12.2 N。

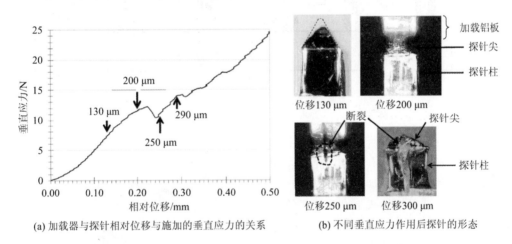

(a) 加载器与探针相对位移与施加的垂直应力的关系　　(b) 不同垂直应力作用后探针的形态

图 5.35　加载应力对探针的作用

5.2.5　仿蚊喙微探针

蚊子尖锐的口器能够刺入人体汲取血液，而被刺的人却浑然不知。如果采血用的微探针能够模仿蚊子口器的结构来设计，也可望达到类似的效果。现代超精细 3D 激光光刻技术的出现，使得这个想法变成了现实。

蚊子口喙的结构如图 5.36 所示。在插入人体皮肤时，前唇和两个边颚起着重要的作用。两个带有锯齿状边缘的边颚交替前后运动(频率为几赫兹)，使口喙迅速插入皮肤，而前唇则汲取人体的血液，并通过其内部的细管输送到蚊子体内。插入时蚊子口喙的运动过程如图 5.37 所示。前唇与边颚的结构与协同工作以及蚊子口喙极薄的尺寸,是蚊子对人体采血时无痛无伤的关键原因。

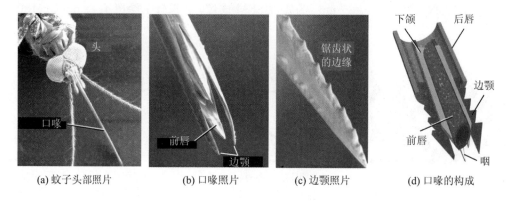

(a) 蚊子头部照片　　　　(b) 口喙照片　　　　(c) 边颚照片　　　　(d) 口喙的构成

图 5.36　蚊子口喙的结构

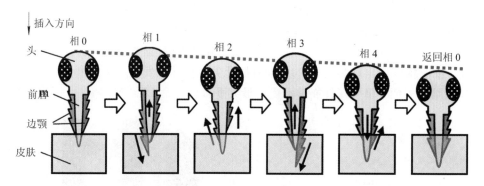

图 5.37　蚊子刺入人体过程示意图

仿蚊喙微探针的基本结构如图 5.38 和图 5.39 所示[5.18],它由两个横截面为半圆形、长而细的探针杆拼接而成。探针杆内部有空槽,拼接后形成内部空腔,使用时液体从空腔前端的开口进入,利用毛细管作用吸出;圆锥状的探针头上有鱼鳍般的锯齿刃,高度为 5 μm,间距为 10~20 μm,插入时通过两个半探针的前后相对运动(参见图 5.40)来降低皮肤阻力,减少组织损伤。与之前介绍的各种探针相比,这种探针的制作难度主要在于锯齿刃的形成。有人尝试在硅[5.19]、金属[5.20]和聚合物[5.21]上制作类似结构的仿蚊喙探针,但所使用的 MEMS 本质上属于 2.5 维的加工技术,更适合在垂直方向上制作 2D 图形,制作三维结构的锯齿刃比较困难。近年来出现的 3D 激光光刻技术的空间分辨率极高,可以达到 200 nm,为

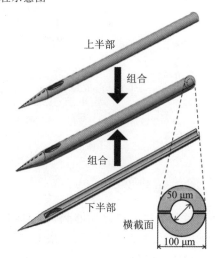

图 5.38　仿蚊喙微探针的基本结构

制作锯齿刃提供了更好的加工条件。仿蚊喙微探针更多用于采血,而不是用于给药,因此长度比之前介绍的多数探针(几百微米)要长,最长达到 2 mm。

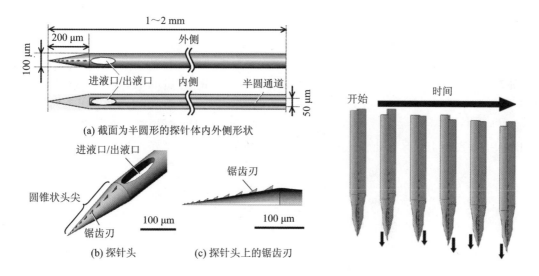

图 5.39　仿蚊喙微探针的 3D‑CAD 模型

(a) 截面为半圆形的探针体内外侧形状

(b) 探针头　(c) 探针头上的锯齿刃

图 5.40　插入过程中两个半探针的相对运动

所采用的 3D 激光光刻系统由德国 Nanoscribe GmbH 公司制造，型号为 Photonic Professional GT，可在光固化聚合物上形成小于 200 nm 的微结构，用于加工聚合物探针时的基本构成如图 5.41(a) 所示。可以用两种方法来精确定位聚合物的光固化区域，即移动压电座或者旋转 Galvano 镜，如图 5.41(b) 所示，后一种方法的扫描速度更快。最后通过显影形成聚合物的交联部位，如图 5.41(c) 所示。

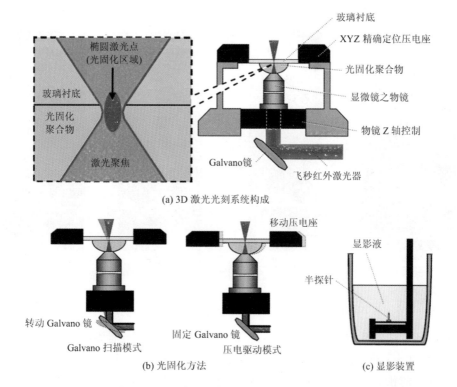

(a) 3D 激光光刻系统构成

(b) 光固化方法　(c) 显影装置

图 5.41　3D 激光光刻用于聚合物微探针制造

光固化聚合物选用的是两种特殊的环氧树脂 IP‐Dip 和 IP‐S。IP‐Dip 的分辨率更高，激光光斑尺寸为 200 nm，物镜放大倍数为×63；IP‐S 形成的表面更平滑，激光光斑尺寸为 400 nm，物镜放大倍数为×25。用加载器测量了两种交联聚合物的应力—应变曲线（见图 5.42），得到了其杨氏模量。测量时使用的加载器是 Tech Gihan 公司的 TGRV02‐2 N，额定负载 2 N 下的位移为 4 μm，全量程的线性度为 0.5%。由图 5.42 可见，IP‐S 的杨氏模量（$E=0.41$ GPa）大于 IP‐Dip（$E=0.15$ GPa），而 IP‐Dip 断裂前能承受的最大应变大于 IP‐S，这表明 IP‐S 较硬、较脆，而 IP‐Dip 较软、柔韧性更好。

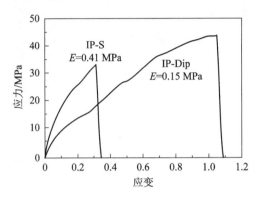

图 5.42　两种聚合物的应力—应变特性

　　用两种聚合物材料制作完成的仿蚊喙微探针点实物照片如图 5.43 所示。在探针外表面上刻有阴影线，目的是增加表面粗糙度。

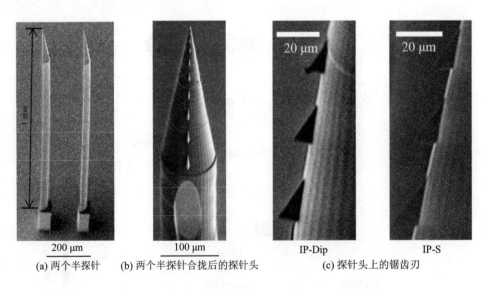

(a) 两个半探针　　(b) 两个半探针合拢后的探针头　　(c) 探针头上的锯齿刃

图 5.43　制作完成的仿蚊喙探针的 SEM 照片

　　探针的插入试验是用图 5.44 所示的驱动装置完成的。用线性驱动器产生探针的插入运动（移动速度为 0.1 mm/s），用 PZT 精确致动器（MESS‐TEK 公司的 MA‐140XLS）产生两个半探针的相对运动。用 PDMS 来模拟人体皮肤，其杨氏模量为 0.4 MPa，与人体皮肤的杨氏模量非常接近。插入时"皮肤"阻力的变化用加载器来测量，所使用的加载器在

2 N 额定负载下的位移为 4 μm，线性度为 0.5%。

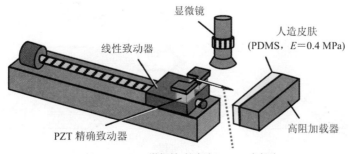

图 5.44　仿蚊喙微探针插入试验驱动装置

　　一对 IP-S 半探针顺利地插入了人造皮肤，其间未发生任何弯曲和断裂，如图 5.45（a）所示。插入时采用了三种运动模式，如图 5.46 所示，即无振动、相内振动和交替振动。振动频率为 10 Hz，幅度为 50 μm，波形为锯齿波。插入过程中皮肤阻力的测量结果如图 5.47 所示，可见振动确实可以减少插入阻力，但作用没有预想的那么大。个中原因待研究，有一种可能性是这种振动主要是为了减少痛感而非减少阻力，但需经临床研究来证实。IP-Dip 探针插入后发生断裂，如图 5.45（b）所示，这可能是因为其杨氏模量过小所致。

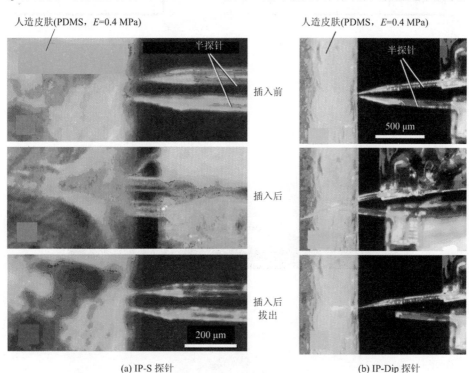

图 5.45　一对半探针插入皮肤

　　为了检验微探针的采血能力，直接将其浸入人体全血，依靠毛细管的虹吸作用，成功采集出血液，如图 5.48 所示，采集速率约为 0.025 μL/s。在大多数临床血糖测量中需要的血量是 0.3 μL，用微探针采集 0.3 μL 的血量需要 12 s 时间。

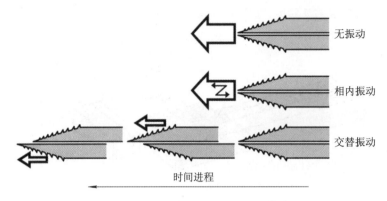

图 5.46   插入式探针的三种运动模式

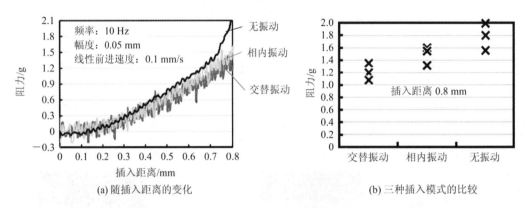

(a) 随插入距离的变化

(b) 三种插入模式的比较

图 5.47   探针插入时皮肤的阻力

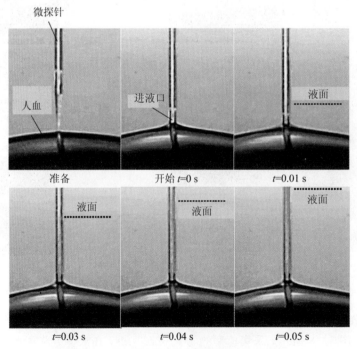

图 5.48   微探针通过毛细管作用采血的过程

5.3 神经电极概述

5.3.1 神经电极的功能要求

生物体是一个充满体液、血液、淋巴液等电解液的导体，电气在生物体中是通过离子移动传导的，而在电子仪器中是依靠电子运动传导的。为了测量和记录生物体的电位，得到生物体内的电气信息，必须在生物体和电位测量仪器之间加一个接口，这个接口被称为生物电极。可以认为，在电极—电解质界面上发生的从离子导电向电子导电的转换是一种能量转换的过程，实现这种换能作用的元件就是生物电极。生物电极在电极与生物接触的界面处将离子电流转换为电子电流，或者将电子电流转换为离子电流，从而使生物体与仪器之间构成回路，实现电流传导。

神经电极(nerve probe，也叫神经探针)是生物电极中发展最快的一个领域。神经电极可以作用于以大脑和脊髓为主的中枢神经，也可以作用于遍布全身的周围神经，但在当前阶段以大脑应用为主，其作用可以归纳为三个方面：一是了解大脑，通过记录大脑神经系统的电活动，来了解大脑的功能(例如感觉刺激或自主运动引起的脑神经电化学行为)，称为记录探针；二是刺激大脑，通过以特定方式刺激大脑的特定部位，用于治疗诸如癫痫或帕金森症等神经性疾病，称为刺激探针；三是代替大脑，与专门的微电路结合，部分代替大脑被破坏或受创伤的部位，即作为神经假体(详见第6章)的重要组成部分之一。

神经电极探测到的人体自主神经电信号可以来自单个神经元，也可以来自复杂的神经元网络，幅度在几微伏至几毫伏之间，频率从DC到数千赫。最典型的神经电信号是局部场电位(LFP)和活动电位(AP)。LFP反映局部区域所有神经元活动的平均效应，频率相对较低(1～300 Hz)，而AP代表个体神经元的电活性，频率较高(300～10 kHz)，二者的结合已能够反映研究神经系统通信与计算所需要的大部分信息，可用于研究集群编码、体感组织、神经系统运作和神经网络拓扑结构等神经行为。神经电极探测的空间区域应与拟探测的神经组织的尺度相当，如记录电极的尺度小于$100~\mu m^2$，刺激电极的尺度在$1000~\mu m^2$左右。

理想的神经电极应满足以下四个方面的要求：

(1)生物兼容性要求。电极材料与宿主组织间应具有高度的生物兼容性，包括化学相容性和机械相容性。从化学性质看，电极材料的溶出物及可渗出物的含量要低，不会向周围体液或组织释放有毒的成分，生化性质要稳定。电极与神经元之间如果接触不良，就可能引发胶质增生，在电极—神经元界面形成绝缘表面层。长期植入式电极应能耐受组织液的长期腐蚀，而且不会在体内引发免疫反应，如激发星型细胞和胶质细胞增生。刺激电极要防止激励电流控制不当引起电荷集聚，造成神经细胞的死亡。从物理性质看，组成电极的衬底和导线采用的材料应具备一定的柔性，不会随机体软组织的活动而发生断裂。电极发热在组织中形成的温升不能超过2℃，否则就会给组织带来损伤，而且电极材料本身也不能因温度上升等原因膨大或硬化，因为体积的膨大或硬化最终可能导致电极的断裂。将电信号引入或引出电极的导线必须采用柔韧且具有良好生物相容性的材料制作。这种导线能在生物组织上自由移动，可避免导线缠绕电极或对神经形成机械压迫。

（2）空间选择性要求。电极对神经的刺激和记录有高度的选择性，插入深度应能达到神经元所在位置，探测范围尽量接近神经元的尺度（神经细胞的典型尺度为 $10\sim50\ \mu m$，间距为 20 nm），密度应能反映神经网络的特性。因此，通常要求神经探针具有长而突出的枝，纵横比超过 10：1，而且应尽量薄，以便减少插入时对皮肤产生的伤害。电极截面尺寸的缩小主要受到加工工艺、机械强度和设计容限的限制。电极应能够良好地固定于神经组织上而不发生移动，始终保证与神经实现紧密的电气连触。

（3）电特性要求。作为电信号的载体，电极本身必须具有良好的导电性，与周边组织之间则必须具有良好的电绝缘性。铂、金、钛等硅金属是常用的神经电极材料，之后出现的氧化铱薄膜电极的阻抗更低，电荷传输效率比铂和金更高。硅有源神经探针使用 TiN 薄膜电极的居多。新出现的碳纤维和纳米金刚石因具有独特的性能优势，也是潜在的神经电极材料。电极的绝缘材料通常采用聚酰亚胺、聚对二甲苯等聚合物，都具有良好的生物兼容性，但与硅工艺难以兼容。硅基有源探针多采用 SiO_2 或 Si_3N_4 等硅集成电路中广泛采用的介质材料来实现电极的绝缘。电极的基座和封装材料早期多采用陶瓷或玻璃，现在已转向硅或硅化物，聚合物（如环氧树脂、硅胶、聚酰亚胺等）基座也在特定场合下被采用。

（4）植入性要求。电极能通过简单、易行、低损伤的手术，穿过皮肤的角质层，植入神经束膜内。金属基和硅基电极的刚度能够保证插入人体，但聚合物电极因具有柔性，插入组织就比较困难。为了保证易插入，而且插入后占用组织体积小，神经电极多具有尖锐的头部。

神经电极的制备工艺要求是尽量成本低、简单易实现和成品率高。不同类型或用途的神经探针可能还有各自不同的设计与制备要求，如深度植入的探针要考虑能否制备超长（大长径比）的探针枝，有源探针要考虑能否与集成电路工艺兼容，多维探针要考虑探针尺寸和电极数量能否按比例增减等。

神经电极的设计目标是在对人体侵害最小的条件下，能够获得最多的神经信息或者最大的单位面积神经刺激量。神经系统空间信息的探测需要多维电极的支持，而神经系统时间信息的采集与存储则需要后处理电路的支持。处理神经信号的电路要求具有大信噪比（SNR，Signal-to-Noise Ratio）、高增益和宽动态范围。

神经电极的发展可以分为三个阶段。第一代电极以手工制作为标志，以金属基探针为主，诞生于 20 世纪 50 年代，目前在临床中仍然大量使用，其缺点是体积大而笨，应用限制多，制作耗时长。第二代电极以微电极阵列为主体，从 20 世纪 70 年代起开始发展。采用集成电路精细加工技术和微机械加工在硅基底或柔性聚合物衬底上制作高纵横比的电极阵列，然后通过淀积金属来形成导电电极。现在硅基神经电极已能与 CMOS 集成电路芯片同时加工和封装，构成硅基有源神经探针（详见 5.4 节）。电极阵列从一维发展到二维甚至三维，单片探针上集成的电极数量从单个发展到数十、数百乃至近千个，而且目前发展势头仍然十分迅猛。刚刚处于萌芽状态的第三代电极以生物活性为特征，电极表面经过修饰后具有一定的生物活性，植入后可以与组织、细胞进行生物学反应。这些反应可以用于增强生物相容性，改进神经组织，并与植入微电极阵列协同工作。

5.3.2　神经电极的分类

5.3.2.1　体外电极和体内电极

根据与人体的接触方式，神经探针可分为体外（in vitro）电极和体内（in vivo）电极。体外电极也称非植入电极，用于检测或刺激体外培养的神经元，如早期的玻璃管电极和多电极阵列（MEA，Micro-Electrode Array）等；体内电极也称植入电极，用于直接测量或刺激生物组织内部的神经元，如金属微丝电极、硅基电极、金刚石电极和柔性微电极阵列等。

MEA 是集成于培养皿上的微电极，也称体外阵列，可以记录体外培养的神经元的电活动及相互之间的连接情况，常用来做神经科学或药物筛选的研究。用微电子加工技术将 Au、Ir、Pt 等金属或掺杂金刚石沉积在玻璃或硅衬底上，形成电极和引线，同时采用钝化层保护引线。电极暴露于细胞接触区域，传输并记录细胞动作电位的频率、幅度、波形以及细胞网络间信号传播速度等参数。MEA 通常为 8×8 或者 6×10 电极阵列，每个电极的直径约为 $10 \sim 100~\mu m$。图 5.49 是 MEA 的两个实例，用掺硼金刚石材料制作，其中图 5.49(a)给出的 MEA 由 4×15 个 $80~\mu m$ 直径的圆形电极构成，阵列外形尺寸为 $300 \times 900~\mu m^2$，与老鼠胚胎后脑脊髓活体样本的面积 $11.34~mm^2$ 相匹配；图 5.49(b)给出的 MEA 由 8×8 个直径为 $34~\mu m$、间距 $100~\mu m$ 的圆形电极构成，与老鼠视网膜活体样本面积 $0.49~mm^2$ 相匹配。

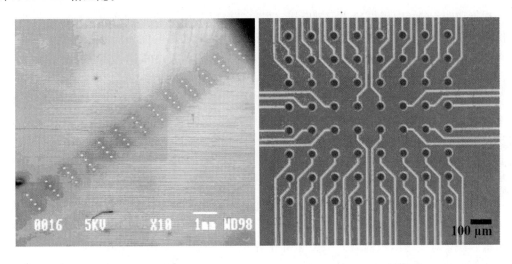

(a) 4×15 阵列　　　　　　　　　(b) 8×8 阵列

图 5.49　MEA 实例

利用体外电极来研究神经网络各种生物物理学行为的报导很多，从行为级到皮下神经元级的都有。MEA 与共聚焦显微术的结合已被用于研究神经活动与突触之间的关系。利用体外电极，可以提取神经网络中各种空间与时间输入信号，研究其同步动力学、神经调制灵敏度和闭环学习机制等。体外电极也可作为神经网络与非生物系统之间的控制器，例如神经与计算机之间的接口。分离的老鼠外皮神经元已经被集成到一个包括 MEA 在内的闭环刺激—响应反馈网络中，用于控制虚拟环境中的动作响应。置于 MEA 中的大约 30 万个分离的老鼠神经元，与一个机器人中的电动机和超声传感器联动，使之能自动回避障碍。这种方法已经被用于乐高机器人，利用真实神经网络的编码来控制一个机器人也不是遥不可及的事情。分裂的神经网络不会改变或削弱其药理学响应，因此体外电极能够以一种更简单可控的方式来研究神经网络的药理特性。

体外神经电极多应用于研究，而体内神经电极则多应用于临床。现代的体内神经电极以集成式神经电极阵列为代表。它通常是用微机械加工技术制备在硅或聚合物基座上。无源体内神经电极的代表作是密歇根大学发明的硅薄膜线性电极阵列和犹他大学研发的犹他电极阵列（UEA，Utah Electrode Array）。这两种硅基电极都可以植入在脑皮层或神经束部位，其中密歇根阵列电极可以植入更高密度的传感器，空间分辨率更高。近年来发展迅速的硅基有源神经探针已能将近千个电极集成在一个探针枝上。另一种集成式神经探针是柔性阵列电极，用聚酰亚胺、聚对二甲苯和苯并环丁烯等高分子材料制作，与硅基电极相比，柔软性好得多，而且杨氏模量更接近生物组织，虽然不方便刺入，但在生物相容性方面具有更好的前景，目前已被用于大脑皮层、视网膜或周围神经纤维的电刺激或记录。

几乎所有神经假体（参见第 6 章），包括深部大脑刺激、人工耳蜗、视觉假体和心脏起搏器，都需要体内神经电极，作为外部电路与内部神经组织之间的接口。体内电极与其他植入器件的有机结合，已被用于治疗癫痫症、帕金森症、抑郁症和强迫症等多种与神经相关的疾病，恢复脊椎损伤后的运动机能，协助假肢正常运作，在一定程度上恢复视觉、听觉和运动机能。

5.3.2.2 记录电极和刺激电极

根据功能，神经电极可分为记录电极、刺激电极以及记录与刺激共用电极。记录电极用于检测神经的电活动，能够测量神经元离子电流所产生的动作电位和局部场电位；刺激电极用来调控或改变神经的电活动，能够通过施加外部电流来触发电压门控离子通道，引发去极化，形成动作电位。有时同一个电极同时具备记录与刺激双重功能，如心脏起搏器上的电极。

神经刺激至少需要一对探针作为电极，即接正电位的阳极和接负电位的阴极，还需要一个刺激发生器，均需植入到病人的体内。阳极与阴极所形成的电流环路与拟激励的生物组织（如视网膜、耳蜗、大脑或脊髓的某些区域）相邻。当电极提供的动作电位超过刺激阈值时，紧靠电极的神经元将被激活。

在神经刺激应用中，可以将一个表面面积小的电极置于目标神经组织内，另一个电极是一个大得多的金属载体（钛或铂制成），构成植入装置的封装体，刺激产生器电路被密封在里面。前一个电极称为有源或工作电极，后一个电极称为反电极。这种类型的刺激被称为单极刺激，对生物组织的激发只发生在工作电极周边[5.22]。由于工作电极非常小，故能产生比反电极大得多的刺激电流密度；由于反电极很大，且远离工作电极，故刺激电流会传播通过相对大的组织体。因此，这种类型的刺激是近似全向的，空间约束较小。也有使用两个、三个甚至四个小且相互靠近的电极的情况。这些电极用不同极性和幅度的电平同时激活，以便限制刺激电流的分布，使得组织激励发生在高度限制的空间区域内。与单极激励相比，这种刺激方式具有更大的针对性，被称为双极、三极或四极刺激[5.23]。它可通过控制多个电极之间的电流，在不存在物理电极的激活位置之间的区域，产生高的电势梯度，从而有可能形成更大的虚拟刺激区域。图 5.50 给出了两种刺激电极的例子。其中，图 5.50(a)所示为书本型电极，通常用于脊椎骨的神经根部刺激[5.24]，由英国 Finetech Medical 公司制造，而图 5.50(b)所示的螺旋管电极也是给神经施加刺激脉冲所用的[5.25]。

不过，对目标组织不同区域进行刺激的更有效的方法是根据不同的应用，植入一个具有 8、16 或更多电极的阵列，并对它们之间的电流进行控制。在这种情况下，刺激产生器被复用，即只将脉冲产生器电流导到所需的电极上，而其他电极处于开路状态。增加电极数量的缺点是加大了植入体微组装和互连的复杂性及体积，以及植入过程中对周边神经组织造成损害的风险。迄今为止，开发具有大量数目刺激位置的神经假体的唯一可行方案，

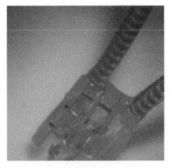
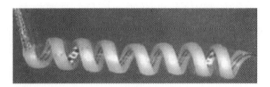

(a) 书本型电极   (b) 螺旋管电极

图 5.50　刺激电极实例

是使用硅或生物兼容聚合物制作的高密度微电极阵列。在这种系统中，刺激发生器可利用单独的组件结构，其尺寸可根据应用和病人需求来定制。

5.3.2.3　非侵入式电极和侵入式电极

根据相对于神经元的位置，神经电极又可分为非侵入式电极和侵入式电极。非侵入式电极也称神经外电极（extraneural electrode），包围着神经元但不进入神经元；侵入式电极也称神经束内电极（intrafascicular electrode），因其必须穿透神经外膜或神经束膜，故亦称穿透电极，通常采用针状结构，也有杆状结构和微丝阵列。

神经外电极在植入时虽然贴近神经外膜，但不破坏神经外膜和神经纤维束膜，对神经系统侵入性较小。这类电极的形式有卡肤型、半卡肤型和螺旋型等，其植入操作比较简便而且安全性高，缺点一是刺激阈值高，高强度的刺激电流有可能会伤害患者，如出现癫痫症状等；二是电极间距过小，导致分辨率低；三是在需要激励特定位置的神经细胞时，不可避免地将同时刺激附近的其他神经元，导致探测出的信号成分复杂，信噪比差。

图 5.51 是用神经外电极进行体外神经元测量的一个例子。用电极捕获放电神经元发出的低幅度尖峰脉冲，测量效率取决于电极的尺寸及其距离放电源的距离。尽管这种方法得到的神经元尖峰脉冲的幅度较低，但实验容易实现，可以长时间测量，抗干扰能力较强，而且在有许多类似细胞的解剖区的环境中能够获取主要神经元的响应。

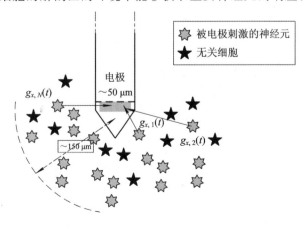

图 5.51　用非侵入电极进行细胞外测量示例

非侵入电极作为一种包裹在神经外周的电极结构，其形状必须适应神经元或者轴突的自然排列及其厚度，同时也需要考虑植入位置的布局。对于记录用非侵入电极，为了从被电极包裹的神经中获得最佳的记录信号，神经需要被限定在一个与其紧密贴合的圆柱体空间内。这个圆柱体空间有非导电的壁，其长度大约为轴突空间尺寸的 3 倍。为了排除从信号源（如电极外肌肉）发出的外部信号，需要在紧密贴合的空间中分布间距相等的三极触点，触点沿着其内壁分布于电极的横截面上。电极所有触点的阻抗应该相同，并且阻抗值要尽量小。结缔组织应覆盖所有被生物相容性材料涂层所包裹的暴露在外的植入物表面部分，并且结缔组织将沿着植入物的表面移动，直至遇到更多的结缔组织。如果电极不能适应结缔组织体积的扩大以及在封闭空间内发生的手术后肿胀，那么压力将阻断血液的流动，并造成神经死亡。

对于刺激用非侵入电极，除上述要求外，还要考虑额外的影响因素。例如，每个电极触点的表面区域必须足够大，从而在用各种相位刺激波形的可逆的电化学步骤中，不会超过刺激产生器的电荷承载能力。为了同性质地补充所有的有着特定口径的神经纤维，双极电极的多对触点需要与神经形成几乎统一的圆周接触，触点长度方向上的间隔与目标神经纤维的空间常数相同。为了实现轴突不同集群的选择性刺激，或者产生与神经纤维方向一致的兴奋，电极可能要使用多个触点，而这些触点沿着神经纤维方向和围绕神经纤维的精确间隔非常关键。对金属多极施加长时间的刺激电压，势必增加金属与衬底之间，或者金属与包裹在电极上的聚合物之间的体液进入量。这种体液进入量的增加会提高对金属与衬底或聚合物之间连接的要求。

神经束内电极植入时会直接刺穿神经纤维束膜和神经外膜，电极的接触面直接插入到神经束内。它可以更准确地探测和激励神经元，刺激阈值低，更适合深部肌束（神经纤维明显的群）的电探测，有利于降低刺激过程中的损伤，但插入过程中却更容易引入损伤。如第 6 章介绍的视觉皮层假体，可以用皮层外表面探针电极，但所需的刺激电流很大，刺激面积也很大。如果改用皮层内神经电极，则刺激电流可以减少至原来的 1/10 至 1/100，电极阵列面积也小很多。不过，侵入式电极必须通过手术植入，需要较高的显微神经外科手术技巧，刺穿过程中有可能出现神经元坏死、生物排异等问题。

密歇根电极和犹他电极是典型的侵入式微电极阵列，在硅或玻璃衬底上用 MEMS 技术制成。图 5.52 给出了一个一维密歇根电极的实例。图 5.53 给出了三维犹他电极的两个实例。

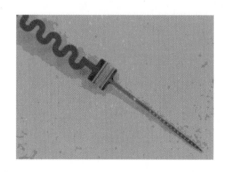

图 5.52　密歇根一维神经探针示例

图 5.53(a)是一个由 100 个硅基铂尖电极构成的 10×10 阵列，形状就像一个布满了 100 个钉子的木板。电极的植入是通过一个专门设计的气动植入装置将电极阵列"射"入神经组织，这样可使神经组织在植入的过程中受到的损伤最小。当电极阵列中的探针长度按某种规律逐渐变化时，就形成了三维电极阵列，如图 5.53(b)所示，这种结构在周围神经接口中提供了最好的肌束选择性。

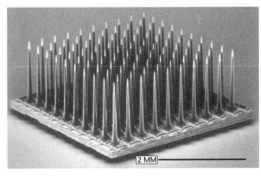

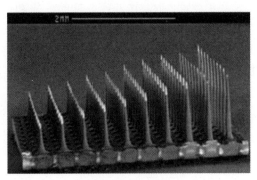

(a) 等高三维阵列　　　　　　　　　　　(b) 倾斜针状三维阵列

图 5.53　犹他电极阵列的 SEM 照片

近年报道的神经束间电极(interfascicular electrode)结合了侵入式和非侵入式两类电极的优点，使电极仅刺穿神经外膜而不刺穿神经束膜，同时兼有简便安全和灵活准确的优点。

5.3.3　神经电极的组态

神经电极的组合方式以及与之配合的电路组态，对于神经信号的检测或刺激效果有显著影响。本节首先介绍神经电极应用时可以选择的各种组态，然后以 C 电极为例，分析不同的组态对应用效果的影响。

5.3.3.1　单极与多极组态

神经电极使用时根据记录或刺激时使用的电极数目，可以分为单极、双极、三极和多极组态。

单极(monopolar)结构如图 5.54(a)所示。虽然探测到的神经信号是从单一电极触点得到的，但仍然需要两个电极。一个电极触点位于神经纤维上，用于获取神经信号，称为记录电极；另一个触点位于待测生物体内某处，作为地电极提供参考电位，称为参考电极。神经信号探测电路对两电极之间的电位差进行放大，因此参考电极上的干扰与噪声同样会被检测放大，而且参考电极也有可能获取生物体的其他信号。探测放大电路是无法将这些信号一一区分出来的，所以单极结构很容易受到噪声和干扰的影响。另外，确定记录电极与参考电极的相对位置时，必须正确处理两个电极之间构成的到地电流环路，否则容易对神经和生物体造成伤害。单极结构的另一个问题由于探测信号的记录电极与参考电极处于完全不同的环境中，记录电极与参考电极所形成的"离子—电子界面"的阻抗会有很大的差别，这会造成两个电极之间存在较大的直流电平偏移值。对于高增益放大器而言，这样的直流偏移已足以使放大器饱和，因此在信号放大之前需先对偏移电压进行处理。

双极组态是神经信号探测中的常见结构，如图 5.54(b) 所示。有两个电极触点参与探测神经信号，这两个电极可以都在神经纤维上，也可以一个在神经纤维上，另一个在生物体内相邻某处。但是两个电极相距的位置必须非常近，处于几乎完全相同的环境之中，电极尺寸、材料等各方面条件也要相互匹配。神经动作电位在轴突上的传播有类似于"孤子"的行波特性，因此双极结构中，两个电极上捕获到的信号应该是相似的，不过中间可能有一定的相位差，取决于动作电位的波速和两个电极的间距。双极组态的一个重要特点是，在大部分情况下，两个电极所受到的噪声和干扰是相同的或者相关度很高，即属于共模干扰，可以通过差分放大器的共模抑制特性将其减小到很低的值，因此其对噪声和干扰的抑制性能要大大优于单极结构。

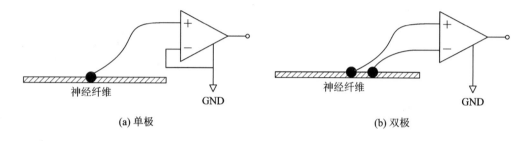

(a) 单极 (b) 双极

图 5.54 神经信号探测组态

三极组态是指系统中有三只电极触点参与探测神经信号。与双极组态相比，三极组态可以进一步提高系统的抗干扰能力。根据电极引出线连接方式的不同，三极组态又有"准三极(QT，Quasi-Tripole)"和"真三极(TT，True-Tripole)"两种形式，如图 5.55 所示。可见，准三极结构与真三极结构的输出包含相同的信号成分，但是后者的幅度是前者的 2 倍，这有助于提高信噪比。在准三极结构中，两端的电极触点短接，避免了沿神经轴向的电流，

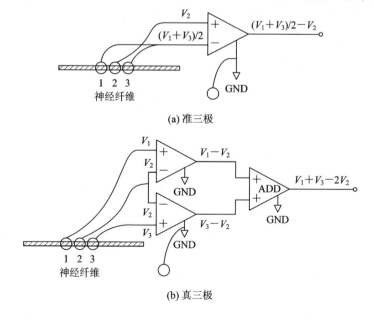

(a) 准三极

(b) 真三极

图 5.55 三极组态

更有助于抑制植入环境中的共模干扰。对于等势线平行于神经纤维和电极触点的干扰而言，三极组态对干扰的抑制能力与双极组态相同，但对于等势线不平行于神经纤维和电极触点的干扰，三极结构具有更好的抑制作用。因此，在抑制干扰方面，三极结构是最有效的细胞外神经信号探测的电极连接形式。电极更多的多极组态一般也是建立在三极结构的基础之上。

5.3.3.2 C电极组态分析

C电极常用于周边神经的检测和刺激[5.26]。C电极位于环绕神经的一个管状C形圈内侧，并不穿透神经本身，因此属于非侵入式电极。广义的C电极可由2～10个电极组成，但在神经记录与刺激的应用场合，通常使用三极结构，以便抑制其他生物电势的干扰。

典型的C电极为管状结构，本体是用硅橡胶、聚四氟乙烯或聚酰亚胺等生物兼容性好的柔性绝缘材料制成的绝缘管，铂、铱或不锈钢镀层形成的环形电极附着在管壁内侧，覆盖着内圆周的大部分面积，如图5.56所示。根据管子封口形式的不同，可以分为帽檐式、卷式和啮合式三种C电极。帽檐式C电极如图5.56(a)所示，沿管子的缝隙开口被一个附着于电极的硅帽檐所黏结或覆盖，以便实现电极与整个神经环境的相互绝缘，确保当动作电位沿神经纤维传播时，细胞外流质中的离子能在电极内流动。当动作电位移动跨过电极长度时，细胞外离子电流在电极内侧产生电势差。该电势差可用处于管子内侧的环形电极进行测量。卷式C电极紧紧缠绕着神经，神经因发炎等原因而肿胀时也会跟着膨胀，如图5.56(b)所示。啮合式C电极是在一个芯轴上涂覆纺织材料，然后预成型为铂电极，利用相互啮合的接口实现C形封闭结构，如图5.56(c)所示。

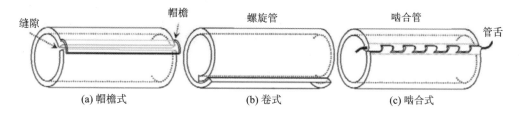

缝隙　　　　　帽檐　　　　　螺旋管　　　　　啮合管

管舌

(a) 帽檐式　　　　　　(b) 卷式　　　　　　(c) 啮合式

图5.56　C电极结构

为了避免造成神经损伤，C电极的内径至少要比神经束的直径大20%，其长度至少比其内径大10倍，同时必须不短于郎飞氏结之间的距离。增加电极的长度会增加C电极内的阻抗，从而显著减少干扰，但长度会受到植入位置的限制。实验上得到的最佳长度范围为20～30 mm，小于15 mm时神经信号的幅度将显著衰减[5.27]。当C电极直径在4 mm以下时，信号幅度也会随C电极直径的平方而减少。利用内径分别为2.6 mm和0.3 mm的C电极，记录得到的单个神经纤维的动作电位在3～20 μV。

附近肌肉中的肌电图（EMG, Electromyogram）信号会诱发电极内生物组织的离子电流，对C电极的工作形成干扰。EMG信号的幅度为几毫伏，有可能比由C电极探测到的神经电信号（ENG信号）大三个数量级，而且两种信号的频谱相互重叠，使得干扰更加强烈。C电极的存在会使肌电场的电力线发生畸变，如图5.57(a)所示。C电极内的介质呈阻性，相对于电极两端的干扰电势没有明显的相位变化，因此干扰电势沿C电极长度方向呈线性变化，如图5.57(b)所示。图中E_1、E_2和E_3是三个C电极所处的位置。

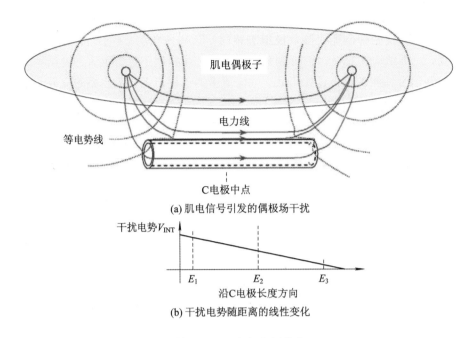

(a) 肌电信号引发的偶极场干扰

(b) 干扰电势随距离的线性变化

图 5.57　C 电极电场分布

C 电极准三端口集总参数等效模型在图 5.58(a)中给出，其中：V_{ENG} 为等效信号电压源；Z_{e1}、Z_{e2} 和 Z_{e3} 为电极自身的阻抗；Z_0 为 C 电极外的生物组织阻抗，可分解为中间阻抗 Z_{t1} 和每个短电极间的阻抗 Z_{t2}；I_{INT} 是干扰电流源。电极节点 A 与 B、B 与 C 之间的干扰电压相互反相，而 ENG 信号为同相。各个模型参数的典型值为[5.25]：$Z_0 = 200\ \Omega$，$Z_{t1,2} = 2.5\ \text{k}\Omega$，$Z_{e1,2,3} = 1\ \text{k}\Omega$，$I_{INT} = 1\ \mu\text{A}$。根据神经及肌肉源的电流以及电极阻抗，基于上述等效电路就可以分析电极之间的干扰电压。

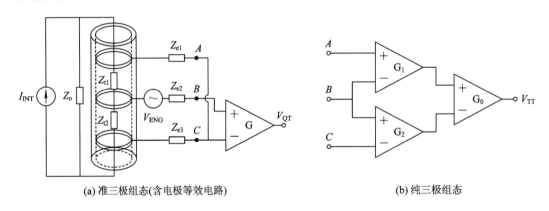

(a) 准三极组态(含电极等效电路)　　　　　　　　　(b) 纯三极组态

图 5.58　C 电极组态

根据 C 电极与放大器连接形式的不同，可以有准三极（QT）、真三极（TT）和自适应三极（AT，Adaptive-Tripole）三种电路组态。准三极组态如图 5.58(a)所示，通过将两个端电极短接，有利于降低 C 电极内的电势梯度，从而减少干扰，而且只需一个差分放大器，架构相对简单，缺点是无法通过调整平衡来消除干扰。真三极组态如图 5.58(b)所示，与准三极组态相比，这种组态对电极接口的阻抗不敏感，减少了电极寄生电容导致的相位差，而且可探测到的 ENG 幅度更高（近似加倍），通过调谐增益可显著改善信号—干扰比。在使用三极组态时，电极以及放大器的非对称性会导致系统抗干扰能力下降。这种非对称性可以来自电极位置的制造误差、电极内组织的阻抗不规则性和终端反射效应等，往往难以避免。

与准三极组态相比，真三极（TT）组态可以通过调整两个第一级差分放大器的增益，来改善系统的对称性，从而使第二级的 EMG 干扰降至最低。自适应三极组态可以使这种调整自动完成，如图 5.59 所示。输入放大器的增益 G_1 和 G_2 可变，受反馈信号 V_a 和 $-V_a$ 控制，使两个被测通道内的 EMG 信号对称，从而消除了输出端的 EMG 信号。控制级利用放大器 G_3，先对信号进行整流，然后对其绝对值之差进行放大，从而实现两个通道输出幅度的比较。G_3 的输出加至一个长时间积分器，产生反馈信号 V_a 和 $-V_a$。可变增益放大器使加至求和放大器 G_0 两个通道输出端的复合信号幅度平衡化，从而实现了 C 电极的阻抗匹配。最终，彻底消除了来自两个通道的等幅反相干扰，而同相 ENG 信号被相加并放大。利用 BiCMOS 工艺已研制出基于 AT 组态的集成电路[5.28]，实测结果表明其信号—干扰比大约是 TT 和 QT 组态的 300 倍。

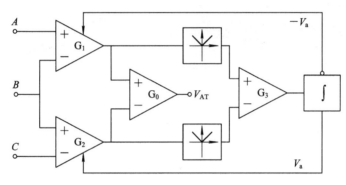

图 5.59　自适应三极组态

5.3.4　金属基神经电极

最早被应用的体外神经电极是微玻璃管（micropipettes）电极，如图 5.60 所示。毛细玻璃管在高温下拉制，长约 1～2 mm，里面灌注电解液，使用时以约 45°角插入皮肤 5～6 mm 深，尖锐的前端进入细胞膜或者吸附在细胞膜上，用于采集神经电信号。3～4 根金属丝（Au 或 Ag/AgCl）从毛细管的尾部进入，浸入电解液，实现神经突与外电路的连接，以便记录神经电信号。这种电极多用于膜片钳或电压钳等单细胞记录设备上。

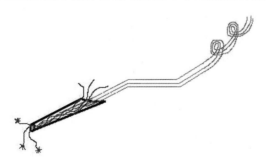

图 5.60　微玻璃管神经电极示意图

最早出现的体内神经电极是金属微丝电极。它是一段仅留暴露尖端的由绝缘材料密封的金属丝，当其被放置在神经元细胞附近时，可以探测到因神经电活动引发的细胞外部附近的电势变化，在不伤害神经细胞的前提下记录神经元动作电位或局部场电位。同样，也可以通过改变电极电位，诱发神经元产生动作电位。金属微丝电极头部的直径可小至 $1~\mu m$。通常利用电解法来制备其头尖部（如钨丝的电解腐蚀液可采用 NaOH），通过控制腐蚀液配比及金属丝插入腐蚀液的速度和时间，来控制头尖部的几何形状与尺寸。制作金属微丝电极的材料有不锈钢丝、钨丝、镍铬丝、铂铱合金丝和钼丝，后期用得较多的是铂和氧化铱薄膜电极。这些材料具有相对稳定的电化学性质和生物兼容性。微丝外部的绝缘材料要尽量减少引入的寄生电容，通常使用特氟龙、聚酰亚胺或聚对二甲苯。图 5.61(a)所示为一种金属微丝电极的头部[5.29]，金属丝外部的绝缘层是聚对二甲苯。

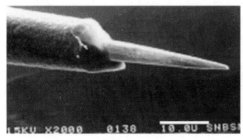

(a) 单针电极 (b) 多针电极

图 5.61 金属微丝电极

为了同时探测多个神经细胞或部位，需要多电极构成阵列。可以将多根金属微丝用环氧树脂粘接，或者利用金属微机械加工的方法来在同一基座上制备金属电极阵列。图 5.61(b)是一种用双光束准分子激光器在陶瓷基座上制作的多金属电极阵列，电极直径为 $80~\mu m$。

制备工艺简单是金属电极的一个优点，也是一个缺点，因为无法实现制备工艺的标准化和自动化，导致电极的重复性和一致性难以控制，而且制作成本较高。在这方面，硅基电极的优势非常明显。而且，与硅基电极相比，金属微丝电极要实现足够精细而且电极数量多的阵列是困难的。

5.3.5 硅基神经电极

硅基神经电极的优势主要体现在两个方面：一是可以利用硅集成电路的微细加工技术以及硅基 MEMS 技术来提高硅基电极的精细度和阵列密度；二是可以将电极的信号处理和产生电路与电极实现单片集成，形成所谓的"有源电极"。

最早利用硅精细加工技术来制作的一维神经电极阵列的一个例子见图 5.62[5.30]，7 个电极制作在一个基座上。先用激光刻蚀技术在硅上刻出针状阵列，然后利用电镀技术镀上金属薄层，金属外绝缘采用聚对二甲苯薄膜。电镀制备技术的各向异性会导致镀层厚度的不均匀，如纵向淀积速率高于横向淀积速率，电流密度的不均匀分布也会导致镀层厚度的不均匀分布。

美国密歇根大学研制的线性硅基探针系列，是一维硅基神经探针的代表作，被称为密歇根探针（Michigan probe），如图 5.62 所示。图 5.63 给出了若干密歇根探针的照片，背景是 1 美分硬币。之后，出现了三维密歇根探针阵列，制作在玻璃基座上，并与电路模块实现一体化封装，如图 5.64 给出的实例[5.31]，共有 1024 个探测位和 128 个记录通道。

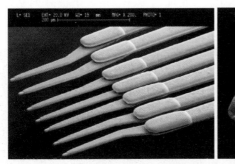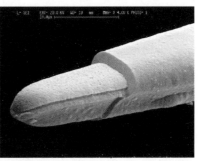

（a）梳状 7 电极　　　　　　　（b）电极头部

图 5.62　一维硅基金属电极阵列的 SEM 照片

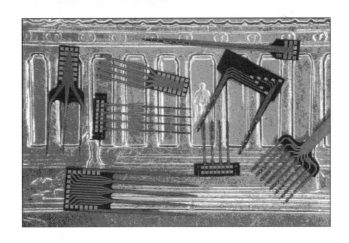

图 5.63　一维密歇根电极实例

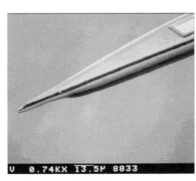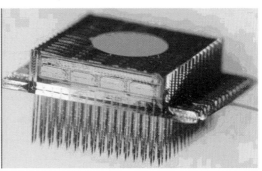

（a）电极头部的 SEM 照片　　　（b）与集成电路封装在一起的电极阵列模块

图 5.64　三维密歇根电极实例

犹他电极采用硅基座取代玻璃基座，实现了全硅材料制作的三维电极阵列。图 5.65 是三维犹他电极的一个实例[5.32]，为硅基 10×10 铂尖电极阵列，形状就像一个布满了 100 个钉子的木板。每个电极呈尖锥形，锥底直径为 $80\sim100\ \mu m$，锥尖直径为 $2\sim3\ \mu m$，高度为 $1\sim1.5\ mm$，相邻电极间距约为 $0.4\ mm$，与神经组织接触的电极尖端镀有铂、金或者铱金属，尖端之外用 SiO_2/Si_3N_4 复合层或聚合物涂层实现电绝缘。整个电极阵列制作在一个厚度为 $0.12\ mm$、面积为 $4\times4\ mm^2$ 的硅基座上。

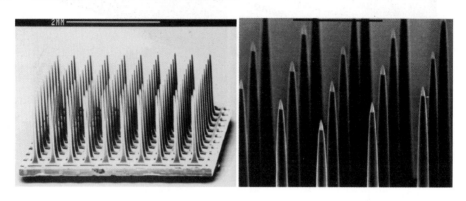

(a) 10×10 电极阵列   (b) 铂金电极尖

图 5.65　三维犹他电极的 SEM 照片

三维犹他电极阵列采用厚度为 $1.7\ mm$、电阻率为 $6\sim20\ \Omega$、晶向为 $<100>$ 的 n 型硅片制作[5.33]。第一步称为热迁移，用于在 n 型硅片中形成局部 p^+ 区(参见图 5.66)，先在硅片底面淀积并光刻出 10×10 的铝方块阵列，其中每个铝块边长为 $325\ \mu m$，中心距为 $400\ \mu m$，厚度为 $5\ \mu m$；然后用石英红外灯将硅片上表面加热至 $1250\,℃$，使铝—硅共溶形成合金球，并在硅片内温度梯度(硅片下表面用水冷法冷却)驱动下向上移动，直至贯穿整个硅片；合金球通过的区域再结晶形成 p^+ 硅柱；最后将硅片双面剖光，去除溢出的铝合金。第二步是机械切割，用计算机控制的金刚石刀切除 p^+ 硅柱之间的 n 型硅，形成纵横比为 10：1 的 10×10 长方柱阵列，但要在硅片底部留下厚 $0.15\ mm$ 的 n 型硅作为基座及电极引出端。基座上 n 型硅与 p^+ 硅柱间形成两个背靠背的 PN 结，实现了电极之间的电隔离。第三步是

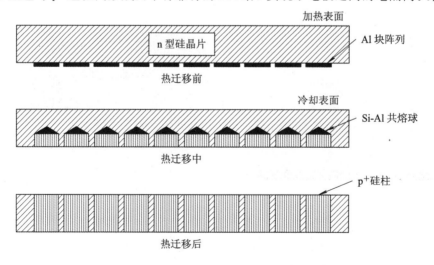

图 5.66　热迁移过程示意图

化学腐蚀，用1：19的HF：HNO₃腐蚀液将硅柱削尖、抛光，形成锥状电极。尖锥形状既可保证电极的机械强度，又使电极在进入皮层以后不会占据过大的体积，最大限度地保护皮层神经组织。第四步是淀积铂/金和钝化保护层，以金属箔作掩膜，在电极尖部淀积金/铂复合电极层，而在尖端之外的部分淀积 SiO_2/Si_3N_4 复合层或聚合物涂层来实现对外部的绝缘。每个电极与外部电路的连接是用键合在基座上铝引脚的金丝来实现的，金丝也是通过涂覆聚合物来与外部绝缘的。

显然，犹他电极制作硅基三维电极阵列的工艺相对复杂，而且精度和密度难以进一步提升。因此，人们又开发了多种各向异性刻蚀技术，用于在硅衬底上制备尖锐的电极阵列。早期使用的各向异性刻蚀方法是基于硼终止方法的邻苯二酚腐蚀技术，依据的机理是掺硼的 p 型硅(电阻率通常为 $0.01\ \Omega\cdot cm$)的腐蚀速度远低于未掺杂硅。另一种方法是使用 SiO_2 作为腐蚀终止层，即绝缘体上硅(SOI)，依据的机理是 SiO_2 的腐蚀速度远低于硅。后来，又出现了基于 KOH 的湿法腐蚀和基于等离子体的干法刻蚀相结合的方法。更先进的方法是采用深反应离子刻蚀(DRIE)以及直写激光(DWL，Direct Write Laser)光刻技术，但工艺成本较高。图 5.67 是一种在 SOI 衬底上用 DRIE 制备的硅基神经探针[5.34]，单枝探针上共有 32 个电极，每个电极的尺寸为 $10\ \mu m\times10\ \mu m$，探针的尖角只有 4°。

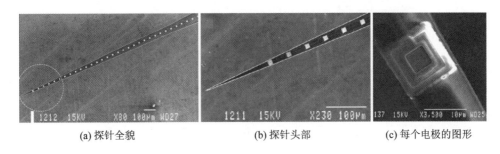

(a) 探针全貌   (b) 探针头部   (c) 每个电极的图形

图 5.67　SOI 基神经电极实例

与神经信号处理电路集成在一起的神经电极称为有源电极。早期出现的有源探针是将无源电极与处理电路芯片组合在一起的神经探针微系统，图 5.68 给出了一个这样的实例[5.35]。植入皮层内的二维或三维电极阵列采集到的神经电信号，经超柔性的带状导线传送到外皮下的电路模块，经放大、调理和编码之后再通过电感耦合无线链路传到外部设备

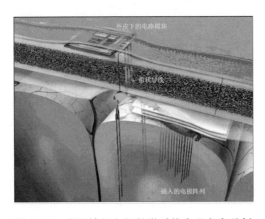

图 5.68　有源神经电极的微系统实现方案示例

中。整个电路的架构如图5.69所示,其中电路模块采用多个芯片组装而成。电路模块之所以置于外皮下而不置于皮层内,是因为电感耦合距离有限,同时也有利于减少对内部生物组织的侵入(例如,表皮下允许的温升(2℃左右)比皮层内(1℃左右)要高,因此对电路模块的功耗约束较少),而且有利于减少无线电磁信号等体外干扰对神经电极可能的影响。

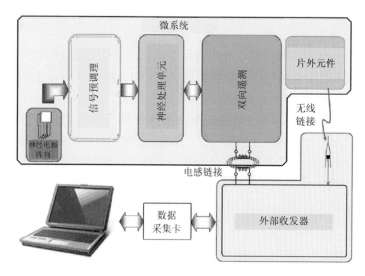

图5.69　有源神经电极微系统的总体电路构成

随着硅基CMOS集成技术和MEMS技术的发展,将电路模块与神经电极集成在单块硅芯片上的新一代硅基有源神经探针已经出现,并且发展迅速。图5.70是用CMOS技术制作的单片式硅基有源神经探针的基本结构,由长、薄、尖锐的探针枝(shake)和宽、厚、机械强度较大的探针体(body或base)两部分构成。探针枝和探针体制作在同一个单晶硅衬底上,用标准CMOS工艺制作信号处理电路,用附加的后工序在探针枝上形成金属(常用Pt或TiN)薄膜电极阵列,最后用MEMS技术制作枝体外形。

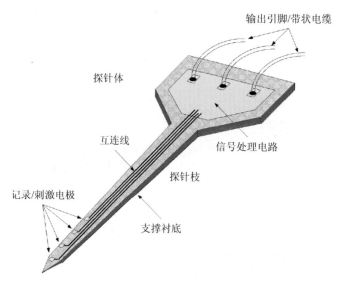

图5.70　硅基有源神经探针的基本结构

与微系统方案相比，单芯片方案去除了电路模块与电极阵列之间的互连线，可以制作更多的探测通道，大大提高了集成度，降低了成本，改善了可靠性，同时通过电路设计来降低电极阻抗，增加信号幅度，但因采用同种工艺制作，材料与结构的选择性受到了一定的限制。

5.4 节将对这种硅基有源探针做专门介绍，这里不再赘述。

5.3.6 其他神经电极

虽然金属基电极已最先投入临床应用，硅基有源探针的发展神速，但金属和硅材料的生物兼容性仍然是一个有待确认的问题，特别是在长期植入的条件下。聚合物材料的生物兼容性明显优于金属和硅，但机械强度和导电性差。聚合物在神经电极的早期应用，是用作金属电极和硅电极以及植入导线的绝缘层，因其生物兼容性优于 SiO_2 或 Si_3N_4 这样的绝缘层。常用的聚合物材料是聚酰亚胺和聚对二甲苯薄膜。聚合物材料的制备工艺与硅工艺差异较大，这影响了它在全硅有源神经探针中的应用。聚合物电极的另一个弱点是容易吸收水分，在潮湿的应用环境中容易失效。

聚合物的制备工艺比金属和硅简单，但如果将聚合物作为神经电极的基座，产生的问题是其固有的柔韧性使其难以插入组织深处，而且插入位置的精度难以保证。一个折中方案是将柔性的聚合物和刚性的金属或硅基电极结合应用。图 5.71 是这种复合材料神经电极的一个例子[5.36]。刚性的电极探针制作在一个柔性的聚合物衬底上，改善了电极的可塑性，在一定程度上减少了对组织的损害。

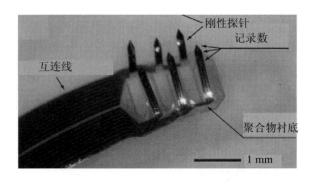

图 5.71　一种聚合物衬底神经电极

也许出于对硅生物兼容性的担忧，目前硅基有源探针的活体实验大多是采用老鼠来进行的，而且必须符合所在国家或单位的动物保护与伦理相关法律规范的约束。图 5.72 示出了有源神经电极与活体试用大鼠(Rat)和小鼠(Mouse)的对比照片。

除了涂覆聚合物材料之外，还可以采用表面修饰的方法来进一步改善植入式神经电极的生物相容性。表面修饰可以起到两种效果：一是阻止蛋白质和细胞吸附，以避免由此引起的相容性问题；二是选择性地吸附，有助于提供相容的特定蛋白质和细胞。具体的表面修饰方法包括物理修饰、化学修饰和生物活性修饰等。物理修饰常用的是表面粗磨。化学修饰主要指在材料表面形成亲水基团，如羟基、肝磷脂等。生物活性修饰的原理是在材料表面形成特定类型的肽段，通过肽段主动寻找细胞外基质中的活性细胞加以吸附，细胞吸

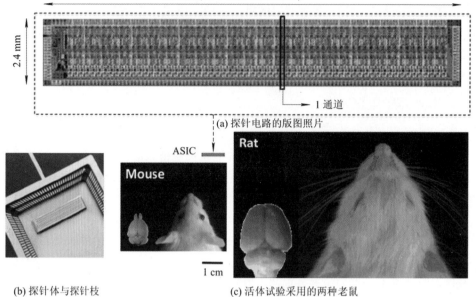

11.2 mm(64 个记录与刺激通道)

2.4 mm

1 通道

(a) 探针电路的版图照片

ASIC

Rat

Mouse

1 cm

(b) 探针体与探针枝

(c) 活体试验采用的两种老鼠

图 5.72　有源神经探针与活体实验动物

附后包裹植入系统表面并且仍能够继续正常生长代谢,使表面具有一定程度的生物活性,可从根本上防止组织免疫反应。对于神经信号探测用电极,生物活性修饰使神经细胞更加紧密地贴在电极表面,可显著提高信号质量。对于植入时间长达数月至数年的神经电极(如神经假体中使用的电极),电极表面会形成一层几微米厚的神经胶质鞘层,对神经电信号起到屏蔽作用,采用特定的生物活性材料对电极表面进行修饰,可以大大缓解这一问题。

神经电极的一个新的发展方向是与微流体元件集成在一起,在记录神经电信号的同时,完成药物输运、流速测定、微阀开关和化学传感等功能,构成一种功能复合型探针。图 5.73 给出了一个这样的例子[5.37],探针上集成有药物输运通道和热流计,允许流速为 200 pL/s,热时间常数约为 200 μs,采用真空隔离来防止组织温升超过 1℃。

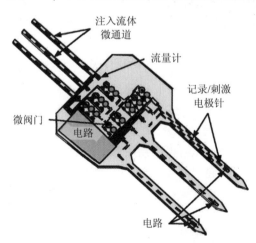

注入流体
微通道

流量计

记录/刺激
电极针

微阀门

电路

电路

图 5.73　兼具电检测与化学检测的功能复合型探针结构示意图

5.4　神经电极之硅基有源探针

单片式硅基有源神经探针由探针体和探针枝两部分构成，电极阵列制作在探针枝上，处理电路主要制作在探针体上，二者通过平行线互连。探针枝和探针体制作在同一个单晶硅衬底上，用标准 CMOS 工艺制作信号处理电路，用附加的后工序在探针枝上形成金属（常用 Pt 或 TiN）薄膜电极阵列，最后用 MEMS 技术制作枝体外形。图 5.74 给出了硅基有源神经探针的一个实例。

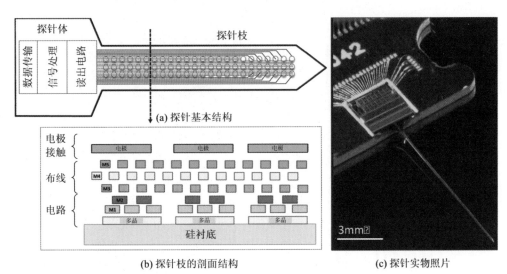

图 5.74　硅基有源神经探针示例

硅基有源神经探针的发展目标体现在五个方面：一是减少每根电极的尺寸，使之与神经元细胞的大小相当，以便提高探测的空间分辨率；二是增加电极阵列的电极数目，使之与局部神经元网络的规模相当，以便提高探测的空间信息量；三是增加可同时采样的电极数目，通常称为可观察度（Observability），以便提高探测的时间信息量和空间信息量；四是提高采样的带宽，即增加同时采样的速率，以便提高探测的时间分辨率；五是增加电极单位面积的电荷容量，从而增加刺激时能提供的电荷储存容量和记录时的电荷传输效率。

减少电极的尺寸和增加电极阵列的密度，可以减少电极进入人体的面积和深度，从而以更小的人体损害来获得更大的神经感知和神经刺激效能。然而，电极尺寸的缩小会导致电极阻抗的增加，引发更大的串扰和噪声，这对记录电极性能影响较大；同时，也会导致电极电荷储存能量和电荷传输效率下降，这对于刺激电极的性能影响较大。前一个问题的解决方案是在电极处增加像素放大器（参阅 5.4.1.2 节）；后一个问题的解决方案是改进电极材料与结构，比如在常用的贵金属电极（Au、Pt、Ti 等）上镀一层氧化铱薄膜（AIROF），或者在硅电极上淀积一层碳纳米管（CNT）或金纳米粒（参阅 5.5.2 节）。电极阵列密度的增加，常常伴随着探针枝长宽比的增加，使得电极信号的传输通道宽度变窄和数量变少，数据传输效率下降，为此可采用适当的数据压缩算法来减少传输时的数据链（参阅 5.4.1.4 节）。

本节将讨论实现硅基有源神经探针的若干关键技术，以及近五年研制出的三种先进硅基有源神经探针的实例。

5.4.1　关键技术

5.4.1.1　工艺节点与电极密度的关系

人脑皮层中每立方毫米体积内的神经元数目大约为 3000 个，突触数目大约为 2×10^8 个（平均每个神经元约 8000 个），其中最大的神经元是椎体细胞，细胞体直径大约为 $10 \sim 30 \ \mu m$。近年来神经探针的空间密度不断上升，虽然尚未达到，但已经接近真实人体大脑的神经元密度（参见图 5.75），而硅基神经电极的直径也已经小至 $1 \sim 5 \ \mu m$。

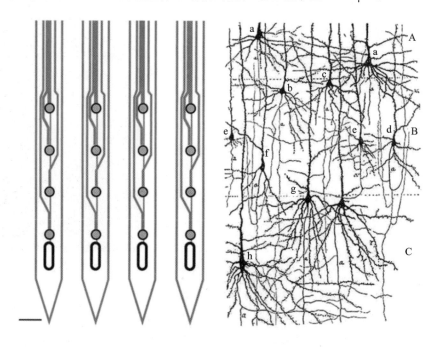

图 5.75　硅基神经电极与神经元网络尺度的比较

近年来硅基神经电极阵列在空间密度和可观察度方面的研究进展如图 5.76 所示，其中空间密度用每立方毫米体积内的电极数量表征，可观察度是一个电极阵列中可同时监测的电极数量，橙色数据为有源电极，黑色数据为无源电极。电极密度主要受电极尺寸和间距的制约，可观察度则受片上信号处理与产生电路的集成度限制。硅基集成电路微细加工技术的发展在神经电极阵列领域的成功应用，对于电极密度的提升功不可没。由图 5.76 可见，相对于 $0.5 \ \mu m$ CMOS 工艺，$0.18 \ \mu m$ CMOS 工艺制作的硅基有源神经电极的密度已经提高了一个数量级。

提高硅基神经探针的集成密度和可观察度的途径体现在三个方面，即采用更小尺寸的 CMOS 工艺、改进与探针集成的有源电路设计、优化有源探针的制作工艺。利用更先进的 CMOS 工艺，可以进一步提升硅基电极阵列的规模和分辨率。图 5.77 给出可观察度与 CMOS 工艺节点的关系。以 IMEC 电极阵列为例[5.38]，基于 $0.18 \ \mu m$ 工艺的探测位的总数为 455 个，可同时探测 52 个电极，如果提升到 40 nm 工艺，因为可用更多的金属层以及更小的线间距，可同时探测电极数目可增加至 390 个。

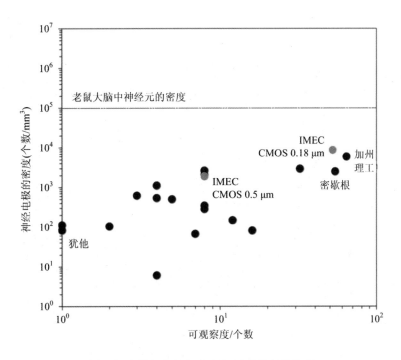

图 5.76　神经电极的密度与可观察度的关系

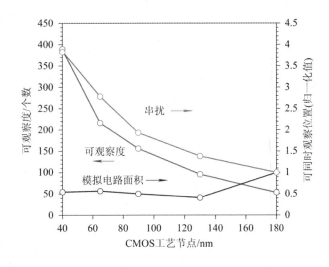

图 5.77　CMOS 工艺节点对硅基电极阵列可观察度的影响

5.4.1.2　串扰抑制与像素放大器

除了制作工艺水平之外，限制电极空间密度的另一个因素是电极之间的串扰。为了提高探测的空间分辨率，减少对生物组织的损伤，单个电极的尺寸与间距不断缩小，而阵列中的电极数量不断增加，同时电极的长宽比（aspect-ratio）不断增加。这就使得电极之间以及连接电极与读出电路的金属互连线之间的寄生电容越来越大，电极之间的串扰就越来越大（参见图 5.78）。而且，小尺寸的电极往往具有很高的阻抗[5.39]，更加剧了串扰的影响。如果串扰大于 1% 或者 40 dB，就会导致对所探测的神经信号的显著干扰。除了串扰之外，这种大长宽比的电极形如天线，很容易受到电磁干扰（EMI，Electromagnetic Interference）

的影响。随着工艺尺寸的缩小，这种串扰的影响将会越来越大，0.18 μm CMOS 工艺制作的电极间串扰脉冲幅度可达 2.5%，而 40 nm 工艺可能会增加 4 倍，大于 10%（参见图 5.76）。

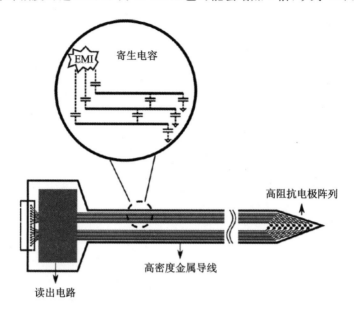

图 5.78　硅基神经电极阵列中的串扰影响因素

人们已经提出了几种降低串扰的方法。例如，采用镀金电极可相对减少电极的串扰和 EMI[5.53]，但附加的电镀工艺会增加设备和时间成本，而且镀层在临床条件下的耐久性也是有限的。又如，缩短探针枝体的长度可以减少串扰，但也同时缩短了探测的深度。采用开关矩阵来选择性地切换工作电极，或者采用信号编码来降低相邻通道的同时翻转概率，也能减少串扰。

阻抗变换是降低串扰的有效途径之一。在电极阵列中，连接两个电极与读出电路的两条平行金属线的等效电路如图 5.79(a) 所示。连线的负载阻抗（即电极阻抗）相同，均为 Z_L，连线的源阻抗（即电极—生物组织间的等效阻抗）也相同，均为 Z_{elec}。Z_c 是两条线之间

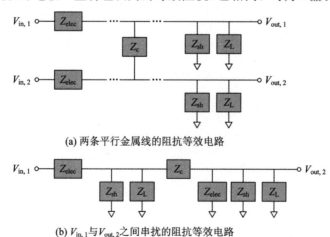

(a) 两条平行金属线的阻抗等效电路

(b) $V_{in,1}$ 与 $V_{out,2}$ 之间串扰的阻抗等效电路

图 5.79　电极连线等效电路

的寄生耦合阻抗，Z_{sh}是线与地之间的寄生阻抗。假定$Z_L \gg Z_{elec}$，$Z_{sh} \gg Z_{elec}$，则$V_{in,1}$至$V_{out,2}$的串扰可用下式计算[5.38]：

$$串扰(dB) = -20 \lg\left(\frac{V_{in,1}}{V_{out,2}}\right) \approx -20 \lg\left(2 + \frac{Z_c}{Z_{elec}} + \frac{Z_c}{Z_{sh} /\!/ Z_L}\right) \tag{5.7}$$

等效电路如图5.79(b)所示。对于相邻的两根或更多根导线引入的串扰，也可推导出类似的公式。由式(5.7)可知，对于给定的线宽、线长和线间距（即Z_c和Z_{sh}固定）以及给定的电极（即Z_L也固定），减少连线的源阻抗Z_{elec}是降低串扰的有效途径。因此，可以在连线的信号源端加入一个放大器或缓冲器来将这个高阻抗节点转变为一个低阻抗节点，从而有效地降低串扰[5.38]。如果将每个电极视作神经电信号记录图像中的一个像素，则可将每个电极处的放大器称为像素放大器。

如图5.80所示，像素放大器的输出阻抗Z_{out}应设计得远低于Z_{elec}，而输入阻抗Z_{in}应足够大，以免导致信号的衰减。通常像素放大器的增益可达40 dB，同时可将阻抗从几兆欧降低到几百欧。在5.4.2～5.4.4节给出的有源探针实例中，就利用了这种方法来降低串扰。实验结果证明，对于0.18 μm CMOS工艺，这种方法可以可降低串扰14 dB。

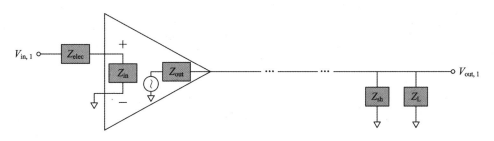

图5.80　在信号源端插入放大器

在有源神经探针中，像素放大器有三个作用：一是信号放大，将电极探测到的几十至数百微伏级的信号加以放大，通常增益可达40 dB；二是阻抗变换，将生物组织—电极界面几兆欧的阻抗降低到几百欧，目的是提高信号传输中抗串扰和抗外界噪声的能力；三是带通滤波，例如上截止频率设为12 kHz，用于抑制多路选择器中的混叠噪声，下截止频率设为10 Hz，用于抑制失调和可能存在的直流分量。像素放大器的设计除了要满足以上功能要求之外，还希望实现面积尽量小，因为它位于狭窄的探针枝上；功耗尽量低（<10 mW），因为超过2℃的发热就会给组织带来损伤。像素放大器电路的一个典型实例见图5.81[5.40]，为交流耦合闭环运算放大器。反馈支路上的R_{NMOS}由两个二极管连接亚阈区

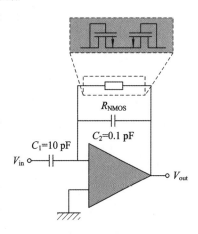

图5.81　像素放大器构成示例

nMOS管构成，也称赝电阻，起高通滤波作用，而运放的米勒电容起低通滤波作用。该放大器的带内增益为40 dB，等效输入噪声小于10 μV$_{rms}$，±1.5 V电源电压下的功耗小于100 μW，在2P1M 3 μm CMOS工艺下的实现面积为0.08 mm^2。

5.4.1.3 噪声与电极材料、尺寸的关系

神经信号通常十分微弱，可低至 μV 级，因此对神经记录系统的低噪声有很高的要求。通常用信噪比或等效输入噪声来表征神经记录系统的噪声。神经记录系统的等效输入噪声应至少比拟探测的神经信号的幅度低一个数量级。

1. 噪声模型

影响神经记录系统的噪声与诸多因素有关，主要有电极—神经元的距离、电极的表面积、电极—组织界面的阻抗、探针插入深度、周边体响应和记录系统的带宽等。根据噪声的物理来源，神经记录系统的噪声又可分为热噪声和闪烁噪声（也称 $1/f$ 噪声）。

与电极—组织界面相关的噪声来源有：组织本体的热噪声、电极—电解液界面噪声、电子电路的噪声、生物噪声以及外部耦合进来的噪声（也称干扰）。外部耦合噪声可通过合理的接地和屏蔽来消除，其他四种噪声源可由图 5.82 所示的等效电路和解析模型来表征。来自组织本体的热噪声电压可以表示为[5.41]

$$\overline{V_{\text{n-tiss}}^2} = 4kTR_{\text{b}}\Delta f \approx kT \frac{\rho_{\text{tiss}}}{r_{\text{s}}}\Delta f \tag{5.8}$$

式中，k 是玻尔兹曼参数，T 是绝对温度，R_{b} 是组织本体的等效电阻，$\Delta f = f_1 - f_2$ 是测量带宽（f_1 和 f_2 是噪声测量系统带通滤波器的上截止频率和下截止频率），ρ_{tiss} 是组织与电解质的电阻率（典型值为 $300\ \Omega\cdot\text{cm}$[5.42]），$r_{\text{s}}$ 是电极的半径。由式(5.8)可知，电极—组织界面的热噪声电压正比于界面阻抗。界面阻抗与电极材料有关，同时与其表面积成反比，因此电极尺寸越小则热噪声越大。由式(5.8)还可看出，噪声电压与带宽成正比，因此可采用适当的截止频率或带宽的滤波器来抑制噪声。

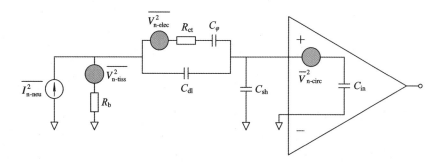

图 5.82 植入式神经记录系统的噪声等效电路

电极的阻抗可用一个与双层电容 C_{dl} 并联的电荷转移电阻 R_{ct} 来表征，如图 5.82 所示。在图 5.82 中，与 R_{ct} 串联的赝电容 C_{φ} 用于表征法拉第极化过程中的电容效应。R_{ct} 和 C_{dl} 自然形成的低通滤波器对 R_{ct} 产生的电极热噪声起滤波作用。假定电极的旁路电容 C_{sh} 和放大器的输入电容 C_{in} 足够小，形成的信号损耗可略，则电极噪声可以表示为[5.41]

$$\overline{V_{\text{n-elec}}^2} = \frac{2kT\alpha}{\pi C_{\text{dl}}}\text{arctan}(2\pi R_{\text{ct}}C_{\text{dl}}\alpha f) \tag{5.9}$$

式中，$\alpha = C_{\varphi}/(C_{\varphi} + C_{\text{dl}})$。图 5.82 等效电路中的 R_{ct}、C_{dl}、C_{φ} 和 C_{sh} 可以通过对电极阻抗测量数据的拟合得到。C_{in} 由记录电路的技术规格决定。

记录电路的噪声（$\overline{V_{\text{n-circ}}^2}$）主要由输入放大器的热噪声和闪烁噪声决定。由于神经信号处于低频区（$0.5\ \text{Hz} \sim 10\ \text{kHz}$），而 MOS 晶体管的固有闪烁噪声与频率成反比，因而成为神

经记录电路的主要噪声源之一。闪烁噪声的功率谱密度可表示为

$$S(f) = \frac{K}{C_{ox}} \frac{1}{AREA} \frac{1}{f}$$

式中，K 是闪烁噪声常数，C_{ox} 是栅氧化层电容，AREA 是模拟电路的面积，f 是频率。CMOS 工艺尺寸的缩小，会使 C_{ox} 按工艺尺寸同比例增加，而 AREA 却不会按工艺尺寸的同样比例缩小。由图 5.76 可知，当工艺尺寸从 $0.18\ \mu m$ 减少到 40 nm 时，模拟电路的相对面积只减少了 50%。因此，CMOS 工艺尺寸的减小对降低闪烁噪声的作用不大。

生物噪声 $\overline{V_{n\text{-neu}}^2}$ 主要来自远程神经元的放电活动[5.43]，也是以闪烁噪声为主，正比于 $1/f^x$，指数因子 $x = 0.68 \sim 1.38$[5.41]。在图 5.82 等效电路中，生物噪声由噪声电流源 $\overline{I_{n\text{-neu}}^2}$ 表征，可以通过活体实验来估计其数值。

当电极的旁路电容 C_{sh} 和放大器的输入电容 C_{in} 足够小时，神经记录系统的总噪声可表示为

$$\overline{V_{n\text{-total}}^2} = \overline{V_{n\text{-tiss}}^2} + \overline{V_{n\text{-elec}}^2} + \overline{V_{n\text{-circ}}^2} + \overline{V_{n\text{-neu}}^2} \tag{5.10}$$

对于呈现极高阻抗的小电极，C_{sh} 和 C_{in} 相对比较显著，此时式（5.10）中除 $\overline{V_{n\text{-circ}}^2}$ 之外的其他三个噪声分量将被 C_{sh} 和 C_{in} 分压，即衰减 β^2 倍，β 的定义是

$$\beta^2 = \left| 1 + \frac{Z_{elec}}{Z_{in}\ //\ Z_{sh}} \right|^2 \tag{5.11}$$

式中，Z_{elec} 是电极的总阻抗，Z_{in} 是放大器的输入阻抗，Z_{sh} 是旁路阻抗，所有阻抗均在 1 kHz 频率下计算。

此外，插入引起的环绕电极低电导率组织的形成，也会增加电阻抗，同时导致噪声随时间的变化，使得记录的神经电位发生不期望的波动。

2. 实验研究

通过体外和体内探针的噪声测量，可以进一步验证以上分析的正确性[5.44]。使用的探针有两种材料（Pt 和 TiN）和 4 种直径（5 μm、10 μm、25 μm 和 50 μm）。

体外测量使用 PBS 电解液，其配比为 0.150M NaCl、0.016M Na_2HPO_4、0.004M KH_2PO_4，pH 值为 7.4，电阻率为 62.5 Ω，纯度为分析级。将探针安装在带有放大器和滤波器的 PCB 上，一根含有 PBS 的玻璃环粘在 PCB 上。PCB 上放大器和滤波器等电路的噪声为 1.46 μV_{rms}。整个装置用法拉第笼屏蔽，测试环境温度为 22℃。噪声测量在被测探针和 Ag/AgCl 参考电极之间进行。测量时的增益设为 1000 V/V，四级带通滤波器的带宽为 $300 \sim 6$ kHz，测量得到的总等效输入噪声包括输入放大器的固有噪声 $\overline{V_{n\text{-circ}}^2}$ 和电极—电解液的固有噪声 $\overline{V_{n\text{-tiss}}^2}$。

体内试验使用可植入微机械神经电极[5.45]，长度为 1 cm，两种材料（200 nm 厚的 Pt 和 100 nm 厚的 TiN）和两种直径（25 μm 和 50 μm）。用软平电缆将电极连到带有记录电路的 PCB 上。整个装置用法拉第笼屏蔽，测试温度为 37℃（模拟人体温度）。测量对象是一只醉鼠。为了鉴别生物背景噪声的影响，在老鼠死亡前后都测量了噪声，注入致死的制剂为水合氯醛，剂量为每 1 kg 体重 0.5 g。注入前的噪声包括 $\overline{V_{n\text{-circ}}^2}$、$\overline{V_{n\text{-tiss}}^2}$ 和生物噪声 $\overline{V_{n\text{-nen}}^2}$，而老鼠死亡后，生物噪声就不存在了。

在体外和体内实验条件下，对不同尺寸和材料的电极的噪声估算结果如图 5.83 所示。可见，噪声随着电极直径的缩小而加大，TiN 电极的噪声明显大于 Pt 电极。对于 Pt 电极，

尺寸较大（50 μm、25 μm）时电路噪声和电解质界面噪声是主要的，尺寸较小（10 μm、5 μm）时电极噪声开始起作用，电路噪声相对不重要，这会缓解记录电路设计的压力。对于 TiN 电极，无论大小都是电极噪声唱主角，其他噪声都可以忽略。比较图 5.83(a)和图 5.83(b)，还可看出体内噪声大于体外噪声，这是因为生物组织的电阻率大于 PBS，而且温度较高。

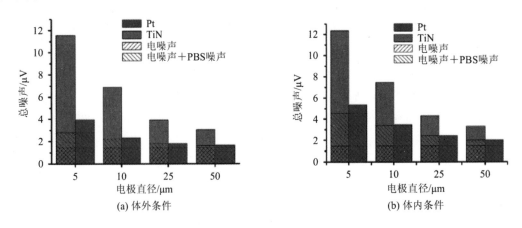

图 5.83　不同尺寸和材料制备的神经电极的噪声估算结果

老鼠在注入药剂至死 7 分钟内的神经电信号变化如图 5.84 所示，是用 25 μm Pt 电极测量得到的。注入后先维持了几分钟的正常波形，然后幅度开始衰退，放电频率也开始减慢。

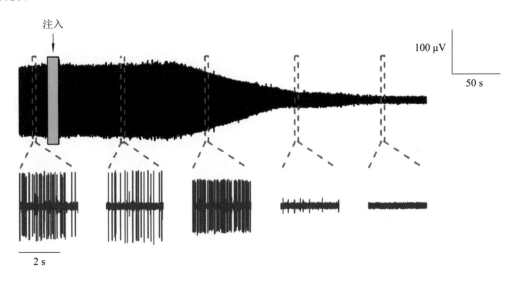

图 5.84　注入安乐死药剂前后 7 分钟内老鼠神经电信号的变化

根据老鼠死亡前后噪声的变化（如图 5.84 所示），可以估计生物噪声的大小。由图 5.85 估计得到，Pt 电极测量的生物噪声值为 0.94 ± 0.3 μV_{rms}（50 μm）和 1.43 ± 0.56 μV_{rms}（25 μm），TiN 电极测量得到的生物噪声值为 0.99 ± 0.35 μV_{rms}（50 μm）和 1.06 ± 0.32 μV_{rms}（25 μm）。

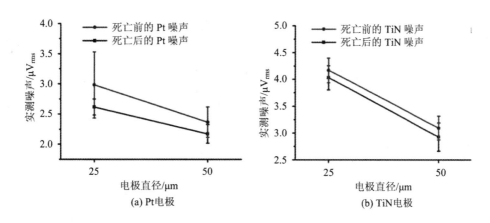

(a) Pt电极　　　　　　　　(b) TiN电极

图 5.85　老鼠死亡前后的噪声测量值

5.4.1.4　片上电路设计

与电极制作在同一个衬底上的电路具有探针选择、信号放大、时分复用等功能。图 5.86 给出了一个有源记录探针的电路实例。在 64 个电极阵列中，用外部时钟控制矩阵阵列来选择当前需记录的电极组合，经像素放大器放大后，通过时分复用多路选择器，由 7 个引出脚输出到外部设备。自测试电路在非记录状态下，通过将一个 1 kHz 的外部信号加到电极上来测量电极的阻抗；在记录状态下，可以施加一个外部电流来激活或清洁电极。

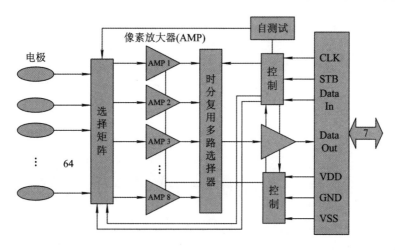

图 5.86　记录电极片上电路构成示例

探针上神经电极的数量已经超过 1000 个，因此需同时送往外部设备的数据量剧增。测试得到的神经数据送至外部设备可以采用有线和无线两种方式。如果采用有线方式传输，那么狭窄的探针枝横截面积将大大限制引出导线的数量。为此，多采用时分复用的方法，即用高速采集多路低速信号的方式。如果采用无线方式传输，则无线信道的传输速率与容量也会限制同时可检测的信号通道数量。为此，也可以采用适当的数据压缩方法来减少传输的数据量。

在神经电信号的波形中，存在放电脉冲的时间段占总时间的比例实际上很短，例如动作电位的持续时间一般只有 1 ms，每秒只放电 1～150 次，如果探测完整的神经信号波形，其中反映神经活动的有用数据量只占整个神经活动的一小部分。因此，可以在每个电极处增加一个放电脉冲监测电路，将测试到的神经信号与预置的阈值电平（可以为正、负或者双向电平）进行比较。如果超过了电平限，就认为出现了放电脉冲，即予以记录并外传；如果未超过电平限，则不予外传。这种方法叫做时域压缩。图 5.87 给出了 8 记录通道神经电极时域压缩的实例，其中 $V_{TH,1\sim8}$ 就是预置的阈值电平。可见，这种方法大大减少了实际输出的数据量。而且，还可以将来自不同通道单元的数据合成一个数据包来输出（如图 5.88 所示），从而进一步减少了实际输出数据量，这种方法叫做数据融合。

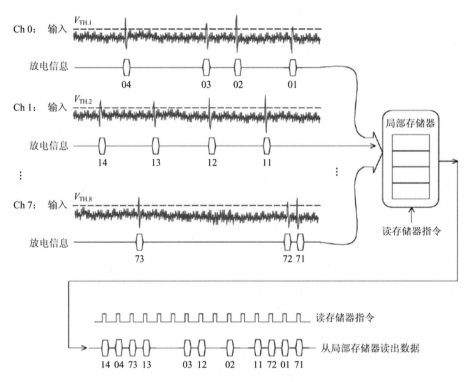

图 5.87　8 通道时域数据压缩示例

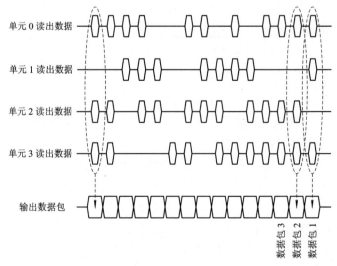

图 5.88　4 个电极单元数据打包示例

图 5.89 给出了一个有源刺激探针的电路构成实例[5.46]，其中大部分是数字电路，采用 4 MHz 时钟，工作周期为 4.5 μs。来自 7 个引脚的串行输入数据控制着刺激电流的幅度、波形以及刺激电极的地址，电流幅度范围为 $-127\ \mu A \sim +127\ \mu A \pm 1\ \mu A$。

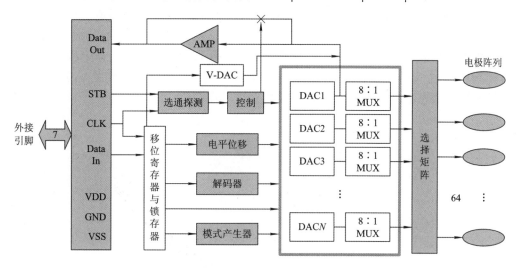

图 5.89　刺激电极片上电路构成示例

有源探针工作时需要的直流能量需要外部设备提供，记录信号需要传到外部设备，刺激信号也需要外部设备提供，因此有源探针与外部设备之间必须同时具备功率与信号传输通道。这个通道可以是有线的，但从减少对人体的侵入出发，最好是无线的。如第 3 章所述，有源探针与外部设备之间的无线能量和信号传输可以用电感链接、射频传输、超声、光电等方式来实现，但在目前阶段，电感链接是相对最佳方案，唯一不足是传输距离较短。不过，有源探针与皮肤表面的距离多在几厘米范围内，电感链接可以满足这个距离要求，同时也能满足神经电极对信号传输速率（一般为 1～2 Mb/s）的要求。图 5.90 给出了一种有源探针与外部设备电感链接的架构图[5.46]，与图 5.86 和图 5.89 介绍的片上电路相比，需要增加无线接收、无线发射和 AC - DC 变换所需的相关电路，具体原理可参阅第 3 章。

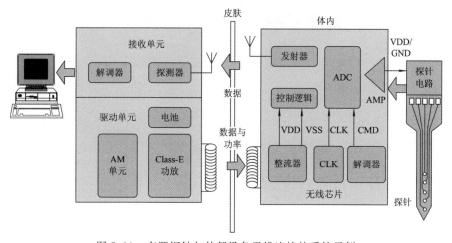

图 5.90　有源探针与外部设备无线连接的系统示例

5.4.2　455 电极 52 通道有源探针

本节将给出一款硅基有源神经探针的设计与实验验证结果[5.38]，由欧洲微电子中心（IMEC）的研究小组完成。这款探针的外形如图 5.91 所示，电路架构如图 5.92 所示。其电路由 455 个电极构成阵列，有 52 个通道可同时记录。探针枝长度为 10 mm，宽 100 μm，455 个电极分为 35 个电极群。每群有 13 个电极，包括 12 个小的圆形记录电极（直径10 μm 或 25 μm）和 1 个大的方形电极（60×60 μm^2），后者具有更低的阻抗和强大的电荷注入能力，可用作刺激电极（本设计不包括刺激电路，但刺激可由外部设备产生）或局部参考电

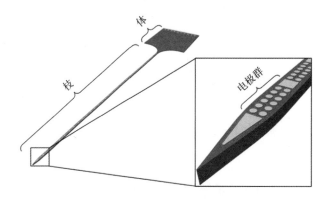

图 5.91　有源探针的外形示意图

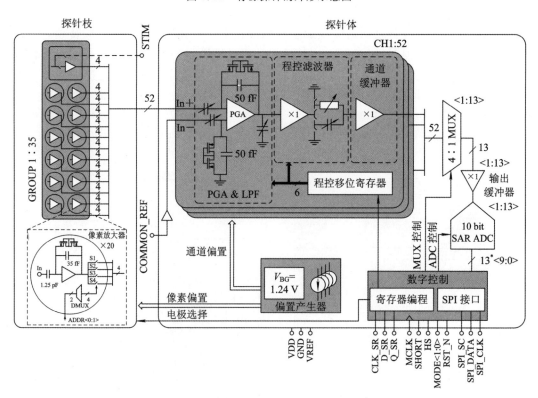

图 5.92　有源探针的电路架构

极。所有电极的间距为 35 μm，使得电极的直径可以在 5～30 μm 之间选择，而无需改变电极下的电路。每个电极有一个像素放大器，通过电容反馈提供 AC 耦合和固定增益（20 倍）。每个像素放大器的输出通过开关矩阵连接到通往探针体的四条记录线上。

探针体上有 52 个记录通道，为用户选择的电极群完成 AP 和 LFP 信号的调理任务，包括每个通道的程控放大和滤波。每个通道的输出有时间扩展模拟复用功能，目的是用同一根线来传输不同的信号。通道数的选择一方面要考虑每次的记录长度（约为 1 mm，涵盖 4 个连续的电极群），另一方面要考虑有限的探针体面积，尽量使植入部分的尺寸最小化，使芯片的可用面积最大化。信道的数量可以与探针体面积按同样比例增加。采用了 13 个 10 bit 的逐次逼近寄存器 ADC（SAR ADC，Successive-Approximation-Register ADC），有利于减少片外元件、简化电极的连接复杂度。ADC 以串行方式输出数字数据，通过 SPI（Serial Peripheral Interface，串行外设接口）总线连接到片外的电极夹持器（headstage）上。通过配置探针体和探针枝上的移位寄存器，实现每个通道放大器和滤波器的截止频率的程控以及目标电极的选择。带隙基准电路用于获得精确的电压基准，并通过宽摆幅的电流镜提供不同的片上偏置电流。

设计的总体目标是在保证电路功能的前提下，实现小面积和低功耗。探针的面积主要受探针枝的约束，尤其是电极的数量。对于给定的电极间距 35 μm，像素放大器以及相关的选择开关的面积必须与每个像素的面积 35×35 μm^2 相匹配。功耗则受环绕植入器件的生物组织最大发热量（小于 1℃）的限制。为了节省功率，在每个时刻，只有 52 个电极是活动的，其余未被选择电极的像素放大器均被关断。

5.4.2.1 电路设计

1. 像素放大器与参考放大器

电容耦合闭环像素放大器的电原理图如图 5.93 所示。位于探针枝上的第一级放大器采用由 PMOS 输入晶体管（M_1）和电流源负载（M_2）构成的共源放大器，其尺寸按照低噪声和小面积的要求优化设计。反馈电容 C_2 采用工艺允许的最小值（TSMC 0.18 μm 工艺为 35 fF），增益电容 C_1 为 1.25 pF。采用位于有源器件顶部的金属—绝缘体—金属（MIM）电容，可进一步缩小电容占用的体积。两个 MOS 赝电阻（M_3 和 M_4）用作极低频的高通滤波器，并用于设定放大器的输出偏置电压（即 M_1 和 M_2 的工作点），因为这个工作点用其他方法难以准确设定。与赝电阻并联的 PMOS 开关利用一个"短路（Short）"信号来旁路赝电阻，并可保证饱和之后的快速恢复。

共源放大器的等效输入热噪声和闪烁噪声可分别表示为[5.47]

$$\begin{cases} \overline{V_{ni,th}^2} = 4kT\left(\dfrac{2}{3g_{m1}} + \dfrac{2g_{m2}}{3g_{m1}^2}\right) \\ \overline{V_{ni,1/f}^2} = \dfrac{K_P}{C_{ox}(WL)_1 f} + \dfrac{K_N}{C_{ox}(WL)_2 f} \cdot \dfrac{g_{m2}^2}{g_{m1}^2} \end{cases} \tag{5.12}$$

式中，k 是玻耳兹曼常数，T 是绝对温度，g_{mi} 是第 i 个晶体管的跨导，C_{ox} 是栅氧化层电容，K_P 和 K_N 分别是 PMOS 管和 NMOS 管的闪烁噪声系数，f 是频率，W 和 L 分别是晶体管的宽度和长度。为了降低噪声，应尽量增大 g_{m1}，减小 g_{m2}，并尽量增加通道的面积。表 5.3 给出了像素放大器中各个晶体管的设计尺寸和工作点。M_1 工作在弱反型区，而 M_2 工作在强反型区，有利于降低噪声的贡献。另外，闭环放大器的总等效输入噪声会随 M_1 的栅—源电容、栅—漏电容以及输入节点寄生电容的增加而增加[5.48]。

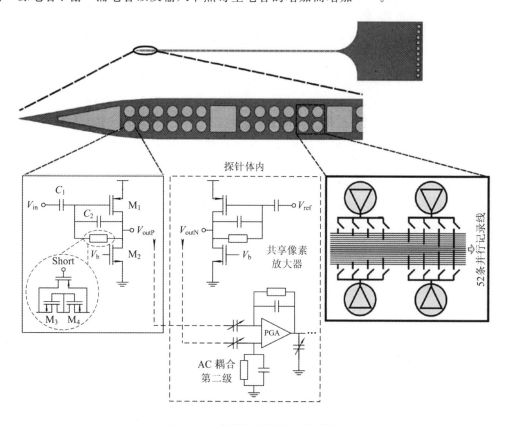

图 5.93　像素放大器的电原理图

表 5.3　像素放大器中晶体管的尺寸和工作点

晶体管	$(W/L)/(\mu m/\mu m)$	$I_D/\mu A$	反向系数	g_m/I_D	V_T/氧化层选项
M_1	40/1.2	2	0.44	21.49	标准/薄
M_2	0.8/36	2	139	3.7	标准/薄
M_3、M_4	0.35/8	—	—	—	高/厚

　　这个放大器因只有一个放大晶体管，限制了最大开环增益。放大器的闭环增益 G_{CL} 可表示为

$$G_{CL} = \frac{G_{OL}}{1 + C_2/C_1 \cdot G_{OL}} \tag{5.13}$$

式中，G_{OL} 是开环增益，仿真值为 217。计入输入节点寄生电容的贡献，G_{CL} 的实际值为 20。放大器的输出阻抗可近似表示为

$$Z_{out} \approx \frac{C_1 + C_2}{g_{m1} C_2} \tag{5.14}$$

如前所述，为了降低串扰，希望输出阻抗尽量低。由式(5.14)可知，通过增加 g_{m1} 或者降低开环增益（$\sim C_1/C_2$），可以减少输出阻抗，但同时会增加噪声（参见式(5.13)）。因此，必须

在输出阻抗和噪声之间寻求折中。由于 g_{m1} 正比于漏电流 I_D，因此也要在输出阻抗与功耗之间取折中。这里取 Z_{out} 为 550 kΩ。

每个像素放大器及其输出端连接到四个选择开关（即传输门），共占用面积 25×25 μm^2，所余面积供附加的逻辑和静电放电（ESD，Electro-Static Discharge）保护电路使用。放大器输出端接有两个 ESD 保护二极管，宽度为 11.7 μm，理论上可提供 HDM（Human-Body-Model，人体模型）1 kV 的防护能力。位于探针体上的两个共享像素放大器采用准差分结构，用于放大参考信号。这种共享方法有利于减少放大器的平均电流消耗，改善噪声效率因子（NEF）[5.49]，但因信号放大器与参考放大器之间可能存在增益和负载失配，会使共模抑制比（CMRR，Common-Mode Rejection Ratio）劣化。将参考放大器与信号放大器置于同一信号线之下，即位于同列，可以改善寄生电容和周边条件的匹配状况。在整个探针枝上的所有信号放大器和参考放大器共用一个偏置电压 V_b。差分模式有利于降低线上的共模噪声。

2. 探针枝上的开关矩阵

沿着探针枝的 52 根平行金属线是电极与探针体之间的记录通道。每个像素放大器通过用最小尺寸传输门构造的开关，连接到其中的四根线上。如果继续增加每个电极的开关数目，可以进一步提升连接的灵活性，但会增加线的寄生电容和占用面积。如图 5.94 所示，每个电极群由 13 个电极组成，每个电极被连接到不同的通道。沿枝的四个电极群可以根据用户需求选择其中任何一个，以满足对某些小脑核区高密度同时探测的需求。也可同时选择四个连续的电极群，以便覆盖长达 1 mm 的探测区域，这对于较大的脑区域的研究是有用的。每个电极群分为四个独立的电极组，作为最小的记录电极单位，其中三个组每组有四个小圆电极，另一组只有一个大的正方形电极（参见图 5.94）。沿着整个探针枝，可以有 13 个不同的电极群，提供给用户多样化的选择方式。电极的重构大约需要花费 2 ms，耗时主要来自像素和通道放大器之间的慢建立时间以及移位寄存器的重构时间。

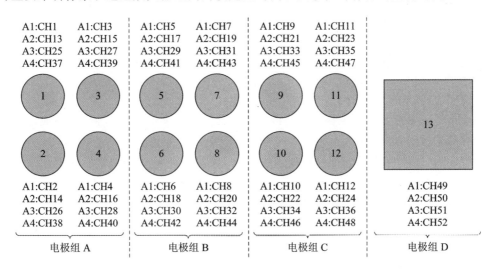

图 5.94　电极群的分组连接关系

3. 记录通道

如图 5.93 所示，每个记录通道由程控增益放大器（PGA，Programmable-Gain Amplifier）、

程控低通(LP，Low-Pass)/高通(HP，High-Pass)滤波器和通道缓冲器构成。程控电容阵列可将 PGA 的增益设为 8 个不同的值，即 1.5、2.5、5、10、25、50、100 和 200。PGA 的闭环差分输入电容为 5 pF。位于信号输入第一级的像素放大器的增益已达 20 倍，故可放松对第二级放大器即 PGA 的低噪声要求。PGA 中的跨导运算放大器(OTA)采用折叠共源—共栅结构。PGA 与电容负载的结合起到 LP 滤波器的作用，截止频率为 6 kHz，其负载电容用一个程控电容阵列来实现，以便保证在不同增益设置下的带宽相同。PGA 采用交流耦合，以便消除像素放大器输出中的 DC 分量。

PGA 之后是程控 LP/HP 滤波器，截止频率分别为 200 Hz、300 Hz 和 500 Hz。通过开关切换(参见图 5.93)来设定滤波器是 LP 还是 HP。LP 滤波器用于定义记录 LFP 信号时的频率范围，其上限截止频率设为 200 Hz。HP 滤波器通过设定一个较低的截止频率(200 Hz、300 Hz 或 500 Hz)，来抑制 LFP 的频率范围。另外，程控 LP/HP 滤波器也可以被旁路，用于记录 0.5 Hz～6 kHz 的宽带信号，诸如 AP 和 LFP 的混合信号。宽带信号的频率下限由像素放大器和 PGA 的反馈电容和赝电阻决定，频率上限则由 PGA 及其负载电容决定。程控 LP/HP 滤波器用无源元件(即 MIM 电容和高阻多晶硅电阻)构成，可以降低功耗，实现对工艺离散的中等容忍度。MIM 电容置于电阻的顶部，可以减少这些无源元件的面积。蒙特卡罗仿真结果表明，工艺离散和器件失配导致的 LP 和 HP 截止频率的最大偏差为 ±5%，增益的最大偏差为 ±0.2%。

4. 模拟—数字转换器

考虑功耗和面积的约束，采用 13 bit 的 SAR ADC 来将时分复用的模拟信号数字化。SAR ADC 由低失调自动归零比较器和电容式数字—模拟转换器(DAC)构成[5.50]，利用电平位移采样方法来保证全摆幅的输入范围[5.51]。ADC 的采样频率为 120 kHz，内部时钟频率为 7.5 MHz。

低失调比较器利用三个放大级来减少输入等效失调电压，使之低于 LSB 的一半。DAC 由主 DAC 和子 DAC 构成，两个 DAC 的单位电容为 456 fF，目标是保证低的 DNL，并减少寄生电容对失配和线性误差的影响。主 DAC 的总电容为 14.6 pF，作为前级输出缓冲器的负载。为保证所需的精度，在所有工艺角下，通道和输出缓冲器的建立时间精度应达到 ADC 采样时间的 0.1%。

5. 阻抗测量电路

记录电极通常会暴露在电极—电解液界面的化学反应环境中。这种化学反应会导致电极的退化或失效。而且，制造工艺引入的微缺陷也有可能导致高阻电极接触的劣化，影响电极的电活性。因此，对于大规模电极阵列，阻抗测量是判断探测前电极是否正常的必备手段。

每个记录通道都有阻抗测量电路，用于估测电极阻抗，测量频率为 1 kHz。该电路包含一个位于记录通道输入端的方波电流信号发生器，不通过像素放大器，直接将幅度为 ±500 nA 的电路馈送到所选择的电极上。用正常工作模式下的读出电路监测信道输入端由此电流而产生的电压，从而得到电极的阻抗。可测电极阻抗的范围为 50 kΩ～16 MΩ，精度为 ±10%。

6. 数字控制

数字控制模块有三个作用：一是内部配置寄存器的程控；二是多路选择器和 ADC 在

记录状态下的精确控制；三是通过 SPI 接口将 13 个 ADC 的并行输出数据串行化后输出。与之对应的有四种工作模式，即程控、试验、阻抗测量和记录。

在程控模式下，完成对记录通道的不同设置以及枝上电极选择的程序控制。在试验模式下，激活配置寄存器的读出，仅用于验证。在阻抗测量模式下，数字控制提供 1 kHz 的时钟以激活阻抗匹配电路，以便产生方波电流信号。在阻抗测量与记录模式下，所有读出电路、多路选择器、ADC 和 SPI 接口均被激活。记录可用两种不同的采样速率，即30 kS/s 或 15 kS/s，可以通过外部来选择。13 个 ADC 的数字输出通过 1 个 SPI 接口串行发送。数据被分为 16 bit 的数据包，包含 6 bit 的通道地址和 10 bit 的数据，有效数据速率为 25 Mb/s。SPI 接口作为主设备，由 60 MHz 的主时钟控制。

5.4.2.2 器件制造

有源探针的电路部分用 TSMC 0.18 μm 标准 CMOS 工艺制造。图 5.95 是晶圆部分版图照片。探针枝的尺寸为 100 μm×10 mm，探针体部分占用面积为 2.9 mm×3.3 mm。在晶圆上，多个探针交叉排列，以便充分利用晶圆的面积，最终在 200 mm 直径的晶圆上能制作 784 个探针，面积利用率达到 70%。CMOS 电路用五层金属化实现互连，顶层金属（M5）上未制作钝化层。

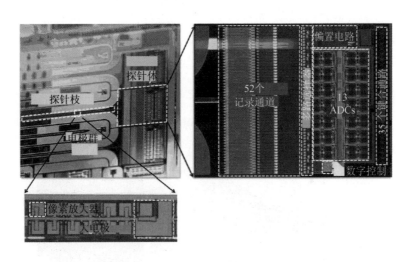

图 5.95　有源探针的晶圆局部版图照片

CMOS 标准制造流程之后，在整个器件顶层之上制备金属电极，工艺流程如图 5.96 所示，具体步骤由前到后如下所述：用等离子增强化学气相淀积在 M_5 上淀积低应力的 SiO_2；经化学机械抛光后在 M_5 上形成一个平整的 400 nm 厚的 SiO_2 层；二次淀积 SiO_2，使 SiO_2 的厚度增加到 800 nm；用反应离子刻蚀（RIE，Reactive Ion Etching）开 5×5 μm^2 的通孔，以便实现之后制作的电极与 M_5 的电接触；用物理化学电极制作极薄且致密的 Ti/TiN 金属层（15 nm/1 nm），然后再用 300 nm 厚的 TiN 覆盖；用 RIE 在已制备的通孔中心制作直径为 10 μm 或 25 μm 的电极图形（图 5.97 左图给出了 TiN 电极的俯视图和剖面图）；在 SiO_2 上刻蚀出键合区的开口；用深 RIE 开出一个达到硅衬底的 80 μm 深槽；在芯片前表面层压上一层研磨带之后，将芯片减薄至 50 μm，这个深度已超过了刻槽深度，因此整个晶圆已被分割成若干探针；将整个晶圆固定在 UV 带上，然后除去研磨层；

将制作好的探针芯片从 UV 带上逐个取出，转移到用户设计的 PCB 上，电路板的尺寸为 13 mm×13 mm×0.5 mm(参见图 5.97 右图)；通过压焊用键合线将探针体与 PCB 的走线相连，最后用一个生物兼容的环氧树脂黑胶将整个探针体保护起来。

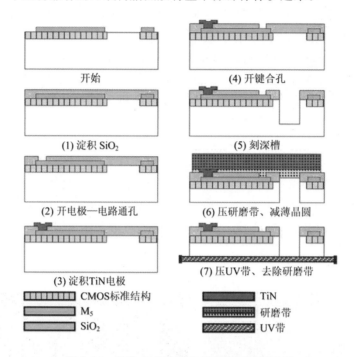

开始

(4) 开键合孔

(1) 淀积 SiO₂

(5) 刻深槽

(2) 开电极—电路通孔

(6) 压研磨带、减薄晶圆

(3) 淀积TiN电极

(7) 压UV带、去除研磨带

CMOS标准结构　　TiN

M₅　　研磨带

SiO₂　　UV带

图 5.96　标准 CMOS 工艺后的电极制备流程

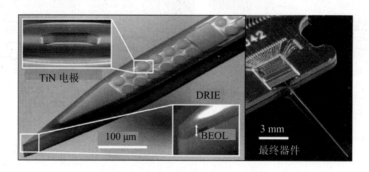

图 5.97　有源探针的 SEM 图像

在晶圆批中的电极成品率约为 90%～95%，工艺优化后可望达到近 100%。10 μm 直径电极的实测阻抗为 6.72±4.47 MΩ，25 μm 直径电极为 1.9±0.79 MΩ，两种电极的实测噪声分别为 7.7±3.0 μV 和 4.09±1.42 μV。

5.4.2.3　实验验证

1. 性能测试

所有性能测试是利用屏蔽探针台和标准探针卡在晶圆级完成的。测试室温度为 37℃，模拟真实的人体体温。用电池为电路供电，用 HP3562A 动态分析仪测量等效输入噪声电压、放大器和通道的转移函数、CMRR 和电源抑制比(PSRR，Power-Supply Rejection Ratio)。

表 5.4 给出了核心电路每个单元的功耗，供电电压为 1.8 V，记录模式下的通信速率

设为 30 kS/s，不含 I/O 驱动器的功耗。核心电路的总功耗为 949.8 μW，其中进入人体的探针枝只消耗 104 μW，探针体消耗 848.7 μW。此外，3.3 V 的 I/O 驱动器将消耗 498 μW。当探针与外部的电路夹具连接时，I/O 驱动器的功耗因高速接口的电容负载加大而增加到 3.63 mW。FEM 热仿真结果表明，当探针体和探针枝的功耗高于 1 mW 和 8.5 mW 时，环绕探针的大脑温度将超过 1℃[5.51]，因此这个探针引发的温升在安全限度之内。

表 5.4　探针核心电路单元的功耗实测值

电路单元	功耗/μW
像素放大器(×52)	3.6
PGA(×52)	1.8
HP-LP 滤波器(×52)	0.51
通道缓冲器(×52)	0.95
输出缓冲器(×13)	15.2
SAR ADC(×13)	27
偏置电路(×1)	5.13
数字控制(×1)	24.8
总计	949.8

包含像素放大器和记录通道在内的整个记录系统的等效输入噪声如图 5.98 所示，测试时增益设为 4000。在 AP(300～6000 Hz)和 LFP(0.5～200 Hz)两种滤波模式下，在 0.5 Hz～50 kHz 的测试频率范围内的总均方根噪声分别为 3.2 μV$_{\text{rms}}$ 和 5.8 μV$_{\text{rms}}$。由此估算的 AP 模式下模拟前端的噪声效果因子 NEF 值为 3.08，功率效率因子 PEF(Power-Efficiency Factor[b33])值为 17.13。计入输出缓冲器时，NEF 和 PEF 的值分别为 3.87 和 27。闪烁噪声的角频率约为 1.3 kHz，后仿真计算得到的 LFP 范围内的闪烁噪声贡献为 63%，AP 范围内为 40%。

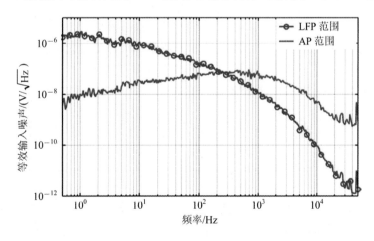

图 5.98　记录系统的等效输入噪声频率特性

在不同的增益和滤波器设置下的单通道转移函数频率特性如图 5.99 所示。在信号和参考像素输入端短路的条件下，测试得到的 CMRR 和 PSRR 分别为 60 dB 和 76 dB。

CMRR 主要由准差分输入级的失配程度决定。当输入幅度低于 18 mV 时，整个记录链的总谐波失真(THD)在 1% 以下。

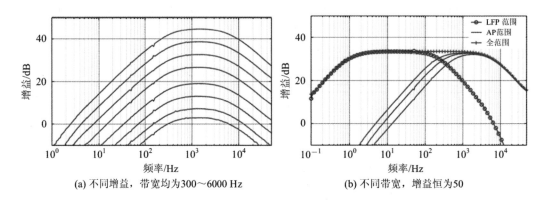

(a) 不同增益，带宽均为300～6000 Hz　　　　　(b) 不同带宽，增益恒为50

图 5.99　探针体中单记录通道的转移函数

基于常规的直方图测试方法，测量得到的 10 bit SAR ADC 的最大 DNL 和 INL 分别为 +0.23/−0.15 LSB 和 +0.42/−0.35 LSB。ADC 的无杂散动态范围(SFDR, Spurious-Free Dynamic Range)、信号—噪声失真比(SNDR, Signal-to-Noise-and-Distortion Ratio) 和 THD 的实测值分别为 60.35 dB、56.88 dB 和 −59.93 dB。ADC 的有效位数(ENOB, Effective Number Of Bits)为 9.2 bit。当对四个通道以 30 kS/s 的速率采样时，ADC 的工作速率为 120 kS/s，此时其功耗为 27 μW。ADC 的品质因数(FOM, Figure Of Merit)为 219.7 fJ/每步转换。

生物电极的阻抗频率特性常被称为电化学阻抗谱(EIS, Electrochemical Impedance Spectroscopy)。阻抗测量通常在专门设计的盐溶液中完成，常用盐溶液为 PBS(参见 5.4.2.1 节)，置于一个外罩屏蔽盒的烧杯中。采用三电极测量(参见 5.3.3 节)，参考电极采用 Ag/AgCl 商用电极，计数电极采用大面积的 Pt 电极。用恒电势计施加 10 mV_{rms} AC 激励信号，然后用集成在恒电势计上的频响分析仪测量在 1 Hz～100 kHz 频率区间的 AC 响应，从而得到 EIS。对于本节设计的电极，在 PBS 盐溶液中和 1 kHz 的频率下，实测阻抗约为 4.7 MΩ。此时，共享同一参考电极的两条相邻工作通道之间的串扰为 −44.8 dB，测量时其余通道均接地。这表明在同样的电极阻抗、金属线宽、线长、线间距和负载阻抗(即 PGA 输入阻抗)下，加入像素放大器的有源电极比未加放大器的无源电极的串扰低 13.6 dB。

为了比较不同神经探针集成密度的优劣，引入了一个截面积系数(CSAC, Cross-Sectional Area Coefficient)，其定义为

$$\mathrm{CSAC} = \frac{A_{cs}}{N_{elec}} \tag{5.15}$$

式中：A_{cs} 是探针枝的截面积，反映了探针对组织的侵入程度，单位为 μm^2；N_{elec} 为单个探针枝的电极数目，反映了探针对组织的探测精度。CSAC 越低，表明电极密度越高，而且对组织的侵入越少。图 5.100 比较了几种硅基和聚合物基探针的 CSAC 值，可见本节介绍的神经探针具有最低的 CSAC 值(11 μm^2)，几乎达到其他探针的 3 倍。也可以用记录通道数与探针宽度的比来比较探针集成密度的优劣[5.53]。

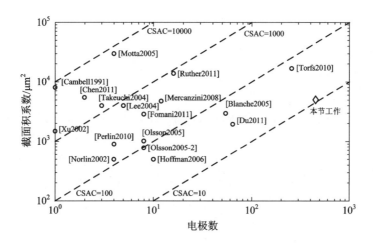

图 5.100　已发表的各种神经探针截面积系数的比较

2. 活体测量

针对醉鼠的活体试验装置实物照片如图 5.101 所示。有源电极通过一个专门设计的探针夹持器及 USB 接口与外部计算机相连。夹持器内有 FPGA、USB 微控制器以及为芯片提供多种电源电压的电压调整器。由于夹持器要安装在动物的头部，因此其尺寸和重量要尽量小。图 5.101 中的夹持器的外形尺寸为 17 mm×17 mm×8 mm，重量仅为 3.8 g。计算机中专门设计了一个软件，用于显示或储存采集到的神经信号数据。

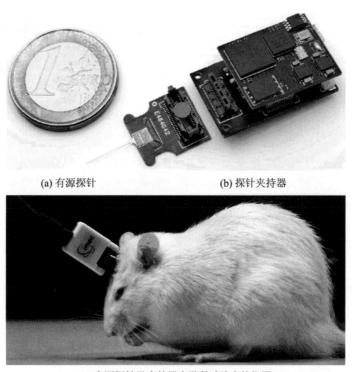

(a) 有源探针　　　　　　　　(b) 探针夹持器

(c) 有源探针及夹持器在醉鼠试验中的位置

图 5.101　活体试验装置照片

活体实验是针对一只醉鼠进行的，使用协议经比利时鲁汶大学伦理委员会的批准并符合比利时法律。有源探针的植入位置是运动皮层的海马丘脑区，坐标为前囟后 3.6 mm、横向距丘脑中线 2.4 mm、硬脑膜侧 1～6 mm[5.54]。插入速度恒定为 10 μm/s，用 D. Kopf Instruments 制造的电控液压微驱动器控制。整个插入装置用铅框做的法拉第笼屏蔽，以防止外界干扰。测试环境温度为 37℃，接近动物体温。

用大的方电极测量 LFP，用小的圆电极测量 AP，增益设为 1000。52 个并行通道的输出信号送至计算机显示和储存。图 5.102 给出了 25 μm 电极探针采集到的神经信号，时长 8 s。记录通道连接到位于丘脑(硬脑膜侧 5.4～6 mm)的三个电极群和位于皮层(硬脑膜侧 1.5 mm)的一个电极群。用连到头盖骨的一个外部 Ag 电极作为参考电极。记录到的信号幅度为 750 μV，平均噪声水平约为 18 μV$_{rms}$，涵盖了来自电极—组织界面、电路和生物组织的噪声贡献。对于用 10 μm 电极探针完成的测试，信号幅度和噪声水平与此相当。

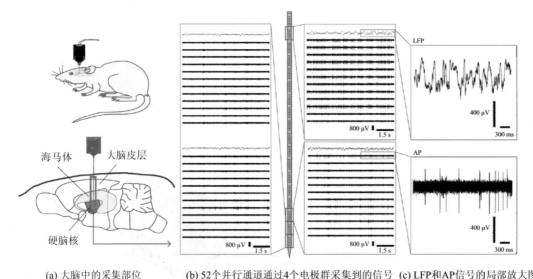

(a) 大脑中的采集部位　(b) 52个并行通道通过4个电极群采集到的信号　(c) LFP和AP信号的局部放大图

图 5.102　活体试验采集神经电信号

用 10 μm 电极探针进行了神经元自主 AP 放电簇的测试，结果如图 5.103 所示，时长为 2 分钟。这是一个神经元发出的按时间对准的原始放电脉冲簇，将之取平均后可更清晰地看出放电波形的形状。一个放电簇由 370 个放电脉冲构成，平均 SNR 为 9.2(19.3 dB)[5.55]。

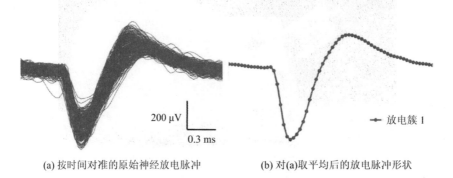

(a) 按时间对准的原始神经放电脉冲　　(b) 对(a)取平均后的放电脉冲形状

图 5.103　神经元放电簇的测试

5.4.3 966 电极 384 通道有源探针

2016 年初，IMEC 在上述探针的基础上研制成功了一款更先进的硅基有源神经探针[5.56]，电极数量达到 966 个，可配置的记录通道数达到 384 个，当时在世界上已报道的同类探针中属最多的。这款探针采用 0.13 μm SOI CMOS 工艺制造，每个电极的尺寸为 12 μm×12 μm，非常接近一个神经元的尺寸。探针枝的宽度为 70 μm，厚度为 20 μm。按探针枝长度的不同，探针有两种规格：3.84 mm 的短枝，上有 384 个电极，用于小鼠(rat)试验，所有电极同时被记录；10 mm 的长枝，上有 966 个电极，用于大鼠(mouse)试验，记录时利用局部开关矩阵选择其中的 276 个电极，电极可以按群(Group)选用，也可以用一种准随机的方式选用。两种规格探针的探针体都是一样的，尺寸均为 5 mm×9 mm，可对 384 个通道的神经信号进行预处理和数字化。每个通道的参考信号可以独立选择，短枝共有 10 个参考信号，长枝有 7 个参考信号，以 380 μm 的间隔分布在内部电极之中。每个通道在未被选用时，可以各自独立关断电源。图 5.104 给出了长枝和短枝探针的电极配置示例，以及参考信号的选用示例。

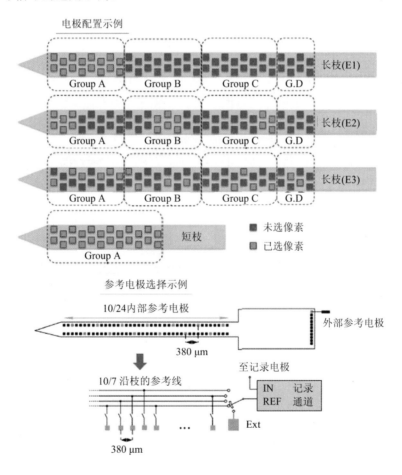

图 5.104 长枝和短枝探针的电极配置以及参考电极选择示例

整个探针的电路架构如图 5.105 所示。短枝共有 384 个有源像素，长枝共有 966 个有源像素，另有 2 个附加像素用于外部参考电极的缓存。每个有源像素设计成一个 AC 耦合的源跟随器，利用一个赝电阻器来设定 AC 输入电压，并定义极低频的高通滤波器的下截止频率。局部移位寄存器用于控制像素的选择性。探针体上的 384 个通道可以完成 AP（0.3/0.5/1～10 kHz）和 LFP（50～1000 Hz）双频段记录。每个通道的增益程控范围为 50～2500，可使 ADC 的动态范围得以充分利用。每个通道都有一个 1 kHz 的方波电路发生器，用于所有被选通道的阻抗测量。在 12 个通道组成的电极群中，利用双时分多路选择器（MUX，Multiplexer）同时对 AP 和 LFP 信号采样，采样频率分别为 30 kS/s 和 2.5 kS/s，使输出速率达到最优。MUX 之后的 10 bit SAR ADC 将采样获得的神经模拟信号数字化。数字控制模块将 32 个 ADC 输出的数字数据通过四个 SPI 接口发送出去，组合发送速率为 171.5 Mb/s。

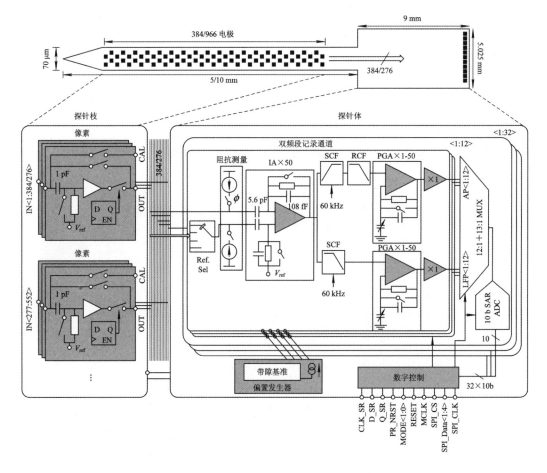

图 5.105　966 电极有源探针的总体电路架构

相对于 5.4.2 节介绍的 455 电极有源探针，966 电极有源探针在电路拓扑结构和物理布图方面做了若干改进，重点是面积和功耗的控制，具体效果有：在一个非常窄的枝上高密度集成了 276/384 根记录线、7 根控制线和 4 根较宽的电源线；降低了栅泄漏电流；改进了像素缓冲器与记录通道之间可能出现的失配和寄生问题；用一个单边 I/O 环实现了长度接近 20 mm 的电源线分布。图 5.106 是记录像素和参考像素的完整电路图。与之前采用的共源放大器(参见 5.4.2 节)不同,接电极的是源跟随器,以准差分方式工作,之后是通道的仪表放大器(IA,Instrumentation Amplifier),这样将有利于进一步减少输出阻抗和串扰,同时减少环境光敏效应。环境光敏效应对共源放大器的影响相对较大。对敏感元件的金属屏蔽以及环绕像素电路的保护环,进一步减少了光效应的影响。整个记录像素电路的面积为 $20 \times 30 \ \mu m^2$,功耗为 $4.7 \ \mu W$。

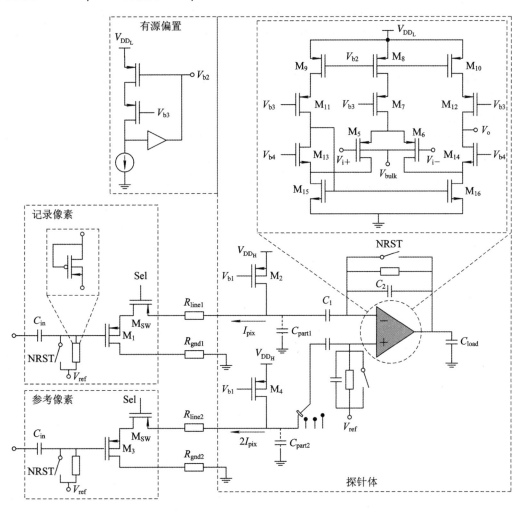

图 5.106　记录像素和参考像素的完整电路结构

　　像素源跟随器的偏置管 M_2、M_4 置于探针体而非探针枝,是为了减少像素面积和功耗,但流过输出开关晶体管 M_{SW} 的偏置电流会导致显著的闪烁噪声。为了抑制这种噪声,M_{SW} 的尺寸应取为面积允许的最大值。长而窄的地线也会在枝的末端导致不期望的地线电位变化,影响源跟随器的偏置电压,因此需要对电源电压 V_{DD_H} 和偏置电压 V_{ref} 进行优化,以保证整个枝上的偏置电压都在合理的范围之内。根据所选记录电极和参考电极的不同,两个准差分信号通道的电阻负载和电容负载可能并不相等,从而导致共模噪声的增加。通过成倍增加偏置电流来扩展参考像素的带宽,可以提高共模噪声抑制比,从而减少上述失配带来的副作用。

由于标准栅氧化层厚度的 MOS 晶体管的栅漏电流较大，导致较大的散粒噪声，像素电路的输入晶体管、共模共栅 OTA 以及赝电阻都采用厚氧化层 MOS 管。这不仅减少了散粒噪声，而且降低了流过赝电阻的电流，使输入节点电压和高通截止频率保持稳定。为了保证高阈值电压的厚氧 MOS 管（$M_1 \sim M_6$）和较低阈值电压的标准 MOS 管（$M_7 \sim M_{16}$）能够组合应用，并能得到正确的偏置，通过给输入晶体管施加正向体偏置来降低其阈值电压，从而保证低的结二极管正向电流。由于所有通道共享偏置电路，大电流源器件（$M_8 \sim M_{10}$）采用有源偏置，有利于减少组合栅器件的漏电流。这个技术也被用于通道中的其他大电流镜器件。

该有源探针采用 0.13 μm SOI 铝栅 CMOS 工艺制造，电极采用生物兼容的低阻抗 TiN 电极。这个探针不仅实现了最多的单枝电极数（966 个电极），而且达到了最小的截面积系数（CSAC 为 1.45 μm^2）以及集成在同一探针衬底上的最多记录通道数（384 个通道）。1 kHz 下的串扰为 -64.4 dB，比之前的 455 电极有源探针低了约 20 dB，这是因为新设计的像素电路的输出阻抗更低。在 SPI 线接至 4 pF 负载的条件下，测量得到的长枝探针总功耗为 18.84 mW，其中枝部分的功耗为 1.31 mW，体部分的功耗为 17.53 mW。

整个记录链在 AP（0.3～10 kHz）和 LFP（0.5～1000 Hz）带宽内的总等效输入噪声分别为 6.36±0.80 μV$_{rms}$ 和 10.32±1.89 μV$_{rms}$，这是在盐溶液中测试得到的，包含了电化学电极噪声。图 5.107 给出了不同程控增益和带宽条件下，测量得到的通道等效输入噪声和转移函数。由图 5.107(d) 可见，不同通道之间的噪声差异不大。

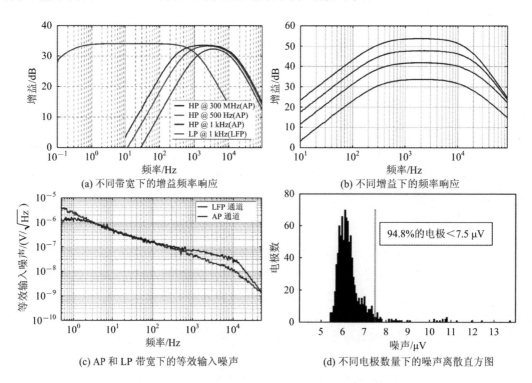

(a) 不同带宽下的增益频率响应

(b) 不同增益下的频率响应

(c) AP 和 LP 带宽下的等效输入噪声

(d) 不同电极数量下的噪声离散直方图

图 5.107　增益和等效输入噪声的测试结果

为了进一步验证探针的功能，利用事先录制的神经数据，在盐溶液中进行了模拟体外测量。在探针枝中三个不同部位(对应于不同的组织深度)成功记录并分离了 AP 和 LFP 信号，如图 5.108 所示。

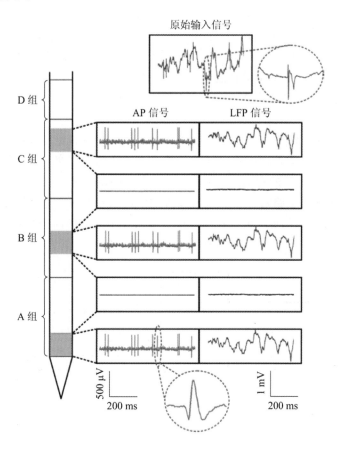

图 5.108　在盐溶液中的模拟测试结果

整个探针的外形照片如图 5.109 所示，其中也给出了部分芯片版图的照片。长枝的尺寸为 70 μm×10 mm，厚度为 20 μm；探针体的总面积为 5.025×9 mm²，厚度为 420 μm。

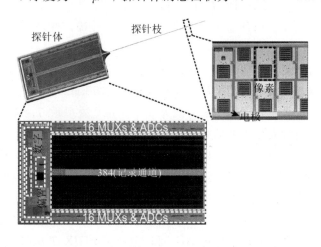

图 5.109　整个探针的外观照片以及部分芯片版图的照片

5.4.4　1356 电极 768 通道有源探针

在上节介绍的有源探针打破了单枝探针电极数的世界纪录之后不到 10 个月，IMEC 研制的另一款探针就再次刷新了这个记录[5.57]，其电极数首次突破了 1000，达到了 1356 个，而且可同时探测到通道数更是达到了 768 个之多。如果允许更大的噪声，则同时探测通道数可以达到 1356 个。测量 AP 信号时的背景噪声为 12.4 μV_{rms}，每个电极放大器的功耗只有 3 μW，包含数据传输在内的每个通道功耗只有 45 μW。

5.4.4.1　电路设计

为了降低插入探针时对人体的伤害，要尽量缩小探针枝的宽度和厚度，这就使得探针枝上的电极与探针体上的处理电路之间的信号通道横截面积变窄，成为制约可同时探测通道数目（即可观察度）提升的瓶颈（参见图 5.110）。考虑到神经信号的带宽很窄（f_n 约为 7.5 kHz），使得探针体电路对像素放大器（PA, Pixel Amplifier）输出信号采样的带宽也不宽（$f_s > 2f_n = 15$ kHz）。因此，可以在探针枝上嵌入一个简单的时分复用电路，将探针体的采样频率提高了 M 倍（$f_{MUX} = Mf_s$），就能使一根枝线传输 M 个 PA 的输出信号。

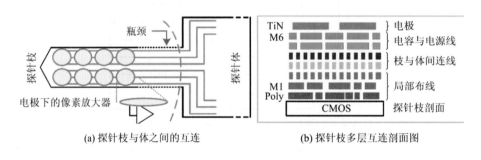

(a) 探针枝与体之间的互连　　　　(b) 探针枝多层互连剖面图

图 5.110　有源探针互连结构示意图

提高采样频率带来的一个副作用是会产生混叠高频噪声，常规方法是采样前用抗混叠低通滤波器来抑制混叠噪声，但在有源探针的使用条件下，PA 面积受电极面积限制，难以容纳抗混叠滤波器电路。因此，这里采用了另一种方法，即在探针体的入口增加了一个积分器电路，通过在一定的时间周期（T_i）内对信号积分来降低混叠产生的高频噪声，相当于低通滤波。图 5.111 比较了积分前后的电路架构和信号—噪声频率响应，可见这种积分大大改善了信号-噪声比。

在本设计中，时间复用比取为 $M = 8$，即可实现同时检测 678 个通道的神经信号。为了避免带内信号发生畸变，每个通道采用 $f_x = 40$ kHz（> 15 kHz）进行过采样，总的时分复用频率为 $f_{MUX} = 320$ kHz。积分周期的最大值为 3.125 μs，这里取 $T_i = 2.5$ μs。对时间积分相当于低通滤波，会使像素放大器的带宽从约 4 MHz 降低到 $f_{PA} = 400$ kHz。

该探针的完整电路架构如图 5.112 所示。8 个复用像素放大器阵列的输出信号通过一根共享的枝线送至探针体；积分后用采/保持（S/H, Sample/Hold）电路构成的解复用（DMUX, Demutiplexed）模块，解出 8 个复用信号（$V_o < 1 : 8 >$）；每个 V_o 送至通道模块，作进一步的放大并滤波至规定的频段；20 个通道的输出经多路选择器（MUX）送至 SAR ADC，实现数字化；数字控制模块产生 ADC 和 MUX/DMUX 工作时需要的时钟，同时使所有 ADC 输出的并行数据转换为串行数据，以便通过 6 根数据线传往外部设备。利用菊花链移位寄存器，来配置所有通道、PA 和偏置参数。

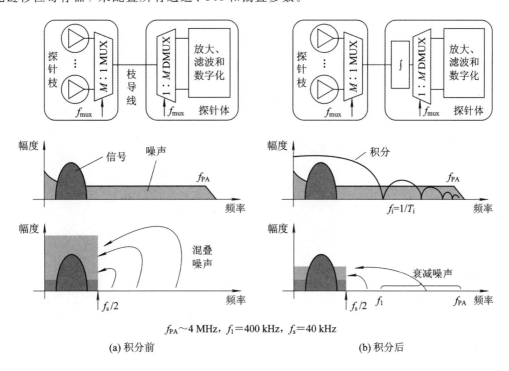

$f_{PA}\sim 4\ \text{MHz}$，$f_i=400\ \text{kHz}$，$f_s=40\ \text{kHz}$

(a) 积分前   (b) 积分后

图 5.111　积分的降噪效果

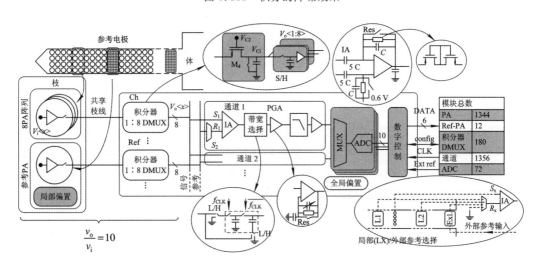

图 5.112　1356 电极探针的完整电路架构

该芯片共包括 1344 个小的记录电极（$20 \times 20\ \mu\text{m}^2$）和 12 个较大的参考电极（$40 \times 80\ \mu\text{m}^2$）。在探针枝的颈部，设有第 13 个参考电极放大器（Ref‑PA），用于放大外部参考信号。共有 180 个积分‑DMUX 模块，驱动 1440 个通道，用 72 个 ADC 实现数字化。为了外部参考电极和测试的需要，还额外设有若干电极。全局偏置模块包括带隙基准源和其他电路，用于产生整个芯片所需要的基准电压和基准电流。

综合考虑像素面积和传输路径长度的约束,积分器电路分为两个部分(参见图 5.113),即位于 PA 中的电压—电流转换器和位于探针体的积分器,后者为 8 个通道共享。电压—电流转换器将来自电极的神经信号电压转换为电流;积分器用电容 C_i 将电流在固定时间周期($T_i = 2.5~\mu s$)中积分;对 C_i 上的电压采样后,C_i 放电,为下一个积分周期做准备。位于探针体中的积分电容和采样/保持电路构成了 DMUX 单元。S/H 电路之后的触发电压跟随缓冲器保证 DMUX 电路能够驱动多个通道。

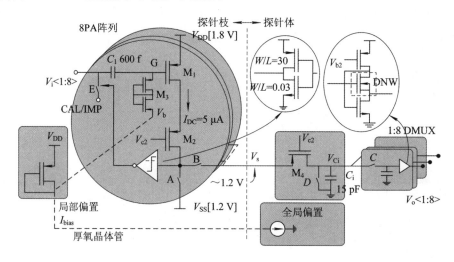

图 5.113　PA 的电路结构

在图 5.113 电路中,M_1 构成开环、AC 耦合的跨导级,其小信号增益为 10 且可表示为

$$A = \frac{v_o}{v_i} = g_m \frac{T_i}{C_i} \tag{5.16}$$

式中,g_m 为跨导。M_2 管将 M_1 与输出隔离,防止开关 A 和 B 与 M_1 之间的时钟贯通;开关 A、B 交叉启闭,保证通过 M_1 总是具有 ON 电流。这些设计都是为了保证 M_1 栅极 G 作为高阻节点的稳定性。赝电阻 M_3 和 C_1 构成 PA 的高通滤波器($<1~Hz$),目的是抑制电极—组织界面产生的高 DC 分量(数百毫伏)。位于电流源(PA)与积分电容(C_i)之间的 M_4 管,使接到其源极的枝线电压保持恒定,等于电源电压($V_s \approx 1.2~V$)。所有枝线保持一个恒定的电压,有利于抑制长枝线之间电容耦合导致的串扰。图 5.112 中最右侧的 S/H 电路是一个触发电压跟随缓冲器,用深 N 阱(DNW,Deep N-Well)NMOS 管实现。

PA 的电源电压受多种因素的影响。低噪声要求 M_1 的电流大,但会导致功耗($I_{DC}(V_{DD} - V_{SS})$)的增加,这就要求 M_1 的 V_{DS} 要小。枝上电源线的压降是另一个影响因素。折中考虑之后,采用 1.2 V 和 1.8 V 的电源电压摆幅,电流可以利用 C_i 直接积分($0 \sim 1.2~V$),无需负电源电压的支持。而且,由于跟随级也是 1.2 V 的电压摆幅,未选中像素(开关 A 闭合)的电流也能为探针体中的模块供电,从而减少了整体功耗。包括电源线在内的 PA 总功耗受生物安全水平的限制,即引起的温升不能超过 1℃。为了降低 PA 的栅漏电,$M_1 \sim M_3$ 以及反相器(图 5.113 中黄色区域)都采用了厚氧化层 MOS 管。

PA 可以完成增益校准(CAL)和电极阻抗测量(IMP),方法如下:开关 E 导通,施加一个电压至 CAL/IMP 引脚,并使电极悬空(不插入组织或浸入盐溶液),测量和校准端至端的增益;开关 E 断开,将电极浸入规定的盐溶液,施加一个电流至电极,可以测量电极—组织界面的阻抗。通过一个高阈值的反相器，使开关 E 的选通受所选择的信号枝线电压以及开关 A、B 的控制，而无需设置专门的控制寄存器，从而降低了 PA 的电路复杂度。

图 5.114 给出了两个像素 PA1 和 PA2 采样时的时序，包括图 5.113 中控制节点 A、B、C、D 和像素输出节点 V_{Ci} 的波形。

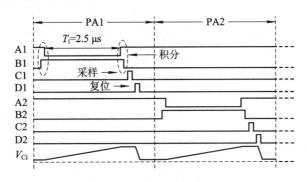

图 5.114　像素采样时的时序示例

探针枝长度为 8 mm，宽度为 100 μm。如此高的长宽比以及通过探针的高密度走线，使得枝线电流在沿枝长度方向的电源线上形成很大的电压降（~120 mV）。即使通过局部布线产生局部栅偏压 V_b，在各个 PA 的偏置电压之间仍然会形成显著的电压差（$\Delta V_b \approx \Delta V_{DD}$），如图 5.115(a) 所示，严重影响电性能。为此，采用了树状的电源线分布结构，在枝上形成 12 个分支，每个分支的长度约为 0.7 mm，电源电流为 113 pA，这使得支线上的压降远小于总线上的压降，如图 5.115(b) 所示。每个分支对应于 7 个电极群，每个电极群的电极数为 113 个。

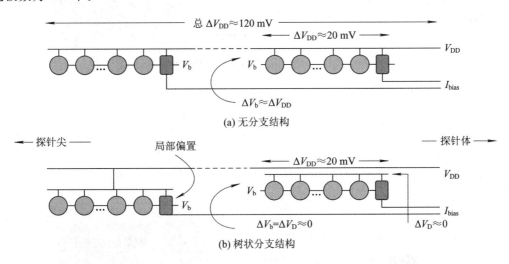

(a) 无分支结构

(b) 树状分支结构

图 5.115　沿枝线长度方向的电源线压降

在探针的实际应用中，可以限制每次只使用 12 个分支中的 6 个，即可同时监测 678 个电极，这不仅有利于降低电源线上的压降，而且有利于降低功耗和串扰。当然，也可以不加限制，同时监测所有 1356 个电极，带来的代价是噪声、功耗和压降损失的增加。

每个记录通道送往仪表放大器（IA）的是记录信号 S_x 和参考信号 R_x（参见图 5.112 右

下插图）。参考信号 R_x 可以来自一个局部参考 PA(Ref-PA)信号，或者若干 Ref-PA 信号的平均值，或者外部参考信号。无需参考信号的单端工作也是可能的，但需要软件来提供基准，这可能还有利于改善信号质量。为了保证电路的完整性并避免失真，每个 Ref-PA 均被解复用给 8 个输出，在每个通道上，IA 的两个输入端同时进行采样。

由于积分器具有 10 倍的增益，缓解了对仪表放大器(IA)的噪声要求。IA 采用 AC 耦合的折叠共源 OTA。为了防止后级的开关电容(SC)滤波器引入混叠噪声，IA 的带宽被限制在约 15 kHz。工作频率为 80 kHz 的 SC 滤波器可以配置为高通、低通或使不能，分别对应于 AP(300 Hz～7.5 kHz)、LFP(1 Hz～1 kHz)和全频段(1 Hz～7.5 kHz)。SC 滤波器之后的程控放大器(PGA)的增益在 1～50 之间 8 级可选。放大后的信号经抗混叠滤波和缓冲驱动后，送往 ADC。通过分布在整个芯片上的移位寄存器链，每个通道可独立完成频段选择、增益配置、参考信号选择、校准选择和电源选通。

5.4.4.2 实验验证

该有源探针芯片采用 0.13 μm 6 层铝金属 CMOS 工艺制造，TiN 生物兼容电极采用附加后工序完成，最终芯片厚度被减薄至 50 μm。图 5.116 给出了芯片预期的应用系统构成及版图照片。

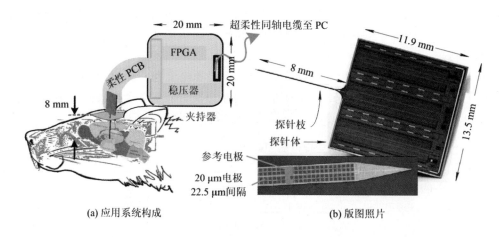

图 5.116　1356 电极探针应用系统构成及版图照片

试验装置的构成如图 5.117 所示，测量是在屏蔽暗室内进行的。采用 678 个记录通道时的总功耗为 31 mW，其中探针枝 2.3 mW(每个 PA 3 μW)，探针体 28.7 mW，包括 4 pF

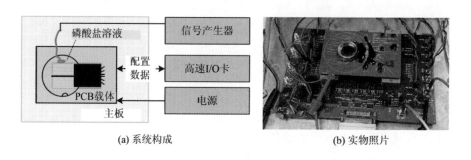

图 5.117　试验装置

负载下的数据传输功耗。在高性能模式下，可随机选取 6 个电极群，可同时探测到电极数为 $113\times6=678$ 个，实测等效输入噪声在 AP 频段为 $12.4\pm0.9\ \mu V_{rms}$，在 LFP 频段为 $50.2\pm12\ \mu V_{rms}$（参见图 5.118）。在完全模式下，可同时探测所有 12 个电极群的 1356 个电极。

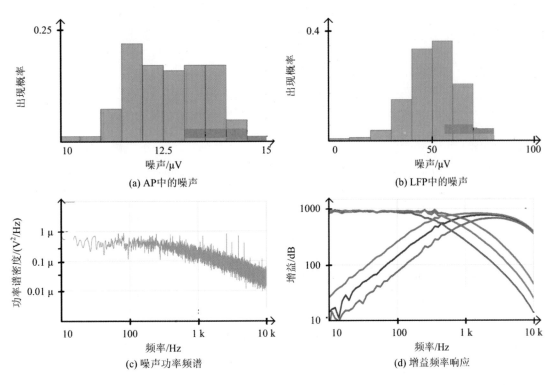

(a) AP中的噪声

(b) LFP中的噪声

(c) 噪声功率频谱

(d) 增益频率响应

图 5.118　测试结果

将预先录制的神经信号导入磷酸盐缓冲溶液，然后用浸入缓冲液的有源探针测试，所得的信号波形如图 5.119 所示，包括分离出的 AP 信号和 LFP 信号。

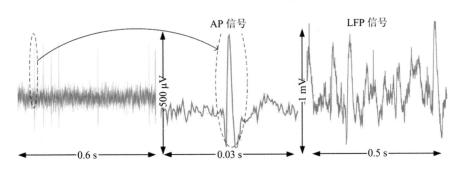

图 5.119　探测到的神经电信号

本探针可同时探测的电极数量是已发表的同类电极最大值的两倍，而功耗和噪声性能相当。表 5.5 比较了近年来发表的若干硅基有源神经探针达到的性能指标，包括 5.4.2 节、5.4.3 节和本节介绍的探针。

表 5.5 近年发表的硅基有源神经探针的实测性能指标比较

发表时间	2005 年[5.58]	2011 年[5.59]	2013 年[5.60]	2015 年[5.61]	2011 年[5.62]	2014 年[5.38]	2016 年[5.56]	2016 年[5.57]
探针枝								
电极数	8	64	—	334	—	455	9666	1356
电极间距/μm	100	24	—	30	—	35	20	22.5
CSAC/μm^2	127.5	30.55	—	11.98	—	10.99	3.65	3.7
功耗/μW	—	—	—	—	—	3.6	4.7	3
串扰/dB	—	−84	—	—	—	−44.8	−64	−63
探针体(记录系统)								
记录通道数	8	64	100	16	96	52	384	768/1356
增益	1000	194	400	600	—	30～4000	50～2500	50～2500
高频截止频率/Hz	300	1.3	0.25	—	300	0.5/200/300/500	0.5/300/500/1000	0.5/300/500/1000
低频截止频率/Hz	10 000	6400	2500～10 000	—	10 000	200/600	1000/10 000	300/500/1000/8000
ADC 分辨率/bit	5	—	9	—	10	10	10	10
采样速率/(kS/s)	160 (8 通道)	—	200 (10 通道)	—	31/通道	120 (4 通道)	390 (13 通道)	400 (20 通道)
全探针								
每通道功耗/μW	94.5	351.6	—	—	67	27.84	49	45
每通道面积/mm^2	0.625	0.45	0.25	—	0.26	0.19	0.12	0.12
等效输入噪声/μV	9.2	2	3.2	—	2.2	3.2	6.36	12.4
本书相关章节	—	—	—	—	—	5.4.2 节	5.4.3 节	5.4.4 节

5.5 神经电极之先进材料的应用

5.5.1 金刚石

　　除了常用的铂和氧化铱电极之外，近年来人们发现金刚石有望成为更理想的生物电极材料[5.63]。金刚石可以是单晶、多晶、非晶或者纳晶结构，通过掺入硼杂质使电导率提高数个数量级，从而具有高导电性。与金属电极相比，金刚石电极具有卓越的生物兼容性，化学和力学的健壮性优良，背景电流小，能够长期使用，灵敏度高，可用于探测较低的分析物浓度。而且，金刚石具有宽的液体稳定性电势窗口（大约是铂的两倍），故有可能用于探索新的化学物质。

5.5.1.1 金刚石探针的制备

　　金刚石电极可以在金属衬底上制作，用于制作 MEA 测量的体外电极；也可以在硅衬底上制作，用于制作体内植入电极。早期的金刚石探针是在钨金属衬底上制作的，具体方法是：先将钨微线(直径 25 μm)印在一个石英毛细管上，然后拉成 45°斜角，以便形成一个粗抛光的椭圆盘状体；然后用热灯丝化学气相淀积工艺，将高电导、掺浓硼、多晶结构的金刚石淀积到钨质微电极上，淀积时间为 3 小时，气压为 20 Torr，淀积过程中在石英玻璃绝缘管壁上的金刚石生长可以忽略。最终形成的金刚石探针的尖头直径为 35 μm，如图 5.120 所示。

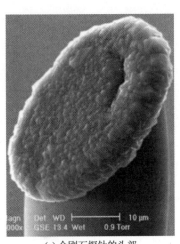
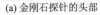

(a) 金刚石探针的头部

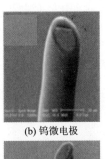

(b) 钨微电极

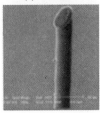

(c) 带金钢石探针头的钨微电极

图 5.120　金刚石生物探针的 SEM 照片

　　在硅衬底上制作金刚石探针，不仅有可能与硅集成工艺兼容，而且可实现达数百个电极构成的阵列，电极空间密度可能达到 100 个/mm²。图 5.121 示出了一种在硅衬底上制作纳米非晶金刚石探针的工艺流程，大致步骤如下：将晶圆衬底(硅上的 SiO_2)浸泡在含有金刚石纳米颗粒的乙醇胶质溶液中，使整个硅衬底表面布满金刚石纳米颗粒，称为纳米播种(Nano-seeding)；用铝作为刻蚀的硬掩膜，用氧气/氩气或 O_2/CF_4 等离子 RIE 将未保护的表面刻掉，图 5.122 给出了表面被刻蚀区域残留的金刚石纳米颗粒的密度与等离子刻蚀时间的关系，20 分钟后刻蚀区域的金刚石颗粒的密度已接近 5×10^5 cm^{-2}，而未刻蚀区域保持在 10 cm^{-2} 量级；通过湿法腐蚀或干法刻蚀，将铝除去，此时纳米粉已经被固化在衬底表面；在定义好的纳米种子区上，用 MPECVD (Microwave Plasma Enhanced Chemical Vapor Deposition，微波等离子增强化学气相淀积)等方法生长金刚石电极；淀积并刻蚀出金

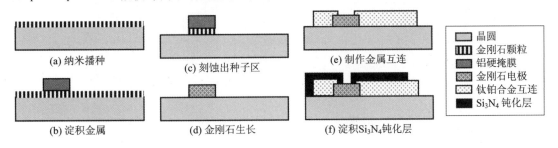

图 5.121　金刚石探针制作工艺

属引线(Ti/Pt, 50 nm/150 nm), 用于电极与外部器件之间的互连; 在整个芯片表面淀积 Si_3 N_4 薄膜(600 nm), 只露出电极引出端, 作为钝化保护层。

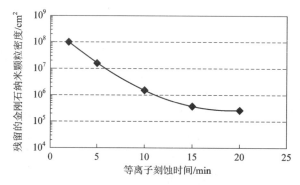

图 5.122 等离子刻蚀时间与残留金刚石颗粒密度的关系

图 5.123 给出了用 MPECVD 制备的多晶金刚石探针阵列的 SEM 照片, 其中右列图是左列图放大 10 倍后的图像[5.64]。图 5.123(a)的电极直径为 10 μm, 高度约为 85 μm, 呈现下粗上尖的角锥状; 图 5.123(b)的电极直径为 20 μm, 高度约为 115 μm, 呈现圆柱体。图 5.124 给出了电极插入老鼠视网膜时的 SEM 俯视图, 可见电极的插入使视网膜的神经节细胞和内网状层发生形变。图 5.125 所示为剖面图。插入过程中有 5% 的电极损坏, 尚不清楚是植入引起的还是操作不当引起的。

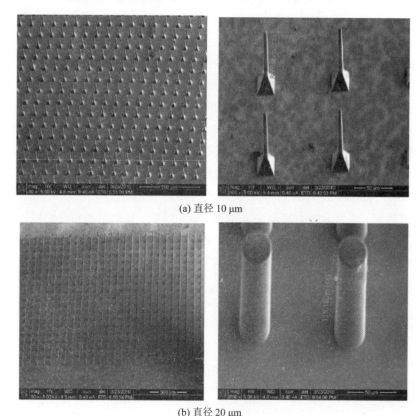

(a) 直径 10 μm

(b) 直径 20 μm

图 5.123 多晶金刚石电极阵列的 SEM 照片

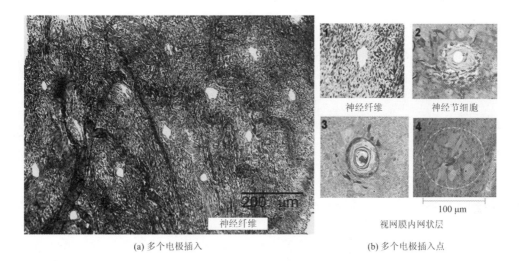

(a) 多个电极插入   (b) 多个电极插入点

图 5.124   电极插入老鼠视网膜的 SEM 俯视图

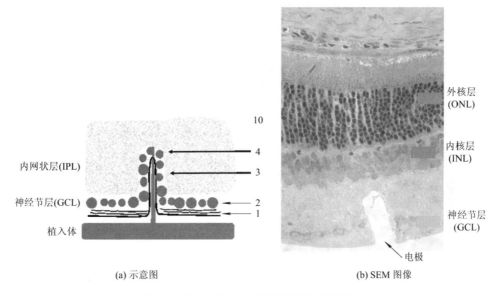

(a) 示意图   (b) SEM 图像

图 5.125   电极插入老鼠视网膜的剖面图

单晶金刚石的性能（热导率、载流子迁移率、透光率等）优于多晶金刚石，但工艺成本高，而且只能制作在金刚石衬底上，大大限制了它的应用和商业化。根据晶粒尺寸的从大到小，多晶金刚石又可分为微晶金刚石（MCD，MicroCrystalline Diamond）、纳晶金刚石（NCD，NanoCrystalline Diamond）和超纳晶金刚石（UNCD，Ultra-NanoCrystaolline Diamond）。图 5.126 给出了这三种多晶金刚石的表面 SEM 形貌照片[5.65]。在这三种多晶金刚石材料中，UNCD 的性能最好，主要体现在三个方面：一是表面最平滑，粗糙度为 5~8 nm，而 MCD 和 NCD 分别为 500~1000 nm 和 5~100 nm，这使得它对非特定生物分子的吸收较弱，不易出现表面污染，因此更适合生物化学传感以及其他生物医疗应用；二是能在相当宽的温度（350~800℃）下淀积，容易与其他薄膜生长工艺兼容；三是通过改变电极时的掺杂气体，既可以获得高导电（电导率可达 1500/Ω·m）的薄膜，也可以获得高绝缘的薄膜。

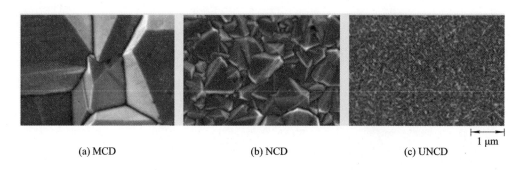

	(a) MCD	(b) NCD	(c) UNCD

图 5.126　三种多晶金刚石薄膜的 SEM 表面形貌

在金刚石探针表面涂覆碳纳米管(CNT)可以进一步提升其活性和灵敏度。如果在金刚石表面涂覆厚度为 $100\sim500$ nm 的 CNT，则探测多巴胺的灵敏度可以提高 127 倍[5.65]，达到 $32\ \mu A/\mu m^2$。另外，这种方法还可带来三个附加好处：一是 CNT 可以用非常简单、低成本的工艺涂覆在探针表面，如电镀、CVD 等；二是可以通过控制 CNT 的厚度来调整电性能；三是即使在探针的所有面积上都涂覆 CNT，也能明显改善灵敏度和探测限。

5.5.1.2　金刚石探针的应用

图 5.127 是用 $80\ \mu m$ 直径的金刚石探针阵列测试得到的电解液的伏安特性，采用 FSCV 法，扫描速率为 0.1 V/s。其中，图 5.127(a)测量的是 $0.5M$ 浓度的 $LiClO_4$ 水溶液，可见金刚石探针可测量的电位窗口很宽，达到 3.3 V，而金电极和铂电极只能达到 2.5 V；图 5.127(b)测量的是亚铁氰酸盐溶液[5.66]，其中氧化峰和还原峰之间的间距达到 63 mV，这反映了金刚石表面具有很高的化学活性。

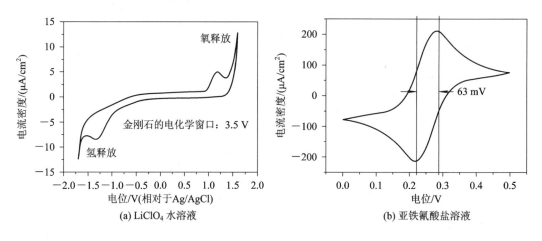

图 5.127　用金刚石电极阵列测试得到的电解质溶液伏安特性

图 5.128 给出了一种 MEA 用纳晶金刚石探针阵列实例，以及用这个探针测试得到的老鼠脊髓神经信号，信号的均方根值为 $10\ \mu V$，但有时会出现峰值很高的神经脉冲。

图 5.129 是用 8×8 的金刚石电极阵列测量得到的老鼠视网膜神经电位的瞬态信号[5.66]，从下方的放大图可以观察到动作电位的出现。

图 5.130 给出了 UNCD 电极在生物化学检测中的一些应用实例[5.65]。图 5.130(a)示出了在 4 英寸硅晶圆上制作的 UNCD 电极阵列，其中局部放大器的尺度棒为 $200\ \mu m$。图

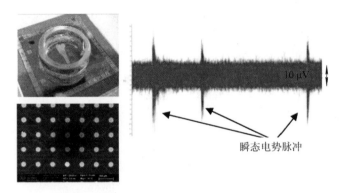

图 5.128　MEA 检测用纳晶金刚石电极阵列及其测试到的老鼠脊髓神经上的神经信号

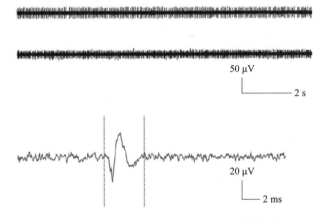

图 5.129　用 8×8 金刚石电极阵列测量得到的老鼠视网膜神经电势信号

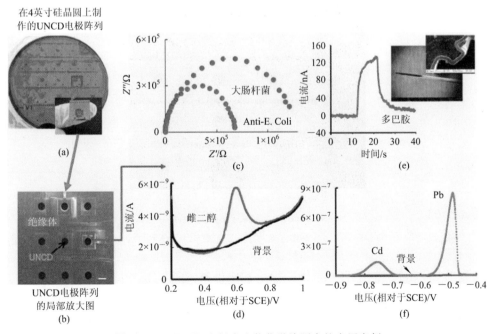

图 5.130　UNCD 电极在生物化学检测中的应用实例

5.130(c)～(d)是用这个电极测量得到的实验结果，其中图 5.130(c)探测得到了大肠杆菌及其感染后形成的大肠杆菌抗体；图 5.130(d)是用差分脉冲电压(DPV, Differential Pules Voltage)法在药物废液中探测到的雌二醇，这是一种荷尔蒙，浓度为 3×10^{-6}；图 5.130(e)是用 FSCV 法探测到 10 μM 的多巴胺；图 5.130(d)是用 DPV 探测到的重金属杂质。

5.5.2　碳纳米管与金纳米粒

为了增加神经电极阵列的密度，电极尺寸不断缩小，同时产生一定的负面效应。一是电极阻抗不断增加，会引发更大的串扰和噪声；二是电极的电荷储存能量和电荷传输效率下降，这对于刺激电极的影响比记录电极更大。在常用的贵金属电极(Au、Pt 等)上镀一层氧化铱薄膜(AIROF)，可以提高电荷储存能量，但在高刺激电荷应用情景下会出现不期望的分层效应[5.67]。另一种办法是在硅电极上淀积一层多壁碳纳米管(MWCNT, Multi-Wall Carbon Nanotube)和金纳米粒。MWCNT 的机械性能优越，电荷储存能力强，而且与神经细胞的亲和力强，甚至有助于神经生长；金纳米粒则具有高导电性和极弱的毒性，而且制备容易。这种方法先是用于聚合物电极[5.68]，然后用于硅电极[5.69]。

图 5.131 是 MWCNT 和金纳米粒用于硅神经电极的一个实例[5.69]。硅电极是用 100 nm 厚的浓硼掺杂硅制备的，直径为 50 μm，周边用 400 nm 的 PECVD (Plasma-Enhanced Chemical Vapor Deposition，等离子增强化学气相淀积)SiO$_2$ 钝化层保护。如前所述，硅电极的好处是与 CMOS 工艺兼容，从而简化了神经电极工序，但与专门制作的贵金属电极相比，具有阻抗高、生物兼容性差、电荷容量低等缺点。为此，可在其上淀积一层 MWCNT 和金纳米粒复合薄膜。

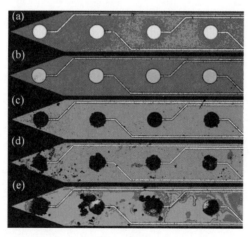

图 5.131　电极表面的光学图片
(a) 原始平滑表面；(b) 多孔化处理后；(c) 淀积 MWCNT＋Au 纳米粒后；
(d) 10 s 超声振动后；(e) 两次插入老鼠大脑后

首先用二氟化氙(XeF2)气相刻蚀(～2 s)使电极表面多孔化，平滑表面(见图 5.132(a))变成粗糙表面(见图 5.132(b)和图 5.132(c))。然后，以含有 MWCNT 和金纳米粒的水溶液作为电解液，硅电极为阴极，直径约 1 mm 的 Au 线为阳极，将 MWCNT 和金纳米粒电镀到硅电极表面(见图 5.132(b))。MWCNT 采用 CheapTubes 公司提供的原料，长度约为

0.5～2 μm，直径小于 8 nm；Au 电解池采用 Transene 的 TS－250；水溶液浓度为 2 mg/ml；外加电压幅度为 1.5 V，DC 失调 0.75 V，占空比 50%，持续时间 60 s。因电镀而导致的电极面积的扩大不超过 10%，即保证直径小于 55 μm。由图 5.132(d)可以观察到金纳米粒的白色小球和随机取向的 MWCNT 纤维束。图 5.132(e)给出的能量耗散 X 射线 (EDX，Energy-Dispersive X-ray)证实了 Au 和 C 的存在。另外值得注意的是，未多孔化的硅表面即使加有电压，也不能完成电镀，这可能是因为其表面不够粗糙，而且原始氧化层较薄所致。

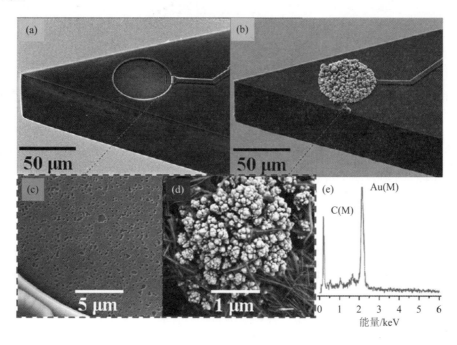

图 5.132　处理后表面的 SEM 照片
(a) 多孔化处理后电极；(b) 淀积 MWCNT＋Au 后电极；(c) 多孔化电极表面；
(d) 表面的金纳米粒簇和 MWCNT 纤维簇；(e) EDX

为了研究镀层的表面黏附性，用超声清洗台(型号为 Branson B3510)对探针进行了 10 s 的超声振动试验，振动频率为 40 kHz。振动后的电极表面如图 5.131(d)所示，没有发现明显的变化。然后，将探针以 0.8～1 mm/s 的速度插入老鼠大脑两次，结果如图 5.131 (e)所示，第 3 个和第 4 个电极出现脱层现象，但并未影响电极的记录能力。这个速度对于临床插入而言相当高，常规的插入速度约为 100 $\mu m/s$，拔出速度约为 10 $\mu m/s$。

通过电化学阻抗谱(EIS)测量，证实了多孔化表面处理和 MWCNT 加金纳米粒镀层对电极阻抗的影响。测量时，用磷酸盐缓冲液(Biowest，pH 7.4)模拟神经组织；施加的正弦波激励信号的幅度为 50 mV，扫描频率范围为 100 kHz～0.7 Hz；采用三电极方法，Ag/AgCl 电极和铂丝分别作为参考电极和计数电极；用阻抗分析仪(Autolab PGSTAT100N 恒电位计)来测量输出阻抗。测量结果如图 5.133 所示，多孔化表面的阻抗明显低于原始平滑表面的阻抗。多孔化处理虽然没有增加电极的几何表面积(GSA，Geometric Surface Area)，却增加了电极的电化学表面积(ESA，Electrochemical Surface Area)，因此降低了电极的阻抗。这个多孔化电极的阻抗值与等效 GSA 的金电极的阻抗相当。淀积 CNT＋Au 纳米粒降低电极阻抗的效果更为明显，降低幅度达 2 个数量级，为 2.5 ± 0.4 MΩ，这是因为 CNT 和 Au 纳米粒大大增加了电极有效表面积所致。据报道，等离子过处理 MWCNT 的有效表面积可高达 400 mm²/g[5.70]。有效表面积的增加可以在不增加电极尺寸的前提下，提高电荷的存储容量和传输效率，同时也增加了与生物组织的有效接触面积，生物组织中的离子甚至可以被吸入 CNT 细管的内部。Au 具有比硅和 CNT 更好的导电性，因此 Au 与 CNT 的组合比单独使用 CNT 的效果要好。

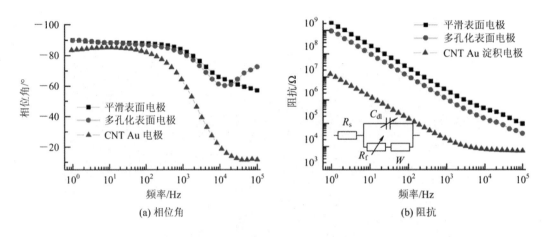

(a) 相位角 （b) 阻抗

图 5.133　电化学阻抗谱测试结果

电极可以用图 5.133 所示内插图中的等效电路来表征，其中 C_{dl} 是双层电容，R_f 是电荷传输电阻（也称法拉第电阻），W 是瓦尔堡阻抗（高频下可忽略），串联电阻 R_s 由电解液电阻和被测电极的电阻组成。可见，多孔化处理和 CNT＋Au 纳米化处理大大增加了双层电容，减少了法拉第电阻，对电极性能的改善效果是非常显著的。

测量得到的模拟盐溶液中 CNT＋Au 表面处理电极的循环伏安特性如图 5.134 所示，扫描速率为 50 mV/s，所得到的电解窗口与文献[5.71]介绍的非常相似。氧化和氢化相对于 Ag/AgCl 参考电极的极点电压分别为 ＋0.75 V 和 −1 V，在 −0.25 V 处出现了一个小峰值，这可能是由于吸收氧的还原所致。从基本平滑的电解窗口形状来看，电极充放电的性能主要由双层电容而非法拉第反应决定，这表明过程中未出现不可逆的电化学反应，因此电荷的转移处于安全工作区间。针对电解窗口经积

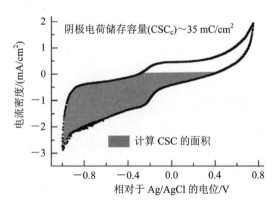

图 5.134　淀积 CNT＋Au 的硅电极的
循环伏安特性曲线

分可得到电极的电荷储存容量（CSC，Charge Storage Capacity）。CNT＋Au 处理后的电极的 CSC 约为 35 mC/cm²，高于 AIROF 电极的 CSC 值[5.72]，与淀积有 MWCNT 的聚合物电极[5.73]的 CSC 值相当。

5.5.3　硅纳米线

了解神经探针与皮肤之间的力学相互作用，对于验证和改善探针的使用效果具有重要的意义。例如，探针插入时皮肤的起伏以及可能引入的损伤不仅与探针的尺寸形状有关，也与探针插入时的形变有关。通常都是采用与探针体相连的外部加载器来测量探针垂直插入时皮肤的阻力，但用这种方法无法了解探针形变（如扭曲和弯曲）的影响。金属应变计或掺杂多晶线等测量应力和应变的传统方法因尺寸过大，也无法直接用于测量神经探针的应力和应变。

近年来出现的硅纳米线（SiNW，Silicon NanoWire）为实现探针应变的测量提供了新的途径。SiNW 同时具备压阻效应和纳米级尺寸，因此非常适合测量微区的应力和应变，沿探针枝长度方向分布的纳米线可以测量探针的扭曲、弯曲等特性。而且，SiNW 的制备工艺与硅器件加工工艺兼容，因此可以与硅基探针一体化制作、单片化实现。据报道，SiNW 的压阻灵敏度比掺杂多晶线压电元件高两倍[5.74]。

5.5.3.1　探针结构与制备工艺

图 5.135 给出了一种内置有 SiNW 应变传感器的硅神经探针的结构图[5.75]。用中等掺杂浓度（3.5×10^{18} cm^{-3}）的 p 型硅制成的 SiNW 线以惠斯登电桥的形式沿探针枝分布排列，用于测量探针的应变。位于探针头部的四个电极用高掺杂 p 型硅制作，表面经多孔化处理并涂覆 CNT 和 Au 纳米粒（参阅 5.5.2 节），每个电极的直径为 50 μm，电极间距离为 200 μm。

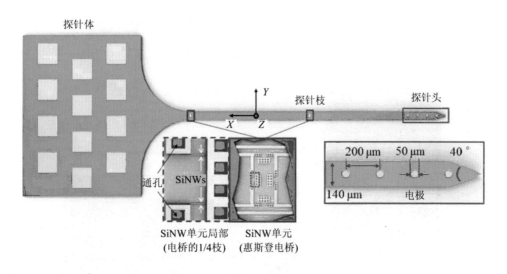

图 5.135　内置 SiNW 应变传感器的硅神经探针结构

这种硅探针的制造流程如图 5.136 所示。采用 8 英寸（100）晶向的 SOI 材料作为衬底，SOI 的顶硅厚度为 117 nm，电阻率为 8.5～11.5 Ω·cm，隐埋热生长 SiO$_2$ 厚度为 145 nm。制作完成的探针实物照片如图 5.137 所示，最终形成的 SiNW 线的宽度为 100 nm。

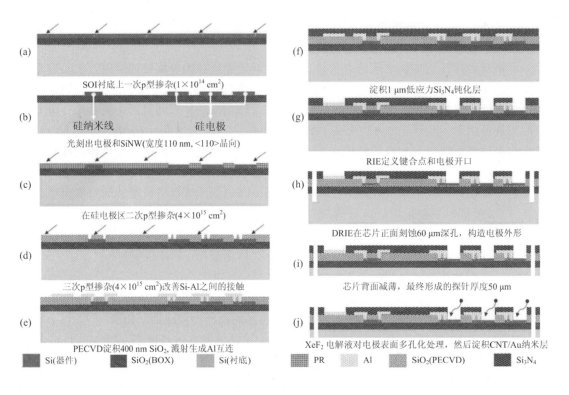

(a)

(b) SOI衬底上一次p型掺杂($1×10^{14}$ cm^2)

硅纳米线　　　硅电极

光刻出电极和SiNW(宽度110 nm, <110>晶向)

(c) 在硅电极区二次p型掺杂($4×10^{15}$ cm^2)

(d) 三次p型掺杂($4×10^{15}$ cm^2)改善Si-Al之间的接触

(e) PECVD淀积400 nm SiO$_2$, 溅射生成Al互连

(f) 淀积1 μm低应力Si$_3$N$_4$钝化层

(g) RIE定义键合点和电极开口

(h) DRIE在芯片正面刻蚀60 μm深孔, 构造电极外形

(i) 芯片背面减薄, 最终形成的探针厚度50 μm

(j) XeF$_2$电解液对电极表面多孔化处理, 然后淀积CNT/Au纳米层

Si(器件)　SiO$_2$(BOX)　Si(衬底)　PR　Al　SiO$_2$(PECVD)　Si$_3$N$_4$

图 5.136　带 SiNW 纳米线的硅探针工艺流程

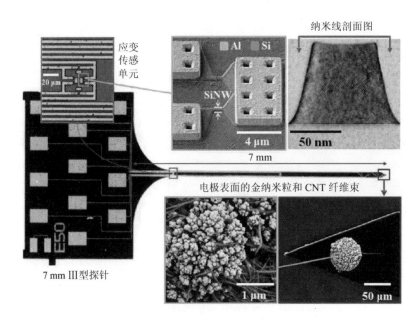

图 5.137　带应变传感单元的探针实物照片

5.5.3.2　实验测试验证

通过给探针尖施加垂直应力来考察探针弯曲效应。加载器型号为 Instron 2530 − 439，最大加载力为 ±5 N，精度小于 0.25%。用 NI USB − 6363 数据采集系统测量 SiNW 应变

传感器惠斯登电桥的输出电压,采集点分别位于探针枝的根部和中部。惠斯登电桥的供电电压为 2 V,在室温下测量。

根据探针应变从小到大的变化(对应于加载器与探针距离从小到大的变化),可分为以下四个阶段(参见图 5.138):

阶段 1,加载器圆柱体刚刚接触探针尖;

阶段 2,加载器向探针体移动,使探针枝弯曲,应变量与应力成线性关系(杨氏模量有效);

阶段 3,加载器继续加压,使探针枝严重扭曲,所加应力超过屈服点且趋于饱和,应变量与应力脱离线性关系(杨氏模量无效);

阶段 4,探针枝断裂。

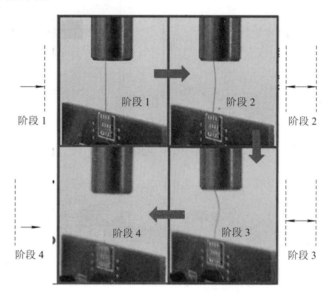

图 5.138　四个加载阶段的应变实验现场照片

图 5.139 给出了针对三种不同根形设计(探针枝长度均为 3 mm)的探针,SiNW 传感电压以及外加应力在上述四个阶段的变化情况(其中各个阶段的划分图标参见图 5.138)。可见,在阶段 3,应力超过屈服点并出现探针扭曲时,加载应力已不再随时间和距离变化,但传感电压仍然有非常显著的变化,这说明应变传感器在这个区域的探测灵敏度远高于加载器。另外,也可看出,探针中部传感电压的变化远大于探针根部,探针根形设计 Ⅲ 的机械强度最高(屈服力为 0.75 N),设计 Ⅰ 最低(屈服力为 0.6 N)。对于更长(探针枝长度为 5 mm 和 7 mm,枝形均为 Ⅱ)的探针,阶段 3 的持续时间更长(见图 5.140),因此应变传感法的作用更大。屈服力 P 可以由下式估算:

$$P = \frac{Ewt^3\pi^2}{6l^2} \tag{5.17}$$

式中,E 是杨氏模量,w、t 和 l 分别是材料的宽度、厚度和长度。可见,屈服力与材料长度的平方成反比,因此材料越长,屈服力越低,应变传感法的适用范围就越大。

由图 5.139 和图 5.140 可见,在探针枝的根部和中部的传感电压变化方向是相反的。探针枝根部承受的等效应变是拉伸应变,探针向芯片表面方向(图 5.135 中的 Z 方向)弯

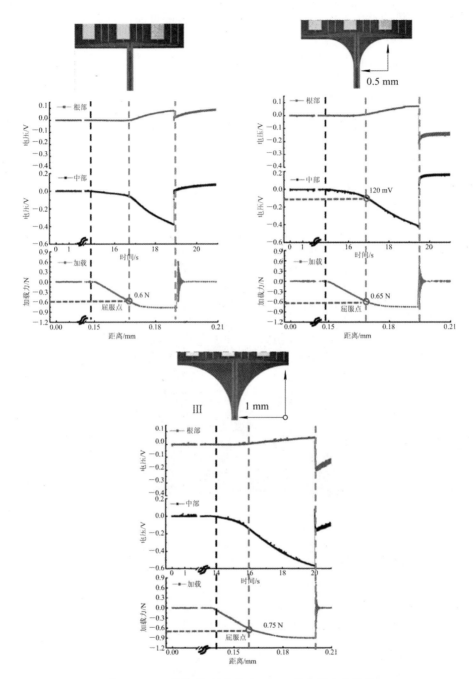

图 5.139 三种枝形（长度均为 3 mm）的探针应变特性

曲，导致 SiNW 的电阻及传感电压上升；探针枝中部总体上承受的是压缩应力，探针枝向芯片表面相反方向（图 5.135 中的 Z 相反方向）弯曲，导致传感电压下降。由此看来，可以利用传感器输出电压变化方向来判断探针弯曲的方向。

目前除 SiNW 方法之外，对于微探针这样小尺寸器件的应变，尚无有效的实验测试方法，但可用 FEM 进行仿真分析。FEM 仿真使用的硅材料参数值为：杨氏模量 170 GPa，泊松比 0.28，密度 2.329 g/cm²。FEM 分析结果与上述实验测试数据的对照如表 5.6 所列，可见它们还是比较吻合的。注意，这里计算的是探针的总体应变，而非局部应变。

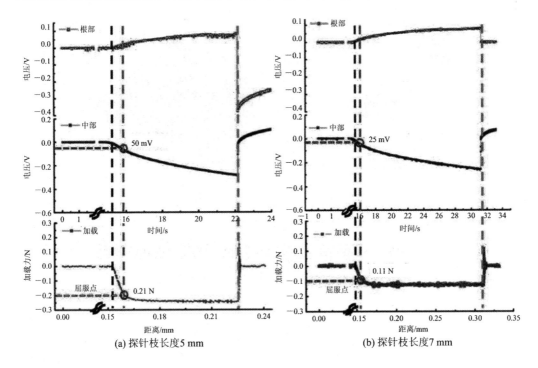

(a) 探针枝长度5 mm (b) 探针枝长度7 mm

图 5.140　更长探针的应变电压特性

表 5.6　实验测试数据与 FEM 仿真结果的比较

探针根形		Ⅰ	Ⅱ			Ⅲ
探针长度/mm		3	3	5	7	3
测试数据	屈服力/N	0.6	0.65	0.21	0.11	0.75
	探针中部屈服点处的输出电压/mV	—	120	50	25	—
FEM 仿真数据	屈服力/N	0.59	0.66	0.23	0.11	0.8
	探针中部屈服点处的总体应变/%	2.6	2.5	1.02	0.51	2.15

　　用体重为 300~330 g 的大鼠进行了活体试验。探针分别插入大鼠的两个脑部区域：一个位于前囟后 2.3 mm、侧 2.0 mm 的背侧海马 CA1 区，用于记录神经信号；另一个位于前囟后 0.8 mm、侧 2.5 mm 的感觉皮层 S1 区，用于研究应变特性。将探针固定于 PCB 上，通过导线连接至 NI 的数据采集系统，用 RZ5D 生物放大处理器（Tucker-Davis 公司产品）来采集并放大神经信号，用手动微控制台来调整 PCB 及探针与大鼠脑部的垂直距离，来改变探针应力。探针插入速度为 0.1~1 mm/s，最终插入深度约为 2.5 mm。在试验的最后阶段，用过量的 CO_2 对大鼠实施了安乐死。活体试验程序符合新加坡国立大学动物关怀与利用委员会 095/12(A13)13 协议的规定。活体试验装置如图 5.141(a) 所示。

　　在大鼠 CA1 脑区记录到的 1.5 s 长度的神经信号波形及其 50 ms 的放大波形如图

5.141(b)所示，可以清晰地观察到 AP 放电脉冲，背景噪声幅度小于 20 μV（相对于 SNR>8）。

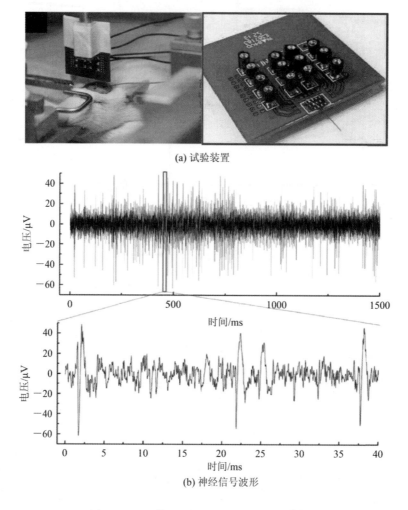

(a) 试验装置

(b) 神经信号波形

图 5.141　活体试验装置及记录到的神经信号

　　在将 7 mm 长、Ⅱ 根形的探针插入大鼠脑部 S1 区的过程中，测量了 SiNW 应变传感器的输出电压，如图 5.142(a)所示。探针刚接触到硬脑膜时，传感电压出现突变。随后，电压逐渐上升，10 s 后达到峰值，这表明探针已完全插入，此时插入深度约为 1 mm（由插入速度 80～100 μm/s 计算），电压峰值比基线电压值高了约 4 mV。此时探针应变应处于线性区，根据表 5.6 数据和 4 mV 的电压漂移量，可以估计出探针中部的穿透力约为 18 mN，全局应变约为 0.08%，这与实测数据[5.76]相符。继续插入探针，在 35 s 时到达最终深度 2.5 mm。之后，探针静止不动，经 5 s 皮肤弛豫时间后，测量得到的传感电压波形的放大图见图5.142(a)下图，出现规则的周期性脉冲波形，这是因为麻醉中大鼠呼吸造成的脑组织微运动所致，其周期近似等于呼吸速率，为 93 次/分钟。

　　探针拔出脑部过程中的传感电压波形如图 5.142(b)所示，拔出速度远低于插入速度，约为 10 μm/s，目的是使组织恢复。在探针拔出脑部时，呼吸引起的周期性脉冲消失，同时出现波形的不规则畸变，而基线电压也逐渐恢复到插入前的原始值。

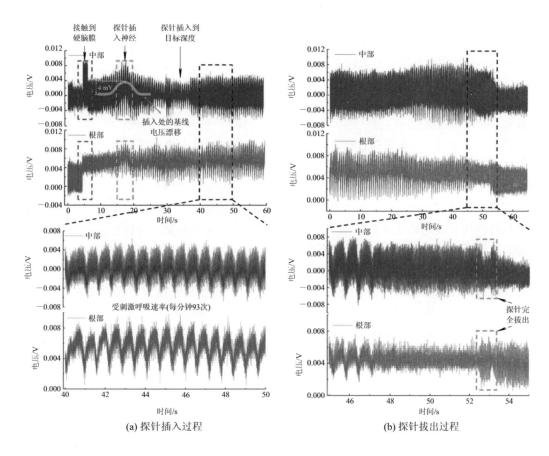

图 5.142　活体试验中 SiNW 应变传感器的电压波形

5.6　总结与展望

　　近年来相关学术论文数目快速增长，表明人体固态微探针是一个极为活跃的研究领域。这些论文的主题涉及探针的材料、制备工艺、结构、与电路及其他元件的集成以及生物兼容性等。

　　从材料上看，人体固态微探针使用的材料仍然集中在硅、金属和聚合物三类。金属微探针与现在临床应用的注射器针头最为接近，聚合物的生物兼容性更好，但硅却是目前人体固态微探针的首选材料，而且得到越来越多的研究者的认可。造成这种情况的原因是多方面的，除了具有适中的机械强度之外，能够制作微米乃至亚微米的精细结构、更大空间密度的探针阵列以及能与 CMOS 单片集成，是硅微探针最大的优势。不过，比聚合物差的生物兼容性使得硅微探针很难长期与人体共存，比金属差的导电性使得硅微电极的电荷储存能力和电荷传输效率受到限制。通过在硅上淀积某种特殊功能材料（如聚合物、碳纳米管、金纳米粒等），可以改善硅微电极的这些不足。

　　从结构上看，以犹他电极为代表的平面外电极已经逐渐被以硅有源探针为代表的平面内电极所取代。硅有源探针的外形向着更尖、更细、更薄、长宽比更人的方向发展，硅有源探针上的电极阵列则向着规模更大、电极触点与间距更小、同时可探测的通道数更多的方向发展，目前集成在单片电极上的电极数已经超过 1300 个，并可望继续增长。

从制造工艺上看，针对金属、聚合物和硅微探针，已提出的工艺方法为数众多，可谓百花齐放。就硅微探针而言，主流工艺大多是用 DRIE 和 MEMS 技术来制作探针枝细长而尖锐的外形以及内部的通孔（对于空心微探针），而用标准的 CMOS 工艺来制作探针体，包括探针体和探针枝上可能需要的微电路。总体上看，目前还没有一种工艺被证明完全适合低成本、大规模的制造。

从集成度上看，硅有源探针已经实现了各种电路与神经电极的单片集成，不仅减少了电极信号引出或者引入时的互连系统复杂度，而且可以通过强大的集成电路信号放大与处理能力来弥补电极的不足，例如用时分复用的方式来增加可同时探测的通道数，通过像素放大器来降低电极通道间的串扰，利用自检电路来实现电极的自校准和自诊断。在未来，还可以将微探针与微流体元件集成于一体，实现精细的流体控制，将传感记录与药物传输相结合，最终实现完整的自适应药物传输系统。

不少微探针已经用诸如老鼠这样的动物活体实验来证明其有效性，人体活体试验的报道还非常少。人们对固态微探针在人体中的应用，尤其是长时间驻留条件下的生物兼容性、耐久性和可靠性，仍然心存疑虑。这方面需要生物医学领域的专家与材料和微电子领域的专家密切合作，进行更深入且更具针对性的医学研究和临床试验。

参 考 文 献

[5.1] Sivamani R K, Stoeber B, Wu G C, et al. Clinical microneedle injection of methyl nicotinate. stratum corneum penetration. Skin Research and Technology, 2005, 11(5): 152-156.

[5.2] Kim K, et al. A tapered hollow metallic microneedle array using backside exposure of SU-8. Journal of Micromechanics and Microengineering, 2004, 14(4): 597-603.

[5.3] Davis S P, et al. Hollow metal microneedles for insulin delivery to diabetic rats. IEEE Trans. Biomedical Engineering, 2005, 52(5): 909-915.

[5.4] Liu Yufei, Eng P F, Guy O J, et al. Advanced deep reactive-ion etching technology for hollow microneedles for transdermal blood sampling and drug delivery. IET Nanobiotechnology, 1st November, 2012.

[5.5] Vinayakumar K B, Hegde G M, Nayak M M, et al. Fabrication and characterization of gold coated hollow silicon microneedle array for drug delivery. Microelectronic Engineering, 2014, 128: 12-18.

[5.6] Stoeber B, Liepmann D. Arrays of hollow out-of-plane microneedles for drug delivery. Journal of Microelectromechanical Systems, 2005, 14(6): 472-479.

[5.7] Moon S J, Lee S S. A novel fabrication method of a microneedle array using inclined deep x-ray exposure. Journal of Micromechanics and Microengineering, March 2005.

[5.8] Park J H, Allen M G, Prausnitzi M R. Biodegradable polymer microneedles: Fabrication, mechanics and transdermal drug delivery. sciencedirect. com, Feb. 2005.

[5.9] Shewale J J, Bhole K S. 3D Polymer microneedle array: fabrication and analysis. 2015 International Conference on Nascent Technologies in the Engineering Field (ICNTE-2015), 2015.

[5.10] Petr Jurčíček, Helin Zou, Shuiping Zhang, et al. Design and fabrication of hollow out-of-plane silicon microneedles, Micro & Nano Letters, 2013, 8(2): 78-81.

[5.11] Norihisa K, Ryotaro O, Takahiro S, et al. Experimental and computational analysis of waterdroplet formation and ejection process using hollow microneedle. Jpn. J. Appl. Phys. , 2011, 50: 067202.

[5.12] Griss P, Stemme G, Side-opened out-of-plane microneedles for microfluidic transdermal liquid transfer. Journal of Microelectromechanical Systems, 2003, 12(6): 296 – 301.

[5.13] Vinayakumar K B, Hegde G M, et al. Development of cup shaped microneedle array for transdermal drug delivery. Biointerphases, 2015, 10: 021008.

[5.14] Aggarwal P, Johnston C R. Geometrical effectis in mechanical characterizing of microneedle for biomedical applications. Sens. Actuators, 2004, B102(2): 226 – 234.

[5.15] Wang P C, Paik S J, Chen Shuodan, et al. Fabrication and characterization of polymer hollow microneedle array using UV lithography into micromolds. J. Microelectromechanical System, 2013, 22(5): 1041 – 1053.

[5.16] Yoon Y K, Park J H, Cros F, et al. Integrated vertical screen microfilter system using inclined SU-8 structures. Proc. IEEE 16th Annu. Int. Conf. Micro Electro Mech. Syst. , Kyoto, Japan, 2003: 227 – 230.

[5.17] Rajaraman S, McClain M A, Choi S O, et al. Three-dimensional metal transfer micromolded microelectrode arrays (MEAs) for in-vitro brain slice recordings. Proc. Transducers' 07 Eurosensors XXI, Lyon, France, 2007: 1251 – 1254.

[5.18] Suzuki M, Sawa T, Takahashi T, et al. Ultrafine three-dimensional (3D) laser lithographic fabrication of microneedle and its application to painless insertion and blood sampling Inspired by Mosquito. 2015 IEEE/RSJ International Conference on Intelligent Robots and Systems (IROS), Hamburg, Germany, Sept 28 – Oct 2, 2015.

[5.19] Izumi H, Suzuki M, Aoyagi S, et al. Realistic Imitation of mosquito's proboscis: electrochemically etched sharp and jagged needles and their cooperative inserting motion. Sens. Actuators, 2011, A165: 115 – 123.

[5.20] Huang C H, Tanaka T, Takaoki Y, et al. Fabrication of metallic microneedle by electroplating and sharpening of it by electrochemical etching. IEEJ Trans. Sensors and Micromachines, 2011, 131(11): 373 – 380.

[5.21] Aoyagi S, Izumi H, Fukuda M. Biodegradable polymer needle with various tip angles and effect of vibration and surface tension on easy insertion, Sens. Actuators, 2008, A143: 20 – 28.

[5.22] Merrill D R, Bikson M, Jefferys J G R. Electrical stimulation of excitable tissue: Design of efficacious and safe protocols. J. Neurosci. Meth. , 2015, 141(2): 171 – 198.

[5.23] Jolly C N, Spelman F A, Clopton B M. Quadrupolar stimulation for cochlear prostheses: modeling and experimental data. IEEE Trans. Bio. Eng. , 1996, 43(8): 857 – 865.

[5.24] Koch K P. Neural prostheses and biomedical microsystems in neurological rehabilitation. Acta Neurochir. Suppl. , 2007, 97(Pt 1): 427 – 434.

[5.25] Triantis I F. An adaptive amplifier for cuff imbalance correction and interference reduction in nerve signal recording. Ph. D. thesis, Dept. Electronic & Electrical Eng. , University College London, London, U. K. , 2005.

[5.26] Struijk J J, Thomsen M, Larsen J O, et al. Cuff electrodes for long-term recording of natural sensory information. IEEE Eng. Med. Biol. Mag. , 1999, 18(5 – 6): 91 – 98.

[5.27] Stein R B, Charles D, Davis L, et al. Nichols, Principles underlying new methods for chronic neural recording. Can. J. Neurol. Sci. , 1975, 2(3): 235 – 244.

[5.28] Demosthenous A, Triantis I F. An adaptive ENG amplifier for tripolar cuff electrodes. IEEE J.

Solid-State Circuits, 2005, 40(2): 412 – 421.

[5.29] Schmidt E M, Bak M J, Christensen P. Laser exposure of Parylene-C insulated microelectrodes. J. Neurosci. Meth. 1995, 62: 89 – 92.

[5.30] Xu C Y, Lemon W, Liu C. Design and fabrication of a high-density metal microelectrode array for neural recording. Sens. Actuat. A-Phys. 2002, 96: 78 – 85.

[5.31] Wise K D, Anderson D J, Hetke J F, et al. Wireless implantable microsystems: high-density electronic interfaces to the nervous system. Proc. IEEE 2004, 92: 76 – 97.

[5.32] Normann R A, Maynard E M, Rousche P J, et al. A neural interface for a cortical vision prosthesis. Vision Res. 1999, 39: 2577 – 2587.

[5.33] Campbell P K, Jones K E, et al. A silicon-based, three-dimensional neural interface: manufacturing processes for an intracortical electrode array. IEEE Trans. Biomedical Engineering, 1991, 38(8): 758 – 768.

[5.34] Norlin P, Kindlundh M, Mouroux A, et al. A 32-site neural recording probe fabricated by DRIE of SOI substrates. J. Micromech. Microeng. 2002, 12: 414 – 419.

[5.35] Sodagar A M, Wise K D, Najafi K. A wireless implantable microsystem for multichannel neural recording. IEEE Trans. Microwave Theory and Techniques, 2009, 57(10): 2565 – 2573.

[5.36] Takeuchi S, Suzuki T, Mabuchi K, et al. 3D flexible multichannel neural probe array. J. Micromech. Microeng. , 2004, 14: 104 – 107.

[5.37] Johnson M D, Franklin R K, Scott K A, et al. BNeural probes for concurrent detection of neuro-chemical and electrophysiological signals in vivo. Proc. IEEE Eng. Med. Biol. Conf. , Shanghai, China, Sep. 2005: 7325 – 7328.

[5.38] Carolina Mora Lopez, Alexandru Andrei, Srinjoy Mitra, et al. An implantable 455-active-electrode 52-channel CMOS neural probe. IEEE J. Solid-State Circuits, 2014, 49(1): 248 – 261.

[5.39] Moffitt M A, McIntyre C C. Model-based analysis of cortical recording with silicon microelectrodes. Clin. Neurophysiol. , 2005, 116(9): 2240 – 2250.

[5.40] Olsson III R H, Gulari M N, Wise K D. Silicon neural recording arrays with on-chip electronics for in-vivo data acquisition. Proc. IEEE-EMBS Int. Conf. Microtechnology Medicine and Biology, 2002: 237 – 240.

[5.41] Yang Z, Zhao Q, Keefer E, et al. Noise characterization, modeling, and reduction for in vivo neural recording. Advances in Neural Information Processing Systems, 2010: 2160 – 2168.

[5.42] Moffitt M A, McIntyre C C. Model-based analysis of cortical recording with silicon microelectrodes. Clin. Neurophysiol. , 2005, 116(9): 2240 – 2250.

[5.43] Lempka S F, Johnson M D, Moffitt M A, et al. Theoretical analysis of intracortical microelectrode recordings. J. Neural Eng. , 2011, 8: 045006.

[5.44] Carolina Mora López, Marleen Welkenhuysen, Silke Musa, et al. Towards a noise prediction model for in vivo Neural recording. 34th Annual International Conference of the IEEE EMBS, San Diego, California USA, 28 August-1 September, 2012.

[5.45] Musa S, Welkenhuysen M, Huys R, et al. Planar 2D-array neural probe for deep brain stimulation and recording (DBSR). Proc. of the 4th Euro. Cong. of the Intern. Feder. for Med. and Bio. Eng-MBEC, 2008, 22(11): 2421 – 2425.

[5.46] Wise K D, Anderson D J, Hetke J F, et al. Wireless implantable microsystems: high-density electronic interfaces to the nervous system. Proceedings of IEEE, 2004, 92(1): 76 – 97.

[5.47] Razavi B. Design of Analog CMOS Integrated Circuits. NewYork, NY, USA: McGraw-Hill,

2001.

[5.48] Harrison R R, Charles C. A low-power low-noise CMOS amplifier for neural recording applications. IEEE J. Solid-State Circuits, 2003, 38(6): 958 – 965.

[5.49] Majidzadeh V, Schmid A, Leblebici Y. A micropower neural recording amplifier with improved noise efficiency factor. Proc. Eur. Conf. Circuit Theory Design, 2009: 319 – 322.

[5.50] Yazicioglu R F, Merken P, Puers R, et al. A 200 W eight-channel acquisition ASIC for ambulatory EEG systems. IEEE J. Solid-State Circuits, 2008, 43(12): 3025 – 3038.

[5.51] Kim S, Tathireddy P, Normann R A, et al. Thermal impact of an active 3-D microelectrode array implanted in the brain. IEEE Trans. Neural. Syst. Rehabil. Eng. , 2007, 15(4): 493 – 501.

[5.52] Muller R, Gambini S, Rabaey J M. A 0. 013 mm 5 W DC-coupled neural signal acquisition IC with 0. 5 V supply. IEEE J. Solid-State Circuits, 2012, 47(1): 232 – 243.

[5.53] Du J, Blanche T J, Harrison R R, et al. Multiplexed, high density electrophysiology with nanofabricated neural probes. PLoS One, 2011, 6(10): e26204.

[5.54] Paxinos G, Watson C. The Rat Brain in Stereotaxic Coordinates. Dordrecht. The Netherlands: Elsevier, 2007.

[5.55] Rutishauser U, Schuman E M, Mamelak A N. Online detection and sorting of extracellularly recorded action potentials in human medial temporal lobe recordings. in vivo, J. Neurosci. Methods, 2006, 154(1 – 2): 204 – 224.

[5.56] Lopez C M, Mitra S, Putzeys J, et al. A 966-electrode neural probe with 384 configurable channels in 0. 13 μm SOI CMOS. IEEE International Solid-State Circuits Conference (ISSCC), Jan. 31-Feb. 04 2016.

[5.57] Raducanu B C, Yazicioglu1 R F, Lopez C M, et al. Time multiplexed active neural probe with 678 parallel recording sites. 46th European Solid-state Device Research Conference(ESSDERC), Sep 12 – 15, 2016

[5.58] Olsson R, Wise K. A three-dimensional neural recording microsystem with implantable data compression circuitry. R. H. Olsson and K. D. Wise, JSSC, 2005.

[5.59] Du J, Blanche T J, Harrison R R, et al. Multiplexed, High Density Electrophysiology with Nanofabricated Neural Probes. PLoS One, 2011.

[5.60] Han D, Zheng Y, Rajkumar R, et al. A 0. 45 V 100-channel neural-recording IC with sub-channel consumption in 0. 18 CMOS. TBCAS, 2013.

[5.61] Sayed Herbawi A, Larramendy F, Galchev T, et al. CMOS-based neural probe with enhanced electronic depth control. Transducers, 2015.

[5.62] Walker R M, Gao H, Nuyujukian P, et al. A 96-channel full data rate direct neural interface in 0. 13μm CMOS, VLSI, 2011.

[5.63] Bongratn A, Bendalc A, Llssorgues G, et al. Diamond-based technology dedicated to micro electrode arrays for neuronal prostheses. 2011 Symposium on Design, Test, Integration &. Packaging of MEMS/MOEMS, 2011: 378 – 384.

[5.64] Ganesan K, Stacey A, Meffin H, et al. Diamond penetrating electrode array for epi-retinal prosthesis. 32nd Annual International Conference of the IEEE Engineering in Medicine and Biology, Buenos Aires, Argentina, August 31-September 4, 2010.

[5.65] Siddiqui S, Dutta G, Tan C, et al. Nanocrystalline diamond electrodes: enabling electrochemical microsensing applications with high reliability and stability. IEEE Nanotechnology Magazine, 2016, 10(3): 12 – 20.

[5.66] Myline Cottance 1, Sébastien Nazeer 1, Lionel Rousseaul, et al. Diamond Micro-Electrode Arrays (MEAs): a newroute for in-vitro applications. 16 – 18 April 2013, Barcelona, Spain.

[5.67] Cogan S F, Guzelian A A, Agnew W F, et al. Over-pulsing degrades activated iridium oxide films used for intracortical neural sitmulation. J. Neurosci. Methods, 2004, 137(2): 141 – 150.

[5.68] Tsang W M, Stone A L, Otten D, et al. Insect-machine interface: A carbon nanotube-enhanced flaexible neural probe. J. Neurosci. Methods, 2012, 204(2): 355 – 365.

[5.69] Zhang Songsong, Tsang W M, Srinivas M, et al. Development of silicon electrode enhanced by carbon nanotube and gold nanoparticle composites on silicon neural probe fabricated with complementary metal-oxide-semiconductor process. Appl. Phys. Lett. , 2014, 104: 193105.

[5.70] Lu W, Qu L, Henry K, et al. High performance electrochemical capacitors from aligned carbon nanoturbe electrodes and ionic liquid electrolytes. J. Power Sources, 2009, 189(2): 1270 – 1277.

[5.71] Cogan S F. Neural stimulation and recording electrodes. Annu. Rev. Biomed. Eng. , 2008, 10: 275 – 309.

[5.72] Lee Y T, Lin C W, Lin C M, et al. J. Micromech. Microeng, 2010(20): 025014.

[5.73] Zhou H H, Cheng X, Rao L, et al. Acta Biomater. 9, 6439 (2013).

[5.74] Barwicz T, Klein L, Koester S J, et al. Silicon nanowire piézoresistance: Impact of surface crystallographic orientation. Appl. Phys. Lett. , 2010, 97(2): 023110.

[5.75] Zhang Songsong, Yen Shih-Cheng, Xiang Zhuolin, et al. Development of silicon probe with acute study on in vivo neural recording and implantation behavior monitored by integrated Si-nanowire strain sensors. J. Microelectromechanical Systems, 2015, 24(5): 1303 – 1313.

[5.76] Sridharan A, Rajan S D, Muthuswamy J. Long-term changes in the material properties of brain tissue at the implant-tissue interface. J. Neural Eng. , 2013, 10(6): 066001.

第6章 视觉假体

集成电路内部元件的特征尺寸已与人脑神经元的尺度相当,而集成电路的规模及复杂度也已接近人脑神经网络的规模及复杂度,因此可以用集成电路来替代人脑神经元的部分功能,起到局部器官的修复或治疗作用,这就是所谓的"神经假体"。视觉假体是发展最为迅速的神经假体之一。本章首先介绍目前已经开发的神经假体和视觉假体的概况(6.1节),然后重点介绍三种视觉假体,即视觉皮层假体(6.2节)、无线型视网膜假体(6.3节)和光电型视网膜假体(6.4节)。

6.1 神经假体与视觉假体

6.1.1 神经假体

近年来,用于生物医疗领域的植入式集成刺激体方面的研究进展显著。这些植入式刺激体可以分为两类,即针对心脏或肢体疾病的肌肉刺激体(如心脏起搏器、膀胱泵)和针对视觉或听觉残障者的神经刺激体。这些刺激体能够自行产生类似于健康人的信息,代替部分人体器官的作用,故称为"假体"。植入式神经刺激体能取代部分人类神经元的作用,故称为"神经假体(Neuroprosthese)"。目前已经研制成功并开始应用的植入式神经假体有人工耳蜗、视觉假体、深层大脑刺激器、脊髓刺激器等,如图 6.1 所示。

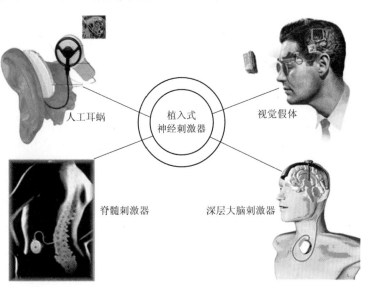

图 6.1 已研制出的神经假体示例

深层大脑刺激(DBS)作为一种神经外科技术，发明于1997年。它使用一个被称为神经刺激器(Neurostimulator，也称为大脑起搏器)的部件，通过植入式电极给大脑的特定部位发射电脉冲，用于治疗运动障碍和神经紊乱类疾病。DBS通过一种可控且可逆的方式来改变大脑的活动，虽然其机理仍然不十分清楚，但却被实践证明对诸多疾病行之有效，包括帕金森症、特发性震颤、肌张力障碍、慢性头痛、重度抑郁症和强迫性精神障碍等。DBS植入部件由三个部分组成，即植入式脉冲发生器(IPG，Implanted Pulse Generator)、电极和引线。IPG是一个电池供电并用钛封包的神经刺激器，通过向指定部位发射电脉冲来干预神经活动。由聚氨酯绝缘的四个铂铱电极位于大脑内核的一处或两处，通过埋在耳后头皮下的引线与IPG相连。所有这些植入部件都必须通过全身麻醉下的外科手术植入，手术时需在头盖骨上开一个直径约为14 mm的孔，以便插入电极探针。电极插入到大脑内部的情形如图6.2(a)所示，图6.2(b)是带有深度大脑刺激器的病人头部X光照片。

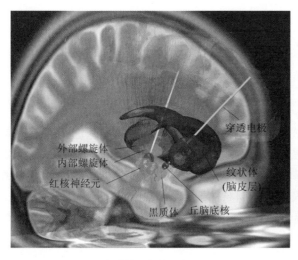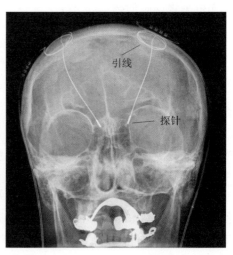

(a) 探针插入大脑深层　　　　　　　　　　(b) 植入DBS的头部X光图像

图6.2　深层大脑刺激器

人工耳蜗(cochlear implant)作为听觉假体，已成功地帮助全世界数十万名耳聋患者恢复了听力。它先将外部声音数字化，然后转换成电信号，发射给植入耳蜗的电极，刺激耳蜗神经，随后传递到大脑形成听觉。整个人工耳蜗系统如图6.3(a)所示，由外部部件和内部器件两部分组成。外部部件包括：一个或多个麦克风，用于采集周边环境的声音；声音处理器，对声音进行模拟—数字转换并完成滤波处理。内部部件包括：发射器，发射的功率和处理过的数字声音信号通过电磁感应透过皮肤传给内部器件；接收器/刺激器，接收数字声音信号，并将它转换为电脉冲传给电极；电极阵列，嵌入到耳蜗内。内部器件需通过一个被称为乳突切开术的外科手术来植入，也要施行全身麻醉。图6.3(b)是一名带有人工耳蜗的儿童。人工耳蜗是目前应用最为广泛的神经假体。据统计，到2012年年底，全球已有超过32.4万人安装了人工耳蜗，其中美国就有大约5.8万名成人和3.8万名儿童安装了人工耳蜗。

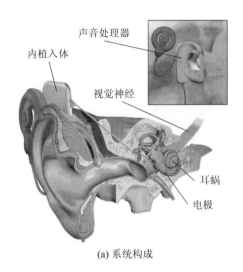

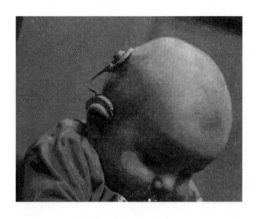

声音处理器

内植入体

视觉神经

耳蜗

电极

(a) 系统构成　　　　　　　　　　　(b) 带有人工耳蜗的儿童

图 6.3　人工耳蜗

脊髓刺激器（SCS，Spinal Cord Stimulator）是一个将脉冲电信号加到脊髓神经，用于控制腰背疼痛甚至运动障碍的器件。它由植入到脊髓硬膜外腔的刺激电极、植入到下腹部或臀部的电脉冲发生器、连接电极与脉冲发生器的导线以及脉冲发生器的遥控装置构成。脉冲发生器可以用可充电电池供电，通过 RF 链路来给电池充电，因此无需通过手术来更换电池，但必须配备 RF 接收电路。病人可以通过遥控器来启闭刺激器，甚至能够通过遥控来改变刺激信号的波形。图 6.4 是一种脊髓刺激器的 X 光照片，采用 5-6-5 桨式电极，植入到胸椎的硬膜外腔处。

为了尽量减少对神经的损伤，神经假体的植入部分往往要足够小，尽可能通过无线方式透过皮肤从外界获得能量，而且自身功耗要足够低，以防发热对神经系统形成影响。

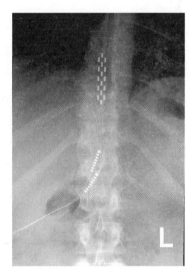

图 6.4　脊髓刺激器的 X 光照片

6.1.2　视觉假体

视觉是人类认识客观世界的主要途径，大脑所需信息的 70% 以上来自视觉。由各种视网膜病变导致的视觉丧失已经成为影响人类生活质量最为严重的一种残疾。视觉假体（visual prosthesis）亦称仿生眼（bionic eye），是一种将图像信息进行人工处理与编码，通过植入的微电极阵列对视觉神经系统进行刺激，使盲人恢复部分视力的人造器官。在人工耳蜗修复听觉神经、深度大脑刺激器治疗帕金森病取得临床成功后，以视觉假体为代表的植入式脑—机接口已成为神经功能修复领域新的研究热点。

人类眼球的构造如图 6.5 所示，眼球中视网膜的构造如图 6.6 所示，图 6.7 则示出了眼球与位于后脑的大脑视觉皮层之间的连接关系。外界光线通过角膜和晶状体聚焦在视网膜上，视网膜中的感光体将来自外部的光转换为神经电—化学信号。这种感光体是一种特殊的神经元，具有多层神经结构（就是图 6.6(a)中的柱体和椎体），每层厚度大约 10～30 μm，总厚度约 200 μm。视网膜中的其他细胞对来自感光体的信号进行处理，然后由神经节通过视神经传给大脑中的视觉皮层。

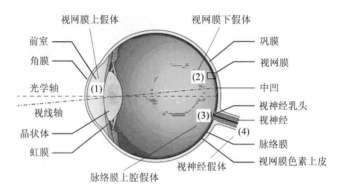

图 6.5　眼球的构造

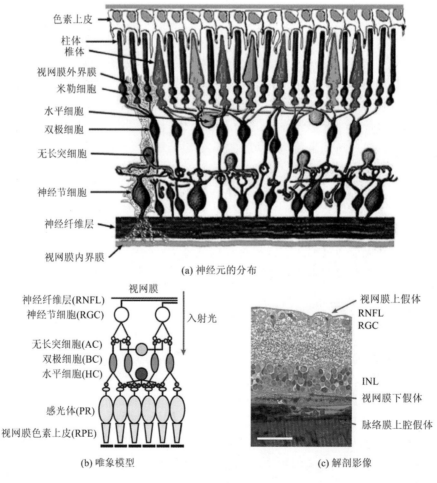

(a) 神经元的分布

(b) 唯象模型

(c) 解剖影像

图 6.6　视网膜的结构

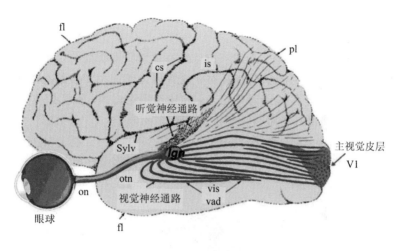

图 6.7　眼球与大脑视觉皮层的连接

外界光线从眼睛进入直到大脑的视觉皮层的整条视觉通道可以分为光学通道和神经通道两部分。光学通道主要包括角膜、晶状体、房水和玻璃体等部分，神经通道主要包括视网膜、视觉神经和大脑视觉皮层等部分。如果由于受伤或疾病使通道上的任一部分受损就会影响甚至丧失视力。光学通道的障碍如晶状体混浊导致的白内障；神经通道最常见的疾病是色素性视网膜炎（RP，Retinitis Pigmentosa）和老年黄斑变性（AMD，Age-related Macular Degeneration）。RP 多出现于年轻人，经常是来自遗传，先影响夜间视力，然后波及日间视力；AMD 多出现于老年人，呈现累积退化效应，先出现在视网膜的中心位置，然后发展到 30°中央视野。据统计，美国每年新增 70 万个 AMD 患者，其中 7 万个全盲，而4000 个新生婴儿中就有一个患有 RP。损伤视神经的疾病包括糖尿病导致的视网膜病和青光眼。糖尿病会使视网膜血压异常，导致视神经细胞营养供给不足，最终使视神经节和视神经受损；青光眼则产生过高的内眼压，也会损害神经节和视神经。

视觉假体就是人工安装在上述视觉神经通道不同解剖学部位的电生物学装置，使得盲人能够在一定程度上恢复视力。视觉假体可分为无源或有源两种，其中有源假体工作时需要电能量，这个电能量可以通过眼外无线电感耦合或射频传输的方式获得。根据神经假体在视觉通道上位置的不同，可以分为视网膜假体、视神经假体和视觉皮层假体。

1. 视网膜假体（retinal prosthesis）

视网膜假体也称人工视网膜，根据相对于视网膜的位置，又可分为视网膜下假体、视网膜上假体和脉络膜上腔假体。视网膜下假体（subretinal prosthesis）是将光电转换及微电极阵列植入到色素上皮层和外视网膜之间的视网膜下空间，以替代受损的感光细胞接受光刺激，由假体上的光电转换器件将光信号转化为电刺激，激活视网膜未受损害的神经元网络及神经节细胞层。这种方法要解决的问题有视网膜组织营养供给受阻、手术难度大、刺激视野小、供能与散热困难等。视网膜上假体（epiretinal prosthesis）是将微电极阵列植入视网膜内侧表面，直接刺激视网膜神经节细胞以恢复视觉，目前待解决的问题有刺激视野小、固定困难、刺激电极阵列难以与视网膜表面紧密接触、植入后容易导致视网膜裂孔和视网膜脱离等。脉络膜上腔假体（suprachoroidal prosthesis）位于脉络膜与巩膜之间，由日本学者首先提出，并在动物及人体试验中证明了其可行性。这种方法由于刺激位点与视网膜神经元的距离较远，故刺激阈值高，空间分辨率低，长期稳定性和安全性也有待于进一步研究。

图 6.5 和图 6.6(c)已经示出了上述三种假体在视网膜中所处的位置。图 6.8 则能更清晰地看出视网膜上假体和视网膜下假体相对于受损感光体的相对位置。在图 6.8 中，视频摄像头将外界图像转换成电信号或者光信号，传递给视觉假体；视觉假体再将接收到的信号变换成视觉神经信号，经视神经传递给大脑来还原视力。

视网膜假体特别适合 AMD 和 RP 患者。在他们的视网膜中，感光体发生了退化，其他细胞(如内核和神经节细胞)则可能相对完好，而视网膜假体恰好取代了感光体的作用，因此有可能让患者恢复部分视力。

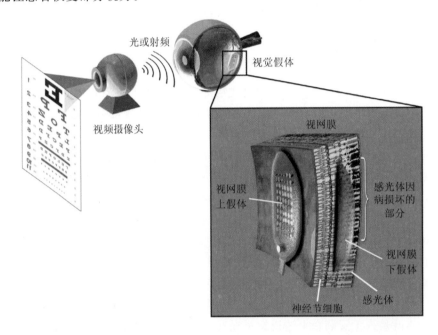

图 6.8　视网膜上假体和视网膜下假体的解剖学位置

2. 视神经假体(optic nerve prosthesis)

视神经假体是在对眼球后视神经直接进行刺激的一种视觉功能修复方法。1998 年比利时学者在一位 59 岁因视网膜色素变性失明的志愿者右侧视神经上植入了有 4 个平面接触点的袖套式电极，包围着有 120 万个神经纤维的视神经束，并在此后的进一步实验中证明了视神经假体能够修复盲人一定的物体空间模式识别功能[6.1]。尽管这种方法能够用较少的刺激电极实现简单物体识别，但植入位置过深，导致手术难度大、刺激阈值高、空间分辨率低，因此研究者较少。

3. 视觉皮层假体(cortical prosthesis)

视觉皮层是大脑皮层中主管视觉信息的部分，位于头盖骨后的枕叶处，如图 6.9 所示。视神经将来自眼睛的视觉信息穿过位于丘脑处的外侧膝状体核，传输到视觉皮层。视觉皮层在大脑后部左右两侧各有一个，分别负责处理来自左眼视野和右眼视野的视觉信息。

视觉皮层假体是将摄像机采集的图像经过外部处理器的处理、编码，通过植入大脑皮层的微电极阵列直接刺激视觉皮层，产生人工视觉。目前所能实现的视皮层假体，已经能够使全盲患者辨认轮廓，但对颜色、运动和线条仍然缺乏辨识能力，神经皮层电极阵列的生物相容性和长期植入后的安全性也尚待研究。

最早的视觉皮层假体的电极处于大脑表面，之后植入到大脑内部，可以提供更高分辨率的图像，而所需能量更低，对大脑的热损害更小。与视网膜假体和视神经假体相比，视觉皮层假体从大脑皮层植入，无需从眼睛植入，通过的生物组织通道较短，因此造成损伤的可能性较低。而且，对于那些视神经通道已经遭到损害的盲人来说，只能使用视觉皮层假体而非视网膜假体。不过，由于大脑皮层结构的复杂性和综合性，视觉皮层假体能够修复的视野范围有限，而且开脑手术也有很大风险，容易引起颅内感染和排异反应，并有诱发局部中风或癫痫的可能性。

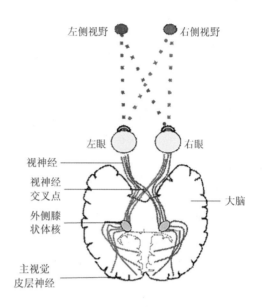

图 6.9　视觉皮层在大脑中的位置

对于视网膜假体，真正的活体试验仍然很少，更多的验证是采用体外电解液的仿真试验。不过，已经有动物活体试验初步证明了视网膜假体的可行性。图 6.10 是植入到一只老鼠眼中的视网膜下假体，14 周后并未发现假体周围有胶质溢出，表明植入的电极阵列并未发生生物不兼容反应。这个电极阵列是制作在柔性衬底上的纳米金刚石电极，如图 6.10 (a)所示。在图 6.10(b)上，能看到植入的电极阵列和眼球上的血管。

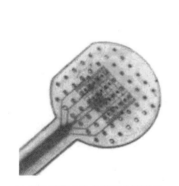

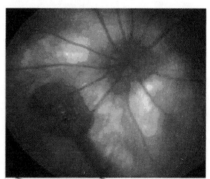

(a) 柔性衬底上的金刚石电极阵列　　　　　(b) 植入了假体的视网膜

图 6.10　植入到老鼠眼中的视网膜下假体

6.2　视觉皮层假体

视觉皮层假体的基本构成如图 6.11 所示，主要包括仿生视觉处理前端和神经形态编码器两部分。数字摄像头拍摄到的视觉图像，经神经形态编码器按照健康人的神经感光方式，编码成人体视觉神经的刺激信号，通过电感链路传入头骨内部，激励已植入到视觉皮层内的穿透电极。借助于这个由数百到上千根微探针构成的神经刺激电极阵列，可为盲人重新产生一个有限但有用的视觉。视觉皮层假体系统的头皮内植入部分的位置如图 6.12 所示。

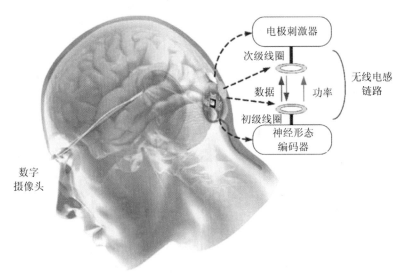

图 6.11　视觉皮层假体的系统构成

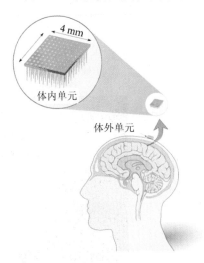

图 6.12　视觉皮层体内植入单元示意图

本节将具体介绍一种视觉皮层假体的设计与实现过程[6.2]。

6.2.1　总体架构

视觉皮层假体的总体架构如图 6.13 所示，其硬件可分为两个单元，即位于人体外部的主单元和植入人体内部的次单元。利用电感耦合的变压器，通过无线（RF）电感耦合链接来实现两个单元的信息互通和能量输送，即电感链路有两个作用：一是将功率传送到次单元，以避免植入体使用电池；二是实现主单元与次单元之间的双向数据传输。主单元与一个微型数码摄像机相连，并有嵌入式处理器用于系统控制、病人视觉训练和修补性能分析。

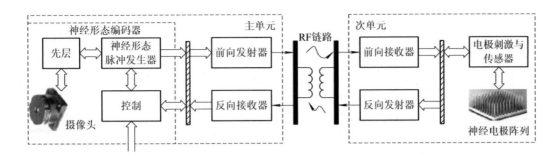

图 6.13　视觉皮层假体总体架构

如 3.2 节所述,数据在载波上的调制方式可采用 ASK、FSK 和 BPSK 等。ASK 方式通常以非相干方式解调,接收机电路简单,但强烈依赖于接收信号的强度,而这个强度往往是不可预知的,取决于植入体与外部单元之间的相对位置,因此这种方法需要高效率的增益监测和幅度控制电路。FSK 和 BPSK 方式则属于恒定幅度调制,对接收信号的幅度不敏感,对于 RF 信道可能出现的变化更为健壮,但它们通常采用相干解调,接收电路更为复杂,也更为耗电。本节介绍的视觉假体系统选用 FSK 作为前向链路的调制方法,反向链路则采用 BPSK。

神经形态编码器将微型数码摄像机捕获的视觉信号转换为能被大脑识别的电脉冲序列[6.3]。该编码器由两个主模块相互串联而成。先层(Early Layer)模块对视觉信号进行处理,并转换为脉冲速率。然后,将脉冲速率输入到神经形态脉冲发生模块中,利用一个集成化的放电脉冲仿生神经元将该速率转换为所需的神经刺激脉冲序列。神经形态编码器处理视觉图像的帧率可达 30 帧每秒(30 fps),产生的脉冲信号频率为 100 Hz,可激励的神经刺激电极阵列的微探针数目可达 32×32 个。

从体外主单元到植入体的前向链路,以同步串行比特流方式传送来自神经形态脉冲编码器的多路脉冲数据,传输速率 $f_b = 1$ Mb/s。用 FSK 方式来调制数据,中心频率 $f_c = 10$ MHz,频率容差 $\Delta f = \pm 323$ kHz。位于植入体的次单元利用一个能量转换电路,从接收到的信号中提取所需的功率。为避免对大脑的可能损伤,不允许使用大功率电路,植入体电路只能在几十毫瓦量级的功率下工作。在次单元中,利用前向接收器来恢复载波中的脉冲数据。前向接收器由 FSK 解调器、位同步器和帧恢复等电路组成,所恢复的数据与时钟馈送给之后的刺激器。

为了实现对植入体的监控,如电极阻抗的测量与校准,必须建立一个从植入体到体外单元的反向链路。在次单元中,反向数据被调制后以 BPSK 方式发送,数据传输速率 $f_b = 156.25$ kb/s,幅度约为 1 V,载波频率 $f_c = 5$ MHz。

电极刺激体与传感模块的主要作用是激发主视觉皮层,并测量电极与皮层之间的连接性。利用来自神经形态编码器的脉冲信号,可以激发视觉皮层内多达 32×32 个电极的微电极阵列。通过给微探针馈入一个恒定电流,可实现电极传感,然后测量诱生电压,这使得测量微电极与视觉皮层单元的连接性成为可能。大量实验表明,为了安全地产生光幻视,需要的刺激电流幅度约为 20 μA。

电极刺激体与传感模块主要由数字—模拟转换器(DAC)组成。为了保证 DAC 的正常工作,每个 DAC 具有电流控制型结构,在输出节点使用不同的电流水平。与常规电流控制型 DAC 的主要差别是它能够从电极注入电流或者抽取电流。DAC 参考电流约为 29 μA，实现对 1024 个电极刺激和传感所需的总功耗不高于 50 mW。刺激的幅度和持续时间被暂存在电极刺激体与传感模块的寄存器中，可利用 RF 链路进行读出或写入。

整个视觉系统是用超大规模集成电路（VLSI）技术实现的。电极刺激体与传感模块作为一个芯片，用 AMS CMOS 0.35 μm 工艺制造。每个芯片（不包括能量转换电路）可驱动 100 个微探针单元。利用倒装焊技术将微探针封装在 VLSI 芯片上。前向和反向链路的发射器和接收器也是利用同样的 CMOS 工艺制造的。为了提升电路性能，神经形态编码器是用更小尺寸的 MMC 0.13 μm CMOS 工艺制造的。这种工艺有一个多晶硅层、八个金属层和 1.2 V 的电源电压。

为了快速验证 RF 链路的功能，也可利用通用集成电路和分立元件组建一个演示系统，其工作速度大约是专门研制的 VLSI 芯片的 1/10。前向链路的速率为 100 kb/s，载波频率为 1 MHz；反向链路的速率为 15.625 kb/s，载波频率为 500 kHz。用 FPGA 实现神经形态编码器。刺激体芯片直接倒装在一个具有 100 个探针的微电极阵列背后。

6.2.2　神经形态编码器

神经形态编码器试图对视网膜神经节细胞的空间—时间感受域进行仿生再现。它将视觉刺激原码 $s(r, t)$ 转换为脉冲序列。$s(r, t)$ 用红、绿、蓝三原色的强度表征，是空间 $r = \begin{bmatrix} x & y \end{bmatrix}^{\mathrm{T}}$ 和时间 t 的函数。编码器应设计得能允许盲人识别 32×32 个点构成的图案，对应于 1024 个微探针。

神经形态编码器的构成如图 6.14 所示，主要由三个模块构成：

（1）先层：完成视觉信号的空间与时间的预处理。

（2）神经形态脉冲编码器：将预处理后的视觉信息转换为能被大脑诠释的脉冲序列。

（3）放电复用：通过串行链路将脉冲信息传送给微探针刺激体，作为神经元放电的激励信号。

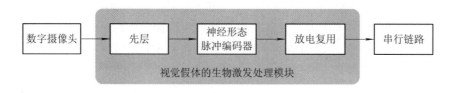

图 6.14　神经形态编码器的构成

先层模块主要负责空间—时间滤波，其构成如图 6.15 所示。通过给每个原色分量加一个独立的滤波器，将此模块扩展到彩色域。先层的第一个滤波元件是一个基于二维高斯分布差（DOG，Difference-Of-Gaussians）函数的边沿探测器。当两个高斯变量的增益的极性和标准方差不同时，DOG 函数可用于边沿探测。

引入一个适当的相对权重进行求和，可得到边沿探测器对应于每个不同颜色分量的输出：

$$m(r, t) = \sum_{i = \mathrm{R,G,B}} \alpha_i (s_i(r, t) * \mathrm{DOG}_i) \tag{6.1}$$

式中，$*$ 是卷积操作符。然后，$m(r, t)$ 信号与一阶高通滤波器 η_{HP} 的卷积形成激活函数

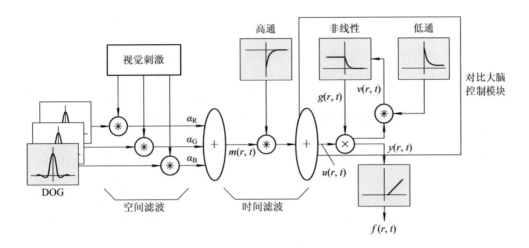

图 6.15　先层模块

$u(r, t)=m(r, t) * \eta_{\text{HP}}(r, t)$，在 $-\alpha(\text{rad/s})$ 处有极点。该函数经对比增益控制器（CGC，Contrast Gain Controller）调制，用于表征刺激对比形成的强烈调制效应。CGC 非线性方法也被用于表征运动预期效应[6.5]，即 CGC 输出 $w(r, t)$ 与低通时间滤波器 η_{LP} 的卷积形成信号 $v(r, t)=w(r, t) * \eta_{\text{LP}}(r, t)$，在 $-\gamma(\text{rad/s})$ 处有极点。在 $v(r, t)$ 被用于调制 CGC 输入信号之前，被转换为以下非线性函数：

$$g(v(r, t)) = \frac{1}{1 + [v(r, t) \cdot H(v(r, t))]^4} \tag{6.2}$$

式中，H 表示 Heaviside 阶跃函数。

先层模块的最后一个处理步骤是整流操作，产生放电率 $f(r, t)$ 来表示神经节细胞对输入激发的响应：

$$f(r, t) = \Psi \cdot H(y(r, t) + \theta) \cdot [y(r, t) + \theta] \tag{6.3}$$

式中，Ψ 和 θ 分别是放电率的尺度和基线。

时间滤波采用双线性近似，形成一阶无限脉冲响应（IIR，Infinite Impulse Response）数字滤波器。为了减少所需的存储量，时间滤波器以逆矩阵的形式实现，将输入 $x[n]$ 加至前一周期计算得到的存储值 $l[n]$ 来得到输出。

整个视觉编码器的计算架构如图 6.16 所示，其中 $x[q, n]$ 表示信号 $x(r, t)$ 的离散空间/时间当量。

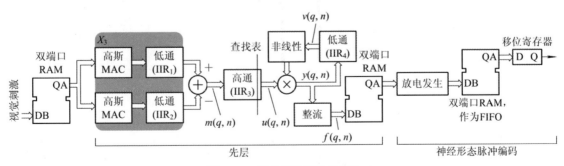

图 6.16　视觉编码器计算架构

为了满足低功耗和小电路面积等要求，先层的电路架构使用了直接从信号流图推导而来的交叠结构。完整的先层电路采用了 1024 次交叠，每个微探针的放电率以串行方式计算。假定高斯量的内核为 7×7，则边沿探测需要总计 98 次的乘法运算和 98 次的加法运算。交叠技术用于高斯滤波器时，使用了一个相当于内核尺寸的因子。如图 6.16 所示，只用一个乘—加（MAC，Multiply-And-Accumulate）单元来计算每个高斯滤波。利用查表法和比较器，即可实现非线性处理模块，将非线性函数加到了 CGC 和整流器上。

神经形态脉冲编码（NPC，Neuromorphic Pulse Coding）模块主要完成两个功能：一是将先层产生的连续时变信号变量转换为神经脉冲变量；二是确认所产生的放电脉冲已经到达前向发射器的输入端。同时，该模块能够存储脉冲的时序信息，并将这些信息以该信道允许的最高速率发送到植入体。

所采用的尖峰形成模型是集成与放电脉冲神经元[6.4]的简化版。首先，神经元对来自独立探测域（输出放电率由先层决定）的输入值充电，直到达到阈值点 φ。然后，发射一个脉冲并使积累值放电；对于低或零的输入值，需要追加一个漏电项，以便减少积累值。

脉冲产生电路工作在两级流水线上。第一级将输入放电率加至积累值之上，如果结果比阈值 φ 高，则在第二级减去漏电值。然后，一个脉冲被放电，累加器回到零。利用一个双端口存储器，将该模块接到先层，如图 6.16 所示。在先层给一个端口写数据的同时，神经形态编码模块可从另一个端口读数据。放电复用模块利用一个先进先出（FIFO，First-In First-Out）缓冲器，来保证放电发生模块所产生的放电尖峰脉冲能进入 RF 链路。一旦产生了一个尖峰脉冲，就会被存储在缓冲区中，直到信道变得可用。缓冲器的加入，使系统对于短周期、高放电数据率具备良好的适应性。

6.2.3　RF 电感链路

视觉假体使用的 RF 电感链路单元的构成如图 6.17 所示，可分为三个部分：主 RF 单元，位于体外；次 RF 单元，位于体内；变压器，用于建立两个单元之间的电感耦合，其初级线圈位于体外，次级线圈位于体内。

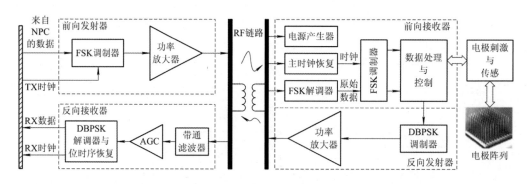

图 6.17　RF 电感链路的构成

如前所述，从体外到体内的前向链路利用 FSK 调制将功率/数据信号调制到 10 MHz 的载波上，数据速率可达 1 Mb/s；从体内到体外的后向链路利用 BPSK 调制将数据信号调制到 5 MHz 的载波上，数据速率最高为 156.25 kb/s。除变压器之外的 RF 链路传输电路用 CMOS 芯片实现。

发射器的电路原理如图 6.18(a)所示，由 FSK 调制器和信号放大器来实现。FSK 调制器用一个振荡器 f_{CLK} 来驱动一个计数器，将数据"0"用频率 $f_{CLK}/16$ 调制，数据"1"用频率 $f_{CLK}/15$ 调制。调制后的信号被送至开关模式的 E 类功率放大器，以便尽可能提高发射机的效率。

前向链路的接收机是一个 Costas 环 BPSK 相干解调器，位于一个 6 阶带通滤波器和一个 RF 自动增益控制（AGC，Automatic Gain Control）电路之后。

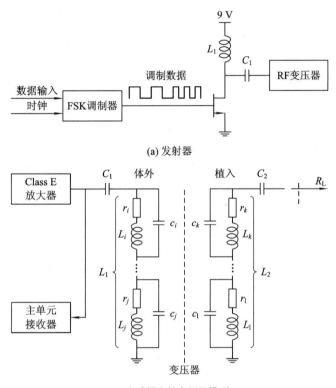

(a) 发射器

(b) 电感耦合的变压器模型

图 6.18　RF 单元电路原理示意图

RF 变压器是 RF 电感链路的一个重要元件，对内部单元的整体性能有显著影响。变压器的两个线圈之间的间距必须合理，比如 1～2 cm，过短则耦合效率下降，过长则系统难以完成所需的操作。当初、次级线圈间距为 1 cm、直径为 3 cm 时，磁耦合因子的实测值是 0.3。

值得注意的是，实际的变压器在所要求的工作频率内，呈现出分布参数特性，如图 6.18(b)所示。实验证明，变压器的分布电容和趋肤效应不容忽视。由于线圈之间存在距离，初级线圈有大量的磁通不被次级线圈接收，导致耦合变弱，能量损耗显著。为了使传输效率最大化，必须对线圈进行优化设计。通常的方法是采用 3.3 节介绍过的谐振式电感耦合，即使初级电容 C_1 和次级电容 C_2 与各自的线圈串联，形成 LC 振荡回路，并在 10 MHz 载波频率处谐振，用于补偿磁通量的损失。在这种情况下，RF 变压器很像一个双调谐的带通滤波器。

6.2.4 体内植入单元

包含有次 RF 单元的体内植入单元的构成也已示于图 6.17。其中，功率恢复电路由半波整流器、保护电路和电压调整器构成，从接收到的信号中提取所需的功率，线圈间距为 1 cm 时功率转换效率为 30% 左右。二进制 FSK 解调器主要由锁相环(PLL, Phase Locked Loop)电路和比较器构成，提供了一个反向不归零(NRZ, Non-Return-to-Zero)数据流。位同步器接收 NRZ 数据流，并提供一个同步时钟和重定时数据。数据处理与控制单元对重定时数据进行处理，完成帧同步和帧分离。最后，形成的数据被送至电极刺激器与传感模块。主时钟恢复模块基于窄带 PLL，从所接收到的信号中提取 10 MHz 的参考时钟。

来自体外主单元的信号被用于提取系统主时钟，频率为 $f_{CLK} = 1/T_{CLK} = N \times R_b$，其中 $R_b = 1/T_b = 1$ Mb/s 是原始数据位速率，$N = 10$ 对应于 RF 载波频率 10 MHz。由于主时钟是从发射信号中提取出来的，则数据流与主时钟频率同步，亦即频率锁定。数据处理电路所用时钟可通过对 f_{CLK} 适当比例的分频得到(即除以 N)。

在此系统中，发射机和接收机无频率偏差，但时钟上升沿和采样时间点(数据位的中点)之间的相位差是未知的，而且会有较大变化。事实上，两个线圈相对位置的微小波动都会导致显著的相位偏移。这种相位偏移必须利用位同步器来适当地估计与补偿。位同步器的目标是为接收机建立一个合适的时间参考，使参考时钟的上升沿精确地与采样点配合，并探测接收数据位。图 6.19(a)表示了位同步器的构成以及与接收机的相互作用。

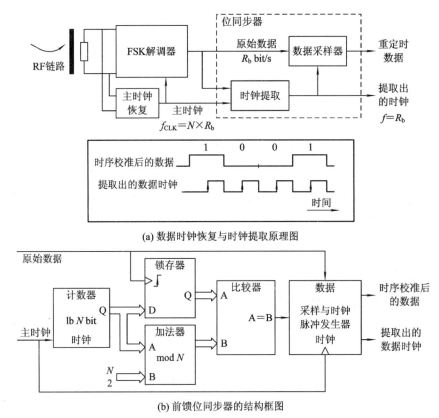

(a) 数据时钟恢复与时钟提取原理图

(b) 前馈位同步器的结构框图

图 6.19　位同步器的电路构成

位同步器具有一种前馈结构，可避免一种叫做"挂断(hang-up)"[6.6]的不期望的环路效应。在反馈同步器的工作中，这种效应是显著的，而且具有长得不可接收的同步采样周期，危及接收机的工作。假定利用主时钟 f_{CLK} 来驱动一个二进制计数器，在每一个位周期内经历了 N 个态。例如，在时刻 t_0 计数器处于 i 态，而在时刻 $t_0 + T_b/2$ 前进到 $T_b/(2 \times T_{CLK}) = f_{CLK}/2R_b = N/2$，并处于 $i + N/2$ 态(平均而言)。正是在这个时间点，恢复的时钟应该有一个上升沿，标志着数据位的中点。图 6.19(b) 所给出的位同步器结构即可实现此功能：在原始的上升沿，未同步的数据信号在参考时刻 t_0 被锁定在计数器态 i，标志着一位的开始。当计数器达到 $S = i + N/2$ 时，则 $(S + N/2) \bmod N = (i + N) \bmod N = i$。比较器将此信号传送给处理模块；处理模块采样原始数据，并产生一个与系统时钟同步的时钟脉冲。在原始数据上升沿之后，位同步器工作在一个允许的自由状态。当出现一个上升沿时，最终积累的相位偏差被纠正。原始的每位数据不应具有长的时间序列，这里利用自同步的扰频器和解扰电路来保证这一点。所设计的位同步器应满足以下性能：因要求发射机和接收机之间不存在频率偏差，恢复的时钟应无抖动，即无动态相位误差；无"挂断"现象；容易用简单的数字逻辑电路实现。

反向 RF 链路主要用于状态监控、电极校准和电压测量。从内部单元到外部单元的信号传输采用 BPSK 调制，速率较低，取为 156.25 kb/s。采用 BPSK 调制的原因是它所需的发射机非常简单，而且功耗很低。

反向链路的工作采用半双工模式，即当反向链路将数据发射到体外单元的时候，前向链路不会向体内植入单元发送有用数据。然而，为了保证体内单元的供电不至于中断，外部单元在反向数据传输时，仍然向体内单元继续发射一个未经数据调制的载波，其频率为 10 MHz。如前所述，在外部单元中，BPSK 数据利用一个 Costas 环路解调器复原。

为此，系统还专门开发了一种数据协议，可同时用于前向链路与反向链路之间的数据通信。该协议规定了三种工作模式。在常规工作模式下，RF 链路用于向电极激励与传感模块发送脉冲信号信息，包括待激励电极的地址信息。在另一种工作模式下，RF 链路可以对外部寄存器进行读操作或写操作。在写工作模式下，发射拟配置的寄存器的地址和拟写入的新值。为了通过额定电压和已知的驱动电流对微电极的阻抗进行测量，需要通过读操作来评估微电极与人体皮层的接口。这个数据通信协议用四个模块来实现，即外部单元的发射与接收模块以及体内植入单元的发射与接收模块。发射模块将数据打包，由一个具有并联负载和串行输出的 13 位移位寄存器构成，其输出经调制到载波后通过 RF 链路发送；接收模块则将数据解调。

6.2.5 原型演示样机

视觉假体的原型演示样机如图 6.20 所示，用一个取名为 Elonica 的人体模型来演示。利用一台带 VGA 触摸屏的多媒体 PC 来控制 Elonica。通过遥控 Elonica，寻找不同的目标物体，以演示视觉假体的工作过程。整个系统由一个形似"毕业帽"的太阳能电池单元供电，用一个人造太阳提供光源，而位于帽子顶部的两个可充电锂电池用于储存太阳能电池获得的电能。

在 Elonica 眼镜后面，有一个 CMOS XVGA(1280×1024 像素)彩色微型数码摄像头。视网膜处理器控制摄像头，通过一个寄存器配置模块，完成输入信号的十进制化，产生四个 32×32 像素的图像。其工作过程如下：

（1）图像采集与格式化模块完成原始图像的低通滤波和十进制化，如图 6.21(a)所示。

（2）对黑白空间图像进行视网膜化处理，如图 6.21(b)所示。

（3）对图像进行时间滤波，而神经形态滤波器利用一个神经形态积分—放电电路来产生视网膜尖峰脉冲，如图 6.21(c)所示。

（4）对所产生的尖峰脉冲进行板上解码，恢复黑白图像，如图 6.21(d)所示。

上述四种图像被图像显示模块合成为一幅全尺寸的 VGA 图像，送至标准的 VGA LCD 监视器。

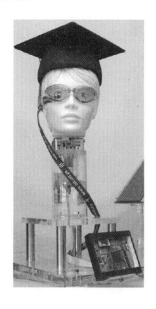

图 6.20　视觉神经假体原型演示系统
实物照片

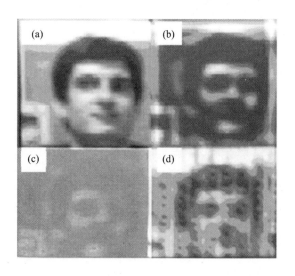

图 6.21　在不同处理阶段 VGA 显示的实验图像
(a) 十进制化后的原始图像；(b) 空间虚波后的图像；
(c) 时间虚波后的图像；(d) 被恢复的尖峰脉冲编码图像

视网膜处理器的构成框图如图 6.22 所示，采用 FPGA 实现。利用 XILINX WEBPACK 6.2 工具，完成人造视网膜模块的 VHDL 描述，综合后被映射到 XC3S400 FPGA。该模块占用的 FPGA 资源如表 6.1 所列，在最高工作频率 85 MHz 下大约占到总资源的 26%，功耗约为 500 mW，电源电压为 5 V。FPGA 85 MHz 的工作频率大大超过了先层模块的 1.5 MHz 和神经形态脉冲编码模块的 1 MHz。先层模块处理尺寸为 32×32 像素、帧率为 30 fps 的图像，每个周期执行 49 个操作；神经形态脉冲编码模块则为 32×32 规模的微电极阵列，产生频率为 100 Hz 的放电尖峰信号。

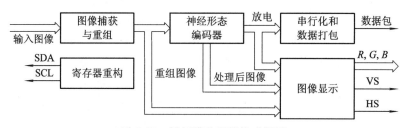

图 6.22　视网膜处理器构成框图

表 6.1　视网膜处理器占用 FPGA 资源

模　块	所用片数		RAM 单元数	乘法器数
可用资源总数	3584	100%	16	16
图像捕获和重组	108	3%	0	2
寄存器重构	142	4%	0	0
经典模型	420	12%	5	3
串行化与数据打包	60	2%	2	0
图像显示	218	6%	8	9
系统构造	948	26%	15	12

　　为了研究透过头盖骨的电感耦合效果，开发了一个 RF 链路的板级模型[6.7]。该模型的工作频率只有实际系统的 1/10，前向链路的速率为 100 kb/s，载波频率为 1 MHz，反向链路的速率为 15.625 kb/s，载波频率为 500 kHz。当线圈间距短于 1 cm(RF 变压器设计优化的目标间距)时，功率输出达到最大值，如图 6.23 所示(图中，R 是负载电阻，η 是线圈间距为 1 cm 时的传输效率)。主 RF 单元在 9 V 电源电压下的功耗为 180 mW，在次单元得到 50 mW 的功率是有可能的，这表明线圈间距为 1 cm 时，能量转化效率大约为 28%。为了避免皮层加热效应，次级系统 VLSI 电路的最佳功耗应限制在 100 mW 以内。

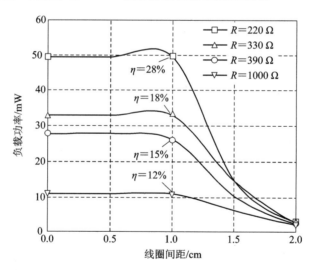

图 6.23　RF 变压器的负载功率随线圈间距的变化

　　图 6.24(a)给出了 RF 变压器的频率响应随初—次线圈间距的变化特性。为了确保发射数据有足够的带宽 BW(大于 200 kHz)，变压器带宽的中心频率设为 1 MHz。尽管微弱的磁耦合导致变压器有明显的信号衰减，传送给接收机的信号仍然足以满足供电和数据恢复的需要。

　　完整的发射与接收数据如图 6.24(b)所示，其数据率为 10 kb/s，线圈间距为 1 cm。可见，数据通过由主调制器、RF 变压器和 FSK 次解调器组成的 RF 链路后，可被接收器良好地恢复。在本实验中，次级能量恢复电路在完成次级数据解调的同时，将输入信号能量转换为 50 mW、3.3 V 的直流电源。

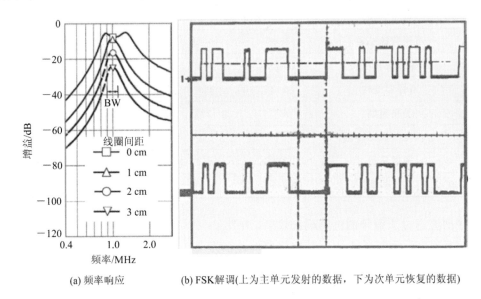

(a) 频率响应　　(b) FSK解调(上为主单元发射的数据，下为次单元恢复的数据)

图 6.24　RF 电感链路的传输特性

以上给出的实例表明，利用现代微电子技术来实现视觉皮层神经假体，为全盲人恢复部分视力是有可能的。

6.3　无线型视网膜假体

6.3.1　总体架构

视网膜假体系统主要由外部的摄像头及眼外电路、植入内部的假体芯片和电极阵列构成。内部植入体所需的信息和能量由外部通过电感链接或光传输来提供。本章将通过电感链接传递信息和能量的视网膜假体称为无线型视网膜假体，将通过光传输来传递信息的视网膜假体称为光电型视网膜假体。图 6.25 给出的是一种无线型视网膜假体的基本构成。图

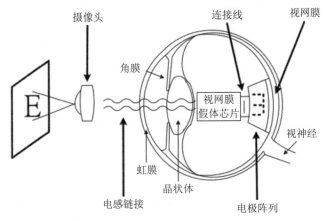

图 6.25　无线型视网膜假体的总体构成

6.26 则给出了视网膜上假体植入部分的构成[6.8]，可更清楚地看出植入芯片与电极的位置。

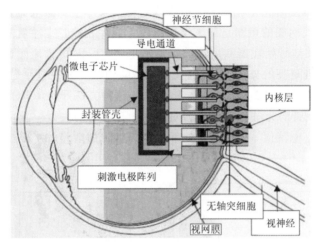

图 6.26 无线型视网膜上假体的植入部分构成

视网膜上假体系统的典型电路构成如图 6.27 所示[6.8]，体外摄像头采集的图像信息经体外处理器转换成假体所需的刺激信息。刺激信息经电感链路无线传送到眼内的植入假体。眼内植入假体所需的能量也由电感链路提供。眼内植入假体各部分电路的功能是：电压调整器将无线发射来的能量转换成假体工作所需的稳定电源电压，设计时需充分考虑振动的影响而非温度的影响，因为人属于恒温动物，而眼球工作时是动态的；正向数据接收器包含数据解码器，从输入数据波形中提取脉冲宽度、脉冲幅度和刺激时序等刺激所需参量；反向数据发射器则将诸如电极阻抗、植入体能量指示等信息发送给外部电路；数—模转换器(DAC)将正向接收器接收到的刺激参数转换为模拟的刺激波形；输出驱动器将刺激波形放大，使其能量足以驱动电极阵列和视网膜，通常注入所需的电荷量近似为 1 μC[6.9]；电荷平衡器用于去除每次刺激循环后残留在电极和视网膜界面上的残余电荷，以便保证长期的人体安全性。

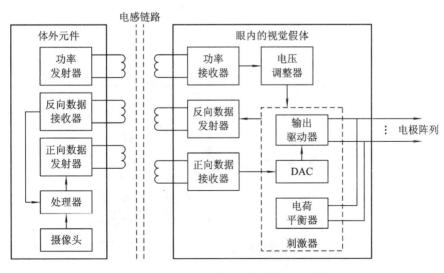

图 6.27 无线型视网膜上假体的典型电路构成

光电型视网膜下假体系统的简化电路构成如图 6.28 所示，与图 6.27 所示系统的主要区别是基于可视物体发出的光经光电二极管阵列转换来产生刺激电流，同时利用视网膜上的发光位置来决定视网膜的刺激区域。与视网膜上假体相比，这种视网膜下假体系统去除了外部摄像头、外部信号处理器和内部数据传输电路，所以其芯片面积更小，能够增加更多的输出通道来实现更高的分辨率（视网膜下假体的刺激阵列在一个芯片上可以植入 1600个电极，而面积比视网膜的面积要小[6.10]）。但是，这种方法严重依赖光电二极管的效率和可靠性，而光电二极管的光电转换效率相对较低，而且容易失效。为了使其光电流达到视网膜刺激所需的最小电流值，往往需要外部电路提供附加能量，使得"无源"假体再度成为"有源"假体。

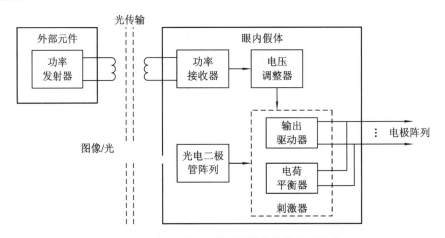

图 6.28　光电型视网膜下假体的简化电路构成

6.3.2　设计考虑

视网膜假体中的电极用于直接刺激视网膜神经元。早期的视网膜多采用二维平面电极，现在更多地采用三维插入式电极，后者可以形成与生物组织更深入更接近的接触，因而可以获得更好的电荷注入效果（参见图 6.29）。视网膜中各个细胞层（如神经节层、神经

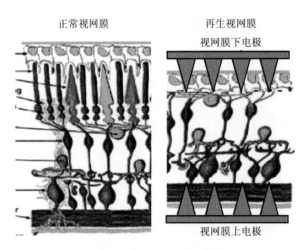

图 6.29　植入电极在视网膜假体中的位置

纤维层)的尺度大致在 20～40 μm，而插入电极的横向与纵向尺寸也大致如此。

　　电极需完全植入视网膜，因此其材料的选择必须考虑生物兼容性和人体安全性，不能给眼睛引入有害的化学物质和电化学反应。电极采用的材料通常使用铂金属、氧化铱、聚合物或者高掺杂金刚石。氧化铱的电荷容量大约是铂电极的一半，由此带来的一个好处是在同样的驱动电流下，电源电压可以相对较低。近年来，高导电性的纳米金刚石电极在视网膜假体中的应用越来越多，与金属电极相比，其最大的优越性是具有更好的生物兼容性。在金属电极表面涂敷聚合物薄膜(如聚酰亚胺和有机硅)，可以改善生物兼容性，但要注意这些材料容易随时间退化。电镀钛等金属薄膜也是有利的，但会加大电极的重量和硬度。图 6.30 是聚合物电极(平面电极和圆柱状电极)植入 P40 RCS 老鼠视网膜的剖面照片，拍照时间是植入后 6 周，可见植物电极并未带来视网膜生物结构的明显变化。

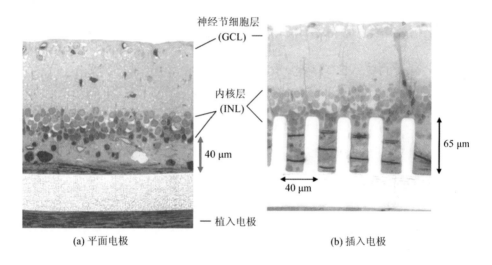

(a) 平面电极　　　　　　　　　　　　(b) 插入电极

图 6.30　视网膜植入电极实例

　　电极的数量对于视觉还原的面积和分辨率至关重要。在面积和制作工艺允许的条件下，应尽量增加电极阵列的电极数量，通常至少需要 100 个。如果为了满足病人阅读和识别人脸的需要，则至少需要 1000 个电极[6.11]，还原图像的帧率要达到 50 帧/秒，这样的指标在现有技术水平下是可以实现的。

　　加在电极上的刺激信号可以是电流，也可以是电压，通常双相电流脉冲的应用更为普遍，因为它更容易保证刺激电荷的平衡。双相刺激波形如图 6.31 所示，要求两相释放的电

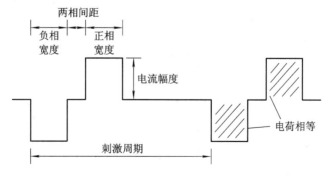

图 6.31　双相刺激电流波形及其参数

荷量完全相同，否则残余电荷超过一定值就会对视网膜产生损伤，但在实际情况下，要达到这样的理想状况并不容易，因此要采用各种电荷平衡策略来纠正。图 6.32 给出了两种类型的电荷平衡电路，即无源电路和有源电路。其中，无源电路(见图 6.32(a))最为简单，它利用了一个开关和一个串联电阻为残余电荷提供到地的放电通道，其缺点是在电荷平衡初期放电电流较大，有可能损害视网膜；有源电路(见图 6.32(b))利用一个电压比较器来限制残余电荷形成的放电电流，从而解决了上述问题。

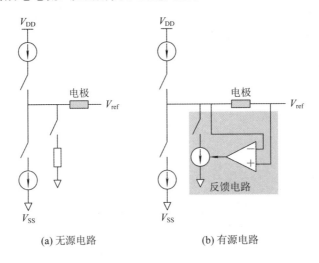

(a) 无源电路   (b) 有源电路

图 6.32　电荷平衡器工作原理

实现两相电荷平衡的另一个方法是用位于电流输出端与电极之间的一个隔直电容来取代电荷平衡电路，如图 6.33 所示。然而，这个电容通常容值过大，无法集成到芯片内，而采用片外电容又会占据较大面积，限制了输出通道数的增加以及视觉质量。文献[6.46]提出用高频开关电流方法来减少隔直电容的容值，但又会引入动态功耗。

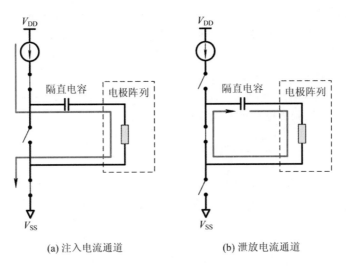

(a) 注入电流通道   (b) 泄放电流通道

图 6.33　隔直电容的作用

刺激波形的优化选择对于提高对视网膜的刺激效率也有显著作用。既然需要的是注入电荷而非注入电流，因此减少输出电流而增加脉冲宽度，理论上可以在不减少注入电荷的条件下减少功率消耗。然而，研究发现，短脉宽（单相脉冲宽度约为 1 ms）、小幅度（约为 1 mA），相对于长脉宽、大幅度，对视网膜的刺激更为有效[6.12]。另外，还有研究者发现，在阳极相和阴极相之间插入适当的中间相也有利于降低视网膜刺激的阈值[6.12]。表 6.2 给出了基于人体实验得出的视网膜刺激所需的电流幅度和脉冲宽度，采用的是 400 μm 直径的铱电极，上限和下限值分别来自两个病人。表 6.3 则给出了不同刺激电极尺寸下所要的视网膜注入电荷量阈值。

表 6.2　视网膜假体所需的刺激电流和脉冲宽度[6.13]

电流幅度	脉冲宽度
1.6～1.5 mA	250 μs
800～350 μA	1 ms
200～100 μA	4 ms
150～100 μA	16 ms

表 6.3　视网膜假体所需刺激电荷量与刺激电极尺寸的关系[6.14]

刺激电极尺寸/μm	刺激电荷量阈值/nC	假体类型	备　　注
520	50～500	上假体	双相电流脉冲，脉宽 1 ms
6～25	0.05～0.3	上假体	
125	0.3～3	N/A	阈值电流为 0.4～4 μA，脉宽为 0.5 ms
10	0.4～10.7	下假体	阈值电流为 0.8～1.4 μA，脉宽为 0.5 ms

刺激电极是假体电路的负载，其阻抗通常可等效为一个电容($C_p \approx 100$ nF)、一个并联电阻($R_p \approx 10$ MΩ)和 1 个串联电阻($R_s \approx 10$ kΩ)[6.15]。输出驱动器用于提供刺激电流源。增加驱动器的输出阻抗有利于增加刺激的精度。视网膜的阻抗近似为 10 kΩ，因此驱动器的输出阻抗应该在 MΩ 量级。采用折叠、增益自举、闭环反馈等方法可以有效增加驱动器的输出阻抗，常被用于视觉假体[6.16]。

为了提高视觉假体的分辨率，应尽可能增加刺激通道的数量，而刺激通道数量的增加会要求驱动电流和电极数量同时增加。然而，在视网膜的有限面积约束下，要达到高密度的输出驱动电路是困难的。有两种改进方案，一是缩小驱动器的面积，二是使驱动器的输出对多个电极复用。为了病人阅读和识别人脸的需要，视觉假体的刺激帧率需达到 50 帧/秒(每帧 20 ms)。早期的所有驱动器同时刺激视网膜，但事实上双相刺激周期并不会完全占据 20 ms，而且在 20 ms 的时间内可以完成多个刺激，如图 6.34 所示。这种时分复用方案可以有效缩小芯片的面积，但在非双相刺激和较长脉冲宽度的情况下的应用会受到一定的限制。

功耗对于植入人体的视觉假体也至关重要，因为功耗引起的发热会使视网膜损坏，通常视网膜的安全功率大约为 10～50 mW。早期的视网膜假体采用电压双相波形，不存在电源电压失配性问题，其功耗效率优于电流波形，但之后考虑到芯片面积和视觉分辨率，普遍采用了电流波形。

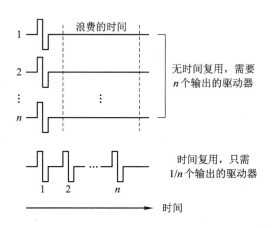

图 6.34　时间复用的概念

电源电压的匹配性也需要考虑。动态电源电压是电源管理的一个有效方法。当输出驱动器给电极驱动大电流时，适当增加电源电压，以保证输出级晶体管仍然能够保持在饱和区。当输出电流较小时，则适当降低电源电压，以降低功耗。这种方法的代价是整个系统工作起来更为复杂。

要保证有效的刺激，必须使足够量的电荷(约为 $1\ \mu C$)注入视网膜上。对于宽度为 1 ms 的单相刺激脉冲，每个电极的驱动电流必须达到 1 mA，如果人体组织电阻 $R_s = 10\ k\Omega$，就需要至少 10 V 的驱动电压。对于双向刺激脉冲，正负脉冲之间的电压差必须超过 20 V，才能保证输出驱动晶体管处于饱和区，而如此高的电源电压可能会使输出晶体管损坏。为了解决这个问题，可采用折叠式结构或者特殊的高压工艺制作的晶体管。

解决此问题的另一个途径是改变刺激脉冲的宽度。为了维持等量的电荷，可以增加双相脉冲的宽度，同时减少电流的幅度。这使得加在电极上的输出电压以及电源电压也随之降低。然而，增加脉冲宽度会占用更多的帧时间，从而使时间的复用效率降低。

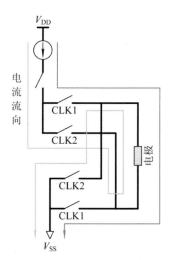

图 6.35 给出的电路可以在保持输出电流和负载阻抗不变的条件下，降低电源电压(V_{DD})。它通过交替改变输出电流的方向来使电源电压减半[6.17]。不过这个方法具有两个缺点：一是在高压工作条件下，在 V_{DD} 附近全摆幅开

图 6.35　通过改变输出电流的方向来使电源电压减半

关工作可能会导致器件损坏；二是芯片与电极阵列之间的连接线会加倍。

以下两小节将介绍两种无线型视网膜假体芯片的具体设计过程。

6.3.3　15 通道视网膜假体芯片

6.3.3.1　假体构成与刺激器芯片

图 6.36 是一个 15 通道视网膜下假体的实物照片[6.18]，它由电极阵列、电感线圈、刺

激器芯片以及少量的外围分立元件组成，整体组装在一块柔性电路板上。其中，只有电极阵列被植入于视网膜下，其他电路元件则被置于眼球表面。这样做的好处是最大限度地减少了植入元件对视网膜的侵入及可能的感染，同时有利于增加通过电感耦合传输到假体电路和电极上的功率，因为可采用更大的感应线圈以及更短的与外部线圈之间的距离。

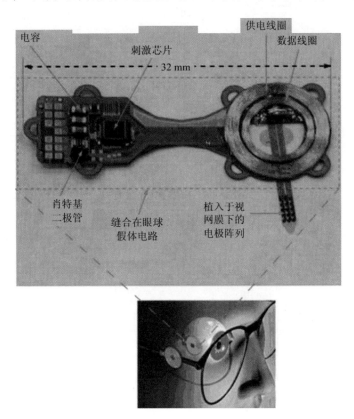

图 6.36　15 通道视网膜下假体的实物照片(下图指示出假体在眼球中的位置)

在图 6.36 中，内部线圈占的面积最大，用于接收外部线圈通过电感耦合传来的功率和数据。其中，外环线圈用于接收功率信号，载波频率为 125 kHz；内环线圈用于接收数据信号，载波频率为 13.56 MHz。装在眼镜上的外部线圈距离内部线圈大约 15 mm(参见图 6.36 下图)，仍然较远，使得能量传输效率偏小(只有 1% 左右)。

刺激电极用氧化铱材料制作，每个电极直径为 400 μm。整个阵列共有 15 个电极，即为 15 个刺激通道。

该假体的电路构成如图 6.37 所示[6.19]，其中点画线框为刺激器芯片。刺激器芯片由模拟前端、时钟与数据恢复、控制逻辑、电流驱动和电源上电复位等单元构成。其中，功率线圈接收到的无线能量，经片外二极管整流及电容滤波，为刺激器芯片提供电源电压 ±2.5V，而数据线圈接收到的无线数据则直接送往模拟前端；模拟前端单元将功率信号与载波信号分离，并通过 ASK 解调和 PWM 解码还原出数据信号；时钟与数据恢复单元用延迟锁定环(DLL, Delay Locked Loop)来恢复时钟和数据，然后馈送到逻辑控制模块；逻辑控制模块输出的信号控制电流驱动器，产生刺激视网膜所需的双相电流脉冲，送往刺激电极阵列。

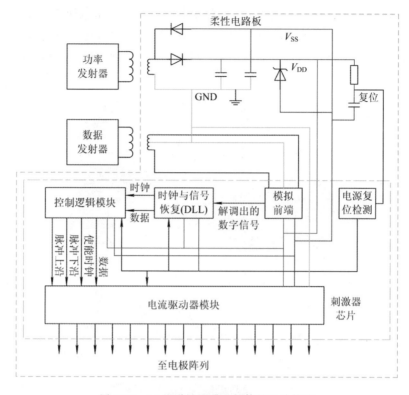

图 6.37　15 通道视网膜下假体的电路构成

　　无线调制采用 ASK 方式，数据编码采用 PWM 方式。采用简单 PWM 调制的好处是可以简化数据解码电路。该芯片可以无线接收四个 16 bit 长度指令，用于对驱动电流的幅度、脉冲宽度和脉冲间隔进行编程。无线数据传输速率可以在 25～714 kb/s 之间变化。

　　刺激器芯片的版图照片如图 6.38 所示，实测技术指标如表 6.4 所列。该芯片大约有 3 万个晶体管，面积为 5.612 mm^2，采用 0.5 μm 2P3M 标准 CMOS 工艺制作，芯片自身功耗（不含驱动电流源）在 25 kb/s 速率下约为 1.2 mW，在 700 kb/s 速率下约为 3.2 mW。

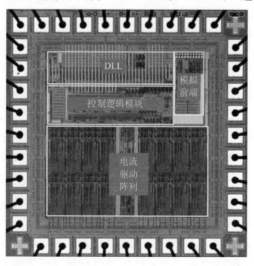

图 6.38　15 通道视网膜假体芯片的版图照片

刺激器芯片的设计主要考虑低功耗和小面积约束。以下将分别对芯片中各个单元电路的设计与实现做具体介绍。

表 6.4　刺激器芯片的主要规格参数

规　　格	达到的指标	备　　注
工艺	AMI CMOS 0.5 μm	
版图尺寸/mm	2.3×2.3	
数据载波频率/MHz	5～13.56	受线圈尺寸而非芯片限制
电极及电流通道数目	15	
数据传输速率/(kb/s)	25～714	
电流幅度分辨率/bit	5	
时间分辨率/μs	1.4～4	与数据传输速率有关
功耗	最小 1.2 mW@25 kb/s， 最大 3.2 mW@714 kb/s	不含驱动电流源
最大帧率/fps	440	脉冲宽度为 1 ms

6.3.3.2　模拟前端电路

1. 滤波与偏置

来自电感耦合的功率信号带有强烈的噪声，因此必须进行滤波。为了有效滤除低频的电源噪声，同时不影响高频数据的传输，故应采用高通滤波。考虑到有源滤波器会引入功耗和非线性，采用了三级 RC 高通无源滤波器。

为模拟前端提供所有偏置的电流偏置网络如图 6.39 所示，全部采用晶体管，目的是缩小面积并容易向其他特征尺寸的工艺移植。该电路基于经典的恒定跨导电流源电路，只是用一个偏置于线性区的晶体管 M_r 代替了电阻。该电路提供的偏置电流[6.19]为

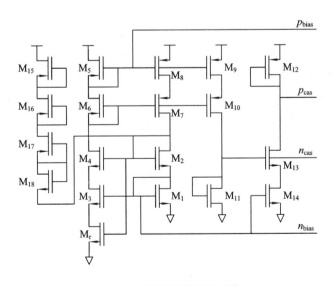

图 6.39　模拟前端偏置网络

$$I_{\rm b} \approx 8K\mu_{\rm n}C_{\rm ox}\frac{W_{\rm r}}{L_{\rm r}}V_{\rm t}^2, \quad K = \frac{1}{\dfrac{W_1 L_{\rm r}}{W_{\rm r} L_1} + 49\dfrac{W_{\rm r} L_1}{W_1 L_{\rm r}} - 14} \tag{6.4}$$

它只与阈值电压 $V_{\rm t}$ 有关，与电源电压无关。式中，$W_{\rm r}$ 和 W_1、$L_{\rm r}$ 和 L_1 分别是 $M_{\rm r}$ 管和 M_1 管的宽度、长度，$C_{\rm ox}$ 是栅氧化层宽度，$\mu_{\rm n}$ 是 NMOS 管的沟道迁移率。

2. 解调器

解调器使用的是一种新颖的包络检测电路，其中对正包络解调的电路如图 6.40 所示。输入 $V_{\rm inp}$ 和 $V_{\rm inn}$ 接到一对共源 NMOS 管，其源极总是跟随两个栅极电压中栅电压更大的那一个。其他后级的晶体管组成了层叠结构的负载，用于提高开环增益，也有利于减少输出电容（$C_{\rm out}$）的值。该电路的输出（$V_{\rm env}$）总是会跟随两个输入（$V_{\rm inp}$、$V_{\rm inn}$）中更大的那一个。基于同样原理，在由共源 PMOS 管构成的电路中，输出总是会跟随两个输入中更小的那一个，因此可对负包络进行解调。

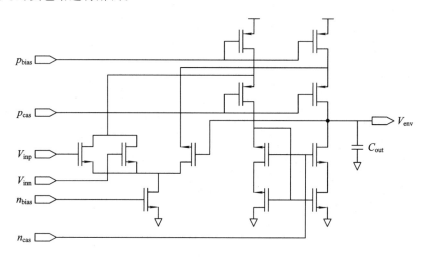

图 6.40　解调器电路

解调器的功能实际上就是对来自无源滤波器的 ASK 调制载波差分信号的波形进行全波整流，输出端的电容 $C_{\rm out}$ 用于滤除高频谐波。该电路的总电流为 7.2 μA(5 V 电源下的功耗为 36 μW)，可解调的数据信号最高频率为 714 kHz。

与传统的峰值探测解调电路相比，该电路的好处是无需任何可调谐的漏电流来控制施放特性。这一点至关重要，因为这里依靠下降沿对数据编码，调制过程中脉冲宽度的任何畸变都会导致错误的数据恢复。与峰值探测方法相比，该电路的缺点是正弦波的整个半瓣都被纳入，故存在一个衰减系数。所以，在解调器之后增加了一个增益为 2 倍的放大级，用于补偿解调和无源滤波所带来的信号衰减。

3. 峰值检测器

峰值检测器的任务是将解调器的小信号输出还原成数字电平。实现这一目的的最简单方法是用一个比较器来将输入信号与参考电平进行比较，但 PWM 编码信号的有效值随脉冲宽度的变化而变化，参考电平难以确定。输入信号占空比也会变化，所以也无法用简单的平均来完成解码。本芯片用反馈网络构成的单端—差分变换器来完成峰值检测，将之命

名为峰值锁定环(PeaLL，Peak Locked Loop)，其构成框图如图 6.41 所示，具体电路如图
6.42 所示。

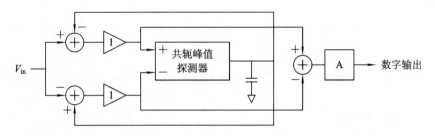

图 6.41 PeaLL 峰值锁定环的构成框图

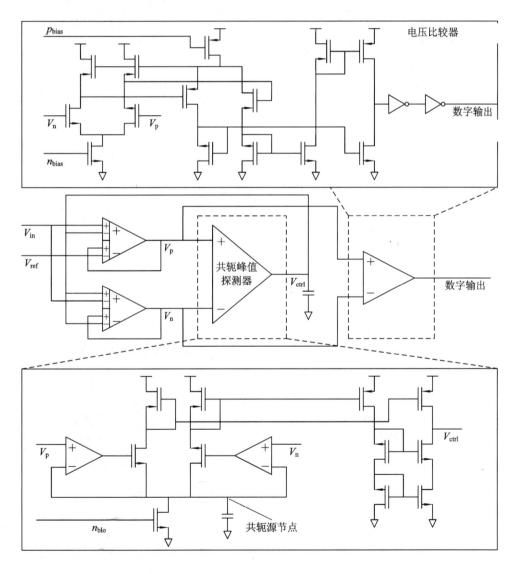

图 6.42 PeaLL 峰值锁定环的电路图

PeaLL 的工作过程如下：输入信号先用单位增益放大器反相，再用峰值探测器检测峰值，然后与一个经缓冲的输入参考信号进行比较，取其差来驱动电荷泵，最后形成差分信号送到比较器。正负波形交替进行。

PeaLL 的输入级由两个全差分放大器（DDA，Differential Difference Amplifier）构成，其电路如图 6.43 所示。DDA 可以配置成反相放大器或非反相放大器，用于对输入信号反相或缓冲，两种组态下输入端口的功能不同，如图 6.43(b)所示。在反相组态下，参考节点和电平位移节点接控制电压（图 6.42 中的 V_{ctrl}）；在缓冲组态下，参考节点接控制电压 V_{ctrl}，而电平位移节点接中点电压（图 6.42 中的 V_{ref}），以保证维持负反馈。

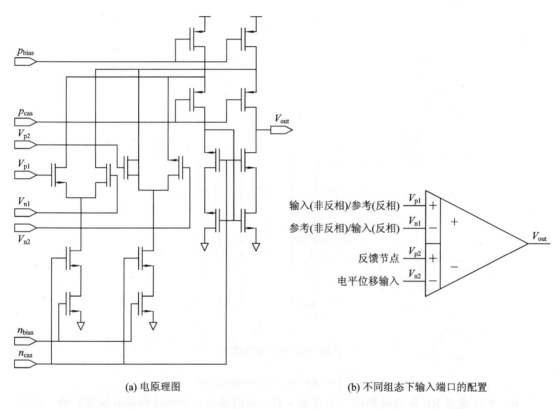

(a) 电原理图　　　　　　　　　　　　　　(b) 不同组态下输入端口的配置

图 6.43　全差分放大器

PeaLL 使用的共轭峰值探测电路如图 6.42 下图所示。其中，源耦合节点会追随两个输入信号中电平较高的那个节点。放电电流源被偏置在亚阈区（图 6.42 中的节点 n_{blo}），并由一个单独的偏置网络驱动[6.20]。正输入驱动电流流向电容，反相输入则从电容抽取电流。既然峰值与占空比无关，环路就与占空比无关。如果正输入比负输入大，泵浦就会使电容电压上升，使非反相信号降低，反相信号上升，直至锁定完成。

图 6.44 是 PeaLL 输出端的 750 kHz、幅度 20 mV 电压信号的时间响应仿真图，右图是左图的局部放大。可以看出，峰值探测器的差分输出信号 V_p 和 V_n 最终被锁定。也可以看出，V_p 幅度的变化（≈5 mV）小于 V_n（≈10 mV），这是因为 V_{ctrl} 接到反相 DDA 的两端，但只接到非反相 DDA 的一端。

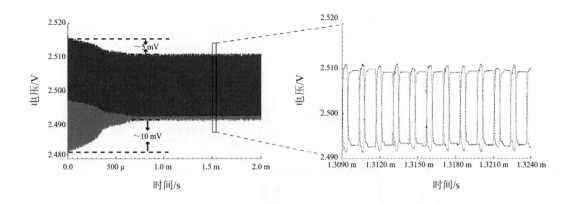

图 6.44　PeaLL 输出电压信号的时间响应波形图

峰值探测器的差分输出信号被送至电压比较器。电压比较器的电路如图 6.42 上图所示，由两级构成。之所以用两级是为了减少米勒效应的影响，米勒效应会使输入边沿失真。电压比较器级间的反馈耦合，用于保证正确的共模工作和全摆幅输出。电压比较器的输出级完成了差分—单端转换。

4. 实测结果

图 6.45 给出了来自电感线圈的输入波形、模拟前端中解调器（包络检测器）的输出波形和峰值检测器（PeaLL）的输出波形。输入波形的主频为 13.56 MHz 的载波，输出波形为 20 kHz 的数据信号。由于无源滤波器以及载波频率与数据频率之差，数据信号的幅度相对于载波有一定程度的衰减。

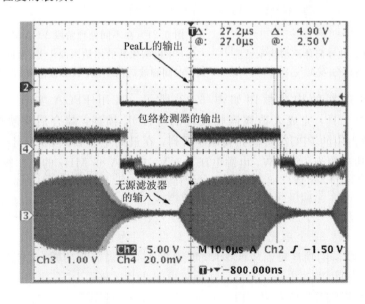

图 6.45　模拟前端的输入与输出波形

在 PeaLL 的输出波形中有时可以观察到边沿抖动（jitter）的存在。传输速率为 714 kb/s 时，在信号的下降沿可以观察到 70 ns 的抖动，如图 6.46 所示。传输速率为 100 kb/s、占空比为30～70时，在下降沿可以观察到77.2 ns的抖动。由于数据探测逻辑中忽略了每一侧的始端，因此这种抖动并不会对数据恢复产生严重影响。

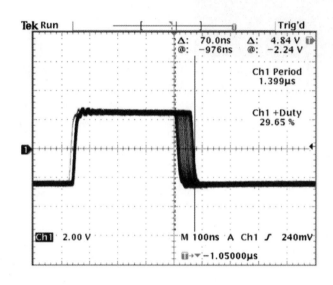

图6.46　PeaLL输出波形中抖动的观察（数据速率为714 kb/s）

6.3.3.3　时钟与数据恢复电路

功率与数据采用不同的载波频率传输，为独立优化脉冲宽度和调制系数，从而提高噪声容限创造了条件。在PWM调制中，低于30％占空比时表示"0"，30％～70％占空比时表示"1"，通过固定信号上升沿、移动信号下降沿来改变脉冲宽度。采用这些机制，又为简化时钟与数据恢复电路提供了便利。

本芯片利用自偏置延迟锁定环(DLL)来还原数字数据[6.19]。将输入数据加至延迟线上；用输入时钟来触发延迟线的每一级，实现了时间到空间的转换；通过观察延迟线每一级的输出，即可确定边沿的位置，从而还原了数据信号。

从低功耗、小面积出发，采用了图6.47所示的DLL[6.21]。在图6.47中，右图是用一对CMOS反相器构成的延迟线单元电路图（省略了反馈时钟）。延迟线由32个单元构成的反相器链构成，通过改变电源电压V_{ctrlbuf}，就可以改变延迟线的延迟。这种方法实现的延迟线增益低，因而抖动小，这对于很容易引入抖动的电感耦合电源来说是有利的。与常用的差分延迟元件和电流驱动反相器相比，这种结构使用元件较少，走线简单，对失配不敏感，容易用小面积实现。由于视网膜假体所需的数据传输速率较低(100～750 kb/s)，使得反相器链较长，需要多达32个单元，但这也不算缺点，因为它可以提高边沿探测的空间分辨率，而且长反相器链的功耗反而较低[6.21]，因为它并不增加静态功耗，动态功耗却更小。整个DLL靠V_{ctrlbuf}提供电源电压，无需外加偏置电路，因此被称为"自偏置"DLL。

采用只检测相位差的鉴相器（PD，Phase Detector，见图6.48(b)），而非同时检测相位差和频率差的鉴相鉴频器（PFD，Phase-Frequency Detector，见图6.48(a)）。与图6.48(a)所示的PFD相比，新设计的PD增加了一个来自输入的复位通道，使得电路既可以作为一个触发器（信号A和B具有交叠相），也可以作为一个锁存器（因相位丢失而无交叠相）。该PD可以在锁定点产生相等的正脉冲和负脉冲（参见图6.49(a)），这将防止锁定过

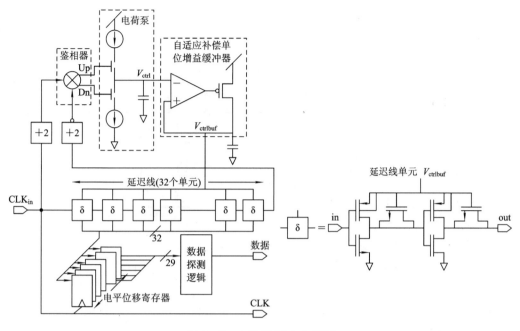

图 6.47 自偏置 DLL 电路图

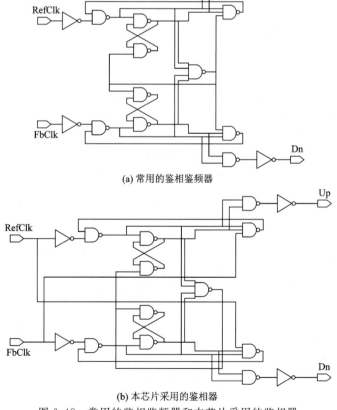

(a) 常用的鉴相鉴频器

(b) 本芯片采用的鉴相器

图 6.48 常用的鉴相鉴频器和本芯片采用的鉴相器

程中可能出现的静态相位偏差，这是 PFD 和常规结构的 PD 无法实现的。常规结构的 PD 对相位差的捕获范围为 π，而新设计的 PD 达到 $\pm 2\pi$。对于启动或其他原因意外丢失脉冲的情形，可能会导致常规 PFD 工作失常，而新 PD 可以在下一个循环内自行纠正（参见图 6.49(b)），这说明新 PD 具有更好的健壮性。

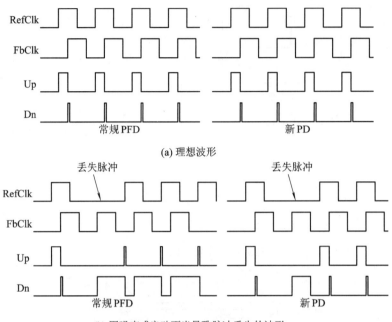

(a) 理想波形

(b) 因噪声或启动不当导致脉冲丢失的波形

图 6.49　鉴相波形

在图 6.47 中的单位增益放大器（即图 6.50(a)）中，自偏置电压 V_{ctrlbuf} 的变化会改变放大器的偏置电流，从而改变了增益。而且，在达到锁定之前，放大器的负载因延迟线逐渐停止抽取电流而改变，也会导致增益的改变。为此，设计了图 6.50(b) 所示的全补偿单位增益缓冲器。它实际上是一个单位增益缓冲器的镜像电路，新增加的单位增益放大器和负载管被偏置在与原有单位增益放大器相同的偏置电压下，但随偏置电压和负载的变化方向相反，从而实现了完全的补偿。全补偿单位增益缓冲器的完整电路如图 6.51 所示。

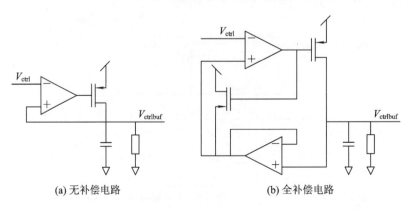

(a) 无补偿电路　　　　　　　(b) 全补偿电路

图 6.50　单位增益缓冲器

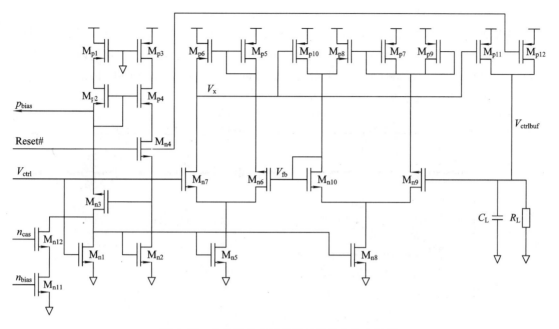

图 6.51　全补偿单位增益缓冲器的完整电路图

DLL 中的电荷泵电路如图 6.52 所示，是一个简单的电流镜电荷泵电路。其中，偏置电压 p_{bias} 与控制电压 V_{ctrl} 成正比，因此电路可以随工作延时动态地调整环路带宽。

为了降低功耗，电平位移电路与寄存器电路被整合到一起，用一个差分预充电寄存器来实现[6.22]。

数据探测逻辑单元如图 6.53 所示。脉冲沿每一侧的始端被忽略，以保证在存在输入数据抖动的情况下还能够精确还原信号。值得注意的是，既然 DLL 总是从最慢的延迟启动，就有出现分谐波虚假数据恢复的可能性。

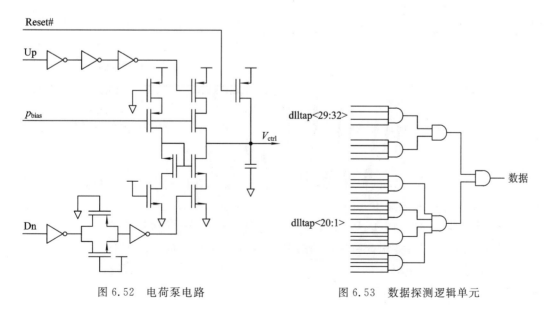

图 6.52　电荷泵电路　　　　　　　　图 6.53　数据探测逻辑单元

图 6.54 是实际测试得到的 DLL 输入和输出的相关波形。为了说明 DLL 的延迟能够在一个周期内锁定，输入所加的是占空比交替变化的波形，对应的数据也在 0 和 1 之间交替变化（参见图 6.54(a)）。可见，DLL 的输入和输出时钟确实能够在一个周期内锁定（参见图 6.54(b)）。图 6.54(c) 和 (d) 则分别给出了数据速率分别在 100 kb/s 和 714 kb/s 时的数据波形，PWM 编码数据在 0 和 1 之间交替变化。

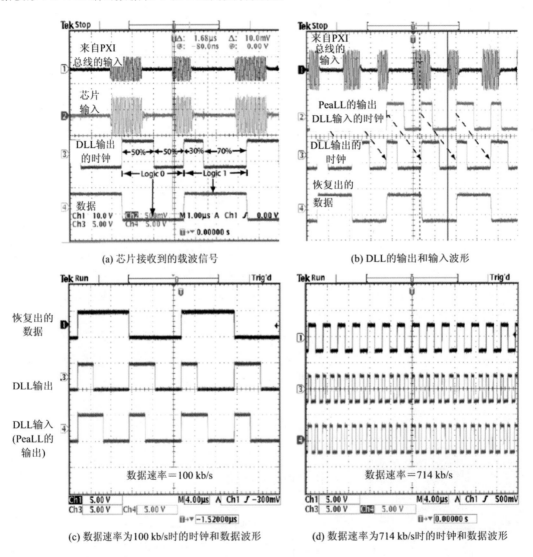

(a) 芯片接收到的载波信号　　　　　　　　(b) DLL 的输出和输入波形

(c) 数据速率为 100 kb/s 时的时钟和数据波形　　(d) 数据速率为 714 kb/s 时的时钟和数据波形

图 6.54　DLL 的实测波形

实验中采用 LabVIEW 的 PXI 系统提供所需要的输入激励波形，可以将信号加入变压器，也可以直接连接到电路单元的输入。

DLL 反相器链的控制电压 V_{ctrlbuf} 与电荷泵电容电压 V_{ctrl} 与时钟频率之间呈线性关系，实测特性如图 6.55 所示。由此特性得到的 DLL 平均增益相当低，只有 230 kHz/V，控制电压变化 1 mV 时 100 kHz 的时钟频率只变化 230 Hz，这对于实现低抖动实际上是有利的。

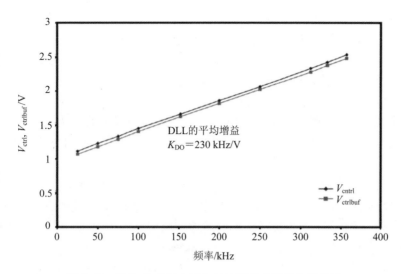

图 6.55 DLL 的控制电压与时钟频率之间的实测关系

6.3.3.4 控制逻辑电路

控制逻辑电路控制着整个芯片的工作流程。本芯片能接收四个指令，即配置、脉冲上升、脉冲下降和停止。状态机通过检查输入数据流解码出这四条指令。图 6.56 给出了控制逻辑的时序。配置指令告诉芯片之后的 170 bit 是数据序列，此数据序列包括芯片上各个偏置网络的设定以及用于对电流源编程的 DAC 的设定；脉冲上升指令指定正脉冲信号的上升沿，以保证输出正向电流；脉冲下降指令指定负脉冲信号的下降沿，以保证输出负向电流；停止指令去除正脉冲信号和负脉冲信号。脉冲上升与脉冲下降指令的持续时间是脉冲上升或脉冲下降指令到达时间与停止指令之间的时间差。前一个停止指令与下一个脉冲指令之间的时间决定了脉冲间距。如果脉冲上升（下降）紧跟着脉冲下降（上升），则系统认为不存在脉冲间距。下一个最小脉冲间距是 16 个时钟周期。外部时钟经内部时钟分频器后用于控制脉冲宽度，使得系统独立于时钟频率，这样可实现时钟门控，而且面积较小。

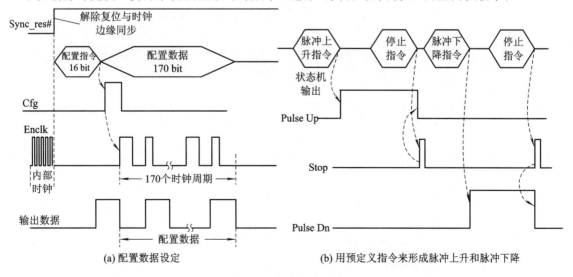

图 6.56 控制逻辑时序

有可能出现的一个问题是停止指令被丢失，使得电流持续刺激视网膜。值得注意的是，即使丢失了停止指令，脉冲上升指令也能起到停止指令的作用。如果两个指令都被丢失了，数据链接失效，电流脉冲就会持续若干毫秒，直至驱动器上的电压关断电流源。即使在这种极端条件下，最大的总电流密度 1.76 mC/cm² 也低于氧化铱电极的安全极限（3～4 mC/cm²）[6.23]。另一个需要考虑的参数是神经损伤阈值，需同时考虑电荷注入周期和电荷注入密度，在连续刺激的条件下电荷注入密度的极限值通常为 1 mC/cm²，而单一脉冲下的最大电荷注入密度尚不清楚。采用内部分频时钟也无法防止这种失效，因为数据链路失效会停止分频器的工作。

实际测量得到的控制逻辑波形如图 6.57 所示。图 6.57(a)表明，控制逻辑单元完成了脉冲上升、脉冲下降和停止指令的解码，其中 170 个周期的使能时钟表明解码已经成功。图 6.57(b)表明，以上三个指令定义了正向脉冲和负向脉冲的宽度，其中负向脉冲的宽度

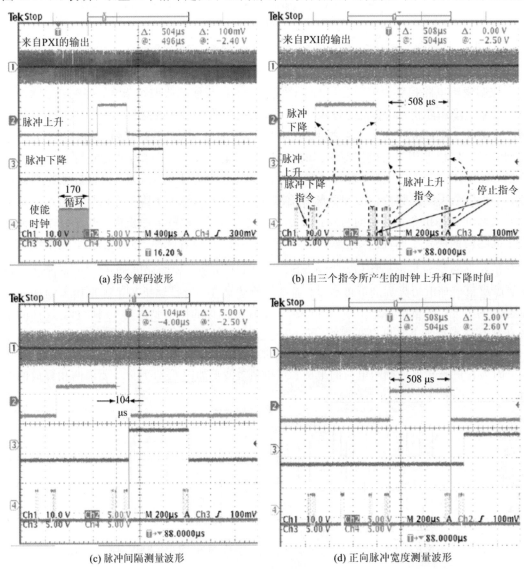

图 6.57　控制逻辑波形

的定义值为 506 μs，实测值为 508 μs。从图 6.57(c) 测量得到的脉冲间隔为 104 μs，定义值为 105 μs。从图 6.57(d) 测量得到的正向脉冲宽度为 506 μs，与定义值相同。实测值与定义值之间的微小差异来自测量误差，并非功能误差。

6.3.3.5 程控电流源

本芯片共有 16 个可程控电流源，用于驱动 15 个电极，多出的那个通道用于与某一个通道并联，以便研究大电流对电极完整性的影响。每个电流源能提供的电流范围为 0～960 μA，按 30 μA(5 bit 控制位)步长递进。电流源能够驱动双相脉冲，正脉冲在前还是负脉冲在前取决于首先接收到的是脉冲上升指令还是脉冲下降指令。电流驱动模块的所有偏置电压由图 6.58 所示的偏置网络提供。该偏置网络以阈值电压 V_t 为参考电平，对电源电压不敏感，其基准电阻用工艺提供的高阻多晶硅层(1036 $\Omega/\square$)制作，而且其阻值可程控(3 bit 控制位)，以便应对工艺离散导致的阻值变化。

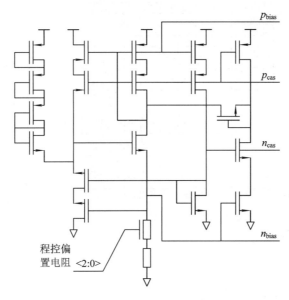

图 6.58　程控电流源的偏置网络

为了获得最大电荷密度，需给工作电极提供一个相对于参考电极的静态偏置电压。此外，电极偏置需在电极上返回电压值，以防止因正负电流脉冲不匹配导致的电极电荷积累。利用一个偏置在亚阈区、提供小电流(20～200 nA)的电流源来实现这一点。这个电流源的偏置则由芯片的主偏置网络来提供。

从节约面积和功耗出发，不是采用解码器，而是采用内插放大器来为刺激电极提供偏置电压，如图 6.59 左上图所示。基于四个输入控制码(S_0、S_1、S_2 和 S_3)，可以给出四个电压(V_0、V_1、V_2 和 V_3)的不同组合，从而获得 16 个偏置电压值。输入控制数字码与输出偏置电压模拟值之间的对应关系由图 6.59 下方的表格给出。

提供可程控双相电流脉冲的驱动器如图 6.60 所示，相当于一个以电流为权重的DAC。它采用 5 bit 二进制码来控制正向电流和反向电流脉冲的幅度。图中虚线所示部分相当于一个开关，起着"先断后通"的作用，用于避免开关过程中可能出现的竞争。

实测得到的 DAC 设定二进制码与电流源输出电流的关系如图 6.61 所示，呈现理想的线性关系，表明电流源的失配是非常小的。电流源的电流范围为 960 μA，以 30 μA 步进。

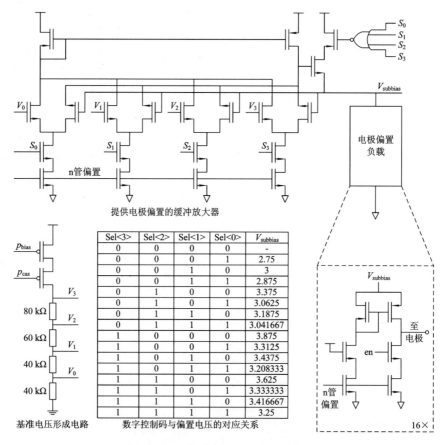

提供电极偏置的缓冲放大器

Sel<3>	Sel<2>	Sel<1>	Sel<0>	V_{subbias}
0	0	0	0	-
0	0	0	1	2.75
0	0	1	0	3
0	0	1	1	2.875
0	1	0	0	3.375
0	1	0	1	3.0625
0	1	1	0	3.1875
0	1	1	1	3.041667
1	0	0	0	3.875
1	0	0	1	3.3125
1	0	1	0	3.4375
1	0	1	1	3.208333
1	1	0	0	3.625
1	1	0	1	3.333333
1	1	1	0	3.416667
1	1	1	1	3.25

基准电压形成电路　　　数字控制码与偏置电压的对应关系

图 6.59　电极偏置电压的产生与数控

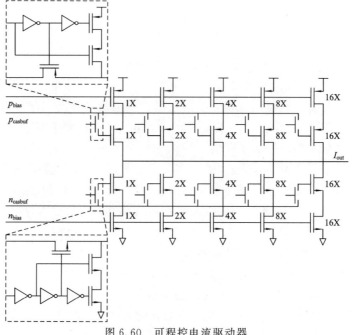

图 6.60　可程控电流驱动器

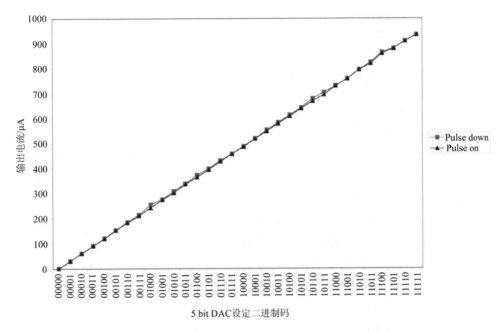

图 6.61　实测得到的 DAC 设定码与电流源输出电流的关系

6.3.3.6　上电复位电路

本芯片采用的上电复位电路如图 6.62 所示,用于保证芯片各个单元的正确初始化。上电时,片外的 RC 支路产生外部复位信号;自偏置比较器和电源电压驱动基准源将外部复

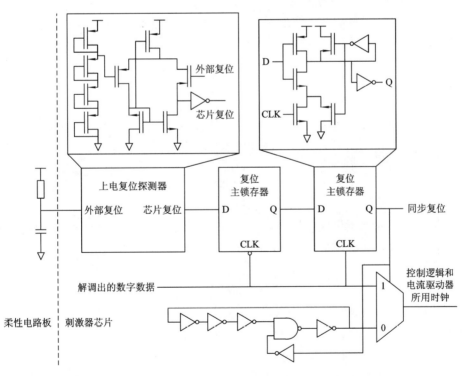

图 6.62　上电复位电路

位信号转换为数字信号；由主/从锁存器构成的复位主触发器将数字信号转换为同步复位信号(上升沿)。这个触发器允许复位信号通过芯片，而与时钟无关。不过，既然所有片上触发器都要与复位同步，就必须有一个时钟，因此复位期间由一个基于反相器的环形振荡器来提供时钟，以保证正确的初始化。复位的解除(下降沿)则与输入时钟无关(参见图6.62)。

6.3.4 256通道视网膜假体芯片

6.3.4.1 总体架构

6.3.3节介绍的视网膜假体的通道数只有15个，这样少的通道数对于基本的视觉还原是远远不够的，至少应达到100个，最好能够达到1000个。较少的通道数不仅限制了视觉重现的分辨率，也会导致过大的单电极电流。仍以6.3.3节介绍的15通道视网膜假体为例，使用电极的直径达到400 μm，驱动电流幅度为200 μA，脉冲宽度为4 ms，则需要的最小电源电压为5 V，即每个电极驱动一次需要的功率为500 μW。显然这个功率过大，因为如果要驱动1000个电极，就需要500 mW的功率，这对于视网膜植入来说就太大了。

针对上述不足，人们又致力于发展更多通道的视网膜假体，并利用近年来发展的更小特征尺寸的工艺来制作成刺激器芯片，以便进一步增加集成度，降低功耗和面积。本节将介绍一款256通道视网膜假体芯片[6.24]，采用65 nm CMOS工艺制作。纳米级CMOS工艺带来的一个问题是它提供的工作电压更低。视网膜假体所需的刺激电流与电极尺寸、电池材料以及电极距离视网膜细胞的距离有关。人体临床试验结果表明[6.25]，视网膜假体的刺激电流约为50 μA，电极—组织阻抗小于30 kΩ，因此刺激电压可以低于3 V，这使得采用纳米级CMOS工艺来制作刺激器芯片成为可能。

以刺激器芯片为主体的256通道视网膜假体的电路构成如图6.63所示，总体架构与上节介绍的假体电路系统相似，只是在次级电感线圈与刺激器芯片之间增加了"内部驱动器件"，这是为了提高功率传输的效率和数据传输的可靠性。

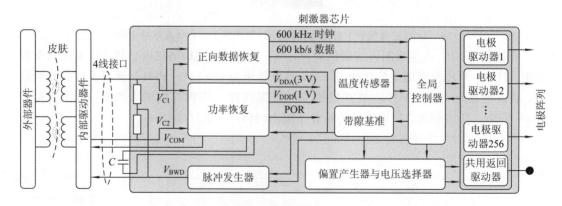

图6.63 256通道视网膜假体的电路构成

该芯片使用3 V的刺激电压，可以同时驱动256根电极，所需的片外元件只有3个电容。刺激电极采用氢化超纳晶金刚石(H-UNCD, Hitrogen Incorporated Ultra-Nano-Crystalline Diamond)电极(参见5.5.1节)，尺寸为120 μm×120 μm，阻抗小于27 kΩ。

用该芯片构造的视网膜假体系统如图6.64所示。摄像头采集的图像经外部器件处理后，发送给植入器件；植入器件将接收的数据转换为刺激电流，送至电极阵列；植入器件内部的信息通过反向链路发回给外部器件。摄像头位于眼镜上；外部器件置于耳后，紧贴皮肤；内部驱动器件在耳后皮下；包括刺激器芯片和电极阵列在内的植入器件则位于视网膜处。

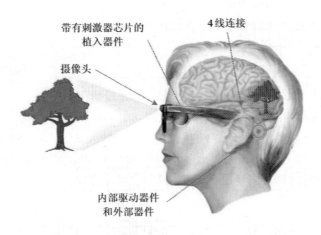

图 6.64　256 通道视网膜假体的系统构成

植入器件与内部驱动器件要用 4 根线连接，这 4 根线要穿过眼球，因此要足够柔软，不能影响眼球的旋转，更不能给眼球带来任何损伤。在这 4 根线中（参见图 6.63），V_{C1} 和 V_{C2} 是差分对线，用于给植入器件提供功率和正向数据；V_{BWD} 线用于植入器件向外反向发射数据；V_{COM} 线用于提供植入器件与内部驱动器件之间的共用电压。所有线和所有电极都必须具有相同的 DC 电位，以防止线的绝缘层意外破损时有 DC 电流流过生物组织。

刺激器芯片由正向数据恢复单元、功率恢复单元、反向脉冲产生器、温度传感器、带隙基准源、偏置产生器、全局控制器和 256 个电极驱动器阵列组成。正向数据恢复单元对 600 kb/s 的正向数据解码，并提取 600 kHz 的时钟；功率恢复单元对输入的差分功率信号进行整流和稳压，形成刺激器芯片和电极驱动器所需的 1 V 和 3 V 工作电压；为了有更好的能量储存能力，采用了 3 个 0201 尺寸（$0.6 \times 0.3 \times 0.3$ mm³）的微型瓷片电容，可以与刺激器芯片封装在同一管壳中，不会显著增加面积；反向脉冲产生器将来自全局控制器的方向信号发回外部器件；温度传感器利用环形振荡器的频率来获取芯片的温度，并连续向外传送；带隙基准源为其他单元提供基准电压；偏置产生器为电极驱动器阵列提供偏置电流；短路电压选择器提供不同的短路电位；全数字化的全局控制器用于控制芯片的工作，同时对输入的数据和指令进行处理，并产生反向传输数据；电极驱动器阵列由 256 个驱动器和一个共用返回驱动器构成，每个电极由一个独立的驱动器控制。

6.3.4.2　优化方法

1. 全局控制方法

为了保证电极组态的 7 bit 控制码能被驱动器的寄存器正确地接收，在将它们写入寄存器之前必须经过缓冲。256 个电极驱动器所需缓冲器的尺寸达到 1792 bit。由于 256 个电极驱动器在芯片上占据面积很大，如果将这些缓冲器集中在一处，缓冲器与驱动器之间的信号走线就会非常多且复杂。因此，可以将驱动器阵列的数据串行地平移分布到整个驱动阵列各处的缓冲器上，以便简化布线系统。

全局控制器也有类似问题，其 32 个全局控制信号并行分布，在进入电极阵列每一行之前也要经过缓冲器。这些缓冲器的尺寸要仔细设计，在确保每一行 16 个驱动器所需驱动能力的条件下尽量降低功耗。另外，来自全局偏置电路的 5 个模拟参考电压也是并行进入驱动器阵列的，故也要注意上述问题。图 6.65 给出了驱动器阵列的数据分布网络。

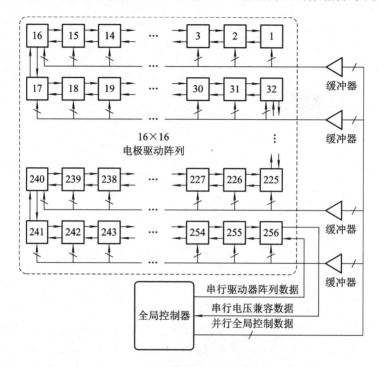

图 6.65　电极驱动器阵列的数据分布网络

阵列所需的电源通过一个电源 Mesh 网格提供。电源网格采用厚的金属互连层，以便减少电源线电阻。为了使芯片和电极驱动器稳定工作，在整个芯片的空余面积处尽量用去耦电容填充。

2. 灵活多样的刺激方式

本芯片支持多样化的刺激方式，目的是在不同的应用条件下寻求最佳的刺激效果。

现已提出的电极分布拓扑组态有多种，如单极组态[6.26]、六边形镶嵌返回电极的双极组态[6.27]等，但单极组态只能利用一半电源电压，而双极组态同时需要两个电流源，也会降低刺激电压，故提出了一种能实现电荷平衡而且净空电压最小的电极驱动器组态，如图 6.66(a) 所示，每个电极可以作为工作电极，也可以作为返回电极。每个电极由一个独立的驱动器控制，可以接到电流阱 V_{DD}，也可以接到电流源 V_{SS}。所有电极可以同时产生刺激。

该组态同时支持单极刺激和双极刺激模式。在单极刺激模式下，驱动器中的两个开关将 V_{DD} 或 V_{SS} 连接到同一个返回电极上，刺激时首先将工作电极接到电流阱，电流源产生双相刺激电流（负向脉冲在前），而返回电极先连到 V_{DD}，然后连到 V_{SS}。这种交替推拉方式使得工作电极的刺激电流可以得到控制，而且消耗较小的净空电压，因为同时只使用一个电流阱或电流源。另外，返回电极在 V_{DD} 和 V_{SS} 之间来回开关，使得刺激时利用了器件中最大的电压摆幅（$V_{DD}-V_{SS}$）。

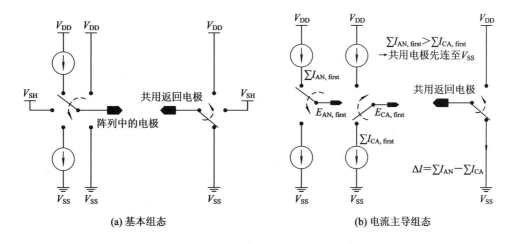

(a) 基本组态　　　　　　　　　　　　　(b) 电流主导组态

图 6.66　本芯片可以支持的刺激组态

本芯片允许将一些电极连到电流源，同时另一些电极连到电流阱。在这种情况下，总的源电流与总的阱电流不一定相等，但可通过控制共用返回电极到 V_{DD} 或 V_{SS} 的开关连接，来补偿电流的差别，这就是图 6.66(b) 所示的电流主导组态。在图 6.66(b) 中，假定总的正向电流大于总的负向电流，则共用返回电极可先连到 V_{SS} 然后再连接到 V_{DD}，从而减少乃至消除电流差之影响。

为了使人眼不产生闪烁感，视网膜假体的刷新周期通常选择为 1/60 Hz，即 16.6 ms，其中一个双相脉冲的持续时间为 1～2 ms[6.28]。在本芯片中，每个电极驱动器用了两个 16 位移位寄存器，来实现工作和返回的时间序列。图 6.67 给出了由 16 个时间段组成的一个刷新周期内的时序，以及对应的 16 位移位寄存器的代码。移位寄存器写入"1"时，电极被激活，作为工作电极或返回电极；写入"0"时，电极被悬浮。这样的机制使得电极得到了最充分的利用，比如可以在一个刷新周期内写更多的"1"，来增加刺激的频率。

刺激时人眼所感受到光强通常取决于假体注入的电荷量。在保证正负电荷平衡的条件下，增加注入电荷量有两种方法：一种是增加刺激脉冲的长度，称为幅度编码；另一种是增加脉冲出现的频率，称为速率编码。本芯片同时支持这两种亮度增强模式，如图 6.68 所示。

为了形成连续运动图像，图像的刷新速率为 30 帧/秒，对应的频率为 30 Hz，而为了不产生闪烁感，刺激刷新频率为 60 Hz，是前者的一倍。因此，只需按 30 Hz 的图像刷新频率来发射数据，收到的有效数据存储在寄存器中，使用时转换成 60 Hz 频率来刺激电极。本芯片采用的这种数据更新速率与刺激刷新速率分离的方法，可以使无线传输的数据带宽降低一半。本芯片也支持数据更新速率与刺激刷新速率相等（均为 60 Hz）的模式，以提供更多的刺激选项。

不同的患者和视网膜的不同部位具有不同的去极化阈值[6.35]，只有高于阈值的刺激电流才是有效的。为了充分利用所有的输出电流，采用了一种新的输出电流机制，如图 6.69 所示。输出电流是阈值电流和偏移电流（31 个偏移电流中的一个）之和。这使得阈值之上的所有 31 个偏移电流都被有效利用，无一浪费，而且保证没有一个输出电流是在亚阈值之下。实际应用时会先测量阈值，然后储存在每个电极的寄存器中。

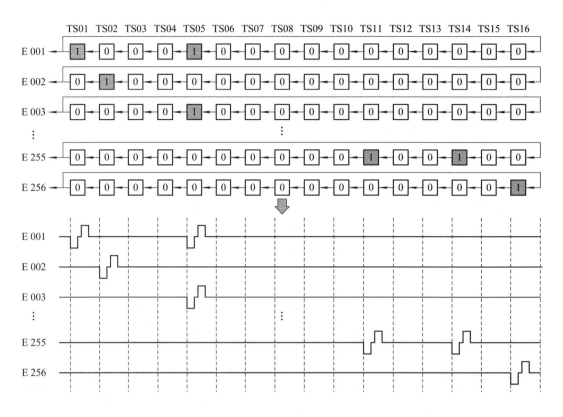

图 6.67　16 位移位寄存器实现的刺激波形时序

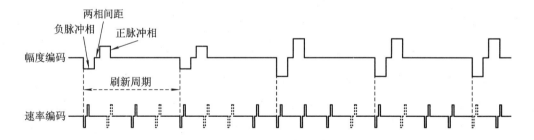

图 6.68　两种亮度增强模式

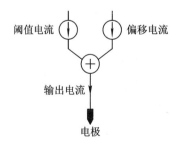

图 6.69　阈值电流与偏移电流

如果刺激电压固定，则最大允许的刺激电流取决于电极—组织的阻抗。该阻抗与电极在眼睛中的位置、电极材料及尺寸等有关，可能会在宽范围内变化，因此刺激电流的幅度也必须能够在宽范围内变化。本芯片的电流幅度变化范围为 $0\sim465~\mu\text{A}$，控制步长为 $0.5\sim7.5~\mu\text{A}$（子步长为 $0.5~\mu\text{A}$）；脉冲宽度为 $0\sim2.55~\text{ms}$（或 $5.1~\text{ms}$），控制步长为 $10~\mu\text{s}$（或 $20~\mu\text{s}$）。

3. 安全增强方法

对于植入于视网膜这样敏感部位的假体，安全性无疑是最为重要的。本芯片采用了多种举措来提高人体安全性。

电流源应该保持最小的电压容限，否则刺激过程中就有可能使电荷失衡，导致电极腐蚀并释放出有害的化学物质。本芯片在每个电极驱动器处加入了电压容限监控电路，一旦发现电压超限，驱动器就会自行锁定，并向外部电路发出警报。外部电路随即降低刺激电流，然后使驱动器解锁。为了防止 DC 电流流向组织，刺激过程中必须维持电荷的平衡，维持在每个驱动级用了一个动态电流复制电路，使芯片的 DC 电流差小于 20 nA，而且可以利用电极短路方法进一步减少[6.30]。为了研究各种短路电位的影响，本芯片支持四种短路电位，即 V_{DD}、V_{SS}、$V_{\text{DD}}/2$ 和浮空。

电源可能出现的干扰或浪涌可能导致触发器产生错误翻转，形成不期望的刺激，因此设计了上电复位电路来监控电源。一旦出现接近阈值的干扰，芯片就会使所有触发器复位，并发出复位告知信号。外部器件接收到复位告知信号，就会通过重新发送所有信息来使芯片的状态恢复正常。

植入器件的温升不能超过人体温度 $2℃$[6.31]。刺激器芯片是植入体的主要热源，因此加入了一个温度传感器来探测芯片的温升状况。20 bit 的温度信息被实时发送到外部电路。外部电路一旦发现芯片温度超过安全限制，就会关断植入器件，以防止组织损伤。芯片温度与封装温度的对应关系尚待确定。

对于直接与人体相接触的 256 根电极，静电放电（ESD）有可能发生，并可能带来对驱动器的损坏，而损坏的驱动器又会导致电极对 V_{DD} 或 V_{SS} 的短路，对组织产生严重破坏。因此，每个驱动器都加有 ESD 保护电路。ESD 保护电路面积较大，故布局在电极的压焊区（pad）之下，并与其他功能电路留有一定的间距。

为了保证全系统设计的正确性，芯片内建有自测试电路，设有 6 个选择性管脚来选择测试的功能单元，配合全功能扫描链，可以定位有缺陷或故障的触发器。

6.3.4.3 电路实现

1. 电源电路

功率恢复单元由有源整流器和两个电压调整器组成。整流器的作用是将 AC 转换为 DC，通常采用肖特基二极管来实现[6.32]，但本芯片采用的 65 nm CMOS 工艺的工作电压很低，因阈值电压限制无法使用连接成二极管的晶体管，故采用有源开关晶体管来构成全波桥式整流器（参见 3.3.3 节）。

如图 6.70 所示，该电路通过动态控制两个通流晶体管 M_1 和 M_2 来提高整流输出电压。输入 AC 电压由差分电源线 V_{C1} 和 V_{C2} 输入，经整流器后成为 DC 电压 V_{RAW}，然后经两个电压调整器形成两个供电电压（$V_{\text{DDD}}=1~\text{V}$ 用于数字电路，$V_{\text{DDA}}=3~\text{V}$ 用于模拟单元，即 V_{DD}）。

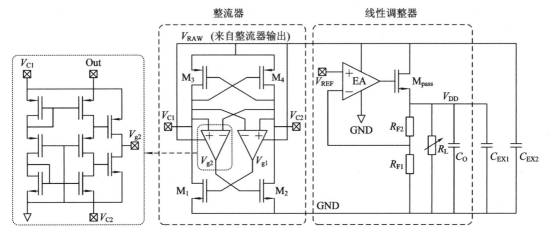

图 6.70　整流器和调整器的电原理图

由于差分输入电压 V_{C1} 和 V_{C2} 的极性决定了哪一个电流方向是正向充电通道，当输入电压低于输出电压时，栅控制信号的任一延迟都会导致已被充电的输出电容放电。因此，用两个共栅组态的比较器来产生 M_1 和 M_2 的栅控制信号 V_{g2} 和 V_{g1}。比较器用一个非对称的电流镜来调整导通电压。M_1 和 M_2 的开关延迟与比较器的速度有关，直接影响反向漏电流。为使整流器的能量转换效率最大化，必须减小反向漏电流。权衡考虑比较器的速度和功耗，在负载电流一定的条件下，对 M_1 和 M_2 的尺寸以及比较器的非对称电流镜的比进行了优化设计。整流器的面积为 $170 \times 200\ \mu m^2$，输入 AC 电压有效值为 3.5 V 时的最大输出功率为 33 mW，负载为 360 Ω 时的输出电压为 3.3 V，等效源阻抗为 16 Ω，加负载后输出电压几乎不下降（<10 mV），功率转换效率优于 90%。

在线性调整器中，为了减小阶跃响应下的电压纹波，用一个本征 NMOS 管 M_{pass} 作为源跟随器，以便实现低的输入—输出电压差。C_{EX2}、C_{EX1} 和 C_{EX3} 用三个片外陶瓷电容器，分别为 V_{RAW}、V_{DDD} 和 V_{DD} 滤波稳压。每个调整器的面积为 $180 \times 300\ \mu m^2$。在正常的负载电流 10 mA 下，V_{DDD} 的电压调整率为 35 mV/V（$V_{in} \geqslant 2.2$ V），V_{DD} 为 50 mV/V（$V_{in} \geqslant 3.3$ V），输出—输入电压差则分别为 5 mV 和 30 mV。

上电复位（POR）电路如图 6.71 所示，其主要功能是告知全局控制器电源已经上电或者掉电，全局控制器根据收到的 POR 信息，执行整个芯片的复位，清空所有寄存器，并发送复

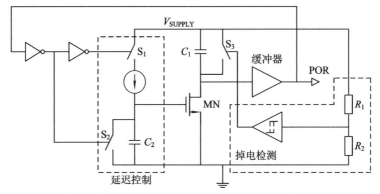

图 6.71　上电复位（POR）电路

位告知信号。1 V 电源和 3 V 电源的 POR 电路的面积分别为 $65 \times 80 \ \mu m^2$ 和 $80 \times 150 \ \mu m^2$。

2. 数据恢复与传输

差分线 V_{C1} 和 V_{C2} 在传送功率信号的同时，也传送正向数据信号。在用比较器将差分信号转为单端信号之前，先用一个分压器降低信号的幅度。图 6.72 所示的曼彻斯特解码器用于还原正向数据和系统时钟，其中的延迟单元是关键。延迟单元没有使用常规的 RC 电路、反相器链或者时钟数控延时，而是使用了基于延迟单元链[6.33]的 CMOS 闸流管，目的是避免前者在不同程度上具有的面积大、对电源变化敏感以及需要额外时钟等缺点。延迟是通过对 $M_2 (M_4)$ 寄生电容的放电以及正反馈充电的组合来实现的。正向数据恢复单元的功耗为 $300 \ \mu W$，面积为 $15 \times 200 \ \mu m^2$。

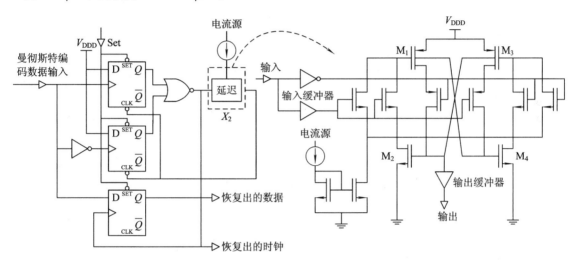

图 6.72　数据恢复使用的曼彻斯特解码电路

反向数据产生电路与波形如图 6.73 所示。在馈送到基于自复位逻辑[6.34]的边沿触发脉冲产生器之前，来自全局控制器的反向数据信号电平必须从 1 V 升到 3 V。数据的上升沿产生一个正脉冲，而下降沿产生一个负脉冲。脉冲宽度由延迟决定（500 ns，延迟单元与

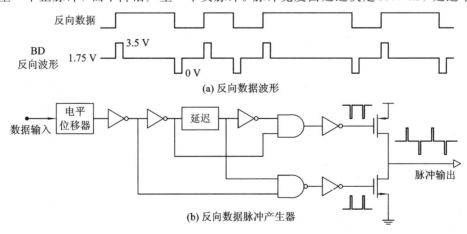

(a) 反向数据波形

(b) 反向数据脉冲产生器

图 6.73　反向数据波形与电路

图 6.72 所示相同)。用一个推拉缓冲器来组合正脉冲和负脉冲，然后传送到驱动器件。在外部器件，采用这种编码的反向脉冲很容易用施密特触发器还原。反向传输速率为 100 kb/s 时，反向数据电路的平均电流消耗为 3 μA。反向数据电路的面积为 15×140 μm^2。

3. 全局控制器

被恢复的正向数据被送往全局控制器。全局控制器的构成如图 6.74 所示，共有 12 个主要模块。帧探测器探测输入的信号帧；时钟分频器将 600 kHz 时钟降频至 100 kHz 和 60 kHz(或 120 kHz)，其中 100 kHz 时钟用于反向数据传输和刺激时序产生，60 kHz (或 120 kHz)时钟用于处理正向数据；循环冗余检查(CRC)用于检查输入数据中是否有位错误；启动单元基于 POR 信号产生整个芯片的复位信号；数据类型解码器控制不同类型数据对驱动器阵列中对应寄存器的写入；短路电压用于选择四种电极短路电位中的一种。

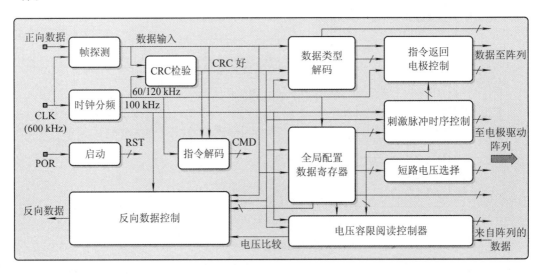

图 6.74　全局控制器的构成框图

正向数据帧共有三种，即命令(command)帧、配置(configuration)帧和电极阵列 (electrode array)帧，如图 6.75(a)所示。外部器件通过不同的命令来控制芯片。配置帧由 50 bit 的全局刺激配置数据组成。电极阵列帧中的 1792 bit 用于驱动器阵列(每个驱动器 7 bit)，16 bit 用于共同返回控制器，4 bit 用于数据类型。每一帧后还有 16 bit 的 CRC 校验码。驱动器阵列所需的数据速率为 60 kb/s(或 120 kb/s)，对应的图像刷新频率为 30 Hz (或 60 Hz)。在发射端，如果排除帧 SYNC 和帧类型码，正向数据流的每一位原始数据都要重复发送 10 次或 5 次。在接收端，这些帧的处理速率为 600 kb/s，时钟为 600 kHz。

返回数据帧也有三种，即复位通知(reset notification)帧、确认(ACK，Acknowledgment) 帧和电压容限(voltage compliance)帧，如图 6.75(b)所示。复位通知帧通知外部器件，植入体复位已经完成；ACK 帧通知外部器件，帧已经被成功接收；电压容限帧发出 512 bit 的电压容限数据。除了复位帧，50 bit 的全局配置数据和 30 bit 的芯片状态(温度、现行工作模式等)总要被发送给外部器件，便于外部器件检查植入器件是否处于良好的工作条件。

全局控制器的面积为 180×250 μm^2。

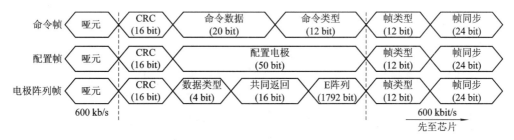

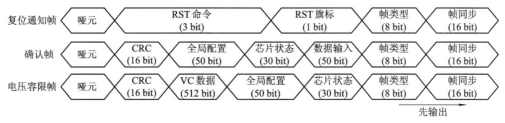

(a) 正向数据

(b) 反向数据

图 6.75　数据帧结构

4. 电极驱动器

256 个电极用 256 个电极驱动器提供刺激电流。每个电极驱动器由一个全数字的局部控制器和一个模拟的输出电流驱动器构成。

局部控制器从全局控制器得到数据和控制信号，用电平位移电路将数字信号的摆幅从 1 V 升至 3 V，然后送往电流驱动器。一路局部控制器的构成框图如图 6.76 所示，内含 8 个主要模块。输入数据和局部配置数据分别储存在数据缓冲器和寄存器；混合相位控制器控制电流主导模式；两个 16 bit 的序列发生器用于选择电极；当电极应力超出规定容限时，电极锁定控制器将驱动器锁死；偏差幅度检查器通过检查偏差电流是否为非零，来决定是

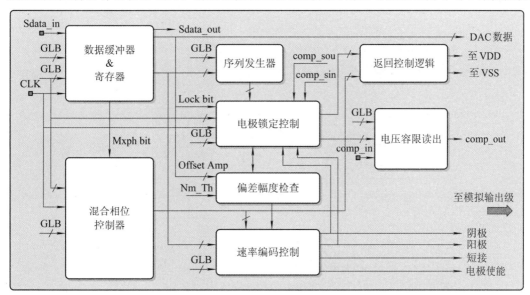

图 6.76　一路局部控制器构成框图

否输出刺激电流。局部控制器的面积为 $30\times120~\mu m^2$，包括去耦电容。

一路模拟输出驱动器的电路如图 6.77 所示。如果双相电流脉冲的匹配完全理想，就不会有 DC 电流流入组织，但由于 CMOS 工艺的离散性，源电流和阱电流之间总是存在偏差，会引起双向电流脉冲的失配。为了解决这一问题，通常采用电流镜电路，而本芯片采用的是动态电流复制电路[6.13]。在 Φ_1 相，通过将 M_3 管的栅—源电压储存在电容 C_1 的途径，将电流阱的电流复制给电流源；在 Φ_2 相，对于负向脉冲在先的刺激，负向电流从 V_{DDA} 流向电流阱；在 Φ_3 相，正向电流从电流源流向 V_{SS}；在 Φ_4 相，所有电极被短接到一个公共的短接电位，以便除去所有的残余电荷。$\Phi_1\sim\Phi_4$ 相的波形如图 6.77 左上角所示。为了减少从 S_2 到 C_1 的通道电荷注入，使用了一个具有哑元结构的传输门作为 S_2。C_1 用 6 pF 的 MIM电容。Φ_1 脉冲的宽度取决于跨导运算放大器 OTA1 和 OTA2 的建立时间，通常小于 1 μs。电压容限监测电路用两个比较器 CMP1 和 CMP2 来实现。参考电压 $V_{B3}(0.3~V)$ 和 $V_{B4}(2.7~V)$是预先设定的，分别决定了电流阱和电流源的净空电压。工作时如果超出了电压容限，其中一个比较器的输出就会升高，并发出警报给局部控制器，后者将会因此而中止刺激。在每个刺激周期的末端，两个比较器的输出将作为电压容限信息被读出。为了节省功耗，所有不工作的电极驱动器的电源都被关断。一路模拟输出电流驱动器的面积为 $70\times70~\mu m^2$，每个电极驱动器的总面积为 $150\times150~\mu m^2$（见图 6.77 中的虚线框所示）。

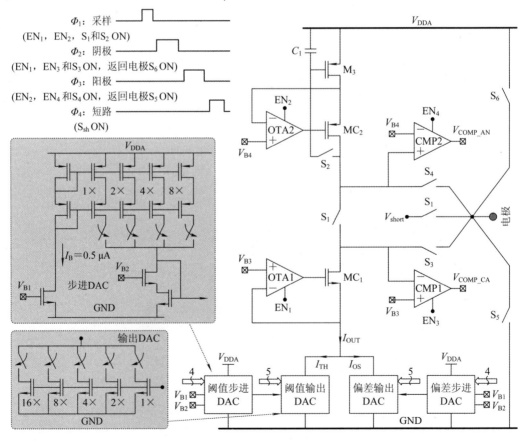

图 6.77　电极驱动器输出级电路图

整个刺激器芯片的版图照片如图 6.78 所示。芯片用 65 nm CMOS 工艺制作,总面积为 2.76×2.91 mm^2,其中 256 路的电极驱动器占据了大部分面积。除了电极驱动器上的压焊点之外,沿芯片周边还有若干压焊点,用于信号输入和测试。三个 220 nF 的片外电容也被焊接在芯片周边的压焊点上。芯片采用引线键合和 208 个管脚的 QFP(Quad Flat Package)封装。采用基于 LabVIEW 的 NI-DAQ MSB6363 虚拟仪器平台[6.35]来完成对芯片的测试。

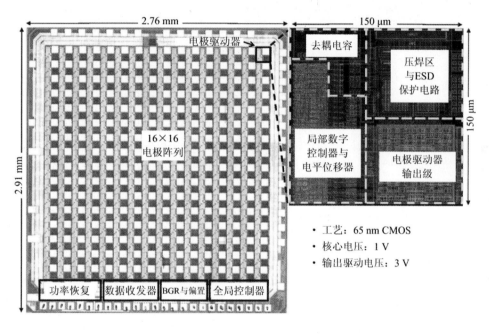

图 6.78　芯片版图照片(右上角为一路电极驱动器版图的放大图)

图 6.79 是功率恢复电路的实测结果。收到差分输入信号之后,整流器和调整器启动。调整器的输出达到规定的电压值之后,上电复位电流就会给全局控制器发出 POR 信号。全局控制器随之发送一个复位指令给外部器件,告知电源已经稳定,芯片已做好工作前的准备。

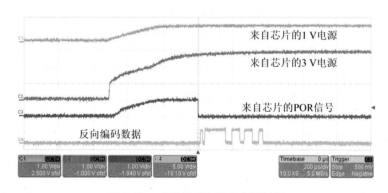

图 6.79　功率恢复电路的实测结果

图 6.80 是数据链路的实测结果。一旦正向数据帧被成功接收,就会发出一个 CRC 脉冲,然后芯片就会通过反向链路向外部器件送出一个确认信息。

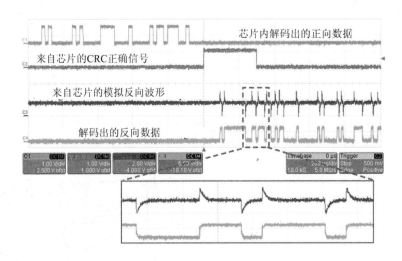

图 6.80　数据链路的实测结果

在三个阈值电流水平下，电极驱动器的输出电流与程控电流源的 DAC 数字码之间的实测关系如图 6.81 所示。测量值与设计值的偏差不超过 0.5%。DAC 的最大积分非线性（INL）和最大微分非线性（DNL）分别为 0.7 LSB 和 0.35 LSB。

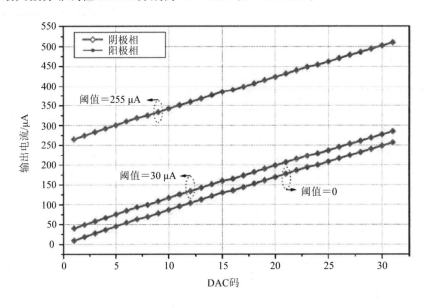

图 6.81　程控电流源的输出电流与 DAC 码的实测关系

双相电流的 DC 电流偏差 I_{DC} 可以表示为

$$I_{DC} = \frac{\Delta I \times T_S}{T_R} \tag{6.5}$$

式中，ΔI 是两相的电流幅度差，T_S 是每一相的脉冲宽度，T_R 是刺激刷新周期。在芯片四个角及中心测得的 DC 电流偏差与 DAC 码的关系如图 6.82 所示，其中脉冲宽度为 0.5 ms，刷新周期为 16.6 ms。由图 6.82 可见，在最大步进范围内的最大 DC 电流偏差不超过 20 nA。利用电极短接方法，可以进一步减少这个偏差。实际效果取决于短接时间和电极—组织阻抗的时间常数，例如短接时间为 1 ms，阻抗时间常数为 330 μs，电流偏差就可以降低至 1/20[6.30]。

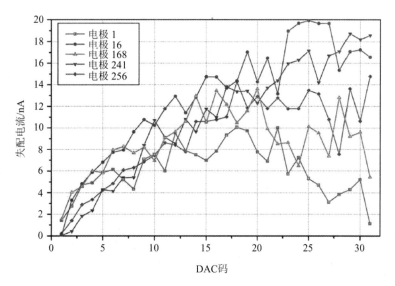

图 6.82　位于芯片中心和四个角上的五个电极的失配电流与 DAC 码的实测关系

无刺激时芯片的总功耗为 10 mW。刺激时的功耗与刺激方式有关，包括同时产生刺激的电极数量、刺激刷新频率、刺激电流的周期和幅度等。单个电极驱动器及其负载在刺激时的功耗 P_{ED} 可用下式计算：

$$P_{ED} = \frac{I_{ED} \times V_{DDA} \times T_S \times 2}{T_R} \tag{6.6}$$

式中，I_{ED} 是驱动器及其负载在刺激过程中的总模拟电流，V_{DDA} 是模拟电源电压。例如，典型的脉冲宽度为 500 μs，刷新频率为 60 Hz（即刷新周期为 16.6 ms），电源电压为 3 V，刺激电流幅度为 465 μA，加上驱动器自身消耗的电流 30 μA，根据式（6.6）计算可得 P_{ED} 为 89.45 μW，则全阵列驱动器及其负载的功耗为 89.45 μW×256＝23 mW，全驱动阵列加上刺激器芯片的总功耗为 33 mW。

表 6.5 总结了刺激器芯片实现的主要规格指标。表 6.6 则将此芯片与 2010—2014 年已报道的类似芯片进行了比较，可见本芯片的主要优势在于最低的电流失配、可靠的反向链路以及多样化的刺激方式和安全保障模式。

表 6.5　256 通道刺激器芯片主要规格指标

制造工艺	65 nm CMOS
单个电极驱动器尺寸	150 μm×150 μm
植入芯片尺寸	2.76 mm×2.91 mm
电极通道数	256
正向数据速率	600 kb/s
反向数据速率	100 kb/s
刺激图像刷新速率	30 Hz 或 60 Hz
数据编码格式	Manchester
无线传输功率	33 mW@600 kHz 载波

片上电源电压	1 V、3 V
电流源电压净空	0.3 V
时间分辨率	10 μs 或 20 μs
全幅刺激电流	465 μA
电压调整器 1 V/3 V 的 PSRR	41 dB/29 dB
DAC 的 INL/DNL	0.7LSB/0.35LSB
输出 DAC 的分辨率	5 bit
正向与负向脉冲不匹配度	<0.5%
无短接时的最大 DC 电流偏差	20 nA
全幅刺激时每个电极的功耗	129 μW
未刺激时的芯片总功耗	10 mW
全幅刺激时的芯片总功耗	33 mW
能量转换效率	70%

表 6.6　2010 至 2014 年报道的视网膜刺激器芯片比较

发表文献	JSSC 2007[6.36]	JSSC 2010[6.26]	JSSC 2012[6.37]	ISSCC 2013[6.38]	ISSCC 2013[6.39]	本芯片 2014[6.24]
制造工艺	0.35 μm(HV)	0.18 μm(HV)	0.18 μm(HV)	65 nm(LV)	0.18 μm(HV)	65 nm(LV)
芯片面积	22 mm^2	27 mm^2	60.16 mm^2	14 mm^2	37.6 mm^2	8 mm^2
电源电压	22.5 V	±12 V	20 V	±2 V	±12 V	3 V
刺激电流	4～992 μA	3～500 μA	4 μA～1 mA	≤50 μA	3～500 μA	0.5～465 μA
通道数	232	256	8	512	1024	256
通道复用	无	无	1～4	4	1～4	无
正向/负向失配	5%	2.9%	—	5%	—	0.5%
功率恢复	片外	片外	—	片上	片上	片上
反向链路	无	无	—	无	无	有
容限监测	无	无	有	无	无	有
温度传感	无	无	无	无	无	有
随机电极选择	无	无	无	无	无	有
电极自锁	无	无	无	无	无	有

6.4　光电型视网膜假体

6.3节介绍的视网膜假体都是通过电感耦合来从外界获得能量和数据。如果电感线圈植入到视网膜附近，那么距离体外较远，就会导致能量传输效率很低，如6.3.3节介绍的方案；如果电感线圈距离视网膜较远，那么又会导致线圈与视网膜之间存在较长的连线，如6.3.4节介绍的方案。既然人眼是透明的，那么是否能够通过光来传递信息呢？因此所谓"光电型视网膜假体"就应运而生了。本节将介绍一个光电型视网膜假体的实例，尽管存在一些不足，如其刺激器件在一定条件下仍然需要外部供电，但为视网膜假体的开发提供了一个新的选项。

6.4.1　总体构成

图6.83给出了一个光电型视网膜假体的系统构成[6.14]。用头戴式摄像头采集眼前的外界图像，图像的像素阵列为640×480，频率为25～50 Hz；图像经微处理器处理后在一个LCD红外显示器矩阵上以脉冲形式显示，显示光的波长为近红外（NIR，Near-Infrared），波长为800～900 nm；NIR通过安装在病人戴的护目眼镜上的光学组件投影到视网膜上；植入于视网膜下中央部位的发光二极管阵列，将NIR光转换为电信号，然后通过植入电极刺激视觉神经重现图像。植入的视网膜假体芯片尺寸约为3 mm，由护目眼镜上的RF线圈通过电感耦合为视网膜假体供电，使用双相电压可以使注入电荷最大化。

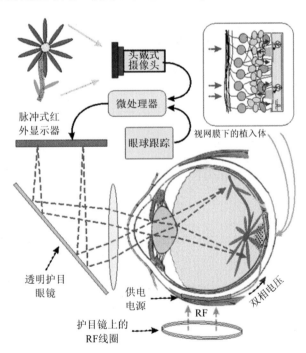

图6.83　光电型视网膜假体系统构成

实测结果表明，这个视网膜假体系统可以实现10°的中心视野，通过眼睛转动可达到30°的视野，重现像素可达640～10000个，每个像素尺寸为100～25 μm。与传统的视网膜假体方案相比，这种光电混合方案具有若干优点。首先，投影到视网膜上的图像远比植入芯片面积大，因此重建图像的光学投影系统并不影响眼睛的转动和透过护目眼镜的残留视觉。其次，传统的视网膜假体必须通过较多连线将图像信息传播到植入体，植入体还必须内嵌复杂的数据编码与存储电路，而这种方法通过光学投射的方法实现了大量并行视觉信息的非接触传送。而且，针对每个病人的个性需求，此方案可以通过眼外的数字图像处理器来调整刺激视网膜的参数（如强度、周期和重复速率），而无需对视网膜植入芯片做任何调整，这也是传统视网膜假体做不到的。另外，这种系统既可用于视网膜下假体，也可用于视网膜上假体。此方案的一个缺点是与刺激电极相串联的光电二极管的存在，某些类型的刺激波形将无法使用，如对称的双相电流脉冲（正脉冲与负脉冲的波形完全相同）。

6.4.2　光电二极管的工作模式

本系统植入体的光电二极管像素尺寸为 100 μm 见方，其中心有一个 40 μm 直径的圆形电极。根据表 6.3 给出的数据，如果采用 0.5 ms 的脉宽，刺激电流的幅度大约为每像素 20 μA，对应于每个脉冲注入的刺激电荷 10 nC，最大注入电荷密度为 0.8 mC/cm^2，这大约是 100 μm 电极的视网膜损伤阈值的 1/5[6.40]。最大注入电荷密度与所采用的电极材料有关，铂电极为 0.4 mC/cm^2，而本假体采用的活化氧化铱薄膜（AIROF）电极约为 1～9 mC/cm^{2}[6.41]。

AIROF 电极的直径为 75 μm，使用之前要经过活化，以便使之达到最佳的电化学性能。活化时要将电极浸入 pH 值为 7.4 的磷酸盐溶液中，经受 226 次重复的电压循环。循环曲线如图 6.84(b)所示，循环时要在两个电压极点（-0.6 V 和 +0.8 V）停留 10 s。活化后电极的电荷存储能力可以达到 25 mC/cm^2。两个极点之间的电压范围通常称"水窗口（water window）"。

图 6.84(a)是测量光电型视网膜假体的模拟实验装置。事实上，在视网膜假体工作时，神经电极就相当于图 6.84(a)中的电解质。

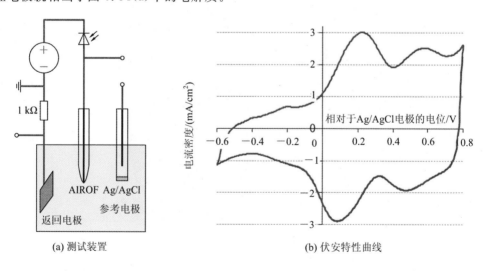

(a) 测试装置　　　　　　　　　　(b) 伏安特性曲线

图 6.84　电极光电性质的测试

根据工作时是否施加外部电压偏置，光电二极管的工作模式有两种类型。一种是不加偏置电压，光照在二极管中激发载流子，形成光电流，称为"无源"或"光伏"型；另一种是加有反向偏置电压，称为"有源"或"光电导"型。有源型在无光照时仅有很小的"暗"电流存在，光照后才会产生大量载流子，形成光电流，对电极的电化学电容进行充电。在两种方式下，能产生的最大光电流都与光照强度成正比。

根据连续加偏置还是间断加偏置，光电二极管又可以分为连续和脉冲两种模式。连续模式是在大多数时间都加有偏置，所以光电流只受光强度的控制；脉冲模式仅在光照的短暂时间内(宽度为 0.5 ms 的窄脉冲)才施加偏置，光电流同时受光强度和偏置周期的影响。

在脉冲模式下(以正脉冲为例)，主要的激励和响应信号的时间波形如图 6.85 所示。偏置电压脉冲宽度为 0.5 ms，对应频率为 50 Hz。可见，电极电位比偏置电压高约 0.2 V，它是光电压、二极管压降和返回电极约 0.25 V 的平衡电势之和。为了安全起见，电极电位不能超过"水窗口"的范围。实验测试时，采用的是发红光的激光二极管而非 NIR 激光管，波长为 650 nm，目的是便于校准。

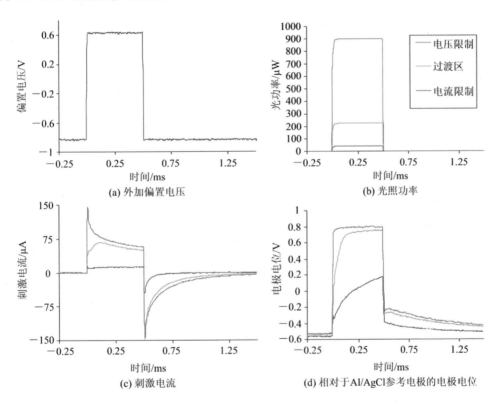

图 6.85　脉冲模式下电极的刺激时间波形

根据光电流受限于电压还是电流，可以分为电流限制区和电压限制区。在电流限制区，刺激电流正比于光强，如图 6.85 中蓝线所示。当电极被充分充电之后，电流开始下降，此时进入电压限制区，如图 6.85 中红线所示。限制电压由偏置电压和二极管的光电压共同决定。在很高的光强下，电极进入电压限制区的速度很快。在光照和偏置取消后，电流会出现一个负向脉冲，如图 6.85(c)所示。

为了达到良好的系统特性，希望光强与电流之间呈现良好的线性关系。光强—电流特性的线性范围决定了本系统刺激电流的动态范围。脉冲模式下实测电流与光强的关系如图6.86 所示。电流随时间变化缓慢的区域(近似呈对数关系，由二极管光电压—光强的对数特性决定)属于电压限制区,是不希望进入的区域。

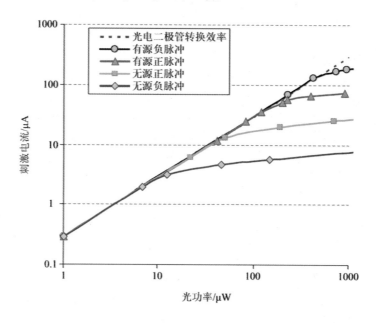

图 6.86 脉冲模式下刺激电流与光功率峰值之间的关系

对于无源系统,由于二极管的光电压约为 0.4 V,无源电极无法充电到这样高的电压,因此电荷注入效率极低。AIROF 电极相对于 Ag/AgCl 参考电极的平衡电位约为 0.25 V,在平衡电位上具有更高的电荷容量(参见图 6.85(d)),因此无源正脉冲优先方案比无源负脉冲优先方案的电荷注入限更高。对于有源系统,外加偏置使电极电势加至 0.2～0.4 V,只需 5～20 ms 就可以充电到几百毫伏。正脉冲优先时电极电位为 −0.6～−0.2 V,负脉冲优先时为 0.3～0.8 V,后者的注入电荷量大约是前者的 3 倍(参见图 6.87)。

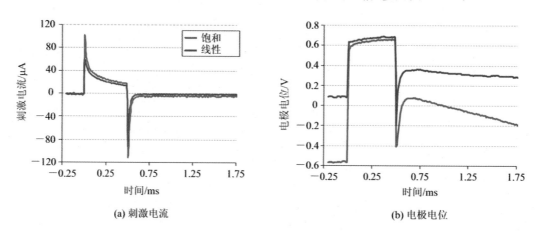

图 6.87 连续模式下电极的刺激时间波形

在连续模式下,反向偏置使电极充电,电导极化使电极放电。正脉冲优先的刺激脉冲波形如图 6.87 所示。连续模式的优点是比脉冲模式需要的峰值光强要低得多,因为电流释放时间长达 20～40 ms,而并非在 0.5 ms 脉冲时间内释放。不过,平均的光强基本相同,因为两种模式都需要 1 µJ 的光能来将 0.29 µJ 的电荷转移到电极的电化学电容上。连续模式下电流与光功率的关系如图 6.88 所示，其中刺激电流是对 0.5 ms 光电流的平均值，11 A/W 是线性区的斜率，与光电二极管 0.3 A/W 的转换效率对应。与图 6.87 所示曲线不同的是，电流从线性区未经过渡直接进入饱和区。对于正脉冲优先和负脉冲优先，电流的饱和点分别为 33 μA 和 100 μA。

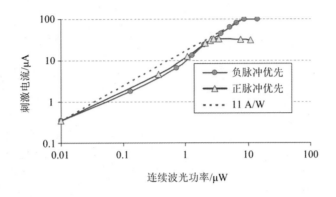

图 6.88　脉冲模式下刺激电流与光功率之间的关系

综上所述，本系统根据二极管的连接方式以及脉冲施加的极性，可以有六种工作模式，如表 6.7 所列。表 6.7 中，最大注入电荷是在线性区计算得到的，最大电流是针对施加在 40 μm AIROF 电极上的 0.5 ms 脉冲计算得到的。这六种模式哪一种更适合临床应用，目前尚待验证。如果刺激阈值足够低，比如小于 0.1 mC/cm² 或者 1 nC[6.42]，采用无源系统即可满足其有限动态范围；如果要求的动态范围较宽或者视网膜具有更高的刺激阈值[6.43]，则必须采用有源系统。

表 6.7　不同光电二极管工作模式

二极管连接方向	发光模式	有源偏置	刺激脉冲极性	最大刺激电流/μA	最大注入电荷/(mC/cm²)
	有源脉冲	有	负脉冲优先	37	1.5
	无源脉冲	无	负脉冲优先	0.88	0.035
	连续	有	正脉冲优先	9.4	0.37
	有源脉冲	有	正脉冲优先	15	0.58
	无源脉冲	无	正脉冲优先	3.4	0.13
	连续	有	负脉冲优先	28	1.1

对 640 nm 的红光以及 780 nm 和 850 nm 近红外光电二极管的光电转换效率进行了测试，结果为 0.30～0.35 A/W。

6.4.3　光电系统设计

1. 返回电极的设计

工作电极和返回电极的布局决定了给视网膜施加的刺激电场的空间分布。在光电型假体中，所有像素（由所有电极代表）是被光照同时激活的，但每个像素的电场却是所有电极上施加电场的线性叠加。如果采用一个共用的返回电极（称为无限远电极），则不同电极与返回电极之间的距离不同，就会导致寄生电阻不同，刺激电场因该电阻而衰减的程度不同，这种非理想性称为电阻非均匀效应。每个电极的工作会受到周边电极的干扰，电极的位置不同则收到的干扰也不同，如处于电极阵列中心位置的电极受到的干扰就会比位于边缘位置的电极要大，这种非理想性称为串扰非均匀效应。

首先，分析一下电阻非均匀效应。视网膜是一个半球体，设计目标是使半球体上每一个刺激点都具有相同的刺激电流密度（每 $100~\mu m$ 像素 $20~\mu A$）。球体中心的注入电流强度（I）与球体半径（r）呈现平方关系，即 $I \propto r^2$，而球体中心距离返回电极之间的电阻（R）与球体半径呈现倒数关系，即 $R \propto 1/r$，因此球体中心与返回电极之间的电压（U）为线性关系，即 $U = I \cdot R \propto r$。总像素数 $N \propto r^2$，则 $U \propto N^{1/2}$。因此，电极阵列尺寸（r）的增加或者同时激发的像素数（N）的增加，会引起电极之间因电阻引发的电压降的增加。这个不期望的电压降减少了施加给光电二极管的有效电压，从而带来注入电荷的衰减。

利用不同的数值分析软件工具和算法，可以得到阵列中心与返回电极之间的电势差与电极数量的关系如图 6.89 所示，二者基本呈现出平方根关系，与上述简单分析结果一致。图中的 Superposition 和 Femlab 是不同的商用算法工具，Z 是距离植入体的高度，分别为 $80~\mu m$ 和 $30~\mu m$。对于 3×3 阵列，中心的电位比边缘要高 13%；对于 29×29 阵列，中心的电位就要比边缘高两倍。

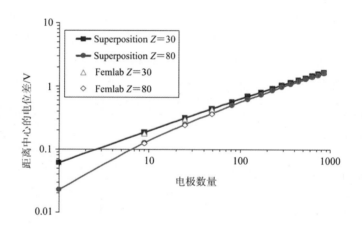

图 6.89　因电阻导致的距中心电势差与电极数量的仿真关系

其次，再分析一下串扰非均匀效应。不同位置的工作电极的电流通过同一个返回电极返回，就会引起不同电极之间的串扰。假定中心电极从 ON 到 OFF，而所有其他电极都处于 ON，则因串扰引发的电极电位变化的计算值如图 6.90 所示。可见，对于 $29 \times 29 = 841$ 像素的阵列（本系统采用的阵列规模），$Z = 30~\mu m$ 时串扰使邻近电极的电压降到了原值的 3%。

抑制上述两种非理想效应的有效方法是增加局部返回电极。图 6.91 比较了 7×7 电极阵列采用局部返回电极和采用无限远处的共用返回电极的电势分布，局部返回电极采用方形网格，每隔 $100~\mu m$ 一个节点，返回电极厚度为 $10~\mu m$，如图 6.91(a) 左图中的插图所示。可见，局部返回电极网格的采用基本消除了因电阻引起的电位非均匀分布效应。图 6.91 中，左列图为所有电极 ON，右列图为中心电极从 ON 到 OFF。

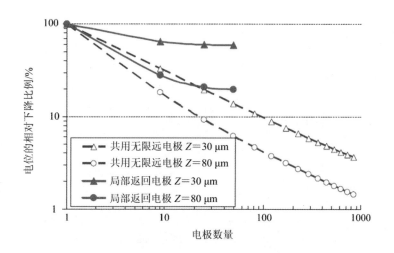

图 6.90　因串扰导致的距离中心的电势变化与电极数量的仿真关系

局部返回电极对于串扰的抑制也有明显效果，如图 6.92 所示。采用返回电极后，串扰引起的电压相对下降量基本控制在了 60％以内，例如 5×5 阵列和 7×7 阵列的下降量分别为 60.4％和 59.6％。由于计算资源有限，图中未对更多的节点数进行计算。

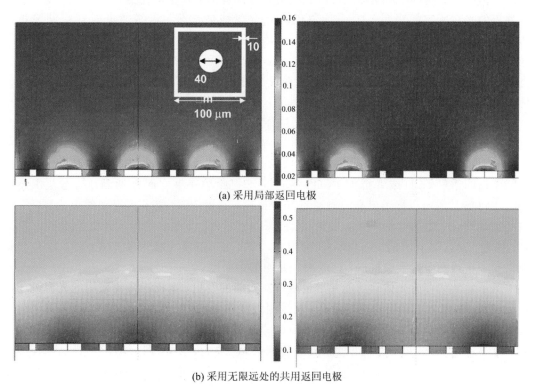

(a) 采用局部返回电极

(b) 采用无限远处的共用返回电极

图 6.91　7×7 阵列 40 μm 圆盘电极在恒定电流密度下的电势分布

不过，局部返回电极的采用在减少串扰的同时，也减少了电场对组织的穿透深度。如图 6.92 所示，当电极与组织的垂直距离较远时，局部返回电极的穿透深度将明显小于共用无限远返回电极。优化设计局部返回电极的布局布线能有效减缓这种副作用。

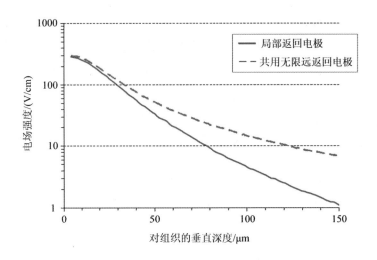

图 6.92　不同返回方式对电场穿透深度的影响

2. 近眼投影系统的设计

近眼投影系统用于将外界的视觉信息同时投影到视网膜植入体的每个像素上，主要由三部分构成：① 光调制部分，用于控制投射到视网膜植入体上的光强；② 发光部分，将来自外界的光在所需的视角范围内均匀化；③ 光学成像部分，将图像投射到视网膜植入体上。

这个系统与目前流行的视频眼镜（如 video google）非常相似，区别在于投射到眼内的光强要比视频眼镜大 1000 倍以上，达到 mW 量级而非 μW 量级，使得其准直光学系统设计不同，而且需要更亮的光源。

如前所述，视网膜植入体的每个像素应能产生宽度为 0.5 ms、幅度为 0.2～20 μA 的电流脉冲。光电二极管的光电转换效率通常为 0.29 A/W，故投射到植入体上每个像素的 0.5 ms 光脉冲的能量为 0.7～70 μW（脉冲模式）或者 0.02～2.0 μW（连续模式）。以模拟方式工作的透射 LCD 或者折射 LCOS 板可用于视频帧速率空间光调制，动态范围超过 100。LCOS 技术可以提供更高的光通量和对比度，透射 LCD 技术实现硬件更为紧凑，这对必须戴到人头上的本系统更为重要，因此采纳了后者。本系统的演示样机采用了 1024×768 像素、24×34 mm 的 LCD 板，在模拟方式下工作，灰度等级为 256（8 bit）。LCD 显示器需要一个或两个薄膜偏振器，这取决于光源的偏振度。

为了保留残存感光体的功能并尽量减少对人眼的侵犯，本投影系统采用的光源处于不可见波长，而且光电转换效率尽量高，故采用近红外光，波长为 800～900 nm，发光器件可选用发光二极管（LED，Light Emitting Diode）或激光二极管（LD，Laser Diode）。

在脉冲模式下，每 100 μm 像素需要的最大光能为 70 μW，对应的视网膜植入体照度为 $I_0 = 7$ mW/mm²。如果不考虑光学系统的损耗，LCD 的照度为 $I = I_0 \cdot \left(\dfrac{f}{F}\right)^2$，其中 f 和 F 分别为眼睛和角膜的焦距。对应的 LCD 板表面照度为 $B = \dfrac{I}{\Omega}$，其中 $\Omega = \dfrac{\pi}{4} \cdot \left(\dfrac{d}{F}\right)^2$ 是由角膜焦距 F 和瞳孔直径 d 决定的可接受视角。考虑到光学损耗不可避免，实际的亮度必须显著大于 $B > \dfrac{4I_0}{\pi}\left(\dfrac{f}{d}\right)^2$。取典型值 $d \approx 3$ mm、$f \approx 17$ mm，则 $B > 0.4$ W/mm²Sr。这个亮

度值非常接近于常规 LED 亮度的上限，考虑到由于吸收、折射和几何尺寸引起的光学损耗可以超过 90%，现有的 LED 无法满足本系统的亮度要求，因此本系统采用 LD 作为发光器件。采用多模 LD 以及较长的多模光纤能大大减少入射到 LCD 的空间干涉，同时大面积的 LCD 可以利用过采样（LCD 的 10 个像素被平均成植入体的一个像素）来进一步降低干涉效应，最终使得植入体阵列像素之间的光强变化小于 1%。

在连续模式下，每个 100 μm 像素需要的最大光能为 2 μW（工作频率为 50 Hz），对于 0.2 mW/mm^2 的照度，这低于脉冲模式的 1/35。此时，LED 可能满足要求。因 LED 的空间干扰效应远低于 LD，所以 LED 的光学系统更为简化。

图 6.93 是本假体采用的近眼投影系统的构成。采用折叠光路是为了缩小系统的体积，眼球跟踪器是可选项。LD 光源发出的光发散角约为 20°，经均衡器整形以及场透镜 2.5 倍的放大，在 LCD 上形成一个平面均匀分布、发散角为 8°、截面为 10×10 mm^2 的投射光。均光器是一根 5 cm 长的比例棒（也称光管（light pipe）），具有 4 mm 边长的方形截面。

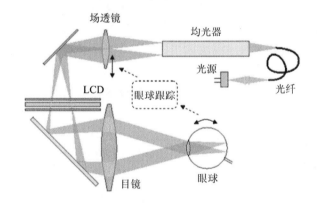

图 6.93 近眼投影光学系统的构成

LCD 发出的光经目镜放大 5 倍，以 10°的视角投影到视网膜植入体。目镜与眼睛的距离要选择得正好使光束的交叉点位于瞳孔处，交叉点的光束直径略大于瞳孔。

扩大视野的一个方法是增加 LCD 的发光面积。如果将发光面积从 10×10 mm^2 增加到 30×30 mm^2，视角就可以从 10°增加到 30°，但这样会使视网膜需吸收的光功率增加 9 倍。当眼球以 0.18 mm/°速率转动时，瞳孔会横向移动，因此如果光束尺寸设计得比瞳孔直径大 4 mm，则有可能增加另外 20°的视野，但会带来光能利用效率的降低和眼球温度的上升。如果瞳孔直径为 3 mm，光束直径为 7 mm，则只有 18% 的光被投射到视网膜上，而 82% 的光被虹膜吸收。由此带来的虹膜温度上升，有可能超过眼球能够忍受的温度极限。

光能在传输过程中的损失也是显著的。LD 发出的光，光纤耦合器损失 1/2，均光器和其他透镜损失 1/2，经 LCD 损失 1/2，经瞳孔至少损失 1/2，最终只有 2% 是有用的。也就是说，视网膜需要的 40 mW 的峰值光能，要求 LD 发出的光能至少达到 2 W，这已经接近于 LD 能发射的光功率的下限。如此看来，要通过增加光功率来扩大视野也是困难的。

扩大视野的更好解决方案是跟踪眼球的转动，移动场透镜来动态调整 LCD 上的发光面积。追踪时要尽量使场透镜光轴保持不变，并始终对准眼球的中心，可以利用磁或压电执行器来实现这一点。这种方法可以提高视野到 30°。

从安全性考虑，每个像素可接收的最大峰值光功率为 70 μW。如果 3 mm 圆形植入体共有 640 个像素，则植入体可接收的最大峰值光功率为 45 mW，峰值照度为 6.3 mW/mm²。在 50 Hz、0.5 ms 脉冲下工作时，最大平均功率为 1.2 mW，最大平均照度为 160 μW/mm²。通常图像的峰值亮度至少是平均亮度的 3 倍。上述峰值照度和平均照度分别超过自然视网膜接收到的照度极限值（1 μW/mm²）4 和 2 个数量级。造成这种状况的一个原因是人工视网膜和自然视网膜接收到的光波长不同，而视网膜的安全极限只由发热效应决定。在水中 3 mm 圆形植入体的慢升温大约为 1℃，对应于 7 mW 的功耗，因此植入体 1 mW 的平均功耗引起的升温不超过 0.2℃，完全在生理极限范围之内。实际上，由于眼球中脉络膜血液的流动可以进一步降低温升。根据已公布的安全标准[6.44,6.45]，在 810～950 nm 波长范围内，曝露时间长于 100 s，在视网膜超过 1.7 mm 的点区域产生视觉机能障碍的最小照度水平是 5.6 W/cm²，加上 20 倍的安全系数，最大允许的视网膜照度应该是 2.8 mW/mm²，这又比本系统设计的最大照度高大约 20 倍。类似的计算可以用于虹膜。当瞳孔尺寸为 3 mm、光束直径为 4 mm 时，入射光功率的大约一半被虹膜吸收，由此计算得到的瞳孔照度极限不超过 10 mW/mm²，也未超过上述标准的规定。

3. 电源的设计

植入体电源的作用是在有源工作模式下，给光电二极管提供一个偏置电压，以便提高其电荷注入效率。最简单的偏置波形是双相电压脉冲，偏置相将电极充电到水窗口的一端，刺激相再将电极充电到水窗口的另一端。这样植入体就同时需要电功率和触发电信号的传输，其中触发脉冲需要与光脉冲同步，对本系统来讲，就是需要以 50 Hz 的频率给 640 个电极传输 20 μA、0.5 ms 的电脉冲，峰值电流为 25.6 mA，平均电流为 0.32 mA。

本系统采用电感耦合来无线传输电功率。发射线圈安装在眼镜上，而接收线圈与相关电路一起安装在眼睛里。考虑到生物组织对电磁波的吸收在几兆赫下随频率迅速增加，本系统功率无线传输的载波频率选为 1 MHz。接收线圈接收到的 AC 电流经半波整流器整流，存储在一个钽电解电容中，为植入体电路提供 DC 功率。

如前所述，保持电极电位在水窗口之内是极为重要的，因为只要超出几十毫伏，就会引起电解、pH 值改变和电极的迅速退化。为了保证偏置电压不超过安全限制，需要采用第三个参考电极，来保持相对于体内的电位恒定。这个第三电极也是用 AIROF 制作的。另外，偏置电压在开关过程中的抖动不能超过 10 μs。

6.5　总　结　与　展　望

在心脏起搏器和人工耳蜗成功应用之后，视觉假体成为神经假体最热门的研究主题。这是因为人脑从外界接收到的信息 70% 左右来自视觉。然而，人的视觉系统是光—电—化学系统的综合体，其复杂程度给研制视觉假体带来了巨大的技术挑战。

最早提出的视觉假体是视觉皮层假体，不通过眼睛，直接将外界视觉信号转换为神经信号，注入大脑的视觉皮层，相当于人造了一条视觉通道。这种方法适用于眼球功能完全消失的盲人，而且因无需从眼睛植入，通过的生物组织通道较短，硬件上实现难度较低。然而，理论与实验都证明，视觉皮层假体的效果在很大程度上取决于如何正确地实现光信号—电信号—神经信号的转换，来重现外界图像，其前提是要充分理解人脑对视觉信号的感知与处理机制。

相比之下，视网膜假体只是代替人眼视网膜受损的一部分，因此生物学方面遇到的障碍相对较小。不过，与位于头皮下的视觉皮层相比，视网膜深藏于眼底，因此假体对外界信息以及所需能量的获取都更为困难。视网膜假体属于神经刺激器件，要取得有效的刺激效果，就要在尽量小的面积下获得尽量多的刺激电荷量，这就需要外界有足够的能量提供给它。无线型视网膜假体通过无线电感耦合来获得能量与信息，虽然简单易行，但它能获得的能量大小要受到电感耦合距离的严格限制。光电型视网膜假体基于光电转换原理工作，理论上可以不依靠电感耦合来提供能量，但现有的光电二极管要获得较高的转换效率，依然需要直流偏置电压，而这个电压仍然需要外部通过电感耦合等方式提供。

对于视觉假体，待解决的问题还有植入手术可能带来的损伤、视网膜假体带来的组织营养供给受阻、视网膜假体的固定方法、恢复视野有限等。这些问题既是挑战，也是机遇，相信视觉假体领域新的突破会在不远的将来实现。

参 考 文 献

[6.1]　Veraart C, Wanet-Defalque M C, Gerard B, et al. BPattern recognition with the optic nerve visual prosthesis. Artif. Organs, 2003, 11: 996.

[6.2]　Moisés Piedade, José Gerald, Leonel Sousa, et al. Visual cortical neuroprosthesis: a system Approach, Chap. 2. VLSI circuits for biomedical applications, ARTECH HOUSE, Inc. , 2008.

[6.3]　Keat J, Reinagel P, Reid R C, et al. Predicting every spike: a model for the responses of visual neurons. Neuron, 2001, 30(6): 803－817.

[6.4]　Gerstner W, Kistler W. Spiking Neuron Models. Cambridge University Press, 2002.

[6.5]　Wilke S D, Thiel A, Eurich C W, et al. Population coding of motion patterns in the early visual system. Journal of Comparative Physiology A, 2001, 187(7): 549－558.

[6.6]　Gerald J, Tavares G, Piedade M, et al. Wireless transmission of power and data to implants. Proc. of the 5th Conference on Telecommunications, CONFTELE'05, Tomar, Portugal, April 2005.

[6.7]　Piedade M, Gerald J, Sousa L, et al. Visual neuroprosthesis: a noninvasive system for stimulating the cortex. IEEE Trans. Circuits and Systems I-Regular papers, IEEE, 2005, 6(12): 2648－2662.

[6.8]　Ganesan K, Stacey A, Meffin H, et al. Diamond penetrating electrode array for epi-retinal prosthesis. 32nd Annual International Conference of the IEEE Engineering in Medicine and Biology, Buenos Aires, Argentina, August 31－September 4, 2010.

[6.9]　Humayun M S, E de Juan Jr, Weiland J D, et al. Pattern electrical stimulation of the human retina. Vis. Res. , 1999, 39(15): 2569－2576.

[6.10]　Rothermel A, Aryan L L N, Fischer M, et al. A CMOS chip with active pixel array and specific test features for subretinal implantation. IEEE J. Solid-State Circuits, 2009, 44(1): 290－300.

[6.11]　Hayes J S, Yin J T, Piyathaisere D V, et al. Visually guided performance of simple tasks using simulated prosthetic vision. Artificial Organs, 2003, 27(11): 1016－1028.

[6.12]　Roach K L. Electrochemical Models for Electrode Behavior in Retinal Prosthesis. M. Eng. Report, Dept. Elect. Eng. And Comp. Sci. , Massachusetts Institute of Technology, Cambridge, MA, 2003.

[6.13]　Chun H, Tran N, Yang Y, et al. A precise charge balancing and compliance voltage monitoring stimulator front-end for 1024-electrodes retinal prosthesis. Proc. Int. Conf. IEEE Eng. Med. Biol. , EMBC 2012: 3001 – 3004.

[6.14] Loudin J D, Simanovskiil D M, Vijayraghavan K, et al. Palanker, Optoelectronic retinal prosthesis: system design and performance, Journal of Neural Engineering, 2007, 4: S72 – S84.

[6.15] Franks W, Schenker I, Schmutz P, et al. Impedance characterization and modeling of electrodes for biomedical applications. IEEE Trans. Biomed. Eng. , 2005, 52(7): 1295 – 1302.

[6.16] Liu X, Demosthenous A, et al. A dual-mode neural stimulator capable of delivering constant current in current-mode and high stimulus charge in semi-voltage-mode. Proc. IEEE ISCAS, 2010: 2075 – 2078.

[6.17] Sivaprakasam M, Liu W, Wang G, et al. Architecture tradeoffs in high-density microstimulators for retinal prosthesis, IEEE Trans. Circuits Syst. I, Reg. Papers, 2005, 52(12): 2629 – 2641.

[6.18] Theogarajan L, Shire D, Kelly S, et al. Visual Prostheses: Current Progress and Challenges. 2009 International Symposium on VLSI Design, Automation and Test, 2009, 126 – 129.

[6.19] Theogarajan L S. A low-power fully implantable 15-channel retinal stimulator chip. IEEE J. Solid-State Circuits, 2008, 43(10): 2322 – 2337.

[6.20] Delbruck T, van Schaik A. Bias current generators with wide dynamic range. Proc. ISCAS 2004, 2004, 1(5): 337 – 340.

[6.21] Lee M, Dally W, Chiang P. Low-power area-efficient highspeed I/O circuit techniques. IEEE J. Solid-State Circuits, 2000, 35(11): 1591 – 1599.

[6.22] Dally W J, Poulton J W. Digital Systems Engineering. New York, NY: Cambridge Univ. Press, 1998.

[6.23] Weiland J D, Anderson D J, Humayun M S. In vitro electrical properties for iridium oxide versus titanium nitride stimulating electrodes. IEEE Trans. Biomed. Eng. , 2002, 49(12): 1574 – 1579.

[6.24] Tran N, Bai Shun, Yang Jiawei, et al. A complete 256-electrode retinal prosthesis chip. IEEE J. solid-state circuits, 2014, 49(3): 751 – 765.

[6.25] Koch C, Mokwa W, Goertz M, et al. First results of a study on a completely implanted retinal prosthesis in blind humans. Proc. 2008 IEEE Sensors Conf. , 2008(10): 1237 – 1240.

[6.26] Chen K, Yang Z, Hoang L, et al. An integrated 256-channel epiretinal prosthesis. IEEE J. Solid-State Circuits, 2010, 45(9): 1946 – 1956.

[6.27] Dommel N B, Wong Y T, Lehmann T, et al. A CMOS retinal neurostimulator capable of focussed, simultaneous stimulation. J. Neural Eng. , 2009, 6(3): 035006.

[6.28] Humayun M S, de JuAn E J, Weiland J D, et al. Pattern electrical stimulation of the human retina. Vision Research, 1999, 39(15): 2569 – 2576.

[6.29] Humayun M S, et al. Visual perception in a blind subject with a chronic microelectronic retinal prosthesis. Vision Research, 2003, 43(24): 2573 – 2581.

[6.30] Sit J J, Sarpeshkar R. A low-power blocking-capacitor-free charge-balanced electrode-stimulator chip with less than 7 nA DC error for 1-mA full-scale stimulation. IEEE Trans. Biomed. Circuits Syst. , 2007, 1(3): 172 – 183.

[6.31] Borton D A, Yin M, Aceros J, et al. An implantable wireless neural interface for recording cortical circuit dynamics in moving primates. J. Neural Eng. , 2013, 10(2): 026010.

[6.32] Wang G, Liu W, Sivaprakasam M, et al. Design and analysis of an adaptive transcutaneous power telemetry for biomedical implants. IEEE Trans. Circuits Syst. I, 2005, 52(10): 2109 – 2117.

[6.33] Kim G, Kim M K, Chang B S, et al. A low-voltage, low-power CMOS delay element. IEEE J.

Solid-State Circuits, 1996, 31(7): 966 - 971.

[6.34] Tocci R J. Digital Systems: Principles & Applications, 6th ed. Englewood Cliffs, NJ, MSA: Prentice-Hall, 1995.

[6.35] Tran N, Skafidas E, Yang J, et al. A prototype 64-electrode stimulator in 65 nm CMOS process towards a high density epi-retinal prosthesis. Proc. Int. Conf. IEEE Eng. Med. Biol. , EMBC 2011: 6729 - 6732.

[6.36] Ortmanns M, Rocke A, Gehrke M, et al. A 232-channel epiretinal stimulator ASIC. IEEE J. Solid-State Circuits, 2007, 42(12): 2946 - 2959.

[6.37] Noorsal E, Sooksood K, Xu H, et al. A neural stimulator frontend with high-voltage complianceand programmable pulse shape for epiretinal implants. IEEE J. Solid-State Circuits, 2012, 47(1): 244 - 256.

[6.38] Monge M, Raj M, Honarvar-Nazari M, et al. A fully intraocular 0. 0169 mm /pixel 512-channel self-calibrating epiretinal prosthesis in 65 nm CMOS. IEEE Int. Solid-State Circuits Conf. , ISSCC 2013: 296 - 297.

[6.39] Chen K, Lo Y K, Liu W. A 37. 6 mm² 1024-channel high-compliance-voltage SoC for epiretinal prostheses. IEEE Int. Solid-State Circuits Conf. , ISSCC 2013: 294 - 295.

[6.40] Butterwick A F, et al. Dynamic range of safe electrical stimulation of the retina 16th Conference on Ophthalmic Technologes, San, Jose, CA, 2006.

[6.41] Cogan S F, et al. Potential-biased, asymmetric waveforms for charge-injection with activated iridium oxide (AIROF) neural stimulation electrodes. IEEE Trans. Biomed. Eng. , 2006, 53: 327 - 332.

[6.42] Jensen R J, Ziv O R, Rizzo J F. Thresholds for activation of rabbit retinal ganglion cells with relatively large, extracellular microelectrodes Invest. Ophthalmol. , Vis. Sci. , 2005, 46(3): 1486 - 1496.

[6.43] Mahadevappa M, et al. Perceptual thresholds and electrode impedance in three retinal prosthesis subjects. IEEE Trans. Neural Syst. Rehabil. Eng. , 2005, 13: 201 - 206.

[6.44] International Commission on Non-Ionizing Radiation Protection 2000 ICNIRP statement on light-emitting diodes (LEDs) and laser diodes: implications for hazard assessment Health Phys. , 2000, 78: 744 - 752.

[6.45] Sliney D, et al. Adjustment of guidelines for exposure of the eye to optical radiation from ocular instruments: statement from a task group of the International Commission on Non-Ionizing Radiation Protection (ICNIRP). Appl. Opt. , 2005, 44: 2162 - 2176.

[6.46] Liu X, Demosthenous A, Donaldson N. An integrated implantable stimulator that is fail-safe without off-chip blockingcapacitors. IEEE Trans. Biomedical Circuits and Systems, 2008, 2(3): 231 - 244.

第7章　生物医疗应用中的模拟集成电路

生物电信号本质上属于模拟信号，因此在记录或施加生物电信号的信息电子系统中，模拟集成电路是不可或缺的部分。生物电信号的幅度可低至微伏量级，因此需要生物放大器对生物电极采集到的信号进行放大；为了保证生物医疗系统的健壮性、可控性和复用性，要将模拟信号转换成数字信号后再进行分析、处理和传输，因此需要模拟—数字转换器；为了从外界通过无线电方式获得能量，同时构建植入体与外部设备之间的无线数据传送通道，需要无线射频前端电路完成功率整流稳压和信号调制解调等功能。针对于此，本章将介绍生物医疗应用中最常用的三类模拟集成电路，即生物放大器(7.1节)、模拟—数字转换器(7.2节)和无线射频前端(7.3节)，每类电路都有基本原理分析和电路设计实例。

7.1　生　物　放　大　器

7.1.1　生物电信号特性及对放大器的要求

生物体内可兴奋性细胞进行生命活动的过程中，总是伴有电的变化，形成生物电活动。生物电活动会产生生物电信号。生物电信号是由生物活动中产生的电流在特定的组织、器官或细胞系统中形成的电位差所致，常常既随时间变化，也随空间变化。

根据采集生物电信号时生物电极是处于体内还是体外(即生物电极属于入侵式还是非入侵式，参见5.3.2.3节)，生物电信号可分为体内生物电信号和体外生物电信号。体内采集的生物电信号目前检测最多的是神经电信号，主要是动作电位(AP，亦称神经放电)和低频场电位(LFP)(参阅第1章)。脑皮层电图(ECoG)需利用植入大脑皮层下的薄层电极来记录成千上万个神经元的累积活动效应，也属于体内采集的综合神经电信号。

植入体外采集得到的生物电信号种类繁多，如脑电图(EEG)、心电图(ECG，Electrocardiogram)、肌电图(EMG，Electromyogram)、眼球电图(EOG，Electroculography)、皮肤电反应(GSR，Galvanic Skin Response)和脑磁图(MEG，Magnetoencephalogram)等。ECG表征心脏的电活动，一般用紧贴胸部表面的电极来测量(参见图7.1(a))。EMG表征骨骼与肌肉所产生的电信号，从前额上电极采集到的简单弛豫信号到中风康复过程中神经肌肉复杂的反馈信号都有(参见图7.1(c))。EEG也是利用皮肤上的多个表面电极来测量的(参见图7.1(b))，不同的是EEG采集的是头皮下脑细胞产生的电信号(实际上是数万至数千万神经元共同产生的神经信号)，而EMG采集的是皮肤下肌肉产生的电信号。GSR通过测量皮肤的电导或皮肤的电阻来表征皮肤的湿度。由于汗腺受交感神经系统的控制，所以皮肤电导对于表征心理或生理唤醒效应十分重要。临床发现，唤醒与汗腺的分泌关系密切，因潮湿而引起的高皮肤电导可用于预测高的唤醒状态，无论在心理上还是在生理上都是如此。MEG 通过测量生物电流诱发的磁场获得。

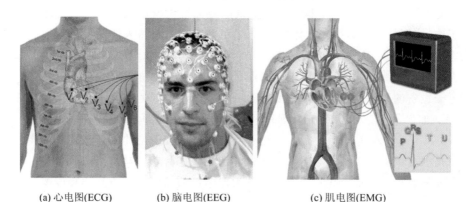

(a) 心电图(ECG)　　　　(b) 脑电图(EEG)　　　　(c) 肌电图(EMG)

图 7.1　体外采集生物电信号示意图

典型生物电信号的特性如表 7.1 所列。体内采集时生物电极的空间分辨率通常在毫米量级以下，体外采集时生物电极的空间分辨率通常在厘米量级。除了产生电信号之外，生物活动还会产生其他信号，如机械信号(如肌肉收缩图(MMG，Mechanomyorgam))、声音信号(如语音和呼吸)、化学信号(如 pH 值和氧化还原)和光信号(如身体移动导致接收光强变化)等。

表 7.1　典型生物电信号的基本特性

采集方式	信号名称	幅度范围	频率范围	电极类型
体内采集	动作电位(AP)	$50 \sim 500\ \mu V$	$100\ Hz \sim 7\ kHz$	植入电极
	低频场电位(LFP)	$1 \sim 5\ mV$	$0.1 \sim 200\ Hz$	植入电极
体外采集	心电图(ECG)	$0.3 \sim 4\ mV$	$0.1 \sim 250\ Hz$	皮肤电极
	脑电图(EEG)	$0.5 \sim 100\ mV$	$1 \sim 50\ Hz$	头皮电极
	肌电图(EMG)	$0.1 \sim 2000\ mV$	$25 \sim 500\ Hz$	电极针
	视网膜电流图(ERG)	$0 \sim 900\ \mu V$	$DC \sim 50\ Hz$	接触电极

生物电信号通常具有以下共同特点：

(1) 非常微弱，电压在微伏至毫伏量级，电流在纳安至皮安量级。

(2) 频率处于低频区，通常范围在 $0 \sim 20\ kHz$。

(3) 信号源内阻较高，包括组织电阻、皮肤电阻、细胞膜电阻和微电极电阻等，可高达数兆欧。而且，因电极与生物组织接触面积和组织溶液浓度等的不同，生物阻抗会在一定范围内变化。

(4) 易受其他电信号的干扰。这种干扰包括生物电之间的干扰(如肌电对心电、肌电对脑电、肌电对神经动作电位的干扰)、50 Hz 交流电源对记录电信号的干扰、电极极化电位的干扰以及来自空间电磁波的干扰。

生物放大器用于从背景中还原出微弱的生物电信号，是生物医学传感器件的基本单元之一。生物放大器通常需满足以下要求：

(1) 低噪声。放大器的等效输入噪声应足够低，以保证有足够高的灵敏度来检测微弱的生物电信号。放大器的固有噪声包括热噪声和闪烁噪声(亦称 $1/f$ 噪声)。由于生物放大器工作于低频，因此闪烁噪声显著。例如，神经放大器的等效输入噪声电压要求通常小于 $5~\mu V_{rms}$。

（2）微功耗。这不仅是为了保证在电池供电或无线供电的条件下，系统能长时间稳定安全地工作（特别是要长期植入人体的系统），更是为了防止植入体的发热对周围生物组织带来损害。实验表明，人体体温上升 3℃ 就会导致血管增生或组织坏死，上升 2℃ 就会产生异常的大脑活动，因此通常要求植入体引起的四周生物组织的温升不得超过 1℃。这就对植入式电子设备的功耗形成了严苛的限制。例如，植入大脑的神经放大器的总功耗不能超过 10 mW，如果采用 1024 个通道，则每个通道的功耗就必须小于 $2~\mu W$。

（3）小尺寸。植入式医疗系统比穿戴式医疗系统对实现尺寸的要求更为苛刻。生物放大器可以是独立单元，也可以与生物电极集成到一块芯片上。对于后一种情况，要求放大器的实现面积更小。例如，1024 通道神经放大器芯片的总面积从成品率和成本考虑如果不希望超过 $4\times4~mm^2$，则每个通道放大器的面积就必须小于 $0.01~mm^2$，芯片主要参数的不均匀性小于 5%。

（4）具有带通特性，特别是要具备足够强的抑制直流失调和低频共模干扰的能力。这种直流失调主要由电极—生物组织界面的电化学效应所致。对于差分记录电极而言，这种直流失调可以达到 1～2 V，足以使放大器的输出达到饱和。

更先进的生物放大器可能要求具备更多的功能和更好的性能。例如，多通道放大器的单片集成，通道数可达 32～128 个；带宽和增益可配置，以便能用于不同类型的生物信号；具有数据压缩、时分复用和无线遥测等功能。

针对不同类型生物电信号的放大器的具体指标可能有所不同。体内采集的神经电信号的特点以及对用于测量神经电信号的神经放大器的基本要求已在 1.3.3 节作了比较具体的讨论，这里不再赘述。表 7.2 给出了三种体外采集生物电信号对放大器的基本要求。

表 7.2　三种体外采集生物电信号对放大器的基本要求

信号类型	心电图（ECG）	肌电图（EMG）	脑电图（EEG）
信号幅值	0.3～2 mV	0.1～2000 mV	0.5～100 mV
信号带宽	0.16～250 Hz	25～500 Hz	1～50 Hz
等效输入噪声	<2 mV	<0.5 mV	<1 mV，<100 pA
输入阻抗	>10 MΩ	>100 MΩ	>100 MΩ
共模抑制比	$>10^7$	$>10^7$	$>10^7$
共模输入范围	>±200 mV	>±200 mV	>±200 mV
抗静电强度	>2000 V	>2000 V	>2000 V
增益稳定度	—	<±1%	<±1%

噪声、功耗和面积指标的相互冲突是生物放大器设计面临的主要挑战，如何同时实现低噪声、低功耗和小面积是生物放大器一以贯之的目标。由于生物电信号很微弱，要求放大器具有足够低的等效输入噪声，但低噪声设计往往要求更大的面积和更大的电流。对于植入式器件而言，功耗引起的发热会导致附近生物组织的损伤，因此低功耗也是生物放大器的必备要求。为了提高对于生物信号的采集效率，同时降低对生物组织的侵入程度，植入体内的生物探针上的电极数量越来越多，同时单个电极的尺寸越来越小，这就对与电极

集成在一起的生物放大器的实现面积带来了越来越大的约束。图 7.2 是与犹他 MEA 电极阵列(参阅 5.3.2 节)组装在一起的生物放大器阵列示意图,电极之间的间距为 400 μm,而现代硅基有源神经阵列的电极间距已经小至 20 μm(参阅 5.4.4 节),因此对放大器面积的约束也就越来越大。

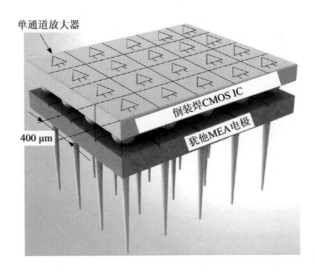

图 7.2 与犹他 MEA 电极组装在一起的生物放大器阵列

通常用噪声效率因子(NEF)来综合评判生物放大器的功耗与噪声指标的优劣,其定义为[7.1]

$$\mathrm{NEF} \equiv V_{\mathrm{ni, rms}} \sqrt{\frac{2I_{\mathrm{tot}}}{\pi \cdot U_{\mathrm{T}} \cdot 4kT \cdot \mathrm{BW}}} \tag{7.1}$$

式中,I_{tot} 是放大器的总电源电流,$U_{\mathrm{T}} = kT/q$ 是热电势,BW 是放大器的带宽,$V_{\mathrm{ni, rms}}$ 是放大器的等效输入噪声电压均方根值。生物放大器的设计应尽可能降低 NEF。如果噪声只来自一个理想双极晶体管的热噪声,则放大器的 NEF=1,但所有实际电路的 NEF>1。图7.3 示出了 NEF 值与电源电流及等效输入噪声的关系。如果增加放大器占用的芯片面积

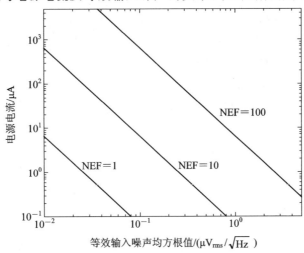

图 7.3 电源电流和等效输入噪声与 NEF 值的关系

和电源电压指标，则可以用以下这个修正的噪声效率因子定义：

$$\text{NEF}^2 \times 电源电压 \times 面积$$

7.1.2　基本电路与设计方法

7.1.2.1　基本电路

生物电位信号记录系统的典型架构如图7.4所示。由多个生物电极或电极阵列采集到的生物模拟电位信号，经低噪声放大器（LNA，Low-Noise Amplifier）和可变增益放大器（VGA，Variable Gain Amplifier）的放大，经多路选择器（MUX）实现通道复用，经模拟信号处理电路完成必要的滤波、电平阈值或平均能量的检测，由ADC转换为数字信号，再经数字信号处理后由发射器传输到外部设备。

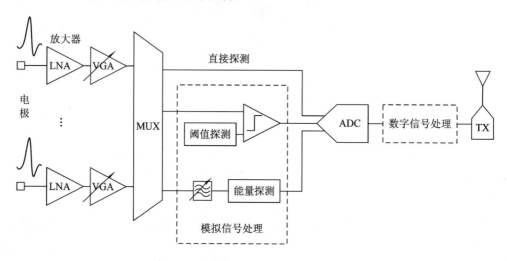

图7.4　生物电位信号记录系统的典型构成

生物放大器的基本结构通常是跨导运算放大器（OTA），大多采用交流耦合，以便消除不可避免的直流失调。根据信号输入和输出的方式，可将OTA分为差分放大器和单端放大器两类。与单端放大器相比，差分放大器具有更强的共模干扰抑制能力，适合电源不稳定或不纯净时采用，但会占用更大的面积。根据放大器的构成组态，OTA又可分为闭环放大器和开环放大器。与闭环放大器相比，开环放大器在实现同样增益条件下的功耗相对较低，但由工艺—（电源）电压—温度（PVT，Process – Voltage – Temperature）变动引起的增益和噪声误差较大，会对所记录生物信号的精度和保真度产生显著影响，除非采用另外的电路对误差进行矫正。因此，生物放大器采用闭环组态较多。图7.5给出了全差分（差分输入、差分输出）闭环和开环放大器的基本结构，其中C_{in}是输入耦合电容，C_p是放大器的输入寄生电容，C_{fb}是闭环放大器的反馈电容，R是闭环放大器的反馈电阻和开环放大器的输入电阻。

对于生物放大器而言，由于测量的生物电信号频率极低，要求输入高通滤波器的转折频率（对于图7.5(a)组态，转折角频率为$1/(RC_{\text{fb}})$）低至毫赫量级，同时由于测量的生物组织阻抗很高，要求放大器的输入阻抗也要很高。基于这两个原因，放大器必须使用阻值极高的电阻（R）。为了避免高阻值电阻占用大量的面积，通常采用MOS晶体管构成的赝电阻。这种赝电阻可以采用 MOS 双极赝电阻，也可以采用深耗尽或者弱反型 MOS 管构成的高阻值电阻实现[7.2]，如图 7.6 所示。后一种方式需要附加的电路来提供所需的偏置电压（V_{bias}）。因此 MOS 双极赝电阻在生物放大器中的应用最为普遍。

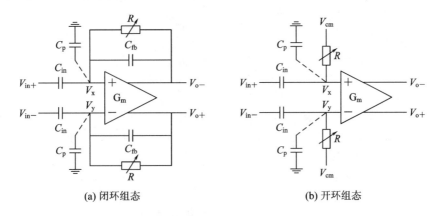

(a) 闭环组态   (b) 开环组态

图 7.5　全差分生物放大器的基本结构

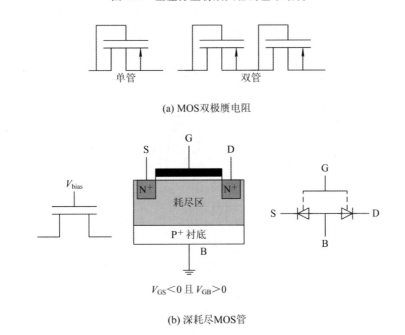

MOS 双极赝电阻相当于两个背靠背的二极管，每个二极管由一个衬底接源极、栅极接漏极的 PMOS 管构成。图 7.7 给出了流过这种赝电阻的电流以及动态电阻（dV/dI）值随电阻端电压（ΔV，对单个赝电阻就是 V_{GS}）的变化关系。当 $V_{GS}<0$ 时，它相当于二极管连接的 PMOS 管；当 $V_{GS}>0$ 时，源-阱-漏构成的 PNP 双极晶体管被激活，它相当于二极管连接的双极晶体管。由图 7.7 可见，当 $|\Delta V|$ 较小时，动态电阻极高，$|\Delta V|<0.2$ V 时，动态电阻大于 10^{11} Ω，其值已经超过了仪器测量的极限。两个 MOS 双极赝电阻串联应用，有助于减少输出信号幅度较大时可能出现的失真。

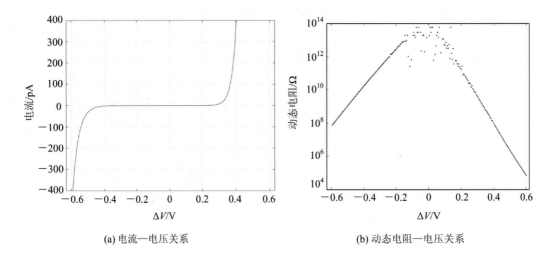

(a) 电流—电压关系

(b) 动态电阻—电压关系

图 7.7 MOS 双极赝电阻的实测特性

差分输入、单端输出闭环生物放大器的典型组态如图 7.8 所示[7.3]，由单级 OTA 和反馈网络构成，电容(C_2)用于 AC 信号反馈，电阻(R_1)用于 DC 信号反馈。R_1 用两个串联的 MOS 双极赝电阻(M_a-M_b)实现。放大器的电压增益 A_V 为

$$A_V = \frac{C_1}{C_2} \tag{7.2}$$

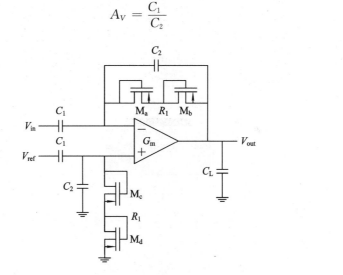

图 7.8 差分输入、单端输出闭环生物放大器的典型组态

如果取 $C_1 = 20$ pF，$C_2 = 0.2$ pF，则 A_V 为 100 倍(40 dB)。假定 C_1、$C_L > C_2$，放大器的带宽 BW 可近似表示为

$$BW = \frac{G_m A_V}{C_L} \tag{7.3}$$

式中，G_m 是 OTA 的跨导，C_L 是负载电容。放大器的低频截止频率 f_L 和高频截止频率 f_H 可表示为

$$f_L = \frac{1}{2\pi R_1 C_2} \tag{7.4}$$

$$f_H = \frac{G_m}{C_L} \tag{7.5}$$

放大器的等效输入噪声电压均方值$\overline{v_{ni,\,amp}^2}$可表示为

$$\overline{v_{ni,\,amp}^2} = \left(\frac{C_1 + C_2 + C_{in}}{C_1}\right)^2 \cdot \overline{v_{ni}^2} \tag{7.6}$$

式中,$\overline{v_{ni}^2}$是 OTA 的等效输入噪声电压均方值,C_{in}是 OTA 的输入电容。

OTA 的典型电路如图 7.9 所示[7.4]。偏置电流(I_{bias})和共源共栅支路的偏置电压(V_{cascP}和 V_{cascN})由标准的基准产生电路提供,同一基准电路可以为多个放大器共享。各个晶体管的尺寸需根据低噪声和小电流要求进行优化设计。假定 I_{bias} 设定为 8 μA,则 $M_1 \sim M_8$ 的漏极电流 I_D 均为 4 μA,但如果各个管子的沟道宽长比(W/L)不同,则工作状态可以不同,可工作在弱反型、中等反型或强反型区。如果以中等反型时的特征电流[7.5]

$$I_S = \frac{2\mu C_{ox} U_T^2}{\kappa} \cdot \frac{W}{L} \tag{7.7}$$

作为基准,可以定义一个反型系数(IC,Inversion Coefficient)

$$IC = \frac{I_D}{I_S} \tag{7.8}$$

用于表征 MOS 管的反型程度。式(7.7)中,μ 是沟道迁移率,C_{ox} 是单位面积栅氧化层厚度,κ 的典型值为 0.7。IC<0.1 时为弱反型(亚阈区),MOS 管的跨导 g_m 正比于 I_D,可实现最大的跨导效率(g_m/I_D),但需要大的 W/L;IC>10 时为强反型,g_m 正比于 $\sqrt{I_D}$,此时跨导效率最小,但带宽更大。对于低功耗应用,g_m 与 IC 的关系可用以下经验公式近似表达[7.6]:

$$g_m \approx \frac{\kappa I_D}{U_T} \cdot \frac{2}{1 + \sqrt{1 + 4 \cdot IC}} \tag{7.9}$$

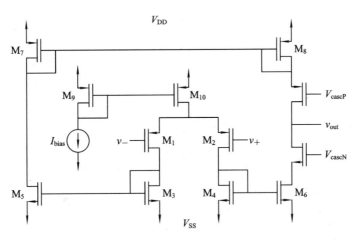

图 7.9　用于生物放大器的 OTA 典型电路

设计时,首先根据功耗和噪声要求选择各个晶体管的漏极电流,然后根据所需的反型水平来逐一选择器件尺寸,从而对放大器的指标进行优化。这些指标包括输入噪声、增益、输出电阻和带宽等。表 7.3 分别给出了神经记录应用和 EEG 测量应用时,图 7.9 放大器电路中各个晶体管的优化尺寸以及偏置条件,其中尺寸设定是基于 1.5 μm CMOS 工艺的。

表 7.3　OTA 晶体管尺寸与偏置条件实例(基于 1.5 μm CMOS 工艺)

放大器类型	晶体管	$(W/L)/\mu m$	$I_D/\mu A$	IC	(g_m/I_D) /V	$V_{GS}-V_T/V$
神经放大器	M_1，M_2	800.0/4.0	4.0	0.43	20.6	-0.076
	M_3,M_4，M_5，M_6	12.0/44.8	4.0	110	2.5	$+0.770$
	M_7，M_8	6.4/12.8	4.0	171	2.0	$+0.960$
	M_9，M_{10}	20.0/20.0	80	171	2.0	$+0.960$
	M_{cascN}	12.0/3.2	4.0	7.8	8.1	$+0.200$
	M_{cascP}	6.4/3.2	4.0	43	3.9	$+0.481$
EEG 放大器	M_1，M_2	800.0/4.0	0.032	0.0034	27.1	-0.206
	M_3,M_4，M_5，M_6	6.4/470.0	0.032	17	5.8	$+0.304$
	M_7，M_8	6.4/104	0.032	11	7.0	$+0.242$
	M_9，M_{10}	20.0/20.0	0.064	1.4	15.4	$+0.059$
	M_{cascN}	12.0/3.2	0.032	0.063	25.7	-0.092
	M_{cascP}	6.4/3.2	0.032	0.34	21.5	-0.017

该电路的等效输入热噪声均方值可以表示为

$$\overline{v_{ni,\,thermal}^2} = \left[\frac{16kT}{3g_{m1}}\left(1 + 2\frac{g_{m3}}{g_{m1}} + \frac{g_{m7}}{g_{m1}}\right)\right]\Delta f \qquad (7.10)$$

式中，g_{m1}、g_{m3} 和 g_{m7} 分别是 M_1-M_2、M_3-M_6 和 M_7-M_8 管的跨导。可见，为了减少热噪声，应使 g_{m3}、$g_{m7}\ll g_{m1}$，亦即 $(W/L)_3$、$(W/L)_7\ll(W/L)_1$，这样做的结果是 M_3-M_8 工作于强反型区，而 M_1-M_2 工作于亚阈区。由表 7.3 可知，M_1-M_2 总是具有最大的 g_m/I_D 值。不过，g_{m3} 和 g_{m7} 降得过低可能会引发不稳定，因为除了主极点 g_{m1}/C_L 之外，在 g_{m3}/C_3 和 g_{m7}/C_7 处还有两个次极点(C_3 和 C_7 是从 M_3 或 M_7 栅极看进去的等效电容)。不过，只要使 C_L 足够大，就能使次极点频率比主极点频率大数倍，从而消除次极点对稳定性的不利影响。当然，C_L 值的上限会受到面积和带宽的限制。综上所述，$(W/L)_3$、$(W/L)_7$ 的最终确定需要折中考虑噪声和相位裕值。沟道窄的 M_3-M_8 管需要相对较大的过驱动栅压 $V_{GS}-V_T$，因此受电源电压限制的输出信号摆幅也对 g_m 的下限有所限制。

除了热噪声之外，闪烁噪声也是需要考虑的因素。只要过驱动电压不很大，PMOS 管的闪烁噪声比 NMOS 管小约 2 个数量级[7.5]。而且，闪烁噪声与栅面积成反比。因此，OTA 的输入管采用大栅面积的 PMOS 器件，有利于降低闪烁噪声。其他晶体管的栅面积在不影响其他性能的前提下也应尽量大，但 M_3-M_8 面积增大将会影响相位裕度，M_1-M_2 面积增大则会增加 OTA 的输入电容 C_{in}，从而对放大器的总等效输入噪声产生不利影响。另外，双极晶体管的闪烁噪声低于 MOS 晶体管，因此如果能利用 CMOS 工艺中的横向 PNP 管，也有利于降低闪烁噪声。不过，如果 M_1、M_2 改用横向 PNP 管，就会给赝电阻引入直流电流，使其进入动态电阻小的区域。而且，双极晶体管固有的高 g_m/I_C 值会使其热噪声过大（参见式(7.10)），因此也不适合用于 $M_3 - M_8$。

由式(7.6)可知，OTA 输入电容 C_{in} 的增加会使放大器包括热噪声和闪烁噪声在内的总噪声增加。为了抑制这一影响，C_1 的值可尽量取大些（譬如 $5 \sim 50$ pF），但不可避免地会增加面积的消耗。

基于上述电路结构和 $1.5\ \mu m$ 2M2P CMOS 工艺制备了两种放大器，即神经放大器和 EEG 放大器。整个放大器芯片版图实物照片如图 7.10 所示，尺寸为 $2.2\ mm \times 2.2\ mm$，上有 6 个放大器，其中近 70% 的面积被电容所占据。神经放大器增益的设计值为 100（40 dB）；C_1 和 C_2 的值分别为 20 pF 和 200 fF，用多晶－多晶电容制作；C_L 的值由带宽决定，设为 17 pF，用 nMOS 电容制作。

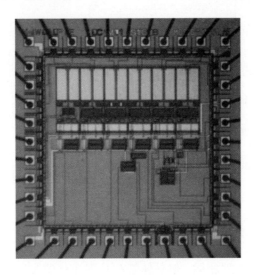

图 7.10　生物放大器芯片版图照片

神经放大器芯片的实测传输函数如图 7.11(a) 所示，带内增益为 39.5 dB；低频截止频率 f_L 近似为 0.025 Hz，可推断赝电阻大于 $10^{13}\ \Omega$；高频截止频率为 7.2 kHz。等效输入噪

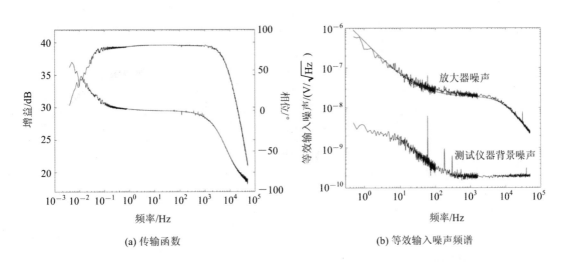

(a) 传输函数　　　　　　　　　　　　(b) 等效输入噪声频谱

图 7.11　神经放大器的实测结果

声频谱如图 7.11(b)所示，热噪声幅度为 $21\ \mathrm{nV}/\sqrt{\mathrm{Hz}}$，闪烁噪声拐角频率为 $100\ \mathrm{Hz}$，对整个频谱在 $0.5\ \mathrm{Hz}{\sim}50\ \mathrm{kHz}$ 范围内积分得到的均方根值电压为 $2.2\ \mu\mathrm{V_{rms}}$，其中热噪声分量就占了 $2.1\ \mu\mathrm{V_{rms}}$，可见在此电路中闪烁噪声并不重要。考虑到典型的细胞外神经信号的背景噪声约为 $5{\sim}10\ \mu\mathrm{V_{rms}}$，因此 $2.2\ \mu\mathrm{V_{rms}}$ 的噪声水平是可以接受的。用此放大器配合铂尖微电极，测量了小鼠嗅觉皮层的瞬态神经电信号，所探测出的动作电位信号如图 7.12 所示。

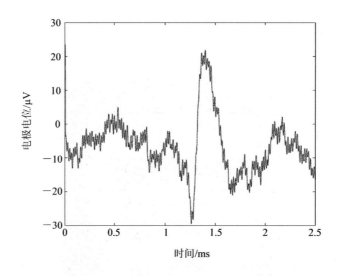

图 7.12　用神经放大器测试得到的小鼠嗅觉皮层的动作电位波形

　　EEG 信号的频率低于 $30\ \mathrm{Hz}$，不能用神经放大器直接测量，故专门设计了 EEG 放大器，其电路结构与神经放大器相同，但晶体管和外围元件的参数有所变化。晶体管参数已列入表 7.4，其中 C_L 从 $17\ \mathrm{pF}$ 增加到 $50\ \mathrm{pF}$，差分对晶体管的偏置电流改为 $32\ \mathrm{nA}$。图 7.13 是 EEG 放大器的实测传输函数和等效输入噪声频谱。

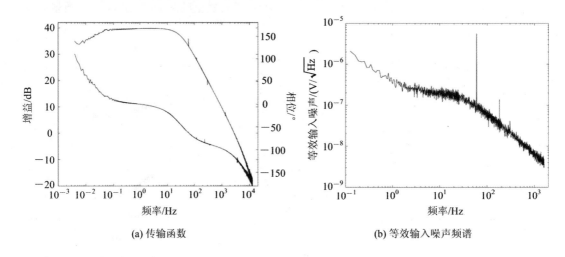

(a) 传输函数　　　　　　　　　　　　　　(b) 等效输入噪声频谱

图 7.13　EEG 放大器的实测结果

　　表 7.4 总结了所设计的神经放大器和 EEG 放大器的主要指标的实测值。

表 7.4　放大器主要参数指标实测值

参　　数	神经放大器	EEG 放大器
电源电压	±2.5 V	±2.5 V
电源电流	16 μA	180 nA
增益	40 dB	39.8 dB
带宽	7.2 kHz	30 Hz
低频截止频率	0.025 Hz	0.014 Hz
等效输入噪声	2.2 μV_{rms}	1.6 μV_{rms}
NEF	4.0	4.8
THD(16.8 mV$_{pp}$ 输入)	1.0%	1.0%
动态范围(1%THD)	69 dB	69 dB
CMRR(10 Hz~5 kHz)	$\geqslant$83 dB	$\geqslant$86 dB
PSRR(10 Hz~5 kHz)	$\geqslant$85 dB	$\geqslant$80 dB
串扰(f=1 kHz)	-64 dB	—
面积(1.5 μm CMOS 工艺)	0.16 mm^2	0.22 mm^2

7.1.2.2　抑制直流失调和闪烁噪声的方法

如前所述，在植入式生物医疗应用时，生物组织—电极之间的法拉第效应以及电极阵列的非对称性会引入严重的直流失调，有时会高达数伏，而且因生物电信号处于低频范围，所以闪烁噪声的影响十分显著。因此，需改进生物放大器的电路设计以便实现高干扰抑制比和低的直流失调，但因此引入的附加电路会增加功耗和面积，并减少可用的记录通道的数目，有时还会引入额外的噪声或者降低放大器的输入阻抗，所以必须采用特别的对策。

为了抑制生物放大器的直流失调和低频噪声，业界已经提出的设计方法可分为基于连续时间和基于时钟这两类。二者的区别在于后者需要时钟信号，必须配备时钟产生电路，有可能会产生与高频干扰和时钟馈通有关的潜在问题。

1. 基于连续时间的方法

利用有源反馈来消除电极直流失调和低频噪声的生物放大器的基本结构如图 7.14(a)所示[7.7]，由低噪声前级 OTA(OTA1)和 Miller 积分器结构的次级 OTA(OTA2)构成。电容 C_2 决定了积分器的时间参数。带内增益等于 OTA1 的增益，低通转折频率由 OTA1 的主极点决定，共模电压利用参考电压 V_{ref} 设定。

更详细的电路如图 7.14(b)所示[7.8]。OTA1 内的反馈通道起着基于 Miller 积分器的有源低频干扰抑制电路的作用。Miller 积分器在节点 V_{out} 对 OTA1 的输出电压采样并积分，然后在端子 V_{ip} 施加一个纠正电压，使得节点 V_{ip} 能够跟踪 OTA1 在 V_{in} 采集到的直流电平。尽管 OTA1 输出端与同相输入端(V_{ip})之间接有反馈环路，但由于反向积分器将一个负信号接到其输出电压上，所以放大器使用的是负反馈。OTA2 在节点 V_{ref} 获得参考电压，并复制到 V_{ip}，为生物放大器提供了共模电压抑制能力。放大器的增益和相位响应如图

7.14(c)所示，呈现带通特性，这是在放大生物信号的同时抑制不期望的其他干扰信号所必需的。

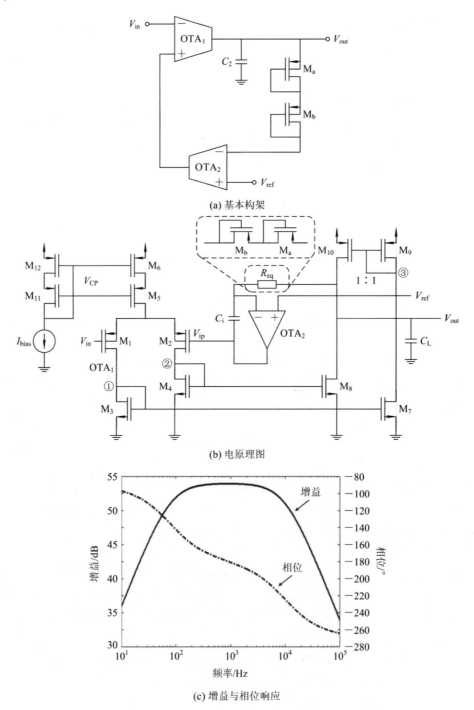

(a) 基本构架

(b) 电原理图

(c) 增益与相位响应

图 7.14　带有源反馈的生物放大器

MOS 晶体管的闪烁噪声远高于同样面积的双极晶体管，因此利用 BiCMOS 工艺制作生物放大器将会显著降低闪烁噪声。一个 BiCMOS 生物放大器的例子如图 7.15 所示[7.9]。

该电路由一个简单的 BiCMOS OTA（Q_1、Q_2、M_1 和 M_2）构成，负载电阻为 R_1。前设一阶带通滤波器，将带宽限制为 100 Hz~1 kHz，上截止频率由电阻 R_1 和电容 C_1 的组合决定，而下截止频率由与晶体管 M_6、M_7 串联的电容 C_2 决定。M_6 和 M_7 构成了一个接地的高阻线性有源电阻，阻值约为 20 MΩ。除了能消除信号通带内的低频噪声之外，带通滤波器的高通部分也可以消除某些低频闪烁噪声尾迹，保证放大器的输出无直流失调。M_6 和 M_7 的直流偏置电压分别由二极管连接的晶体管 M_8、M_9 提供，M_8 和 M_9 的偏置则由直流电流源 I_{b2} 和 I_{b3} 提供。另外，设有消除 Q_1 和 Q_2 的基极电流的电路，这也是非常重要的，因为不允许有显著的电流流入生物组织。本质上，Q_3 复制了 Q_1 和 Q_2 的基极电流，后者被馈送到 PMOS 电流镜 M_3~M_5，其输出分别推动 Q_1 和 Q_2 的基极。Q_4 的基极接地，用于保证 Q_3 的发射极电压处于合适的水平。Q_3 的收集极接至 V_{ref}，尽可能与 Q_1 和 Q_2 的直流条件相同。放大器的实测等效输入噪声电压的均方根值只有 290 nV，噪声带宽为 1 Hz~15 kHz。这款生物放大器也可以基于 CMOS 工艺设计，其中的 Q_1 和 Q_2 改用横向 PNP 双极晶体管。不过，针对相同的目标噪声指标要求，与 BiCMOS 的标准 NPN 双极器件相比，CMOS 工艺提供的横向 PNP 管的使用会导致硅面积大增。

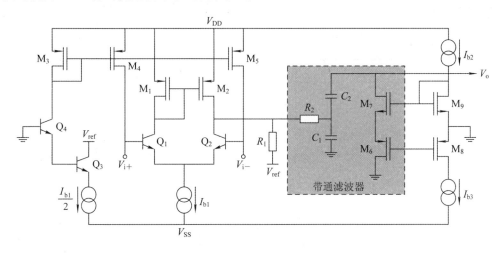

图 7.15　BiCMOS 生物放大器

对于需要高共模抑制比（CMRR）和精确增益设定的生物医疗前端电路，仪表放大器（IA）比 OTA 可能更为合适。利用三个经典的运算放大器可以构造一个仪表放大器。然而，三运放 IA 的 CMRR 取决于电阻的精确匹配，而且其低输出阻抗会增加功耗。IA 的另一种设计是利用开关电容电路，但是噪声在奈奎斯特频率之上的折叠效应会限制其性能。图 7.16 给出了一个基于 CMOS 技术设计的电流反馈仪表放大器[7.10]，其增益由两个电阻的比值来精确设定，CMRR 不再依赖于电阻的匹配。该放大器由两级构成，即输入跨导级和输出跨阻级。跨导级使用有源电流反馈，在电流反馈增益足够高的条件下，可实现 M_1 与 M_2 漏电流的精确平衡。M_1 和 M_2 栅极两端的输入差分电压 V_{in} 被加在了电阻 R_1 上，因此输入级基本上是单位增益缓冲器。为了增强 CMRR 性能，镜像晶体管 M_5 和 M_6 应采用共源—共栅模式。输出跨阻级将输入级的差分反馈电流转换为单端输入电压 V_{out}，出现在电阻 R_2 两端。如果忽略输入晶体管的源电阻效应，并假定输入和输出级的反馈增益足够大（>60 dB），放大器的增益可以用 R_2/R_1 来估计。此仪表放大器具有带通频率响应，主极点

的高频截止频率可表示为

$$f_{\mathrm{H}} = \frac{1}{2\pi R_2 C_1} \tag{7.11}$$

在跨导级增设一阶高通 G_{m}-C 滤波器，可以产生所需的低频截止频率：

$$f_{\mathrm{L}} = \frac{G_{\mathrm{m}}}{2\pi C_2} \tag{7.12}$$

在输入器件 M_1、M_2 之后的背景噪声的主要来源是负载器件 M_5 和 M_6 之前的镜像器件 M_3 和 M_4。仿真表明，电流反馈使来自 R_1 的等效输入噪声电压大为减少。

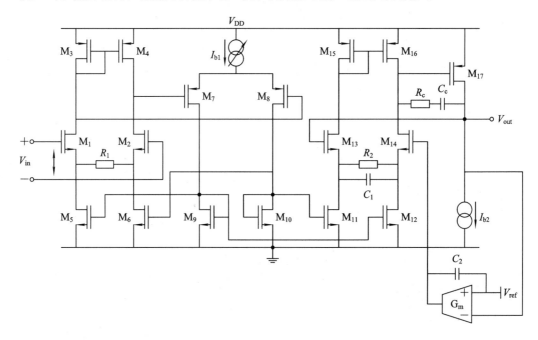

图 7.16 CMOS 电流反馈带通仪表放大器

2. 基于时钟的方法

不同的基于时钟的方法被用于改善低噪声放大器的性能，包括偏置开关、自动调零和斩波调制等方法。这些方法的共同特点是需使用时钟作为控制信号，可降低闪烁噪声，但不能降低热噪声。

偏置开关法通过周期性地增加与降低 MOS 晶体管的偏置电压，使器件在反型区和积累区交替工作，从而降低其闪烁噪声[7.11]（参见图 7.17）。晶体管的噪声被开关波形所调制，开关操作可表示为噪声电流与开关信号 $m(t)$ 的乘积。利用占空比为 50% 的方波作为开关信号，$m(t)$ 的傅立叶变换可近似表示为

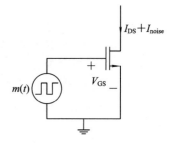

图 7.17 MOSFET 的工作区在反型区和积累区之间交替

$$m(t) = \frac{1}{2} + \frac{2}{\pi}\sin(\omega_{\mathrm{sw}}t) + \frac{2}{3\pi}\sin(3\omega_{\mathrm{sw}}t) + \frac{2}{5\pi}\sin(5\omega_{\mathrm{sw}}t) + \cdots \tag{7.13}$$

式中，ω_{sw} 是开关频率。如果 ω_{sw} 足够高，基带噪声就会降低一半。式(7.13)中正弦项给出的

调制效应应控制在工作带宽之外，可通过滤波除去。采用这种方法达到的信噪比(SNR)最大改善量约为 30%。不过，它需要一个高速时钟，加至关键晶体管的栅极或体电极上。关键晶体管是指存在来自驱动电路的电荷馈送和附加噪声带来的电势问题的晶体管。因此，对于要求极低噪声的前端电路的设计，偏置开关法可能是不实用的方法。

自动调零(AZ，Auto-Zeroing)法也称相关双取样(CDS，Correlation Double Sampling)法[7.12]，其原理如图 7.18 所示。在失调采样阶段 Φ_1，放大器置于单位增益缓冲器模式，只有输入失调(V_{off})和噪声($V_{flicker}$)被采样，而且储存在采样—保持(S-H)器中。在输入采样阶段 Φ_2，采样得到的噪声被从之前测量的输入失调和噪声中减掉，只有输入有用信号(V_{in})被采样。此方法的有效性要求 Φ_1 阶段的失调噪声与 Φ_2 阶段的失调噪声相关，只有直流失调和闪烁噪声满足这一条件，而包括热噪声和散粒噪声在内的白噪声不满足这一条件。因此，自动调零法不能降低白噪声。在失调采样阶段，采样频率应取得高于闪烁噪声的拐角频率，以便有效消除闪烁噪声。自动调零技术的主要缺点是高频白噪声被下采样，卷积返回至基带，从而增加了背景白噪声。

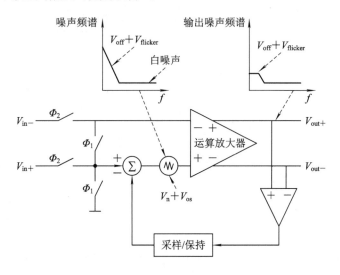

图 7.18　自动调零放大器的原理图

斩波调制(CM，Chopping Modulation)法也是一个基于信号调制的方法。与偏置开关法和自动调零法不同的是，斩波方法不只是降低闪烁噪声，而是可以彻底消除闪烁噪声。斩波法的原理框图如图 7.19 所示。在放大之前，用一个频率为 f_{chop} 的波形对放大器的输入信号进行调制，调制频率远高于信号的基带频率。然后，对经过这个"上变换"的信号进行放大和带通滤波。由于调制信号的频率高于闪烁噪声的转折频率，放大时有效消除了闪烁噪声($V_{flicker}$)以及输出直流失调电压的影响，SNR 基本上只由放大器的白噪声决定。放大后，通过将信号与用于上变换相同的调制波形相乘，可解调回基带。最后，用低通滤波器去除解调信号中的信号偶次谐波和闪烁噪声奇次谐波，可恢复所期望的信号。斩波法使得极高共模抑制比的放大器的设计成为可能。注意，在斩波处理的过程中，非理想性可能导致信号畸变。这种非理想性包括放大器带宽，带宽至少应为调制频率的 2 倍，以便满足奈奎斯特判据。

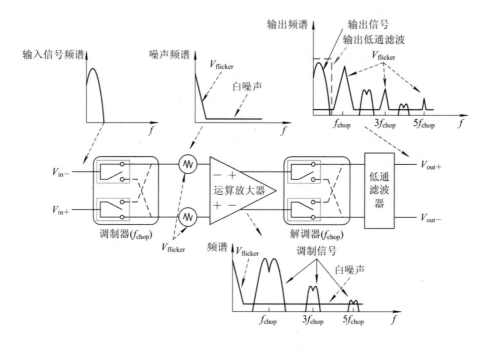

图 7.19　斩波方法降低闪烁噪声的原理图

　　斩波技术已被用于设计面向植入式医疗和人体表面电极应用的集成生物放大器,图
7.20 给出的仪表放大器(IA)就是其中的一个例子[7.13]。该放大器由前馈级和反馈级构成,
应用了交流耦合斩波技术来同时抑制电极直流失调和降低闪烁噪声。为了抑制放大器的闪
烁噪声,前馈级由输入斩波器、电流反馈型 IA 和输出斩波器组成。为了消除电极失调,反
馈级在斩波级之后用了一个低通 OTA。输入差分电极失调电压($V_{\text{offset, elec}}$)被输入斩波器所
调制。利用电流反馈作用,将通过 R_1 的电流拷贝至 R_2,经输出斩波器解调,转化为输出电
压 V_{out}。低通 OTA 对输出的 DC 分量进行滤波,并将其转换为电流。OTA 输出电流进而
被斩波级所调制。在稳态下,OTA 提供的电流为 $V_{\text{offset, elec}}/R_1$,IA 不提供电流,通过 R_2 的
电流为零,因此输出电压(V_{out})为零。

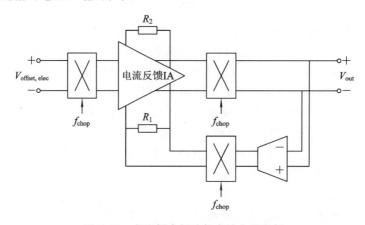

图 7.20　交流耦合斩波仪表放大器实例

7.1.3 带宽与增益宽范围可调的多通道神经放大器

为了适应不同的应用场合，生物放大器的主要参数最好能在宽范围内可调。本节介绍的多通道神经放大器[7.14]的特点是带宽和增益在较大范围内可调，而且对热噪声、闪烁噪声、参数均匀性、功耗和面积指标进行了综合优化。

7.1.3.1 噪声与失配分析

采用小尺寸 CMOS 工艺来制备生物放大器有利于缩小硅面积，降低功耗，提高工作频率，但会带来更大的闪烁噪声，因为闪烁噪声幅度与晶体管有源区的面积成反比[7.15]。同时，小尺寸器件电抗参数的幅度受限，而且失配性和离散性变大，因此在小尺寸工艺下滤波器的实现更为困难，频率精度更难保证。

1. 噪声分析

针对图 7.21 所示的生物放大器基本结构，同时考虑热噪声和闪烁噪声，则单位带宽内的等效输入噪声可表示为

$$\frac{\overline{\mathrm{d}v_{\mathrm{in}}^2}}{\mathrm{d}f} = \left(\frac{C_0 + C_1 + C_{\mathrm{in}}}{C_0}\right)^2 \overline{\mathrm{d}v_{\mathrm{OTA}}^2}$$

$$= \left(\frac{C_0 + C_1 + C_{\mathrm{in}}}{C_0}\right)^2 \left(8kT\frac{\gamma}{g_{\mathrm{m}}} + 2\frac{K_{\mathrm{f}}}{C_{\mathrm{ox}}WLf}\right) \tag{7.14}$$

式中：C_{in} 是 OTA 的输入电容；$\overline{\mathrm{d}v_{\mathrm{OTA}}^2}$ 是 OTA 的等效输入噪声电压，由热噪声和闪烁噪声两项构成（分别对应于式中第二个括号中的第一项和第二项）。在热噪声项中，$\gamma = 1/2$（弱反型）或 $2/3$（强反型），g_{m} 是输入管（图 7.21 中的 M_1 和 M_2）的跨导；在闪烁噪声项中，K_{f} 是输入管的闪烁噪声系数（取决于工艺条件[7.15]），C_{ox} 是输入管的栅氧化层电容，f 是频率，W 和 L 分别是 M_1 和 M_2 的沟道长度和宽度。

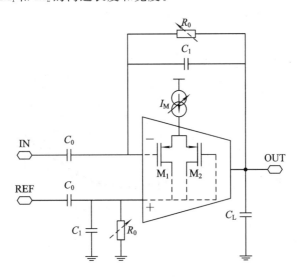

图 7.21　生物放大器的基本架构

由式(7.14)可知，取大的栅宽长比 W/L 可增加 g_{m}，从而降低热噪声；增大栅面积 WL 可以降低闪烁噪声，但 WL 的增加又会导致 C_{in} 的增加，从而又增加了热噪声和闪烁噪声。因此，晶体管面积对噪声的影响具有双重性。由式(7.14)还可看出，如果使 $C_0 \gg C_{\mathrm{in}}$，就可

以消除 C_{in} 对噪声的影响。

  假定采用 0.18 μm CMOS 工艺，工作频率范围为 1 Hz～5 kHz；为了使电压增益 $A_V=100$，取 $C_0=100$ pF，$C_1=1$ pF，二者占用的芯片面积约为 0.1 mm^2；M_1 和 M_2 的工作电流为 I_M。在此条件下，分别以工作电流 I_M 和沟道长度 L 为参变量，仿真得到的等效输入噪声随沟道宽度 W 的变化如图 7.22 所示。由图 7.22(a)可知，在同样的 W 下 I_M 越大，噪声越小，但 I_M 越大，使噪声最低的 W 值却越大。例如：$I_M=10$ μA 时，噪声最低可达到 1 μV 以下，但所需要的 W 要达到 10 mm 之宽，显然不现实；$I_M=100$ nA 时，噪声最低只能达到 10 μV，但所需的 W 只有 400 μm。由图 7.22(b)可知，在低噪声的 W 取值区间，L 越长噪声越大，而且噪声随 W 上升而上升的速率越快。

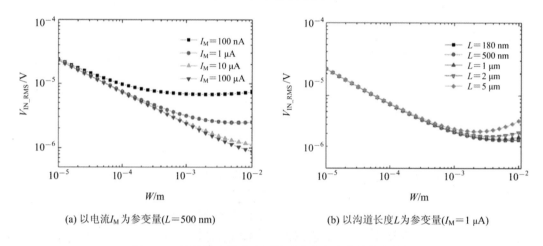

(a) 以电流 I_M 为参变量($L=500$ nm)   (b) 以沟道长度 L 为参变量($I_M=1$ μA)

图 7.22 等效输入噪声电压随沟道宽度变化的仿真特性

  考虑到芯片面积主要受 C_0 和 C_1 大小的约束，假定 $A_V=C_0/C_1$ 固定为 100，则不同的 C_0 和 C_1 值对应的噪声仿真值如图 7.23 所示。可见，在同样的 W 下，面积越小，则噪声越大，噪声随 W 的变化越敏感，而且使噪声最低的 W 值逐渐向更小的方向移动。例如，$C_0/C_1=10$ pF/100 fF 时，最低噪声为 4 μV，出现在 $W=1.3$ mm 处。

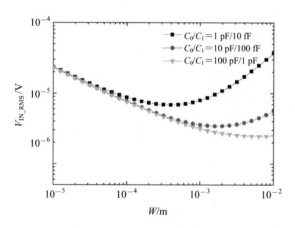

图 7.23 以电容所占面积为参变量的等效输入噪声电压随沟道宽度变化的
仿真特性($I_M=1$ μA，$L=500$ nm)

2. 失配分析

某些神经记录信号具有很低的频率，例如测试 LFP 信号时有可能要求 $f_L<1$ Hz，这就要求极高的 R_0C_1。大的 C_1 需占据大的芯片面积，大的 R_0 又会使得工艺失配的影响加大。综合考虑低 f_L 和低失配的要求，同时允许 f_L 能在较宽的范围内调整，可以采用工作在三极管区的 MOS 管制作 R_0，而采用附加的纠正电路来控制其失配。

MOS 管在弱反型区和强反型区的沟道有效电阻可分别表示为[7.16]

$$R_{WI} \approx \frac{1}{\frac{W}{L}I_t \exp\left(\frac{|V_{GS}|-|V_{TH}|}{nU_T}\right)} \tag{7.15}$$

$$R_{SI} \approx \frac{1}{\mu C_{ox} \frac{W}{L}(|V_{GS}|-|V_{TH}|)} \tag{7.16}$$

式中，$U_T=kT/q$，I_t 是特征漏电流，n 是亚阈区斜率。可见，在弱反型区，沟道有效电阻随阈值电压 $|V_{TH}|$ 呈指数变化，变化速率很快；在强反型区，沟道有效电阻随阈值电压 $|V_{TH}|$ 呈倒数变化，变化速率较慢。从图 7.24 可以更清晰地看出这一规律。在 $0.18~\mu m$ 工艺下，假定工艺离散导致的阈值电压变化 $\Delta V_{TH}=10$ mV，在强反型区($V_{GS}=1$ V)引起的沟道有效电阻变化为 1.7%，在弱反型区($V_{GS}=0.3$ V)引起的沟道有效电阻变化可以达到 35%。

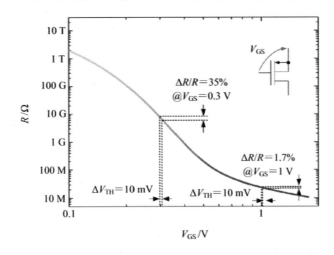

图 7.24　沟道有效电阻随栅源电压变化的仿真结果($W/L=0.4~\mu m/300~\mu m$，$V_{TH}=0.5$ V)

7.1.3.2　电路设计

所设计的 8 通道神经放大器命名为 NR8，其总体架构如图 7.25 所示，要求 $0.18~\mu m$ CMOS 工艺下的单通道面积小于 $0.1~mm^2$，每通道功耗约为 $10~\mu W$。8 选 1 模拟多路选择器用于减少外接管脚数；每通道有一个 9 bit 的数字寄存器，可实现电压增益、上截止频率和通道通断的数字控制；8 bit 的 DAC 用于调谐低频截止频率，并纠正工艺失配带来的通道失调；系统基准提供各个电路单元所需要的基准电压和基准电流。

为了同时保证高增益和小面积，此电路采用了很小的 C_1 和极大的 R_0。兼顾功耗要求，放大器采用了两级结构，如图 7.26 所示。AMP_1 级是电容反馈的运算放大器。从降低噪声的角度看，输入管的沟道长度应尽可能地短(参见图 7.22(b))，但过短会出现显著的短沟道效应，折中取 $W/L=400~\mu m/1~\mu m$，漏电流约为 $1~\mu A$。综合考虑反馈电容对噪声、面积和低频截止频率的影响，C_0 和 C_1 分别取 49 pF 和 2.3 pF，因此 AMP$_1$ 的电压增益为 21 倍。M_{RF} 的有效电阻值在 200 MΩ～200 GΩ 之间可调。

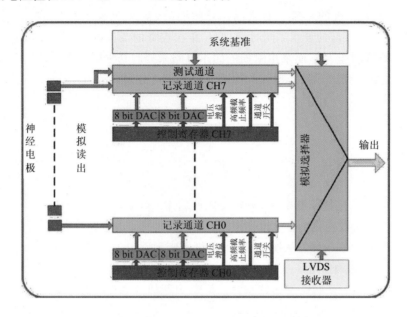

图 7.25 8 通道神经放大器芯片（NR8）的架构

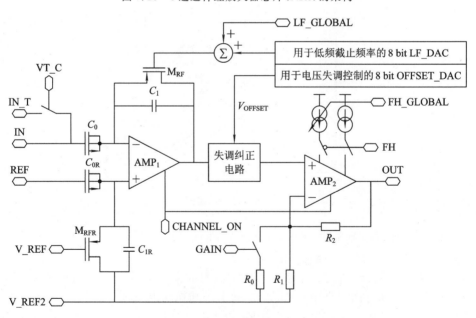

图 7.26 单个记录通道的电原理图

最占面积的是 C_0。为了节省面积，采用工作在强反型区的 NMOS 管来实现 C_0，其尺寸为 $W/L=114~\mu m/50~\mu m$，有效容值为 49 pF。为了减少 C_0 的失配和非线性，采用了专门的电源电压将 C_0 的工作点移入强反型区（$V_{GS}=0.75$ V，$V_{TH}=0.51$ V）。为了避免处于反馈通道的 C_1 引入附加失真，用 MIM 电容实现 C_1，其容值与偏压无关。

用 R_{MRF} 和 C_1 设定低频截止频率 $f_L=1/2\pi R_{MRF}C_1$。R_{MRF} 是工作在三极管区的晶体管

M_{RF} 的等效源漏电阻。M_{RF} 管的尺寸为 $W/L=0.4\ \mu m/50\ \mu m$，采用动态偏置，以保证其栅源电压不受 AMP_1 输出电压的影响。每个记录位都设置了两个 8 bit 的纠正 DAC，用于控制工艺失配对低频截止频率和电压失调的可能影响。

在图 7.26 中，高值多晶电阻 R_0、R_1 和 R_2 用于引入反馈，以防止附加失真，取值分别为 8 kΩ、32 kΩ 和 400 kΩ。利用 GAIN 开关，用户可将电压增益设为 12.5 或 50 倍；利用 FH 输入，用户可改变 AMP_2 的电流源，从而将高频截止频率设在 290 Hz 或 9 kHz；利用 FH_GLOBAL 输入，当 FH 输入设置在 290 Hz 时，用户还能对高频截止频率进行全局性的微调。另外，利用 CHANNEL_ON 输入，每个记录通道可以独立地关闭或打开。在检测神经信号时，并非所有通道都处于记录状态，因此可以通过关闭无需工作的通道来节省功率。在测试模式下，VT_C 键用于将测试信号同时加到所有记录通道的输入端。

AMP_1 和 AMP_2 都使用折叠共源—共栅运算放大器。AMP_1 使用的运算放大器内部电路如图 7.27 所示。除了输入晶体管的电流与尺寸另作考虑之外，该放大器的设计参见文献 [7.17]。为了防止电流源 M_3 和 M_4 的退化，使用了高值的多晶电阻 $R_1=R_2=50$ kΩ。为了使 $M_6 \sim M_9$ 的噪声贡献远小于 M_1 和 M_2，$M_6 \sim M_9$ 的工作电流要比 M_1 和 M_2 低得多（参见表 7.5），不过这又会使 $M_6 \sim M_9$ 的源阻抗远小于 $M_1 \sim M_4$，所形成的分流效应导致运算放大器的跨导降低。为此，需通过优化器件尺寸来尽量提高给定电流下的跨导。输出端的源跟随器 M_{10} 和 M_{11} 用于设定 AMP_1 级的最佳 DC 电压，并减少前置放大器的输出电阻。基于 nMOS 管的 C_2 和 C_3 用于限制第一级的带宽，二者均被偏置于强反型区（$V_{GS}=0.9$ V，$V_{TH}=0.51$ V），容值为 4.1 pF，使得 $f_H=39$ kHz。M_8 和 M_9 是电流镜。图 7.27 中晶体管的参数如表 7.5 所示。AMP_2 使用的运算放大器的电路与 AMP_1 相似。作为第二级，AMP_2 的噪声指标要求较低，重点在于减少面积和功耗。AMP_2 放大器的面积比 AMP_1 小 34%。

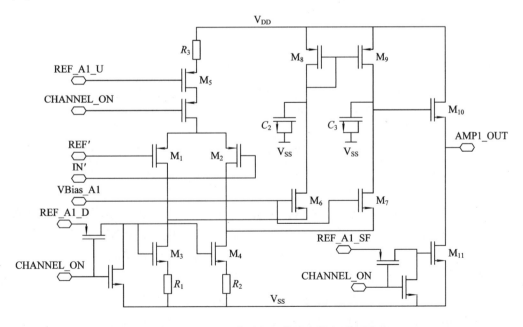

图 7.27　AMP_1 使用的运算放大器电原理图

表 7.5 **AMP$_1$ 运算放大器内晶体管的规格参数**

晶体管	W/L	$g_m/\mu S$	$I_d/\mu A$	$(g_m/I_d)/V^{-1}$
M$_1$、M$_2$	400 μm/1 μm	24.6	0.95	25.8
M$_3$、M$_4$	0.5 μm/15 μm	3.2	1.13	2.8
M$_5$	5 μm/15 μm	11.9	1.9	6.3
M$_6$、M$_7$	10 μm/11 μm	5	0.17	28.9
M$_8$、M$_9$	5 μm/20 μm	1.9	0.17	11

出于设定低频截止频率的需要，此电路采用了有效沟道电阻 R_{MRF} 可控的 M$_{RF}$ 晶体管，它可以分别工作在亚阈区和强反型区。为了实现 R_{MRF} 的宽调整范围和良好的均匀性，此电路引入了 8 bit 的纠正 DAC，用于控制 MRF 管的栅源电压（参见图 7.28 中左半部分）。纠正电路的电原理图如图 7.28 所示。DAC 控制着源跟随器的电流 I_{REG}，从而影响输出电压 V_{RFED}。为了达到低频截止频率在宽范围内可调，I_{REG} 的变化范围为 7 nA～1.8 μA。片内产生的 REF$_{BASE}$ 基准电平设定了整个纠正模块的基准电流。源跟随器 M$_{SF}$ 用于实现 M$_{RF}$ 管的动态偏置，即在信号摆幅的范围内，M$_{RF}$ 的 V_{GS} 可以保持不变，从而避免了元件参数不一致导致的失真。

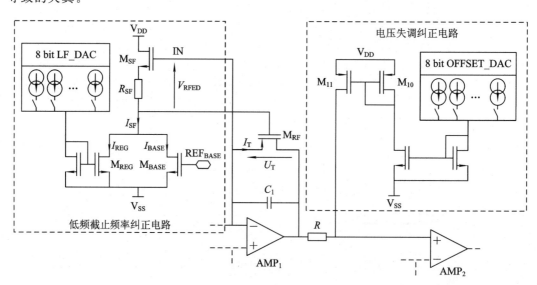

图 7.28 每个记录通道的纠正电路

既然 AMP$_1$ 与 AMP$_2$ 之间采用 DC 耦合，就必须考虑 DC 失调电压的控制。而且，在现代 CMOS 工艺中使用大尺寸 MOS 结构，也必须考虑漏电流的影响。基于 NMOS 管实现的大尺寸 C_0 电容（$W/L=114$ μm/50 μm）以及 AMP$_1$ 的大尺寸输入管 M$_1$（$W/L=400$ μm/1 μm），是漏电流最主要的来源。在图 7.28 中，这些漏电流表示为 I_T，它流过 M$_{RF}$ 的漏源电阻 R_{MRF} 时产生的压降为 V_T。因 R_{MRF} 值极大，所以 V_T 也很大，如果后级 AMP$_2$ 不加电压失调纠正电路，则这个电压足以使 AMP$_2$ 饱和。为此，在 AMP$_2$ 级增加了 8 bit DAC（OFFSET_DAC）来纠正 AMP$_1$ 输出电压失调以及漏电流引起的电压失调（参见图 7.28 中右半部分）。OFFSET_DAC 通过控制流过电阻 R 的电流，来调整 AMP$_2$ 级的输入 DC 电压。纠正电流的范围为 4 nA~1 μA。

7.1.3.3 测试验证

NR8 芯片采用 0.18 μm CMOS 工艺制作，版图如图 7.29(a) 所示，芯片面积为 1.5×1.5 mm^2，其中各个电路单元占据的面积比例如图 7.29(b) 所示，电源电压为 1.8 V。

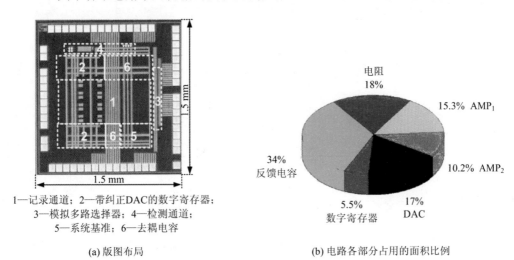

1—记录通道；2—带纠正DAC的数字寄存器；
3—模拟多路选择器；4—检测通道；
5—系统基准；6—去耦电容

(a) 版图布局　　　　　　　　　　(b) 电路各部分占用的面积比例

图 7.29　NR8 芯片版图

利用 8 bit 纠正 LF_DAC 可以使指定记录通道的低频截止频率在 300 MHz~900 Hz 之间变化，实测值如图 7.30(a) 所示。利用 LF_GLOBAL 输入电平，可以调整所有记录通道的低频截止频率。利用 FH 数字输入，可以独立调整指定记录通道的上截止频率，低频模式下可达 290 Hz，高频模式下可达 9 kHz。利用 FH_GLOBAL 输入电平，可以调整所有记录通道的上截止频率，最低可达 30 Hz，在低频模式下可用于抑制低频噪声，实测值如图 7.30(b) 所示。

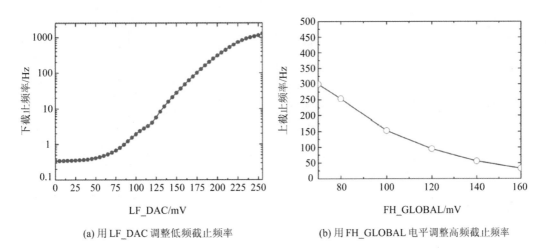

(a) 用 LF_DAC 调整低频截止频率　　　　(b) 用 FH_GLOBAL 电平调整高频截止频率

图 7.30　截止频率控制实测值

利用 GAIN 输入电平，可以调整放大器的电压增益为 260 或 1000 倍。在不同增益和

LF-DAC 模式下，放大器的增益带宽不同，如图 7.31 所示。在 1 Hz～9 kHz 带宽下，放大器的 CMRR 和 PSRR 分别为 48 dB 和 55 dB，如图 7.32 所示。输入信号幅度为 1 mV、频率为 1 kHz 时，整个系统的总谐波失真(THD)为 1.2%。

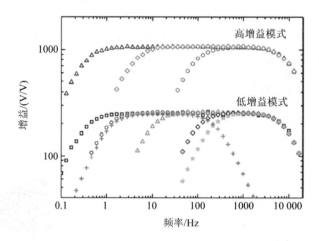

图 7.31 不同增益和 LF-DAC 设置下增益的频率响应

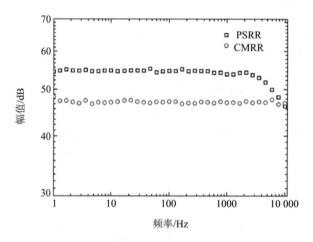

图 7.32 CMRR 和 PSRR 的频率特性

从表 7.6 给出的统计数据可以看出，放大器 8 个通道主要电参数之间具有良好的均匀性，这得益于纠正电路发挥的作用。图 7.33 对纠正前后不同通道的低频截止频率的离散性进行了比较，显然纠正后不同通道的低频截止频率基本相同，而纠正前差别很大。

表 7.6 放大器不同通道之间主要电常数的离散统计值

参　　　数	平均值	标准差	最小值	最大值
高电压增益/(V/V)	988	15.6(1.6%)	960	1008
低电压增益/(V/V)	250	3.3(1.3%)	244	253
低频截止频率/Hz	1.03	0.05(4.8%)	0.96	1.1
高频截止频率/kHz	8.97	0.09(1.0%)	8.86	9.12
高频截止频率/Hz	291	13(4.4%)	269	310

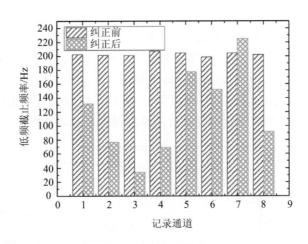

图 7.33　纠正前后 8 个通道的低频截止频率

　　不同带宽设置下放大器等效输入噪声电压功率谱（PSD，Power Spectral Density）的测量结果如图 7.34 所示。带宽内的总等效输入噪声电压和噪声效率因子（NEF）值如表 7.7 所列，其中 NEF 的定义参见 3.1.1 节。

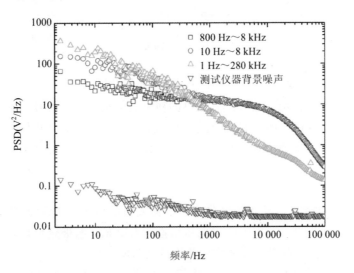

图 7.34　不同带宽下放大器等效输入噪声电压功率谱

表 7.7　不同带宽下总等效输入噪声电压和噪声效率因子

带　　宽	等效输入噪声电压/μV	噪声效率因子（NEF）
900 Hz～9 kHz	4.2	4.0
200 Hz～9 kHz	4.4	4.1
10 Hz～9 kHz	4.9	4.5
1 Hz～9 kHz	5	4.6
1 Hz～290 Hz	3	15.7

由图 7.35 可见，记录通道的输出直流电压（OUT_DC）与 LF_DAC（低频截止频率设定）以及 OFFSET_DAC 的设置值有关。当 LF_DAC 设置值小于 100（对应于 $f_L \approx 5$ Hz）时，OUT_DC 迅速下降，当 LF_DAC 设置值为 0 时降到 -1.15 V，这种下降是漏电流 I_T 的增大所致（参见图 7.28）。为了抑制调谐频率带宽时输出 DC 电压的这种变化，引入了一个片外控制器，来修正给定 LF_DAC 设置下的 OFFSET_DAC。修正后的结果如图 7.35 中间曲线所示，可见输出 DC 电压的变化已经被控制在 ± 50 mV 以内。

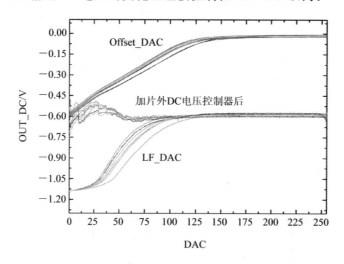

图 7.35　不同 DAC 设置下的输出 DC 电压

神经信号仿真测量采用文献[7.18]提供的神经放电信号。该信号并不包含 LFP 信号，故将 NI 6251 多用途卡产生的 1 Hz 正弦信号叠加其上，来模拟 LFP 信号。用两个设置在不同带宽下的记录通道来测量，一个带宽为 300 Hz～9 kHz，用于测量神经放电脉冲；另一个带宽为 0.3～30 Hz，用于测量较慢的神经振荡波形。电压增益均设为 260 V/V。测量结果如图 7.36 所示。

NR8 也被用于测量真实的生物电信号。采集人体心电图（ECG）信号时，采用标准的 Ag/AgCl 电极，带宽设为 1～290 Hz，电压增益为 260 倍。电极定位前，用酒精和研磨抛光凝胶清洁皮肤。一个电极置于人体胸部并连接到 NR8 的记录通道输入端，另一个电极置于左腕并连接到记录通道的参考输入端，第三个电极位于右腿并连接到系统地。NR8 记录的人体 ECG 信号如图 7.37 所示。

采集人体肌电（EMG）信号时，也使用三个电极，其中两个电极置于人体左二头肌并连接到记录通道的输入和系统的参考输入端，第三个电极置于右二头肌并连接到系统地。记录通道采用低增益模式，带宽设为 10 Hz～9 kHz。让被测对象站立，手自然垂下，然后再让其手握一个 5 kg 的哑铃几秒钟。记录到的 EMG 信号如图 7.38 所示，其中虚线部分是手持哑铃的时间段。

表 7.8 给出了 2007—2013 年期间发表的同类神经放大器的主要技术规格，其中最右列是本节介绍的 NR8 芯片。

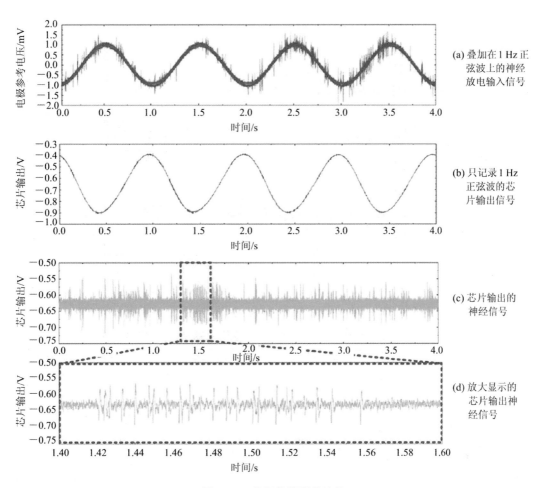

(a) 叠加在1 Hz正弦波上的神经放电输入信号

(b) 只记录1 Hz正弦波的芯片输出信号

(c) 芯片输出的神经信号

(d) 放大显示的芯片输出神经信号

图 7.36　神经信号测量结果

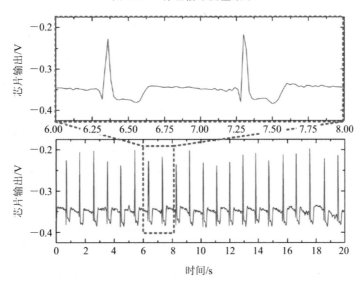

图 7.37　NR8 记录的人体 ECG 信号

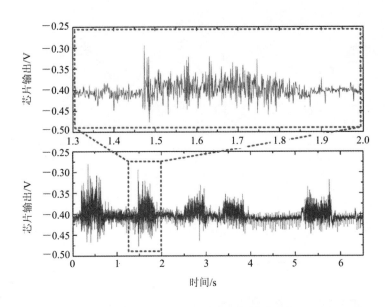

图 7.38　NR8 记录的人体 EMG 信号

表 7.8　2007—2013 年间发表的神经放大器的主要技术规格

发表文献 /时间	[7.19] /2010	[7.20] /2011	[7.17] /2007	[7.21] /2009	[7.22] /2012	[7.23] /2012	本电路[7.14] /2013
通道数	128	4	1	16	16	1	8
CMOS 工艺/nm	350	180	500	180	350	130	180
电源电压/V	3	1.8	2.8	1.8	1	1.2	1.8
增益/dB	54～73	39.4	40.8	70	45.7/49.3 /53.7/60.	47.5/65.5	48/603
THD/%	—	1@5.7 mV	1@7.3 mV	—	0.53@ 5 mV	1@4.1 mV	1.2@1 mV
低频截止频率/Hz	0.5～50	10	0.39/45	100	0.23～217	11.5～167	0.3～900
高频截止频率/kHz	0.5～10	7.2	0.295/5.32	9.2	7.8	4.8/9.8	0.03～0.29/9
每通道功耗/μW	12.75	7.92	7.56	25**	3.77	3.1	11
等效输入噪声/μV	6.08 (10 Hz～ 5 kHz)*	3.5 (10 Hz～ 100 kHz)	3.06 (45 Hz～ 5.32 kHz)	5.4 (100 Hz～ 9.2 kHz)	4.43 (1 Hz～ 12 kHz)	3.8 (1 Hz～ 100 kHz)	5 (1 Hz～ 8 kHz)
NEF	5.6*	3.35	2.67	4.9	—	—	4.6
芯片面积/mm²	0.02	0.0625	0.16	0.0975	0.31***	0.08***	0.065
CMRR/dB	—	70.1	66	52.7	58	83	48
PSRR/dB	—	63.8	75	52	40	—	55

注：* 为只提供了二级放大器的第一级数据；** 为整个记录通道的数据；*** 为作者的计算值。

7.1.4 微功耗生物电位放大器

对于植入式生物电位信号记录系统，放大器通常与电极一起植入体内。为了避免芯片发热给生物组织带来损伤，也为了延长电池使用寿命或者提高无线能量采集系统的效率，生物放大器的功耗应尽量低。本节将介绍三种微功耗生物电位放大器(BPA, Biopotential Amplifier)的设计与实现[7.24]，分别命名为 BPA1、BPA2 和 BPA3。实测结果表明，这三种放大器在 1 V 电源电压下的等效输入噪声分别为 3.2 μV、3.6 μV 和 2.2 μV，而功耗分别为 12 μW、0.8 μW 和 12 μW。

7.1.4.1 电路设计

1. 套筒式闭环全差分共源共栅放大器(BPA1)

第一种超低功耗生物电位放大器的电路如图 7.39 所示，为典型的闭环全差分套筒式放大器。来自生物组织的输入生物电位信号经电容 C_s 交流耦合入放大器。从减少输入信号的衰减而言，C_s 应尽量小；从降低等效输入噪声而言，C_s 又应尽量大，这是因为 OTA 的等效输入噪声 $\overline{v_{ni, OTA}^2}$ 和 BPA 的等效输入噪声 $\overline{v_{ni}^2}$ 正比于 OTA 的输入电容与 C_s 比值的平方，二者之间的关系为

$$\overline{v_{ni}^2} = \left(\frac{C_s + C_f + C_{in}}{C_s} \right)^2 \overline{v_{ni, OTA}^2} \tag{7.17}$$

式中，C_{in} 是 OTA 的输入电容，C_f 是闭环反馈电容。C_s/C_f 即为放大器的闭环带内增益，近似为 40 dB。C_f 设计为 180 fF，目的是保证足够的带内增益，同时使式(7.17)中的电容比低至 12%，用于限制等效输入噪声。反馈回路中的电阻采用栅压可控的 MOS 管构成的赝电阻，为输入晶体管提供偏置，同时与 C_f 构成截止频率为亚赫兹的高通滤波器，以满足测试 EEG/LFP 信号的需要。输入级采用厚氧化层的 MOS 晶体管，目的是减少栅泄漏电流，因为这种泄漏电流会引发更大的 DC 失调。赝电阻 R 引起的等效输入噪声可表示为

$$\overline{v_{ni, R}^2} = \left(\frac{V_{n, R}}{1 + j\omega RC_f} \right) \left(\frac{1}{A_{CL}^2} \right) \tag{7.18}$$

式中，A_{CL} 是 BPA1 的闭环增益。可见，此噪声与 A_{CL} 平方成反比，在亚赫兹频率区的衰减

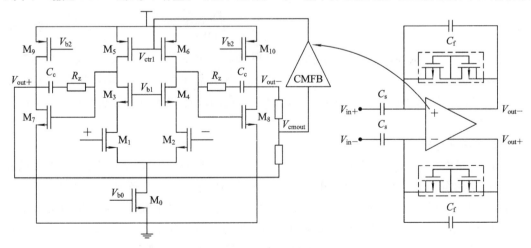

图 7.39 套筒式全差分放大器(BPA1)的电原理图

速率为 20 dB/dec，因此与闪烁噪声或热噪声相比可以忽略。赝电阻引发噪声的更详尽的分析可参阅文献[7.25]。

为了降低功耗并易于与复杂的数字电路集成，放大器的电源电压取为 1 V，与先进工艺制造的数字集成电路的电源电压相同。为了在低电源电压下获得足够高的增益、压摆率和电源电压抑制比，这里采用了两级全差分放大器的设计，仿真得到的开环增益为 69 dB，CMRR 和 PSRR 也高于单级放大器。

输入级采用了套筒式结构，而非折叠结构，这样有利于减少有源支路的数量，而且信号输入幅度较小，降低了对宽输入压摆率的要求。输入级采用 NMOS 管而非 PMOS 管，因为它具有更高的 g_m/I_D，有利于降低热噪声。为了降低噪声，对放大器各个晶体管尺寸进行了精心的设计，目的是使各个管子都能获得最佳的反型系数。主要晶体管的几何参数和偏置条件如表 7.9 所列。

表 7.9　BPA1 主要晶体管的几何参数和偏置条件

晶体管	$(W/L)/\mu m$	$I_d/\mu A$	反型系数 IC	$(g_m/I_d)/V^{-1}$	$\lvert V_{GS}\rvert - \lvert V_T\rvert/mV$
M_1、M_2	616/2	3	0.023	27.56	−154
M_3、M_4	12/5	3	0.27	22	102
M_5、M_6	12.2/13	3	11.3	6.9	258
M_0	109.8/8	6	0.54	19.4	7
M_7、M_8	12/4	2.2	0.96	16.82	76
M_9、M_{10}	8.6/3	2.2	1.92	13.64	103

电路中的主要噪声源是热噪声和闪烁噪声。在本设计中，热噪声比闪烁噪声的贡献更大。等效输入热噪声可近似表示为

$$v_{ni,\,th}^2 = \left[\frac{16kT}{3g_{m1}}\left(1+\frac{g_{m5}}{g_{m1}}\right)\right]\Delta f \tag{7.19}$$

等效输入闪烁噪声可由下式估算

$$v_{ni,\,1/f}^2 = \frac{1}{C_{ox}\Delta f}\cdot\left(\frac{K_n}{(WL)_1}+\frac{K_p g_{m5}^2}{(WL)_5 g_{m1}^2}\right) \tag{7.20}$$

式中：C_{ox} 是栅介质电容；K_n 和 K_p 分别是 nMOS 管和 pMOS 管的闪烁噪声常数，均与工艺相关，数量级为 10^{-13} V^2·pF[7.26]，通常 $K_n > K_p$。所有晶体管（特别是输入差分对管）采用大的有源区面积，以便减少闪烁噪声。取低的 g_{m5}/g_{m1} 值，不仅可以降低热噪声，也可以降低闪烁噪声。

2. 开环互补输入放大器（BPA2）

BPA1 虽然已能达到良好的功耗—噪声性能，但仍有不足。在低功耗方面，BPA1 的差分输入支路和第二级会消耗一定的电流。在给定的偏置电流下，开环放大器可以获得更优越的噪声性能，但会在一定程度上牺牲线性度、增益精度和功耗指标。神经电位信号幅度较小（约 $100\ \mu V$），因此与通用放大器相比，对线性度的要求较低，而且对增益和信号绝对幅度的精度要求也不高。这里给出的一种开环互补输入单端放大器（BPA2）[7.27]，试图寻求功耗与噪声的最佳平衡。

BPA2 的电路如图 7.40 所示。输入信号仍然通过 AC 耦合进入放大器，仍然采用栅压可控的 MOS 管赝电阻。二极管连接的晶体管 $M_3 - M_5$ 用于改变输出阻抗，从而调整增益和带宽。输入同时驱动 M_1 和 M_2 管，获得的跨导效率为 $2g_m/I_d$。这种结构理论上的噪声效率（NEF）可以小于 1。假定 M_1 和 M_2 具有相同的跨导，则放大器的跨导 G_m 就可以加倍。等效输入噪声可表示为

$$v_{\mathrm{ni, th}}^2 = \left(\frac{8kT}{3 \cdot (g_{m1} + g_{m2})}\right)\Delta f \tag{7.21}$$

如果 $g_{m1} = g_{m2}$，则

$$v_{\mathrm{ni, th}}^2 = \left(\frac{8kT}{3g_{m1} \cdot 2}\right)\Delta f \tag{7.22}$$

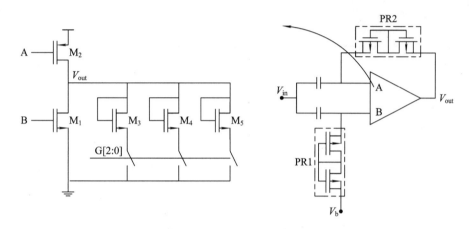

图 7.40　互补输入开环单端放大器（BPA2）的电原理图

如果采用无噪声的电流源（即 $g_m = 0$），则此电路的热噪声是采用电流源负载的共源放大器的 $1/\sqrt{2}$；如果采用跨导等于放大管 g_m 的电流源，则为 $1/2$。电流源负载的最小 g_m 由电源电压冗余量和所需的过驱动电压决定。

由于正电源电压连接到 M_2 的源级，电源噪声会通过 M_2 耦合到输出端。电源抑制比（PSRR）可以近似表示为 $g_{m2}/(g_{m1} + g_{m2})$。如果 M_1 和 M_2 的跨导相同，则 PSRR 约为 6 dB，这是一个相当不好的值。因此，为了发挥 BPA2 放大器优越的噪声性能，就要求有一个相当稳定的电源为其供电。

3. 闭环全差分互补输入放大器（BPA3）

为了在实现高功率—噪声效率的同时，进一步改善 PSRR、线性度以及增益与带宽的控制精度，又提出了一种闭环全差分互补输入放大器（BPA3），其电路如图 7.41 所示。BPA3 采用了与 BPA2 类似的互补输入，整体上则采用了与 BPA1 类似的两级全差分结构，偏置电流与带内增益与 BPA1 相同。

类似于 BPA2，输入信号同时驱动 NMOS 管和 PMOS 管，使等效输入噪声大为降低。此时，需要两个输出到输入的电容反馈通道。仿真得到的开环增益大于 70 dB。NMOS 和 PMOS 输入管的电容分压器引入的等效输入噪声的增加量约为 10%。互补输入使放大器的有效跨导加倍，从而使等效输入噪声降低到原来的 $1/\sqrt{2}$，这与开环增益放大器类似。不妨将 BPA1、BPA2 和 BPA3 的等效输入噪声做一番定量比较。如果 BPA3 的 $g_{m1} = g_{m3}$，则

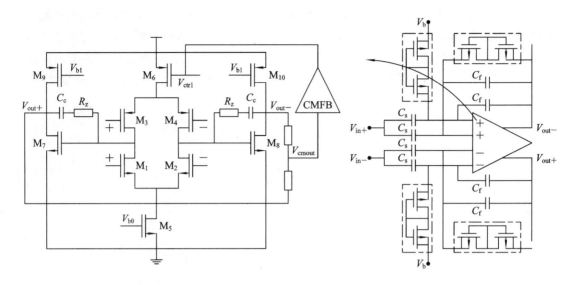

图 7.41 闭环全差分互补输入放大器(BPA3)的电原理图

BPA3 的等效输入热噪声可以表示为

$$v_{\mathrm{ni,\,th}}^2 = \left(\frac{16kT}{3g_{\mathrm{m1}}\cdot 2}\right)\Delta f \tag{7.23}$$

如果 BPA1 的 $g_{\mathrm{m5}}=0$，则由式(7.19)可知 BPA1 的等效输入热噪声为

$$v_{\mathrm{ni,\,th}}^2 = \left(\frac{16kT}{3g_{\mathrm{m1}}}\right)\Delta f \tag{7.24}$$

如果 BPA2 的 $g_{\mathrm{m1}}=g_{\mathrm{m2}}$，则由式(7.22)可知 BPA2 的等效输入热噪声为

$$v_{\mathrm{ni,\,th}}^2 = \left(\frac{8kT}{3g_{\mathrm{m1}}\cdot 2}\right)\Delta f \tag{7.25}$$

比较式(7.23)~式(7.25)，可知 BPA3 的等效输入热噪声电压是 BPA1 的 $1/\sqrt{2}$，是 BPA2 的 $\sqrt{2}$。

主要来自输入晶体管的等效输入闪烁噪声可表示为

$$v_{\mathrm{ni,\,1/f}}^2 = \frac{1}{C_{\mathrm{ox}}\Delta f}\cdot\left[\frac{K_{\mathrm{n}}g_{\mathrm{m1}}^2}{(WL)_1} + \frac{K_{\mathrm{p}}g_{\mathrm{m3}}^2}{(WL)_3}\right]\cdot\frac{1}{(g_{\mathrm{m1}}+g_{\mathrm{m3}})^2} \tag{7.26}$$

如果 $g_{\mathrm{m1}}=g_{\mathrm{m3}}$，则

$$v_{\mathrm{ni,\,1/f}}^2 = \frac{1}{4C_{\mathrm{ox}}\Delta f}\cdot\left[\frac{K_{\mathrm{n}}}{(WL)_1} + \frac{K_{\mathrm{p}}}{(WL)_3}\right] \tag{7.27}$$

对于 BPA1，如果 $g_{\mathrm{m5}}=0$，则由式(7.20)可得

$$v_{\mathrm{ni,\,1/f}}^2 = \frac{1}{C_{\mathrm{ox}}\Delta f}\cdot\frac{K_{\mathrm{n}}}{(WL)_1} \tag{7.28}$$

如果假定式(7.26)中的 $K_{\mathrm{n}}/(WL)_1=K_{\mathrm{p}}/(WL)_3$，则 BPA3 的等效输入闪烁噪声的电压为 BPA1 的 $1/\sqrt{2}$。由此可见，互补输入结构对热噪声和闪烁噪声的作用是类似的。

输入信号同时馈送给了 PMOS 晶体管对 $M_3 - M_4$，因此 $M_3 - M_4$ 的跨导不仅对差分增益有贡献，而且对共模增益也有贡献。为了保证高的 PSRR 和 CMRR 值，第一级采用了双尾电流源，这会降低共模跨导，进而减少了共模增益。共模增益可以表示为

$$A_{cm} = \frac{V_{out}}{V_{in,\,cm}} \simeq \frac{(g_{o5} + g_{o6})g_{m8}/(g_{o1}g_{o2})}{1 + sC_c/(g_{o5} + g_{o6})} \tag{7.29}$$

式中，g_{o1} 和 g_{o2} 分别表示第一级和第二级的输出电导，g_{o5} 和 g_{o6} 分别表示电流源晶体管 M_5 和 M_6 的输出电导，g_{m8} 表示第二级的跨导，C_c 表示补偿电容。

电源电压的变化在被 g_m 放大之前已被衰减了 $\dfrac{g_{m6}}{(g_{m3} + g_{m4}) \cdot \left(1 - \dfrac{V_{g6}}{V_{dd}}\right)}$ 倍。电压波动的

增益可表示为

$$A_{ps} = \frac{V_{out}}{V_{in,\,supply}} \simeq \frac{\Delta g_m \gamma g_{m8}/(g_{o1}g_{o2})}{1 + sC_c/\Delta g_m}$$

$$\gamma = \frac{g_{m6}}{g_{m3} + g_{m4}} \cdot \left(1 - \frac{V_{g6}}{V_{dd}}\right) \tag{7.30}$$

式中，Δg_m 表示 M_3 和 M_4 的 g_m 失配量。

第二级的设计主要考虑如何保证足够的输出摆幅，即在 1 V 电源电压下差分输出电压的峰—峰值，并实现合理的增益（20 dB）。

BPA3 还引入了连续时间共模反馈电路（CMFB，Common-Mode Feedback Circuits）。CMFB 放大器的输出通过控制 M_6 的栅压，来调整第一级的共模增益。共模输出电压的采集是通过两个大电阻来实现的。CMFB 的信号反馈通道可分为两部分：一是从平均输出电压 V_{cmout} 到反馈控制电压 V_{ctrl}，此部分具有大的带宽和小的 DC 增益（≈ 1）；二是从 V_{ctrl} 到放大器的输出，此部分决定了 CMFB 的频率效应（参见图 7.42）。CMFB 增益和差分增益可分别表示为

$$A_{CMFB} = \frac{V_{out,\,cm}}{V_{ctrl}} = \frac{-sg_{m6}C_c + g_{m6}g_{m7,8}}{s^2 C_c C_L + sC_c G_{m7,8} + g_{o1}g_{o2}} \tag{7.31}$$

$$A_{DM} = \frac{V_{out,\,dm}}{V_{in,\,DM}} = \frac{-s(g_{m1,2} + g_{m3,4})C_c + (g_{m1,2} + g_{m3,4})g_{m7,8}}{s^2 C_c C_L + sC_c g_{m7,8} + g_{o1}g_{o2}} \tag{7.32}$$

式中，$g_{m1-4,\,6-8}$ 表示对应晶体管的跨导，C_c 和 C_L 分别表示补偿电容和负载电容，g_{o1} 和 g_{o2} 分别表示第一级和第二级的总输出电导。C_c 和 $g_{m7,8}$ 级为差分增益和共模增益所共享。如果 CMFB 通道的传输函数稳定，则差分通道的传输函数也会稳定。CMFB 架构有利于同时实现高增益和大带宽，同时第一级和第二级共用一个 CMFB 电路也有利于降低功耗。包括 CMFB 在内的放大器闭环共模增益可以近似表示为 $V_{oc}/V_{ic} = A_{CM}/(1 + A_{CMFB})$，其中 A_{CM} 是放大器的共模增益，A_{CMFB} 则是共模探测电路和共模控制电路的组合增益（如果图 7.41 中 "CMFB" 模块的增益为 1，则 $A_{CMFB} = g_{m6}/(g_{o1} + g_{o3})$）。回路的高增益—带宽积降低了共模

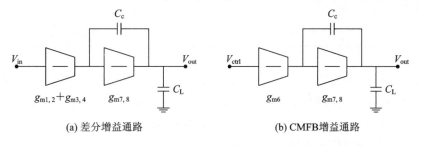

(a) 差分增益通路　　　　　　(b) CMFB增益通路

图 7.42　信号反馈通路

电压增益，但不影响差分电压增益。增加 CMFB 回路的带宽，有利于改善高频下的 CMRR。

为了给输入晶体管提供 DC 反馈和偏置，放大器的输出通过赝电阻反馈到输入 NMOS 管 $M_1 - M_2$ 的栅极，但这种反馈构成了低频正反馈通路。当输出共模电压初始值较低时，这个问题显得尤其严重，如图 7.43 所示。因此，当 $M_1 - M_2$ 的栅压较低时，必须关断下拉通道。而且，此时共模反馈控制电压的上升也需要关断下拉通道，使第一级的输出处于高阻态。如果输出同时反馈到 NMOS 和 PMOS 输入管 $M_1 - M_4$，则这个正反馈通路的增益将会被加倍，于是就需要更高的 CMFB 增益。因此，为了保证可靠的启动，在第一级输出端与地之间加了一对二极管连接的 MOS 管(其中一个见图 7.43)，在初始时上拉和下拉通道都被关断时，提供一个附加的电流通路。在放大器正常工作状态下，此等效二极管不导通，可能存在的泄漏电流的影响可以忽略。

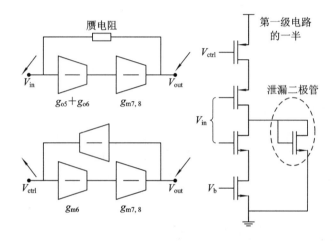

图 7.43　为保证可靠启动在放大器第一级输出加的等效二极管

表 7.10 列出了 BPA3 主要晶体管的几何参数和偏置条件。

表 7.10　BPA3 主要晶体管的几何参数和偏置条件

晶体管	$(W/L)/\mu m$	$I_d/\mu A$	反型系数 IC	$(g_m/I_d)/V^{-1}$	$|V_{GS}| - |V_T|/mV$
M_1、M_2	552/2	3	0.022	27.53	-152
M_3、M_4	552/2	3	0.12	24.23	-106
M_5	110.4/8	6	0.54	19.4	5
M_6	73.2/8	6	1.98	13.5	103
M_7、M_8	12/4	2.1	0.93	26.96	30
M_9、M_{10}	8.6/3	2.1	1.93	13.62	103

7.1.4.2　测试验证

BPA1 和 BPA3 放大器芯片用 0.13 μm CMOS 工艺制作，电容采用 MIM 电容，相对于其他电容具有密度高、线性好和寄生电容小的优点。BPA1 的面积为 46 800 μm^2，其中 57.8% 都是电容。BPA3 的面积为 71 750 μm^2，其中 67.4% 都是电容。BPA2 放大器芯片采用 0.5 μm SOI BiCMOS 工艺制作，面积为 33 000 μm^2。各芯片的版图照片如图 7.44 所示。三种芯片的测试都是在 1 V 电源电压下完成的。

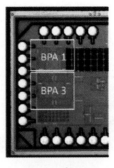
(a) BPA1和BPA3

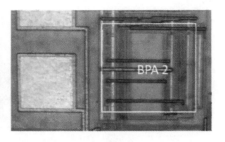
(b) BPA2

图 7.44　放大器芯片的版图照片

　　三种放大器的实测幅度—频率响应如图 7.45 所示。可见，BPA1 和 BPA3 的带内增益分别为 40.5 dB 和 40 dB。二者的高通截止频率不同，这是因为赝电阻所用 PMOS 管的长度不同，BPA3 使用的 4 个折叠 pMOS 管的长度为 40 μm，BPA1 使用的两个折叠 PMOS 管的长度为 50 μm，因此后者的有效电阻更高，高通截止频率更低，但会导致更高的热噪声。BPA1 的 −3 dB 低通截止频率约为 8 kHz，BPA3 约为 10 kHz，这是因为 BPA3 的有效跨导 G_m 高于 BPA1。BPA2 在最小和最大的增益设定下的实测带内增益分别为 36 dB 和 44 dB，−3 dB 低通截止频率分别为 4.7 kHz 和 1.9 kHz，图 7.45 给出的是最低增益设定情形，此时对应的带宽特性更好。10 个芯片所测增益的相对离散量约为 2 dB。

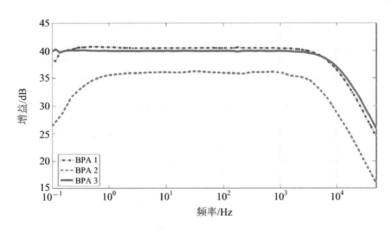

图 7.45　放大器的实测幅度—频率响应

　　实测的三种放大器的等效输入噪声电压频谱如图 7.46 所示。可见，BPA1 的噪声高于 BPA3，与之前的分析一致，这是由于 BPA3 的第一级具有更高的有效 G_m 所致。BPA2 的噪声高于 BPA1 和 BPA3，这是由于其较低的偏置电流导致了较高的热噪声。对等效输入噪声频谱积分，可以得到 BPA1、BPA2 和 BPA3 的总噪声电压，在 0.1 Hz～25 kHz 频率范围内分别为 3.1 μV、3.5 μV 和 2 μV，在 0.1 Hz～105 kHz 频率范围内分别为 3.2 μV、3.6 μV 和 2.2 μV。三种放大器的闪烁噪声转折频率大约在 800 Hz～1 kHz 区间，对总噪声的贡献大约为 20%。如 7.1.3 节所述，利用斩波稳定技术可以进一步降低闪烁噪声[7.28]。

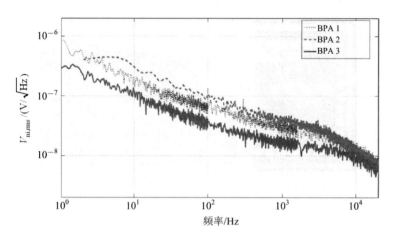

图 7.46　放大器的实测等效输入噪声电压频谱

放大器 PSRR 和 CMRR 的实测频率响应如图 7.47 所示。BPA1 的 PSRR 比 BPA3 大约低 20 dB。由于 M_3 和 M_4 管的失配，BPA3 的电源耦合在放大之前被衰减至原来的

$$1 \Big/ \frac{g_{m6}}{(g_{m3}+g_{m4}) \cdot \left(1-\dfrac{V_{g6}}{V_{dd}}\right)}$$，如式(7.30)所示。至于 BPA2，因其单端特性，正电源和负电源

会分别对 PMOS 管和 NMOS 管产生直接影响，因此电源至输出的增益大约只有输入至输

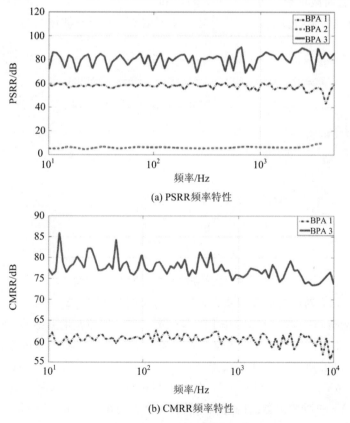

(a) PSRR频率特性

(b) CMRR频率特性

图 7.47　放大器的稳定性

出的增益的一半，因此理论上的 PSRR 为 6 dB，低频实测值为 5.5 dB。BPA1 的 CMRR 的平均值为 60 dB，而 BPA3 为 80 dB，这主要是因为 BPA3 的器件尺寸较大，失配较小。

经常采用总谐波失真(THD)来表征放大器的线性度，但神经放电脉冲测量更关心由于电磁干扰或者 LFP 导致的增益随时间变化，因此这里采用-1 dB 增益压缩点(近似为电压增益的 89%)处的输入电压来表征放大器的线性度。对于 BPA1、BPA2 和 BPA3，-1 dB 增益压缩点出现的位置分别在 3 mV、1.8 mV 和 4 mV，可见开环放大器 BPA2 比闭环放大器 BPA1 及 BPA3 的线性度更差。同为闭环放大器，BPA3 使用的互补输入结构使得其线性度优于 BPA1。由于反馈有利于改善线性度，因此无论是高的环路增益还是高的开环增益，都应给出相同的反馈比。

放大器的输入阻抗通常是容性的，应远大于电极的阻抗，以便减少输入信号的衰减量。对于多通道系统，这一点更为重要。因为在多通道系统中，每个通道使用一个信号电极，而参考电极会为所有通道所共用，其尺寸通常比信号电极大几个数量级。在信号电极上出现的共模干扰(如电磁干扰或电源噪声)会被参考电极转换为差模干扰。对于具有容性反馈的闭环放大器(如 BPA1 和 BPA3)，信号带宽内的输入电容(C_i)近似等于输入隔直电容(C_s)。C_s 的大小对于等效输入噪声的影响很大。在电极—芯片界面的分压效应决定了 C_s 的上限，而 OTA 输入端的电容比决定了 C_s 的下限。BPA1、BPA2 和 BPA3 在 1 kHz 下的 C_i 分别为 8 MΩ、22 MΩ 和 4 MΩ，不仅能够满足电极接口阻抗的要求，而且也保证了足够低的等效输入噪声。

三种放大器的主要技术指标列于表 7.11，其中 NEF 所用的等效输入噪声的测试频率覆盖到 10.5 kHz。可见，开环互补输入放大器 BPA2 具有最佳的 NEF(1.9)，但 PSRR 极低(5.5 dB)，即对外界干扰和电源波动的抑制能力很差，必须有性能优良的电源稳压电路支持，这会导致系统的设计复杂度和功耗的上升。BPA3 则体现出功耗与噪声的均衡设计，具有足够高的 PSRR(≥80 dB)和优良的线性(在 1 mV 输入电压下的 THD 为 1%)。

表 7.11　微功耗生物电位放大器的设计与实测指标

参　　数	设计目标	实　测　值		
		BPA1	BPA2	BPA3
增益/dB	≥40	40.5	36.1	40
I_{AMP}/A	尽量小	12.5 μ	805 n	12.1 μ
NEF	尽量小	4.5	1.9	2.9
$V_{ni,\ RMS}$/μV	<10	3.2	3.6	2.2
THD@输入电压	尽量小	1.5%@1 mV	7.1%@1 mV	1%@1 mV
PSRR/dB	≥60	≥60	5.5	≥80
CMRR/dB	≥60	60	—	80
带宽/Hz	0.5～7 k	0.4～8.5 k	0.3～4.7 k	0.05～10.5 k
Z_{in}@ 1 kHz/MΩ	—	8	22	4
面积/mm²	尽量小	0.047	0.046	0.072
工艺/μm	—	0.13	0.5	0.13

这三种放大器与已发表的同类放大器的比较如表 7.12 所示。可见，BPA2 具有最佳的 NEF(1.9)，但 PSRR 和线性度差。BPA3 的 NEF(2.9)优于同类的闭环放大器[7.29]，但后者的低频高通截止频率比 BPA3 高出 3 个数量级，可有效滤除闪烁噪声。增加高通截止频率可进一步减小 BPA3 的等效输入噪声和 NEF。除了优良的增益和线性度指标之外，BPA3 在低电源电压下达到的 PSRR 和 CMRR 与其他放大器相当，这保证了它能在存在电源噪声、电磁干扰和串扰的实际测量环境中稳定地工作。由于制造工艺的不同，难以直接比较芯片面积的大小，不过置于晶体管之上的 MIM 电容的利用，有可能使芯片面积减少 50%。

表 7.12 同类生物电位放大器的实测指标比较

参数	BPA1	BPA2	BPA3	2003 年[7.30]	2007 年[7.31]	2007 年[7.29]	2006 年[7.32]
V_{DD}/V	1	1	1	±2.5	1.8～3.3	2.8	0.8～1.5
$I_{AMP}/\mu A$	12.5	0.8	12.1	16	1.2	2.7	0.33
NEF	4.5	1.9	2.9	4.0	4.9	2.67	3.8
$NEF^2 \cdot V_{DD}$	20.3	3.6	8.4	80	43.2	20	11.6
增益/dB	40.5	36	40	39.5	45.5	30.8	40.2
1 dB 压缩点 /mV	3	1.7	4	—	—	—	—
$V_{ni, RMS}/\mu V$	3.2	3.6	2.2	2.2	0.93	3.06	2.7
PSRR/dB	≥60	5.5	≥80	≥85	—	75	62～63
带宽/Hz	0.4～8.5k	0.3～4.7k	0.05～10.5k	0.025～7.2k	0.5～180k	45～5.3k	0.003～245
面积/mm²	0.047	0.046	0.072	0.16	—	0.16	1
工艺/μm	0.13	0.5	0.13	1.5	0.8	0.5	0.35

NEF 难以评估电源电压低带来的好处。本节设计的微功耗放大器采用 1 V 的电源电压，与 0.13 μm 或以下尺寸 CMOS 工艺的典型工作电压一致，这会带来诸多好处，例如可实现极低功耗的同步数字逻辑电路、高 f_T 的 RF IC 以及高密度、高精度的 MIM 电容的单片集成等。考虑到电源电压的影响，可以用 $NEF^2 \cdot V_{DD}$ 作为修正的效率因子来表征放大器的优劣[7.36]，具体值也已列入表 7.12。由图 7.48 可见，在采用相近电源电压的放大器中，BPA3 具有最高的 NEF 值；在具有相近 NEF 值的放大器中，BPA3 具有更低的电源电压。

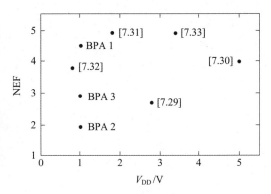

图 7.48 同类生物电位放大器的 NEF 及电源电压的比较

7.1.4.3　系统构成

基于 BPA3 放大器构建了一个实用化的神经电位无线遥测接口系统,探测灵敏度为 500 μV,无线传输距离可达 10 m[7.34]。整个系统被命名为"大黄蜂(BumbleBee)"。该系统所用芯片及其外围元件构成如图 7.49 所示(虚线内为芯片电路),主要由可变增益(42～78 dB)低噪声模拟前端(AFE,Analog Front-End)、8 bit 逐次逼近(SAR)ADC、MICS 频带(402～405 MHz)FSK 发射器组成。用 8 bit 精度、9.1 kS/s 速率对神经放电脉冲数据(带有 3 bit 的交错同步帧头)连续采样,以 100 kb/s 的无线速率发射出去。发射功率采用 MICS 规范规定的最大值,即 EIRP -16 dBm(25 μW),以便达到最大的无线通信距离。

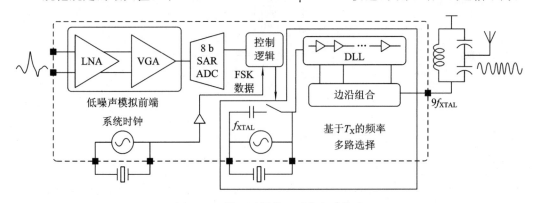

图 7.49　神经遥测接口系统电路构成

AFE 采用 BPA3 作为低噪声前置放大器(LNA),AC 耦合至可变增益放大器(VGA)。VGA 的增益可在 6 挡范围内调整(42～78 dB),高通截止频率可在 7 挡范围内调整。VGA 的电路如图 7.50 所示。以互补全摆幅折叠式共源—共栅结构为核心,有利于改善输入的信号摆幅。通过选择不同的反馈电容值,可使闭环增益在 0～38 dB 范围内变化。通过对反馈跨导单元 G_m 的偏置电流编程,可以使高通滤波器的低频截止频率在 1～300 Hz 范围内变化。G_m 单元采用线性 g_m 单元,偏置电流只有几纳安。通过改变反馈回路的赝电阻,可得到 1 Hz 的低频截止频率,这对于放大频率低于 10 Hz 的信号(如 LFP、ECoG 或 EMG)是必需的。发射器在 44.545 MHz 的频率下直接调制基准振荡器,然后以 9 倍频驱动功率放大器,可获得高达 16% 的能量效率。FSK 调制是通过直接驱动 4 pF 的片上电容来实现的,在 400 MHz 下的 Δf_{ref} 为 16.5 kHz,Δf_{rf} 为 148 kHz。边沿组合器利用了 DLL 产生的 9 个等间距的边沿。整个 DLL 在 f_{ref} 频率而非 f_{rf} 频率下工作,可在保证石英晶振稳定性的条件下显著降低功耗。

在 BPA3 与 ADC 之间加入 VGA,具有诸多好处。其一,它使得 AFE 的增益能在一个宽范围内可调,从而适应采集不同幅度信号的需要;其二,驱动 ADC 的大电流由 VGA 而非 BPA3 提供,降低了 BPA3 的功耗;其三,因对 VGA 的噪声指标要求不高,VGA 的第二级就可以采用更大的电流,使输出阻抗降低,提高了对后级 ADC 的驱动强度,同时使 ADC 输入端的采样—保持电路的建立时间与 ADC 的采样时间(ADC 时钟周期的几倍)相匹配,引入的误差小于 ADC 的分辨率。ADC 的采样时间 T_{acq} 与 VGA 的输出阻抗 R_{out} 满足以下关系:

$$T_{\text{acq}} = \frac{N_{\text{acq}}}{N_{\text{ch}} \cdot f_{\text{s}} \cdot (N_{\text{acq}} + N_{\text{b}})} = \ln(2^{N_{\text{b}}}) \cdot R_{\text{out}} \cdot C_{\text{sample}} \qquad (7.33)$$

式中,N_{acq} 和 N_{b} 分别是 ADC 采样和转换所需的时钟周期数,N_{ch} 是采样通道数,f_{s} 是每个

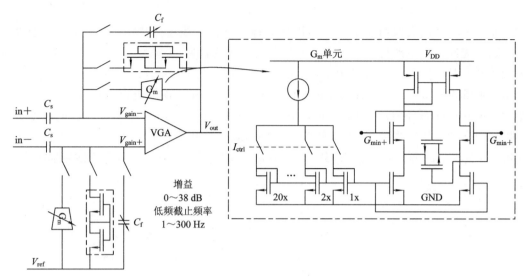

(a) 整体构成与G_m单元电路

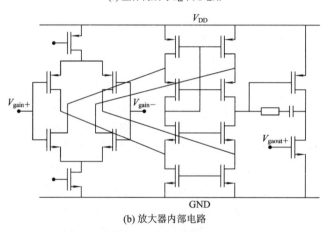

(b) 放大器内部电路

图 7.50　可变增益放大器(VGA)

通道采样频率，C_{sample} 是 ADC 输入端的采样电容。如果 16 通道采用 10 kS/通道的速率采样，使用 8 bit SAR ADC，采样时间为 3 个时钟周期，输入电容为 2 pF，则 VGA 的输出阻抗应小于 400 kΩ。对于定制发射器 BumbleBee，当增益在 0～38 dB 变化时，5 μW 的 VGA 的输出阻抗在 700 Ω～50 kΩ 变化，可为后面的 ADC 提供足够的驱动强度。另外，低输出阻抗对于降低通道间的串扰也是有益的。

　　整个系统定制芯片的面积为 2.5×1 mm²，采用 0.13 μm CMOS 工艺制造。片外元件有两个石英晶体和 5 个无源元件(参见图 7.49)，用于产生系统时钟和实现阻抗匹配。整个系统的功耗为 500 μW，其中 AFE 为 30 μW，ADC 小于 1 μW，发射器为 400 μW。整个电路板如图 7.51 所示，上有定制 IC、无源元件和一块纽扣电池，总面积为 7.6×8.7 mm²，电源电压为 1 V。如此低的功耗能保证神经电信号的长时间连续采集(实测数据表明，用 0.19 g 的助听器电池可使系统连续运行 3 天)，如此小的尺寸提高了系统的适用范围，为神经科学和医疗研究提供了有效手段。由于片内无非易失存储器，所以每次上电时需通过外部编程器给芯片加载所需的设置参数。

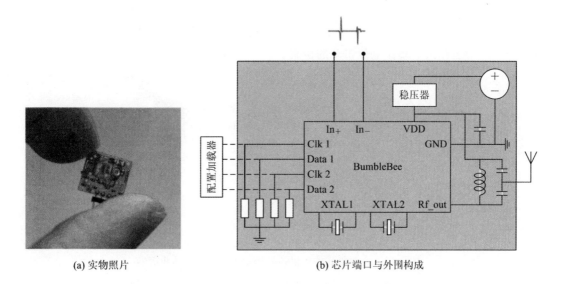

(a) 实物照片   (b) 芯片端口与外围构成

图 7.51　定制发射器（BumbleBee）电路板

为了完成全系统验证，还设计开发了一款与之配合的接收器，如图 7.52 所示。接收器接收来自 BumbleBee 的无线信号，恢复时钟和数据，然后重构出原始的模拟信号。它还可通过标准的 USB 接口将采样数据传送到 PC 以便做进一步的处理。

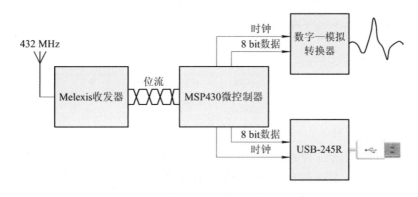

图 7.52　定制接收器的构成

7.1.4.4　活体试验

首先，采用上述系统对小鼠（rat）运动皮层中的神经放电信号进行了检测。使用的电极是 NeuroNexus 技术公司生产的神经电极，用特氟龙绝缘的钨丝制作，1 kHz 下的等效阻抗为 $100 \sim 500$ kΩ[7.35]。测试过程中未发现明显的干扰，包括 50/60 Hz 市电噪声和电磁干扰等，说明电路具有良好的健壮性。测试得到的小鼠单个神经放电脉冲如图 7.53(a) 所示，经后处理得到的两个神经放电簇如图 7.53(b) 所示，可见在 1 V 电源和单通道 28 μW 的功耗下，得到的神经信号具有很高的保真度。

然后，测量了大鼠（mouse）视觉皮层的神经信号。使用的电极是 NeurNexus 的 A - 16 系列神经探针，事先植入到大脑约 800 μm 深处。利用计算机屏幕上一根移动的白条，作为施加给大鼠的视觉刺激。用 BumbleBee 系统和安装在架子上的有线记录设备两种方式，分别使用两根间距很小（200 μm）的电极，同时完成神经信号的实时记录。BumbleBee 记录到的细胞外动作电位经放大、滤波、数字化后无线发射出去，无线通信距离为 3 m。图 7.54 同时给出了用 BumbleBee 无线方法和有线方法得到的神经信号，可见二者之间具有很高的相似度。图中也标出了动作电位出现的位置。

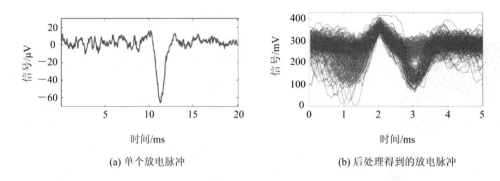

(a) 单个放电脉冲　　　　　　　　　　　　　(b) 后处理得到的放电脉冲

图 7.53　实测得到的小鼠神经运动皮层的放电脉冲信号

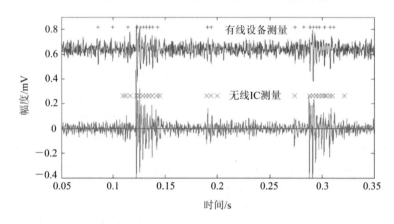

图 7.54　实测得到的大鼠视觉皮层的神经放电波形

BumbleBee 也可用于非侵入的皮外生物电信号的测量。图 7.55(a) 给出了 BumbleBee 测量得到的人体胳膊上屈张肌和伸缩肌的肌电(EMG)信号，采用自黏附表面电极，测试时胳膊连续快速屈伸。图 7.55(b) 给出了用类似方法在人体胸部附近采集到的心电(ECG)信号。注意，神经放电脉冲的幅度为 μV 量级，而 EMG 和 ECG 的信号为几毫伏，二者差距很大，借助于 VGA，本系统可以在各种应用中调整 AFE 的增益，使之适应不同幅度的输入信号，防止出现饱和，并达到最佳的信噪比。

对于多通道系统而言，必须考虑串扰的不利影响。串扰的第一个来源是电极探针之间的容性耦合。电极间距越小，电极之间的串扰越严重。例如，在上述活体试验中，硅基底上的钨电极间距为 200 μm，电极之间的耦合电容(C_c)约为 1 pF，电极的电容(C_e)约为 318 pF，放大器的输入电容 C_i 约为 40 pF，因此电容比 $C_c/(C_c+C_e+C_i)$ 为 0.3% 或 -50 dB。串扰的第二个来源是衬底耦合或电源耦合。在音频范围内，上述两种串扰都可以通过合理的版图设计来减少。足够大的 PSRR 也有利于抑制电源耦合带来的串扰。对于多通道复用的放大器，多路开关的关断电阻与 ADC 输入阻抗的分阻效应也会引入串扰，更高的关断电阻和更低的放大器输出阻抗有利于降低这种串扰。对于本节提出的 VGA/

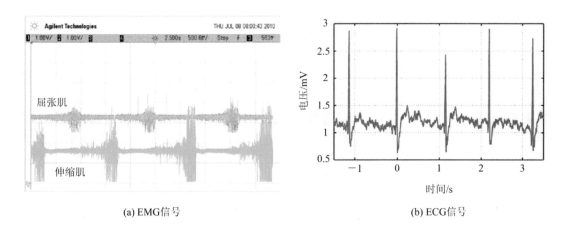

| (a) EMG信号 | (b) ECG信号 |

图 7.55　测量得到的人体生物电信号

MUX/ADC 架构,仿真结果表明串扰小于−80 dB,完全能够满足系统要求。

7.1.5　高集成密度的神经放大器

根据 7.1.2 节的分析,要提升生物放大器的增益和降低噪声,就必须增加输入电容,这就不可避免地会增加芯片的面积,因为芯片面积的 50% 以上通常都被电容所占据。对于通道多达 1000 个甚至更多的神经电极阵列,芯片的面积就会更大,可能使放大器与电极无法集成在一个模块中。如果将输入电容集成到电极基座上,如图 7.56(a)所示,即可大大节省芯片面积。嵌入到基座上的电容采用 50 nm 厚的 HFO_2 为绝缘介质,采用原子层淀积(ALD)技术制备,单位面积电容值约为 4 $fF/\mu m^2$,与常规的 MIM 电容相当,具体尺寸如图 7.56(b)下图所示。图 7.56(b)上图是尖部镀金的聚合物(PDMS)电极阵列的 SEM 照

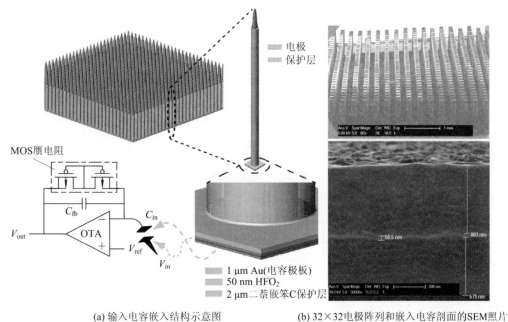

| (a) 输入电容嵌入结构示意图 | (b) 32×32电极阵列和嵌入电容剖面的SEM照片 |

图 7.56　嵌入电极基座的放大器输入电容

片。输入电容的设计值为 20 pF，反馈电容 C_{fb} 为 0.2 pF，因此增益为 40 dB，低频截止频率小于 100 Hz。图 7.56(a)中的 V_{ref} 是放大器内所有节点以及测量信号的参考电压，连接至电源电压的中点。

放大器的总体电路如图 7.57 所示[7.37]，由两个放大级以及双向转差分电流反馈补偿电路组成，其中未包含与其他放大器共享的偏置产生电路。第一级用共源—共栅对和二极管连接器件构成有源负载，实现了极低的共模电阻和很大的差模电阻，相当于将共模反馈（CMFB）电路嵌入其内，而不再需要外置 CMFB 电路，从而降低了功耗。有源负载的差模电阻 R_{Ld} 可表示为

$$R_{Ld} \approx 2 \frac{g_{mc3} r_{oc3} r_{o3,\,eff}}{1 + (g_{m3b} - g_{m3a}) g_{mc3} r_{oc3} r_{o3,\,eff}} \tag{7.34}$$

式中，r_{o3} 和 r_{oc3} 分别是负载和共源—共栅 NMOS 管的本征输出电阻。由于 R_{Ld} 远大于从 PMOS 器件漏极看进去的电阻，即使因晶体管失配出现负的差分 R_{Ld} 电阻，第一级的输出电阻仍然是正的。

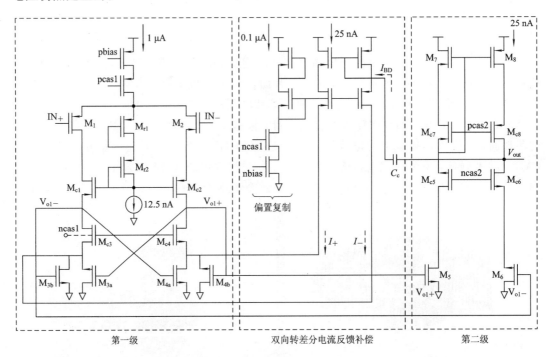

图 7.57　高集成密度放大器的电原理图

此电路通过电流反馈来实现对 OTA 的补偿。通过一个双向转差分电流转换器[7.38]，将电流转换为差分信号，然后馈入第一级。利用电流反馈补偿以及第二级的共源—共栅电路，只需 1 个小的电容（$C_c = 1$ pF），即可获得 1 MHz 下的单位增益和 50°左右的相位裕度，从而进一步节省了面积。如果只使用单级放大，负载电容需根据带宽决定，其值难以降低，从而限制了面积的减小。

第一级的电流消耗了放大器总功耗的 91%，第二级的电流用于驱动反馈电容 C_{fb} 以及后接的 $\Sigma\Delta$ ADC 的采样电容，可以为最高频率下最大幅度的信号提供足够的压摆率。

放大器中的所有 MOS 管工作在亚阈值下的饱和区。流过晶体管的直流电流 I 导致的

散粒噪声电流[7.39] 为

$$\overline{i_{\mathrm{n}}^2} = 2qI\Delta f \tag{7.35}$$

式中，q 是电子电量，Δf 是噪声带宽。根据亚阈区跨导 g_{m} 的公式，可以得到晶体管的等效输入噪声电压，即

$$g_{\mathrm{m}} = \frac{qI}{nkT} \Rightarrow \overline{v_{\mathrm{n,\,in}}^2} = \frac{2(nkT)^2}{qI}\Delta f \tag{7.36}$$

式中，n 是亚阈区斜率因子，k 是玻尔兹曼常数，T 是绝对温度。OTA 的等效输入散粒噪声电压可以表示为

$$\overline{v_{\mathrm{n,\,in}}} = \frac{\sqrt{\overline{i_{\mathrm{n,\,1}}^2} + \overline{i_{\mathrm{n,\,2}}^2} + \overline{i_{\mathrm{n,\,3a}}^2} + \overline{i_{\mathrm{n,\,3b}}^2} + \overline{i_{\mathrm{n,\,4a}}^2} + \overline{i_{\mathrm{n,\,4b}}^2}}}{g_{\mathrm{m1,2}}}\sqrt{\Delta f} \tag{7.37}$$

式中，$\overline{i_{\mathrm{n,\,i}}^2}$ 是晶体管 M_i 的散粒噪声电流，$g_{\mathrm{m1,2}}$ 是输入差分对管的跨导。流过 $M_{3,4}$ 管的电流是流过 $M_{1,2}$ 管电流的一半。

放大器芯片用 $0.13\ \mu\mathrm{m}$ CMOS 工艺制造。单个放大器在 $1.2\ \mathrm{V}$ 电源电压下仿真得到的电流为 $1.1\ \mu\mathrm{A}$，面积约为 $0.0075\ \mathrm{mm}^2$。图 7.58 给出了放大器的频响曲线，可见仿真得到的 DC 开环差分增益 A_{DM} 为 109 dB，DC 共模抑制比 CMRR 为 146 dB，正负电源抑制比 PSRR＋和 PSRR－分别为 125 dB 和 133 dB。采用差分耦合对有源负载和亚阈区工作方式，对于改善上述指标起着关键性的作用。图 7.58 中的内图给出了等效输入噪声电压的实测值和仿真值。其中白噪声主要由散粒噪声决定，在大于 2 kHz 的频率下的仿真值为 88 nV/$\sqrt{\mathrm{Hz}}$（基于式(7.37)计算），实测值为 80 nV $\sqrt{\mathrm{Hz}}$，二者非常接近。总的等效输入均方根噪声电压为 $8.22\ \mu\mathrm{V}$。

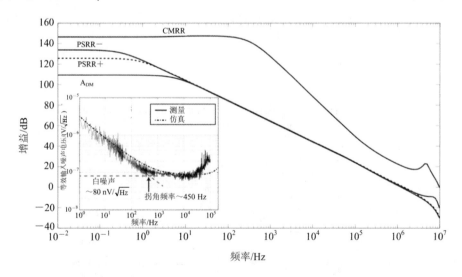

图 7.58　放大器开环增益、共模抑制比以及等效输入噪声的频响特性

放大器的闭环增益是用 SR770 网络分析仪测量的，结果如图 7.59 所示。出于测量的目的，在芯片管脚处加了一个片上 10 kHz 的低通滤波器，使得系统带宽比纯放大器的情形要窄些。输入加 10 μV/3 kHz 正弦波信号时，输入和输出的频谱如图 7.59 中内图所示。在输出端实测的背景噪声在 3 kHz 下约为 10 μV/$\sqrt{\mathrm{Hz}}$，等效到输入端约为 100 nV/$\sqrt{\mathrm{Hz}}$。

由于所采用的测试系统的噪声极低，输出噪声主要由放大器的噪声决定，但在实际的神经记录环境中，如果电阻为 1 MΩ 的电极工作在生物体温下，那么 10 kHz 记录带宽下的热噪声电压约为 12.9 μV_{rms}，已经高于放大器的等效输入噪声。

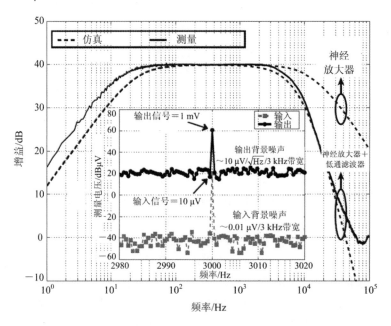

图 7.59　放大器闭环增益的频率响应

采自两个母蚊的视觉神经动作电位数据[7.40]经 Agilent 33522A 任意函数发生器衰减 1/50 后，馈入放大器作为输入信号。衰减 1/50 前和放大器放大 100 倍后的 AP 放电脉冲分别如图 7.60 上图和下图所示，用 TektronixTPS2014B 示波器显示。可见，最大的脉冲幅度约为 150 μV，最小的脉冲幅度约为 80 μV，小于 10 μV_{pp} 的脉冲已低于示波器的分辨率 2 mV/div，故已观察不到了。

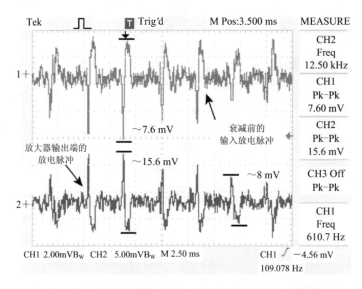

图 7.60　AP 放电脉冲的输入波形和放大器的输出波形

另外一种测量验证方法是将放大器的输出经采样频率为 1.6 MHz、分辨率为 10 bit 的低功耗 ΣΔ ADC 数字化，ADC 的数字输出用 PC 和 MATLAB Simulink 软件处理，用数字滤波器去除高频噪声，用 Agilent MSO7140B 混合信号示波器显示，结果如图 7.61 所示。可见，等效到输入端的最大放电脉冲幅度约为 500 μV，与最大输入信号幅度相当。

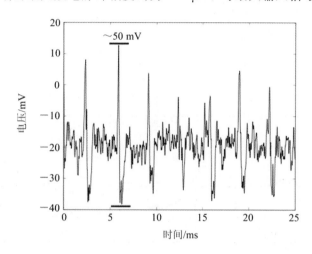

图 7.61　经 ADC 和数字信号处理重构后的 AP 放电脉冲波形

该放大器单通道面积只有 0.007 mm²，功耗小于 1.4 μW。如果加入低功耗 ΣΔ ADC，面积也只有 0.03 mm²，功耗仅为 4.8 μW。噪声效率因子 NEF 为 3.3，在已发表的同类放大器中并不是最低的，但如果采用考虑电压和面积的修正噪声效率因子(NEF²×电压 V_{DD}×面积 A)，则该放大器的效率因子是最小的(0.1)。对 20 个放大器芯片电流的测量平均值为 1.1 μA，标准方差为 0.2 μA。表 7.13 比较了同时期发表的神经放大器的主要技术指标，可见在达到相近的 NEF 值的条件下，本放大器具有最低的功耗和最小的面积。

表 7.13　已发表的同类神经放大器性能指标的比较

发表文献	2003 年[7.30]	2011 年[7.41]	2011 年[7.42]	2012 年[7.43]	本电路 2012 年[7.37]
制造工艺/μm	1.5	0.18	0.25	0.13	0.13
增益/dB	39.5	40	40.4	40.5	40
V_{DD}/V	±2.5	1.8	0.9	1	1.2
电流/μA	16	3(11.1)	1.1	12.5	1.1
BW/Hz	25 m~7.5 k	350~11.7 k	30~8.9 k	0.4~8.5 k	10~10 k
$V_{ni, rms}$/μV	2.2	11.2(5.4)*	6.76	3.2	8.2
NEF	4.0	5.9(5.4)	2.92	4.5	3.3
面积 A/mm²	0.16	0.03	0.05	0.047	0.0075
NEF²·V_{DD}·A	12.8	1.88(1.05)	0.38	0.95	0.1

* 10 Hz~65 kHz 的积分值。

7.1.6　程控自调整 E 类放大器

如第 3 章所述，植入式医疗器件可以通过谐振电感链路无线供电。谐振电感链路的功率发射端通常采用 E 类(Class E)放大器来完成功率放大和初级谐振，好处是可以获得极高的能量转换效率。放大器的能量转换效率 η_{AMP} 也称漏极效率，定义为放大器交流负载获得的功率 $P_{AC,LOAD}$ 与放大器直流功率 P_{DC} 之比，即 $\eta_{AMP} = P_{AC,LOAD}/P_{DC}$。E 类功放的 η_{AMP} 可达 90% 以上。

E 类放大器的电路构成以及开关管栅极与漏极的典型波形如图 7.62 所示。图中波形阴影部分为 V_1 导通区，漏源电压 $v_D = 0$，而且漏源电压的时间梯度 $dv_D/dt = 0$。串联电容 C_{series}、并联电容 C_{par} 与初级等效电感 L_{coil} 构成 RLC 初级谐振回路。

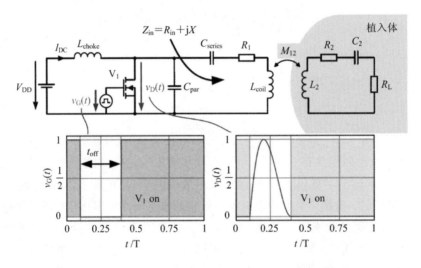

图 7.62　E 类放大器的基本电路构成以及典型波形

仅当 E 类放大器的负载阻抗等于自身输出阻抗即 $R_{in} = R_{nom}$ 时，其能量效率才能达到最高值，如图 7.63 所示。即使理论设计的标称值满足这样的阻抗匹配条件，实际情况也难以达到。以下对此做具体分析。对于图 7.62 所示的谐振电感链路，放大器的负载阻抗可表示为

$$R_{in} = R_1 + \frac{(\omega M_{12})^2}{R_2 + R_L} \qquad (7.38)$$

式中：R_1 和 R_2 分别是初级和次级线圈的损耗电阻；ω 是角频率；M_{12} 是初级线圈与次级线圈之间的互电感；R_L 是次级线圈的负载电阻，由植入体的功耗决

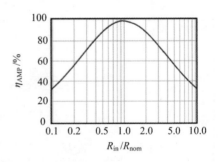

图 7.63　E 类放大器的效率与负载阻抗/输出阻抗比的关系

定。植入的次级线圈位于皮肤下的生物组织内，植入深度和取向都难以完全固化，从而导致 M_{12} 的随机变化。而且，植入体的功耗在不同的条件下也会随时间变化，如加有刺激电流时功耗大，不加时功耗小，就会导致 R_L 值随时间而变化。如果在实验室研究中，同一个无线供电链路要用于不同生物组织的测量或刺激，也会产生不同的 R_L 目标值。这些因素都会造成 E 类放大器负载阻抗在一定范围内偏离设计额定值，从而难以达到最高的能量效率。

为了解决这个问题，希望 E 类放大器的输出阻抗能够随负载阻抗的变化进行动态甚至自适应调整。文献[7.44]针对负载电阻的变化，引入相应的导通瞬态延迟，实现漏极电压 v_D 过零点的动态调整，但无法实现漏极电压斜率 dv_D/dt 过零点的动态调整，故不是纯粹的 E 类工作模式，在高频(大于 6.8 MHz)的频率下，功耗依然会上升。文献[7.45]引入了一个谐振元件，允许负载阻抗在 1∶12 的范围内变化，但也不能维持 E 类工作模式，而且效率也难以达到 60％以上。文献[7.46]用一个旁路元件构成的可饱和电抗器，使放大器可编程，但调整仍然需要人工介入，无法实现完全自适应工作。

这里提出另一种新的方法[7.47]，通过自动采集实际应用中输入阻抗的变化，辅之以微控制器编程，使放大器状态能在线自动重构，从而实现动态自适应的阻抗匹配。测试结果表明，在 1～40 Ω 的负载阻抗范围内，放大器的最高效率可达 92％。

7.1.6.1　自适应调整原理

为了保证维持 E 类工作条件(即开关管导通时，u_D 和 du_D/dt 均为零)，占空比 D、并联电容 C_{par} 和串联电容 C_{series} 三者必须满足一定的关系。由于 C_{series} 的动态调整比较困难，故采用固定 C_{series} 和 C_{par}、动态调整 D 的方法。考虑实际应用要求，要保证在最高的允许 R_{in} 值下，R_{in}-L_{coil}-C_{series} 回路的 Q 值不低于 5，即有

$$\frac{1}{\omega C_{series} \max(R_{in})} > 5 \tag{7.39}$$

根据此式，可以确定 C_{series} 的值。然后，定义一个归一化占空比 $y=\pi(1-D)$，通过求解以下方程可以得到不同负载电阻 R_{in} 下的 D 值：

$$\frac{\omega L_{coil} - \dfrac{1}{\omega C_{series}}}{R_{in}} = \frac{y^3 \csc^4(y) + (2y^2-1)\cot(y) - 4y}{2(y\cot(y)-1)^2} - \frac{3y(y\cot(y)-1)\csc^2(y)}{2(y\cot(y)-1)^2} \tag{7.40}$$

与这个 D 值对应的 C_{par} 值可由下式求得：

$$C_{par} = \frac{2y^2 + 2yg\sin(\phi-y) - 2g\sin(\phi)\sin(y)}{\omega\pi g^2 R_{in}} \tag{7.41}$$

其中，漏电压特性曲线的形状因子 ϕ 和 g 为[7.49]

$$\phi = \arctan\left[\frac{1}{\tan(y)} - \frac{1}{y}\right], \quad g = \frac{y}{\cos(\phi)\sin(y)} \tag{7.42}$$

由式(7.40)～式(7.42)得到的 D、C_{par} 与 R_{in} 的关系曲线如图 7.64 所示(C_{series} 取为 133 pF)。在之后介绍的电路中，将利用可编程元件来设定所需的 D 和 C_{par} 的值。

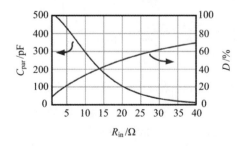

图 7.64　不同输入阻抗所需的占空比与并联电容计算值

在上述计算中，负载阻抗 R_{in} 是未知的，必须利用适当的电路检测得到。之后将介绍的电路是通过测定电感链路初级线圈电压 v_{coil} 与放大器电源电压 V_{D0} 来推算得到 R_{in} 的。理论计算的 u_{coil}/V_{DD} 与 R_{in} 的关系曲线如图 7.65 所示，为单调下降曲线。实际应用时可以通过实验数据对此关系曲线加以校正。

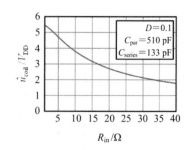

图 7.65　线圈电压与电源电压之比随输入阻抗的变化曲线

7.1.6.2　电路设计与验证

用于给植入体传输能量与数据的载波频率选为 13.56 MHz。根据文献[7.48]给出的方法，优化设计出的发射线圈的形状和参数如图 7.66(a)所示，其电感 $L_1 = 1.3\ \mu H$，损耗电阻 $R_1 = 1.2\ \Omega$。在输入功率不超过 500 mW 的条件下，有限元仿真得到的发射线圈最大吸收功率为 0.8 W/kg。发射线圈用 PCB 走线实现，内嵌有铁氧体层，用于提升自电感和互电感。

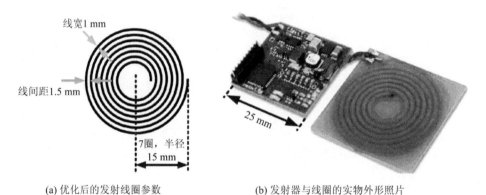

(a) 优化后的发射线圈参数　　　　　　(b) 发射器与线圈的实物外形照片

图 7.66　电感耦合线圈与发射器

假定植入线圈(即次级线圈)为 3 圈，直径为 10 mm，线宽为 0.35 mm，其电感 $L_2 = 110$ nH，电阻 $R_2 = 0.2\ \Omega$，初级线圈与次级线圈的间距在 5~20 mm 范围内变化，则在三种不同的互电感 M_{12}(对应于不同的初、次级线圈间距)下，R_{in} 随 R_L 的变化如图 7.67 所示。

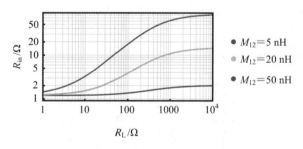

图 7.67　不同负载电阻和三种互电感下的输入电阻

整个可编程自适应谐振电感链路发射部分的电路图如图 7.68 所示。E 类放大器的开关管 V_1 采用型号为 NXP PMZB300XN 的 NMOS 管，具有低导通电阻 $R_{DS,\ ON} \approx 0.3\ \Omega$ 和小的栅电容 $C_{gate} \approx 34$ pF。DC 扼流圈 $L_{choke} = 3.3\ \mu H$，型号为 Coilcraft 1812CS。二进制电容阵列用于实现 C_{par} 可调，由 6 个电容构成($C_0 = 15$ pF，$C_n = 2^n \cdot C_0$)，每个电容由一个逻辑

控制 NMOS 管来决定是否接入。占空比可调栅驱动器用一个低功耗 13.56 MHz 振荡器产生方波，经低通滤波器成为三角波，再用型号为 ADC MP602 的高速比较器与可调谐基准信号进行比较，产生占空比可调的 13.56 MHz 矩形波信号。为了保证对栅充电或放电时的上升时间或下降时间，占空比可调信号经一数字缓冲 IC 加至开关管的栅极。电压采集电路是一个包络探测器，由耐压大于 100 V 的硅二极管、电阻分压器和低通滤波器组成，用于提取线圈电压幅度 v_{coil} 对时间的平均值。E 类放大器的电源电压由电源降压(Buck)变换器(AD2371)反馈回路中的数字电位计来确定与调整。本电路利用电压采集电路、电源电压提供电路以及微处理器 MSP430FR5739，实现了输出电压和输出功率的数字可编程，同时完成上一小节所述的自适应调整算法。

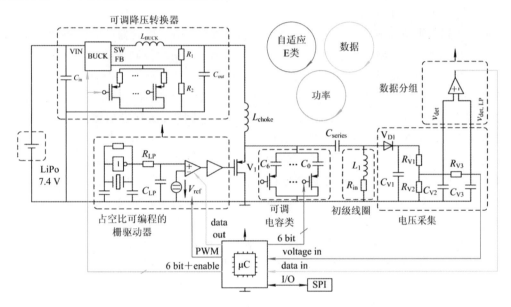

图 7.68　可编程自适应谐振电感链路发射器电路图

整个发射器系统用四层 PCB 制作，面积为 25×25 mm^2，外形照片如图 7.66(b)所示。测试时，用 0603 高精度电阻来模拟不同功耗的负载 R_L。四种 R_{in} 下的栅电压和漏电压的实测波形如图 7.69 所示，可见均满足 E 类工作所要求的零电压和零电压梯度条件，证明所设计的放大器确实能够动态匹配不同的负载。

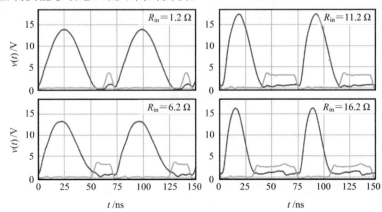

图 7.69　四种负载电阻下的 E 类放大器栅和漏的实测波形

这里将实测数据与基于 Agilent
ADS2013 软件及 SPICE 模型的仿真数据进
行比较。图 7.70 给出了 E 类放大器能量效
率与负载阻抗之间的关系，包括仿真值和实
测值。对不同负载电阻下的非动态自适应 E
类放大器与新设计的动态自适应放大器的
能量效率的比较表明，后者在宽负载电阻变
化范围内保持了相当高的能量效率，在
1~40 Ω 范围内效率可达到 70%，在 5~
20 Ω 内超过 90%。在已报道的研究结果中，

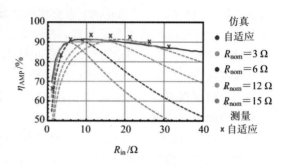

图 7.70　能量效率与负载阻抗的关系

这是可以达到的维持高效率的最大负载电阻范围。动态自适应放大器的实测特性与仿真特
性吻合良好。栅驱动电路的恒定功耗实测值为 37 mW，其中微控制器所需功耗为 300 μW。

这个发射器不仅能够传输功率，而且能够传输数据，只需增加一个简单的通信接口电
路即可。从发射器到植入体的下行链路数据采用开关键控（OOK）调制，通过微控制器的
UART 发射通道控制栅驱动电路的使能管脚来实现。从植入体到发射器的上行链路数据
根据负载调制的原理完成，因此在发送数据时线圈电压会发生变化，理论上会影响上述自
适应动态调整能量传输。不过，数据变化（几微秒）比能量变化（几秒）要快得多，因此对能
量自适应调整影响不大。为了恢复数据位流，采用 TLV3201 器件将宽带探测信号 u_{det} 与低
通滤波时间平均信号 $u_{\text{det, LP}}$（参见图 7.68）进行比较，所得到的数字输出信号用微控制器的
UART 接收通道采集。

在线圈间距为 1 cm 和 4 kΩ DC 负载下，利用二极管 BAT754 搭建的 Greinacher 整流
电路，测量得到的 OOK 下行位流，在次级线圈获得的信号速率为 500 kb/s，如图 7.71(a)
所示。上行位流信号用一个 MOSFET 短接整流器输入端来模拟，用逻辑分析仪采集阅读
器得到的数据，所恢复的数据速率达到 1.35 Mb/s，如图 7.71(b)所示。

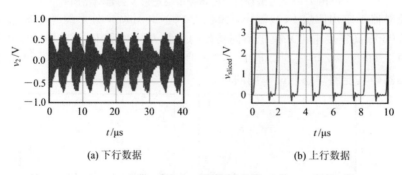

(a) 下行数据　　　　　　　　　　　　(b) 上行数据

图 7.71　无线数据传输波形

7.2　模拟—数字转换器

7.2.1　生物医疗系统对模—数转换器的需求

现有的大多数生物电信号传感器获取的是模拟信号。为了发挥数字信号处理精度高、

重复性好、可靠性高和抗干扰能力强等长处，需将模拟生物信号转换为数字信号。特别是需要无线传输的生物信号，将模拟信号转换为数字信号后再传输，将会大大提升传输的可靠性和健壮性。实现模拟信号向数字信号转换的器件，就是模拟—数字(模—数)转换器(ADC)。

综合来看，需采集生物电位信号的医疗设备的发展趋势体现在三个方面：一是数字化处理，用于实现各种检测与分析算法，使得作为生物电位传感器与数字信号处理器之间接口的 ADC 变成不可或缺的部件；二是便携化、可穿戴个人应用，个人携带终端采用电池供电，因尺寸和重量所限必须低电压和低功耗工作，而且价格要便宜，而终端所采用的 ADC 也必须满足低电压、低功耗和低成本的要求；三是自动化、智能化检测，实现个人随身携带的医疗终端与无线健康监测系统之间的无线连接，使病人在全寿命周期内永久并自动地与医生互动。

面向生物医疗应用的 ADC 架构有多种类型，常用的有两种类型，即逐次比较型和 ΣΔ (sigma-delta)型。逐次比较寄存器型(SAR，常称逐次逼近型)是在生物医疗设备中最早应用的 ADC。它从最小有效位开始，顺序地在每一位将输入电压与内置数—模转换器(DAC)的输出进行比较，经 n 次比较后输出数字值。这种方法在中低分辨率(<12 bit)时经济性较好，在高分辨率时因电路规模很大导致成本急剧上升。ΣΔ 架构的 ADC 将输入信号转换为时间(脉冲宽度)信号，用数字滤波器处理后得到数字值。这种方法结构简单，容易得到高分辨率和高的能量效率，转换时间虽然相对较长，但能够满足频率较低的生物信号检测要求，因此在生物医疗系统中的应用最为广泛。

目前能够采集到的各种生物电信号的频率区间不同，由近直流到 10 kHz 不等，同时信号电势的幅度也不同，由几十微伏到几百毫伏的都有。典型生物电位信号的电压和频率范围如图 7.72 所示[7.138]，其中给出的生物信号类型包括眼球电图(EOG)、脑电图(EEG)、心电图(ECG)、肌电图(EMG)和轴突动作电位(AAP，Axon Action Potential)等，同时也用黑条表示了以 ΣΔ 方式工作的 ADC 满足的动态范围(DR，Dynamic Range)和带宽(BW，Bandwidth)。

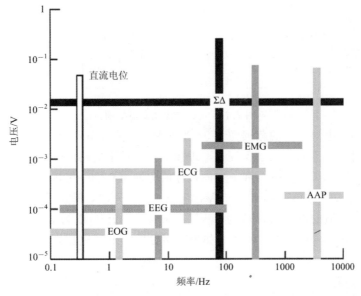

图 7.72　典型生物电位信号的电压和频率范围

在之后的三个小节中，将分别介绍三款适用于便携式生物医疗个人终端的 ADC 电路实例，其中两款为 ΣΔ 型，一款为 SAR 型，它们共同的特点是能量—面积效率高。

7.2.2 单相驱动二阶 ΣΔ ADC

第一个 ADC 实例是一款二阶 ΣΔ 调制器[7.50]，其特点是灵活度高，只需重构数字滤波器，就可用于不同类型的生物电位信号，而且在低电压、低功耗下工作，适用于便携式医疗设备。该芯片的工作电压可低至 0.9 V，用 0.18 μm CMOS 工艺制作，硅面积只有 0.06 mm^2，功耗为 0.2 mW。实测得到的 10 kHz 下的动态范围（DR）为 83 dB，有效位（ENOB）约为 14 bit，带宽（BW）为 10 kHz，信号—噪声失真比（SNDR）为 80 dB。

7.2.2.1 架构设计

二阶 ΣΔ 调制器的架构如图 7.73 所示，其最大的新颖之处在于引入了单相电路[7.51]，即所有的开关均用同一时钟相位驱动，可在改善动态性能的同时，减少电路的复杂度、噪声和面积。在架构层面，优化了所有系数的取值，以免引入输入共模 DC 失调电容，导致功耗和面积增大。在电路层面，用开关运放（SO，Switched-Opamp）技术实现积分器，在输入端增加了两个时钟自举（CBT，Clock-BoostsTrapping）电路，用于克服输入接口问题。通过使栅过驱动电压保持恒定，显著改善了输入采样开关电容（SC）网络的线性度。测量结果表明，上述改进使调制器的动态范围接近二阶 ΣΔ 调制器的理论极限。该电路带有十进制滤波器（DF，Decimation Filter）和可编程低通/带通（LP/BP，Low-Pass/Band-Pass）数字滤波器，数字域与模拟域用光耦来实现不共地隔离，从而避免使用模拟滤波器带来的问题。

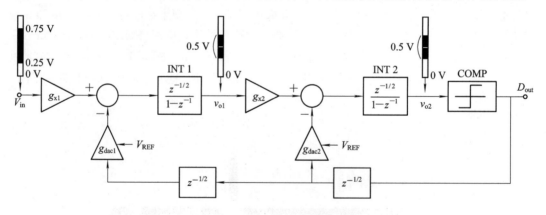

图 7.73　二阶 ΣΔ 调制器架构

该电路所用正电源电压的范围为 0.9～1.5 V，各关键节点允许的单端电压范围见图 7.73 中电压条中的填黑段。为了保证在非理想工作条件下电路的健壮性，采用了二阶非层叠电路结构，系数 g_{x1}、g_{x2}、g_{dac1} 和 g_{dac2} 的最优值分别为 0.25、0.5、1/3 和 1/3。差分参考电压 V_{REF} 统一为 0.75 V（V_{REFp}=0.875 V，V_{REFn}=0.125 V），积分器（图 7.73 中的 INT）输出差分电压峰—峰值的设计目标值为 1 V。过采样比（OSR）取为 256，标称带宽（BW）为 10 kHz，时钟频率 $f_{CLK} \approx 5.128$ MHz。如果采用更低的电源电压，将二阶 ΣΔ 调制器架构按比例缩小即可。

7.2.2.2 电路实现

全差分二阶 ΣΔ 调制器电路如图 7.74 所示。

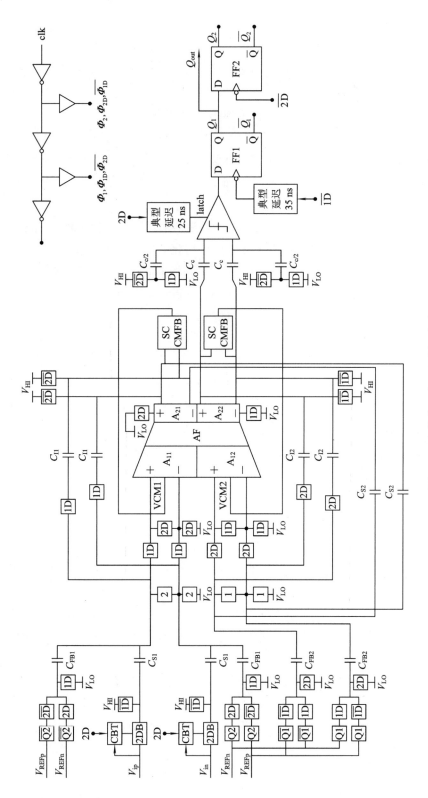

图7.74 全差分二阶ΣΔ调制器电路

1. 时钟自举与开关运放的混合实现

传统上，四个非交叠时钟相位被用于驱动积分器(INT)中的 SC 网络，本电路则用一个单相 Φ_1 来驱动所有用 Φ_2、Φ_{2D} 和 Φ_{1D} 控制的开关。同样，由 Φ_2、Φ_{2D} 和 Φ_{1D} 相驱动的开关被用一个补充相 $\bar{\Phi}_1$ 来驱动。$\bar{\Phi}_1$ 补充相和 Φ_1 单相是交叠相，因此在某一时间段内，多个开关会同时导通，形成一定的电荷量。当这些电荷通过采样与反馈电容进入积分电容再分布时，会有所丢失，使采样信号有所衰减。然而，理论上可以证明[7.51]，只要时钟相的下降/上升时间延迟 t_d 和开关的平均等效电导 g_{AVG} 在交叠时间内足够小，由此效应造成的采样信号衰减就可以忽略。随着 CMOS 工艺尺寸的缩小，t_d 和 g_{AVG} 将不断减小，因此在大多数 SC 电路中，非交叠保护时间可能不再需要。

在实际的时钟自举(CBT)电路中，输入时钟与驱动采样网络的自举输出相之间总是存在固有的延迟。因此，采用单相时钟不仅能使设计简化，而且消除了采样相的延迟，从而避免了不期望的电荷注入。而且，在开关运放(SO)采样期间，即使不采用延迟相，放大器输出级的开关所增加的信号相关电荷注入也很小。这是因为二级运放输出级的输入信号摆幅非常小，所以实际通过沟道注入的电荷量与信号无关。

两个半延迟积分器用一个 SO 实现，两级放大器被两个积分器共享，从而节约了功率和面积。积分器输出工作在共模电平 $V_{DD}/2(0.6\sim0.75\ \text{V})$ 上。放大器的输入共模电平则可通过选择合适的电容值调整到 $50\sim250\ \text{mV}$，具体值取决于 V_{DD} 的大小。在信号通道上的每个输入开关都需要一个时钟自举电路，以保证低电压工作时的可靠性，同时避免 SO 系统输入端采样开关的问题。

考虑到设计要求的峰值 SNDR 优于 84 dB，第一和第二级积分器的采样电容 C_{S1}、C_{S2}，积分电容 C_{I1}、C_{I2}，反馈系数 C_{FB1}、C_{FB2}，分别取值 0.6 pF、0.6 pF、2.4 pF、1.2 pF、0.8 pF、0.4 pF，用 0.2 pF 的单元电容组合而成。选择合适的 C_{FB1}、C_{FB2} 值以及合理的参考电压，就无需再在输入端加入共模平移电容。

2. 放大器

二级运算放大器的电路如图 7.75 所示。两个 PMOS 三分级(模块 A_{11} 和 A_{12} 构成 M_1、M_2 和 M_c)交叠构成一个共同体(模块 AF 构成 M_3 和 M_5)，之后是两个差分共源输出级(模块 A_{21}、A_{22} 构成 M_6 和 M_7)。共模输入电压为 $V_{CMI}=V_{LO}=V_{SS}$，输出电压为 $V_{CMO}=V_{HI/2}=V_{DD}/2$。利用 ON/OFF 开关 S_3 和 OFF/ON 开关 $\bar{S}_3$，使输出级开启或关闭。当对应的输出级开启时，电容 C_{comp} 经开关 S_1 连至 CMOS 层叠器件 M_4，可达到补偿的目的。

两个积分器共享同一运放，从而显著节省了功率和面积。既然有两个输入级 A_{11} 和 A_{12} 可用，无需在输入端使用模拟多路选择器，从而避免了会使积分器性能退化的记忆存储效应。通过在低阻节点 n_a 增加一个调整电流 I_{cmfb}，可达到如下效果：当一个输入级被给定的积分器当作差分对使用(第三个输入被 S_9 关断时)，另一个以三分方式工作的输入级(三分模式)也被用于设定输出共模电压至 $V_{DD}/2$，这样做使得无论电路还是芯片面积都没有冗余部分。由电容 C_{CMS} 和开关 $S_4\sim S_8$ 构成的两个辅助 SC 网络用于对输出端的共模电压做出响应。

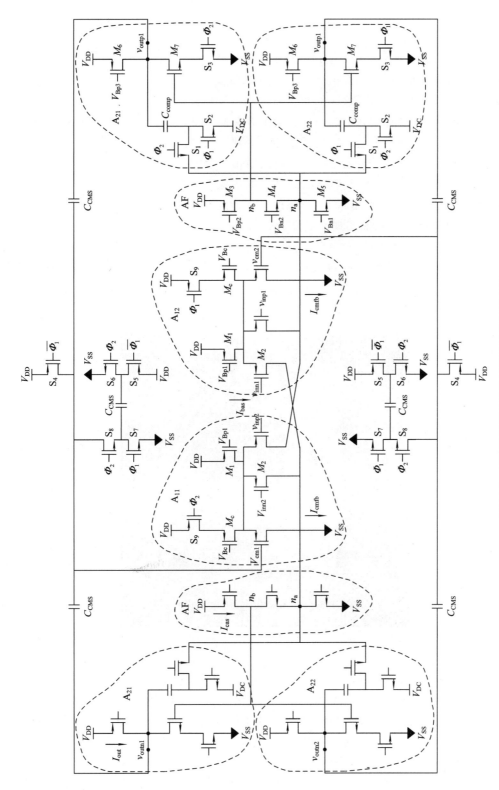

图7.75　带共模反馈电路的两级交叠补偿放大器

3. 比较器

本电路使用的比较器是一个简单的正反馈可复位电路[7.52]，如图 7.76 所示，由一个 PMOS 差分对组成，馈送给 NMOS 正反馈锁存器。在复位相（Φ_{latch}），输出被复位至 V_{ss}，而不是非稳态，可以实现弱的磁滞响应。当相位 Φ_{latch} 不使能时，由该相位驱动的开关断开，输出节点立即上升到介稳点，由此点启动，两个输出节点开始离散。低输出电平为 V_{SS}，但高输出电平并不能够上升到 V_{DD}，因为 I_{B} 继续流过 PMOS 电流源和高输入侧的 PMOS 输入晶体管。当相位 Φ_{latch} 使能时，输出节点短路到地，从而实现了复位。

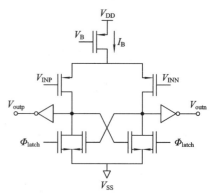

图 7.76　正反馈比较器

7.2.2.3　实测验证

实现上述电路的芯片用 0.18 μm CMOS 工艺制造，使用了 MIM 电容，全部使用 $V_{\text{TN}} \approx |V_{\text{TP}}| \approx 0.5$ V 的标准晶体管，均被偏置到中等反型区，饱和漏源电压 $V_{\text{DSat}} = 50 \sim 150$ mV。图 7.77 给出了该芯片的版图。

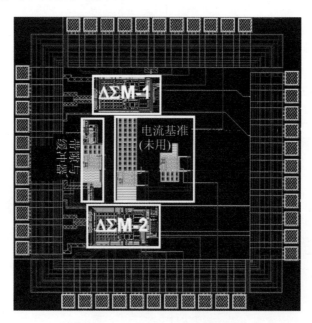

图 7.77　样品芯片版图

为了便于比较，流片时制作了两个电路模块。一个模块为标准版，电路如前所述，命名为 $\Sigma\Delta\text{M}-1$；另一个模块命名为 $\Sigma\Delta\text{M}-2$，它在 $\Sigma\Delta\text{M}-1$ 电路的基础上，增加了一个 4 相时钟产生电路，用于驱动 SC 开关。$\Sigma\Delta\text{M}-1$ 的面积为 0.06 mm^2，$\Sigma\Delta\text{M}-2$ 的面积则大 17%。图 7.78 给出了实测得到的 $\Sigma\Delta\text{M}-1$ 模块的频谱图，图 7.79 给出了两个模块的 SNDR 与信号幅度的实测关系，测量采用 2.5 kHz 的信号频率和 5 MHz 的时钟频率。在 0.9 V 电源电压下，$\Sigma\Delta\text{M}-1$ 实现了 80 dB 的 SNDR、82 dB 的 SNR、83 dB 的 DR 和 10 kHz 的 BW，功耗只有 0.2 mW。两个解调器具有相似的 SNR 和 DR，但 $\Sigma\Delta\text{M}-1$ 的

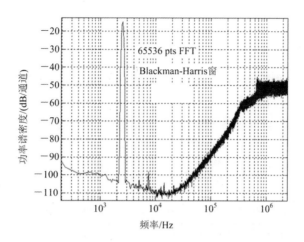

图 7.78　ΣΔM - 1 模块实测输出频谱（电源电压为 0.9 V，施加信号的幅度为 -5.5 dBV）

SNDR 要好 3.5 dB，这证明单相位技术确实改善了响应精度。表 7.14 给出了两款芯片的主要测量结果。

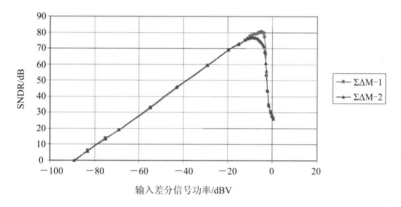

图 7.79　两个模块的 SNDR 与输入差分信号功率的实测关系（电源电压为 0.9 V）

表 7.14　二阶 ΣΔ ADC 主要指标的测试结果

模　块	ΣΔM - 1	ΣΔM - 2
制造工艺	0.18 μm 1P6M CMOS	
电源电压/V	0.9	
时钟频率(f_{CLK})/MHz	5	
过采样比(OSR)	256	
信号带宽(BW)/kHz	10	
功耗/mW	0.2	
硅面积/mm²	0.06	0.07
SNR 峰值/dB	82(输入电平 -5.5 dBV)	
SNDR 峰值/dB	80.1(输入电平 -5.5 dBV)	76.7(输入电平 -5.5 dBV)
动态范围(DR)/dB	83	

为了将这款 $\Sigma\Delta$ ADC 与同类的 $\Sigma\Delta$ ADC 进行比较,使用了两个品质因数(FOM)的定义。一个是常用的定义:

$$\text{FOM1} = \text{DR}[\text{dB}] + 10\lg(\text{BW}/P) \tag{7.43}$$

考虑了动态范围 DR、带宽 BW 和功耗 P。另一个定义则纳入了芯片面积[7.53]:

$$\text{FOM2} = 10^{(\text{DR}[\text{dB}]-1.78)/20} \cdot \text{BW}/(P \cdot A) \tag{7.44}$$

表 7.15 将此款电路与其他 6 种类似的 $\Sigma\Delta$ ADC 的性能指标进行了比较。从功耗和 FOM1 值来说,本电路名列第三,但如果增加芯片面积的考量,本电路具有最佳的品质因数(FOM2)。表 7.15 所列 ADC 均针对生物医疗应用而开发,除了第三个产品,都工作在 1 V 电压下。

表 7.15　针对生物医疗信号采集的 $\Sigma\Delta$ ADC 的性能比较(1998—2007)

发表年份	V_{DD}/V	工艺$/\mu\text{m}$	DR/dB	BW/kHz	功耗$/\mu\text{W}$	硅面积$/\text{mm}^2$	FOM	FOM2$/\times10^{18}$
2005 年[7.53]	0.6	0.35	79	24	1000	2.880	153	0.06
2006 年[7.54]	0.8	0.18	60	5	180	0.050	134	0.45
2007 年[7.56]	1.8	0.18	98	1	360	0.320	162	0.56
2007 年[7.57]	0.5	0.18	76	25	300	0.060	155	0.71
2006 年[7.50] 本电路	0.9	0.18	83	10	200	0.060	160	9.59
1998 年[7.58]	0.9	0.5	77	16	40	0.850	163	2.71
2002 年[7.53]	0.7	0.18	75	8	80	0.082	155	5.59

7.2.3　两步连续时间增量 $\Sigma\Delta$ ADC

传统的 $\Sigma\Delta$ ADC 对有限带宽的输入数据流采样,产生相应的输出平均值,由于输入与输出样本之间没有一对一的映射关系,因此除非采用特殊的技术[7.59],否则难以被多通道神经记录系统复用。增量 $\Sigma\Delta$($\text{I}\Sigma\Delta$,Incremental $\Sigma\Delta$)ADC 在每次转换后都对调制器和数字滤波器复位,因此可以用于处理复用信号。一阶 $\text{I}\Sigma\Delta$ ADC 能够实现高分辨率,但转换时间很长,功耗较大。更高阶的多位 $\text{I}\Sigma\Delta$ ADC 有利于提高转换速率[7.60]。大多数 $\text{I}\Sigma\Delta$ ADC 采用离散时间(DT,Discrete-Time)环路滤波器,其实连续时间(CT,Continuous-Time)环路滤波器更能缓解对建立时间和带宽的要求,从而降低功耗。即使在 ADC 前端带有采样—保持(S/H)电路时,也是如此。另一种方法是扩展计数(EC,Extended Counting)[7.61] 或者扩展范围(ER,Extended Range)[7.62]方法,将 $\text{I}\Sigma\Delta$ 与 Nyquist ADC 相结合来改善 $\text{I}\Sigma\Delta$ ADC 的分辨率。

这里介绍一种两步连续时间增量 $\Sigma\Delta$ ADC[7.63],兼具高分辨率和低功耗,而且适合多通道复用。在架构上,将两个二阶 CT $\text{I}\Sigma\Delta$ ADC 以流水线方式级联,可以兼顾流水线的高速率和 $\Sigma\Delta$ 高分辨率的优点。与高阶单环路 $\text{I}\Sigma\Delta$ ADC 相比,二阶环路滤波器只需要较小的尺寸缩小因子,就可以获得高的能量效率。与需要冗余循环的 EC/ER 架构相比,在实现相同分辨率时工作速度更快。在电路实现上,采用 Class-AB 输出级和动态求和比较器来完成 $\Sigma\Delta$ 调制,进一步节省了高采样精度下的能耗。基于 0.18 μm CMOS 工艺的芯片样品的实测结果表明，该 ADC 在 4 kHz 带宽下的 SNDR 峰值为 75.9 dB，功耗仅为 34.8 μW，FOM 达到 0.85 pJ/conv。

7.2.3.1 架构与规格设计

1. 架构设计

采用 MEA 多探针电极测量脑皮层电图（ECoG）的系统构成如图 7.80 所示，其中蓝色部分就是我们要设计的 CT IΣΔ ADC，为所有记录通道所共享。在理想情况下，为了保证转换过程中输入信号保持不变，在 ADC 之前加有 S/H 电路，但在图 7.80 所示系统中减免了 S/H 电路，这虽然会使信号边缘产生少量损失，但会显著节省功率和面积消耗，也容易实现低噪声，因为去除了高分辨率的 S/H 电路和低噪声高阶抗交叠的滤波器。

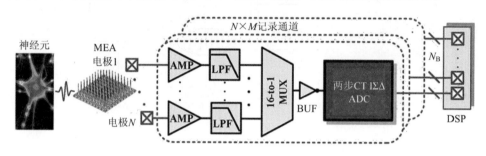

图 7.80　多通道神经信号记录系统的基本构成

如果所有记录通道都用一个 ADC，虽然可以节省面积，但要求 ADC 具有高的采样速率。通道数量越多，要求的 ADC 采样速率越高，ADC 的功耗就越大。因此，在实用化系统中，为了兼顾低功耗和小面积需求，每个 ADC 复用的信道数有一个最佳值。对于 64 通道系统而言，每个 ADC 负责 16 个通道，可以达到相对最佳的效果[7.64]。另外，如果不使用可变增益放大器（VGA），就要求 ADC 的动态范围（DR）达到 80 dB。例如，对于 64 电极的 ECoG 系统，要求 ADC 的分辨率为 13～14 bit，每个 ADC 处理 16 通道的信号，信号带宽为 60～200 Hz。

两步 CT IΣΔ ADC 的构成框图和相关的时序如图 7.81 所示。首先由 MUX 选择 16 个记录通道中的一个，然后用前一个 CT IΣΔ ADC 对输入信号 U 完成第一级的粗转换，再用后一个 CT IΣΔ ADC 完成第二级的细转换。第一级 ΣΔ 调制时的过采样时钟频率为 $f_{OS} = M \cdot f_s$，其中 M 是每次转换所需的时钟周期数，f_s 是复位周期的频率。M 周期后，用数字滤波器提取最高有效位（MSB，Most Significant Bits）N_1，然后调制器和数字滤波器复位，残余的模拟电压 V_{res} 由 S/H 电路采集。由于 V_{res} 直接输入了第二级，因此在两级之间无需级间放大，而这种级间放大对于常规流水线结构则是必需的。第二级对输入信号 U_2 进行再次转换，过采样频率仍然为 f_{OS}。又经 M 周期后，用数字滤波器提取最低有效位（LSB）N_2，然后调制器和数字滤波器复位。由分别来自第一级和第二级的 MSB 和 LSB，可以得到最终的分辨率 $N_1 + N_2$。整个架构采用流水线方式作业，即在细转换处理第一个样本的同时，粗转换可以处理第二个样本，因此有效转换速率是单一转换级转换速率的两倍。

每个 CT IΣΔ ADC 是一个二阶 CT IΣΔ 调制器，其构成如图 7.82 所示，主要由前馈组态级联积分器（CIFF，Cascaded Integrated Feed-Forward）加上输入信号前馈（ISFF，Input Signal Feed-Forward）组成。这种架构可以有效减少积分器的信号摆幅，降低因系数变化导致的性能衰退。单比特量化器的采用则降低了数字滤波器复杂度，无需采用反馈式 DAC 必用的线性化技术。对于反馈式 DAC，为了实现抖动灵敏度与功耗之间的最佳折中，不得不采用 NRZ 电路[7.65]。

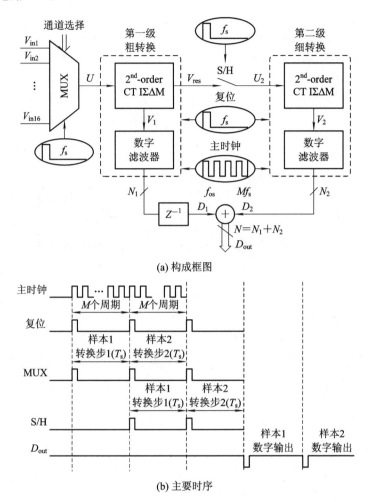

(a) 构成框图

(b) 主要时序

图 7.81　两步 CT IΣΔ ADC 的构成与时序

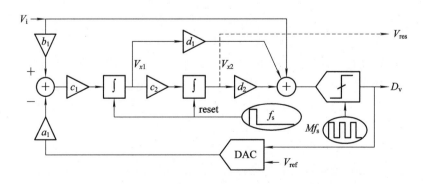

图 7.82　具有 CIFF＋IFF 拓扑的二阶 CT IΣΔ 调制器的构成

2. 规格设计

如果一个 ADC 为 16 个通道共享,每个通道的信号带宽是 200 Hz,则 ADC 的带宽应为每个通道带宽的 16 倍。如果 ADC 的采样速率设为略高于 Nyquist 速率,则每个通道的最大时隙应为 $T_{s, \max} = 1/(200\ \text{Hz} \times 2.5 \times 16) = 125\ \mu\text{s}$,则对应的 ADC 有效采样率 $f_s = 8\ \text{kHz}$。

在常规的流水线型 ADC 中,为了保证残余电压不超过下一级的输入电压允许范围,通常在相邻转换级之间引入一定的量程重叠。在基于 $\text{I}\Sigma\Delta$ 调制的转换级中,对残余电压采样的下一级积分器的输出理论上会被假设恒定的输入所限定。即使考虑电路的非理想性,下一级积分器输出的电压摆幅仍然被限制在实际边界(即 $\pm V_{\text{ref}}$)之内。因此,对于本 ADC 架构,无必要考虑量程重叠。既然两步 ADC 的目标分辨率是 14 bit,考虑到电路的非理想性,每个转换级的分辨率设为 8 bit 就足以满足实际需求。

假定每次转换需要 n 个时钟周期,两个积分器的输出 $V_{x_1}(t)$ 和 $V_{x_2}(t)$ 在时间域可以分别表示为[7.60]

$$V_{x_1}(n) = c_1 b_1 n V_i - c_1 a_1 V_{\text{ref}} \sum_{i=0}^{n-1} D_v(i) \tag{7.45}$$

$$V_{x_2}(n) = c_2 c_1 b_1 \frac{n(n-1)}{2} V_i - c_2 c_1 a_1 V_{\text{ref}} \sum_{j=0}^{n-1} \sum_{i=0}^{j-1} D_v(i) \tag{7.46}$$

式中:V_i 是一个通道的输入,假定在转换期间随时间缓慢变化;$V_{x_1}(n)$ 和 $V_{x_2}(n)$ 是在 n 个时钟周期后两个积分器输出端的模拟电压;$D_v(i) = \pm 1$ 是在第 i 个周期时调制器的输出。注意,即使系数可按比例缩小,$V_{x_2}(n)$ 的大小会被限制在 DAC 的基准电压 $\pm V_{\text{ref}}$ 范围内,即

$$-V_{\text{ref}} \leqslant c_2 c_1 b_1 \frac{n(n-1)}{2} V_i - c_2 c_1 a_1 V_{\text{ref}} \sum_{j=0}^{n-1} \sum_{i=0}^{j-1} D_v(i) \leqslant +V_{\text{ref}} \tag{7.47}$$

此不等式还可以转换为另一个不等式:

$$-\frac{V_{\text{ref}}}{c_2 c_1 b_1 \frac{n(n-1)}{2}} \leqslant V_i - \frac{a_1}{b_1 \frac{n(n-1)}{2}} V_{\text{ref}} \sum_{j=0}^{n-1} \sum_{i=0}^{j-1} D_v(i) \leqslant +\frac{V_{\text{ref}}}{c_2 c_1 b_1 \frac{n(n-1)}{2}} \tag{7.48}$$

此式的中间项表示量化误差,应该限制在理想 ADC 的 $\pm (1/2) V_{\text{LSB}}$ 之内。由该项可知,如果理想的输入电压为 V_i,则实际的输入电压可表示为

$$\hat{V}_i = \frac{a_1}{b_1 \frac{n(n-1)}{2}} V_{\text{ref}} \sum_{j=0}^{n-1} \sum_{i=0}^{j-1} D_v(i) \tag{7.49}$$

由式(7.49)还可得到 V_{LSB} 的表达式:

$$V_{\text{LSB}} = 2 \times \frac{V_{\text{ref}}}{c_2 c_1 b_1 \frac{n(n-1)}{2}} \tag{7.50}$$

在 n 个时钟周期后,转换分辨率可以表示为

$$n_{\text{bit}} = \text{lb}\left(\frac{2 \times V_{i, \max}}{V_{\text{LSB}}}\right) = \text{lb}\left(\frac{v_{\max} V_{\text{ref}}}{V_{\text{ref}}} c_2 c_1 b_1 \frac{n(n-1)}{2}\right)$$

$$= \text{lb}(n(n-1)) + \text{lb}(c_2 c_1 b_1) + \text{lb}\left(\frac{v_{\max}}{2}\right) \tag{7.51}$$

式中,$u_{\max} = V_{i, \max}/V_{\text{ref}}$ 是输入电压的归一化表示,限制了 DAC 参考电压 V_{ref} 峰值输入幅度

的相对值。因此，为达到既定的分辨率所需的时钟周期数可用下式估算：

$$M = 2^{[n_{bit}+lb(b_1 c_1 c_2)+lb(0.5v_{max})]/2} \tag{7.52}$$

二阶调制器的 DT 噪声转移函数 $NTF(z)$ 可用 Schreier 工具箱来设计。DT 环路滤波器的转移函数可由 $LF(z)=1/NTF(z)-1$ 计算。CIFF+IFF 架构的信号转移函数 $STF(z)$ 为 1，但考虑去除 S/H 单元的影响后，信号转移函数修正为[7.82]

$$STF(z) = \frac{1+2z^{-1}+3z^{-2}+\cdots+Mz^{-(M-1)}}{M(M+1)/2} \tag{7.53}$$

除去 S/H 单元后的二阶 $I\Sigma\Delta$ 的 STF 频率响应如图 7.83 所示，其中 $M=40$，可见信号在带宽边缘大约会衰减 2.55 dB。

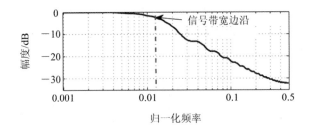

图 7.83　去除 S/H 单元后二阶 $I\Sigma\Delta$ ADC 的信号转移特性

CT 环路滤波器的转移函数由脉冲不变性变换确定[7.66]，可表示为

$$LF(z) = \mathscr{Z}\{\mathscr{L}^{-1}[LF(s)R_{DAC, NRZ}(s)] \mid t = nT_{os}\} \tag{7.54}$$

利用瞬态仿真确认了第二个积分器的输出确实在 $\pm V_{ref}$ 之内。假定归一化采样速率为 1，可确定调制器的各个系数的取值（参见图 7.82），如表 7.16 所列。

表 7.16　二阶 CT $I\Sigma\Delta$ 调制器的系数取值

a_1	b_1	c_1	c_2	d_1	d_2
1	1	0.4	0.8	3.125	1.5625

后面的细转换级的输入电压是前面的粗转换级的采样残余电压。根据式(7.49)至式(7.51)，容易得到相对于 1 LSB 的归一化量化误差为

$$q = \frac{\hat{V}_i - V_i}{V_{LSB}} = \frac{c_2 c_1 a_1}{2}\sum_{i=0}^{n-1}\sum_{i=0}^{j-1}D_v(i) - \frac{c_2 c_1 b_1}{2}\frac{n(n-1)}{2}\frac{V_i}{V_{ref}} \tag{7.55}$$

联立式(7.55)和式(7.46)，可知第二级积分器的输出为 $V_{x_2}(n) = -2V_{ref}\cdot q$。在每次转换结束时，即 M 个时钟周期之后，残余电压为 $V_{res}=V_{x_2}(M)=-2V_{ref}\cdot q$，与输入电压 V_i 无关。在推导之前的公式时，曾假定 V_i 为常数，现在可知去除了这个假定，并不影响 V_{res} 的估算。不过，随时间变化的输入电压 $V_i(i)$ 会导致带内幅度的衰减，如图 7.83 所示，这就需要在数字域加以补偿[7.62]。

数字滤波器用于计算每一级 $I\Sigma\Delta$ ADC 的量化误差。根据上述分析，经 M 个时钟周期后，由第二个积分器输出端得到的量化误差电压为 $-V_{x_2}(M)/2V_{ref}$。按照文献[7.67]给出的方法，数字滤波器的传输函数可以表示为

$$H_{DF}(z) = \left[\frac{z^{-2}}{(1-z^{-1})^2} + \frac{1}{2}\frac{z^{-1}}{1-z^{-1}}\right]\frac{2}{M(M-1)} \tag{7.56}$$

如果只考虑量化噪声，两步 ADC 的信号与量化噪声比（SQNR，Signal to Quantization Noise Ratio）可近似表示为

$$\mathrm{SQNR_{2step}[dB]} \approx 20\,\mathrm{lg}\left[\frac{2V_{\mathrm{ref}}}{u_{\mathrm{max}}V_{\mathrm{ref}}}\frac{1}{M(M-1)}\right] + 20\,\mathrm{lg}\left[\frac{2V_{\mathrm{ref}}}{V_{\mathrm{rcs,\,peak}}}\frac{1}{M(M-1)}\right] \quad (7.57)$$

式中，$V_{\mathrm{res,\,peak}}$ 是残余电压的峰值。图 7.84 将式（7.57）计算出的两步 ADC 的 SQNR 估计值（$2\mathrm{step_{cal}}$）、系统级仿真值（$2\mathrm{step_{sim}}$）以及三阶 IΣΔ ADC（$\mathrm{Mod3_{cal}}$）[7.67]、ER IΣΔ ADC（$\mathrm{ER_{cal}}$）[7.62]、EC IΣΔ ADC（$\mathrm{EC_{cal}}$）[7.61] 的 SQNR 估算值进行了比较，可见要达到高分辨率，两步 ADC 所需要的时钟周期数 M 最少。两步 ADC SQNR 的计算值与仿真值非常接近。

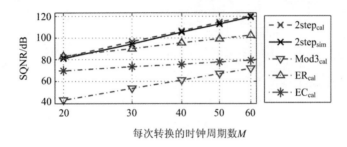

图 7.84　五种 IΣΔ ADC SQNR 的比较

如果将这里提出的两步 ADC 与 2－2 MASH CT IΣΔ ADC 进行比较，就会发现二者具有相近的模拟电路复杂度，并都能从二阶 IΣΔ 级残余电压处理中得益。如果不考虑非理想因素，两步架构的分辨率是两个二阶 IΣΔ ADC 分辨率之和，而 2－2 MASH 架构的分辨率相当于四阶噪声整形的分辨率。因此，对于给定的 M 值，2－2 MASH ADC 的 SQNR 指标不会比两步 ADC 的更好。此外，MASH 架构的噪声整形效率依赖于第一级量化噪声消除的完整性，因此第一级中所有积分器的非理想性对于最终输出噪声泄漏都有影响，而对于两步架构，只有第一个积分器对输出性能有影响（详见下述）。

为了清楚地了解各种非理想性对于 ADC 性能的影响，进而确定各个电路模块和时钟信号的具体规格，在电路实现之前，必须用 MATLAB/Simulink 工具进行全面的系统级仿真，用 Cadence Verilog-A 模型完成行为级仿真。仿真结果表明，第一级中的第一个积分器限制了整个电路的性能，第二个积分器以及第二级中的所有积分器对系统性能（如电路噪声、放大器增益、积分器系数的离散、环路过剩延迟等）的影响并不十分显著。此外，级间 S/H 模块的噪声和精度仅由第二级的 DR 决定，所以其性能要求非常宽松。

7.2.3.2　电路实现

两步 CT IΣΔ ADC 的电路构成如图 7.85 所示，由两个二阶 CT IΣΔ 调制器和一个级间 S/H 模块构成，采用 $0.18~\mu\mathrm{m}$ CMOS 工艺制造。为了达到目标分辨率，在 4 kHz 的信号带宽下，取 $M=40$，对应于 320 kHz 的过采样时钟频率（f_{OS}）。用有源 RC 积分器来实现环路滤波器，与 $G_{\mathrm{m}}-C$ 滤波器相比，可以获得更好的线性度和更大的信号压摆率，也有利于降低对寄生效应的敏感度。

根据表 7.16 给出的系数值，可以推导出在给定 f_{OS} 下的各个无源元件的取值。第一级的第一个积分器（$\mathrm{Int_{11}}$）是最重要的单元，因为它决定了整个 ADC 的噪声性能。$\mathrm{Int_{11}}$ 有五个噪声来源，即输入电阻 R_{11}、DAC 电阻 R_{dac}、复位开关电阻 R_{rst}（kT/C 噪声）、输入跨导 g_{m} 和运放的闪烁噪声。在低功耗设计约束下，ADC 的性能受电路噪声而非量化噪声的限

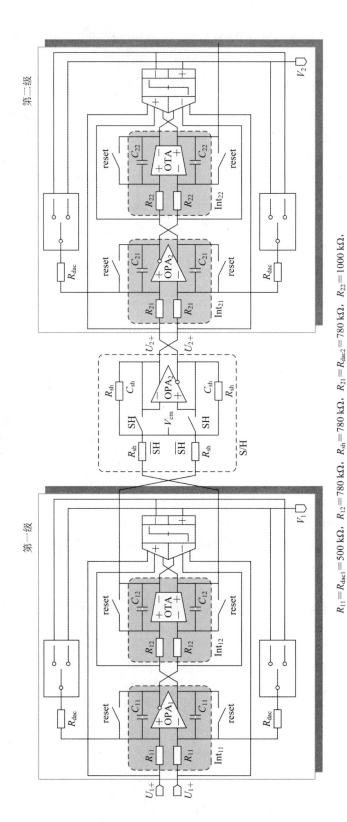

$R_{t1} = R_{dac1} = 500\ \text{k}\Omega$, $R_{12} = 780\ \text{k}\Omega$, $R_{sh} = 780\ \text{k}\Omega$, $R_{21} = R_{dac2} = 780\ \text{k}\Omega$, $R_{22} = 1000\ \text{k}\Omega$,
$C_{11} = 15.6\ \text{pF}$, $C_{12} = 5\ \text{pF}$, $C_{sh} = 0.456\ \text{pF}$, $C_{21} = 10\ \text{pF}$, $C_{22} = 3.9\ \text{pF}$

图7.85 两步CT ΣΔ ADC的电路构成

制[7.68]，因此 R_{11}、R_{dac} 和 C_{11} 的取值非常重要。Int_{21} 无源元件的数值可以用类似于 Int_{11} 的方式确定，但依据的分辨率只是目标分辨率的 1/2。由于环路滤波器具有噪声整形特性，对 Int_{12} 和 Int_{22} 线性度和噪声指标的要求相对于第一个积分器要宽松很多。S/H 模块中的 R_{sh} 和 C_{sh} 值根据采样精度、建立时间、热噪声和负载条件折中选取。

1. 运放和 OTA

Int_{11} 由低功耗、低噪声的 Class-A/Class-AB 运算放大器 OPA_1 构成，如图 7.86(a) 所示。在输入级，PMOS 差分对 M_1 和 M_2 取非常大的栅面积（$W/L = 320\ \mu m/4\ \mu m$），目的是减少闪烁噪声以及对失配的敏感度。同时，利用源负反馈电阻 R_{deg} 来减少电流源晶体管 M_3 和 M_4 导致的热噪声。在输出级，通过电流镜 M_9/M_{10} 与 M_{11}/M_{12} 对输出晶体管 M_5/M_6 和 M_7/M_8 提供动态偏置，实现 Class-AB 的工作模式。从输出级传给积分电容 C_{11} 的瞬态电流峰值，远大于 DC 偏置电流。用图 7.87 所示的共模反馈（CMFB）回路[7.69]获取输出级的共模电压，并使之稳定。由于动态偏置电流镜的 DC 电路是由节点 1 和节点 2 的 DC 电压设定的，输入级需要另一个专用的反馈回路[7.70]。如果采用两个独立的 CMFB 回路，可能会

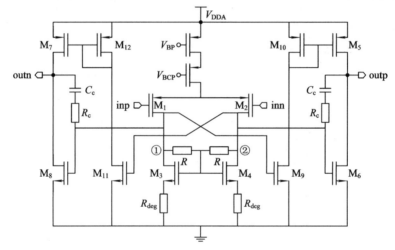

(a) 两级Class-A/Class-AB运放

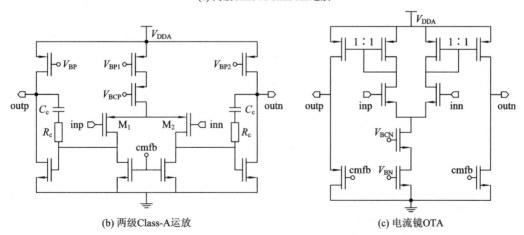

(b) 两级Class-A运放　　　　　　　　(c) 电流镜OTA

图 7.86　放大器电路

导致严重的不稳定，因此只采用了一个简单的 CMFB 电路来设定输入级的共模电压。如图 7.87(a)所示，用了两个大电阻 R 来采集和平均节点 1 与节点 2 的 DC 电压，然后将电压反馈到 M_3 和 M_4 的栅极。

Int$_{21}$用两级 Class-A 运放 OPA$_2$ 来实现，如图 7.86(b)所示，其 CMFB 电路如图 7.87(b)所示。对于用于环路滤波器中第二个积分器(Int$_{12}$ 和 Int$_{22}$)的放大器，电压摆幅、GBW、压摆率和负载条件等指标的要求不高，用电流镜 OTA 来实现，如图 7.87(c)所示。输入采用一对 nMOS 差分对管，以便得到较好的 g_m 效率和较低的电流消耗。为了避免 OTA 承受阻性负载，用两个差分对来采集输出电压，如图 7.87(c)所示。将线性晶体管 $M_{R1} \sim M_{R4}$ 用作源反馈电阻，目的是改善这些差分对管的线性度以及 OTA 的输出摆幅[7.71]。

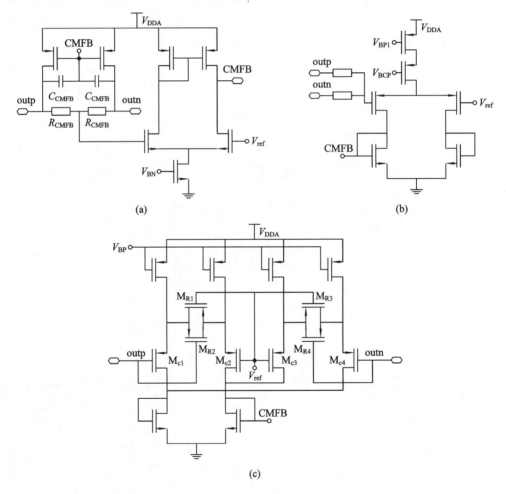

图 7.87　放大器中使用的 CMFB 电路

2. 求和、量化和反馈 DAC

先进的 CT CITT 环路滤波器通常采用一个专门设计的求和放大器来完成前馈系数的加权求和。另一个方法是加权求和功能由下一个积分器来完成[7.72]，但会加大对后续积分器的性能要求(如更大的输出摆幅)。两步架构后一个积分器的输出直接连到级间 S/H 单元，也无需再次使用积分器来求和。

为了节省功率和面积，用动态求和积分器来完成 1 bit 量化和加权求和，如图 7.88(a) 所示，其中 1 bit 量化是用低功耗两级动态比较器来实现的[7.73]。与常规的动态比较器相比，这种两级比较器由动态偏置的输入放大级和锁存级构成，有良好的回踢噪声(kickback noise)隔离效果，而且在锁存速度和失调之间的折中优化中有更大的设计自由度。图 7.88 (a)最下端的晶体管 M_1 的宽度取得足够大，可以改善积分器的速度，但会增加失调。该比较器只消耗瞬态电流，平均动态功耗正比于时钟速率。加权求和通过对比较器积分来完成[7.74]，几乎不消耗额外的功率和面积。第一级和第二级积分器的输出($X_{1\pm}$ 和 $X_{2\pm}$)以及输入($In_\pm$)通过三个差分对与比较器连接在一起(参见图 7.88(a))。三个差分对的电流在节点 1 和节点 2 相加，相加时的权重因子与前馈系数 d_1、d_2 有关。如果输入晶体管的长度相同，则通过设计它们的宽度可以确定这些系数。

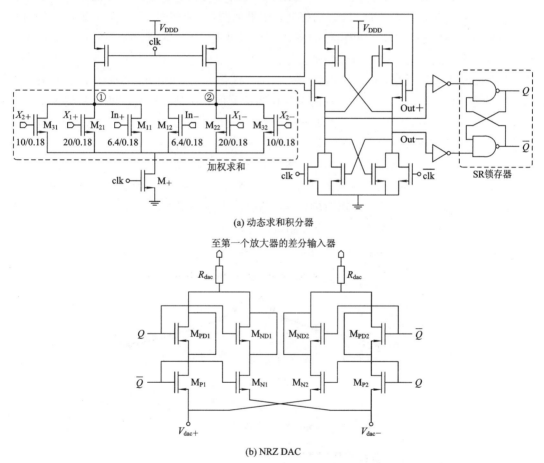

(a) 动态求和积分器

(b) NRZ DAC

图 7.88　前馈系数求和、1 bit 量化和反馈 DAC 电路

1 bit NRZ DAC 的电路如图 7.88(b)所示，由两组互补开关和反馈电阻构成。利用量化器的差分输出 Q 和 $\overline{Q}$，使 DAC 的正基准电压 V_{dac+} 和负基准电压 V_{dac-} 交替切换。位于开关晶体管一侧的 Dummy 晶体管 M_{ND1}、M_{PD1}、M_{ND2} 和 M_{PD2} 用于减少开关瞬态产生的毛刺。反馈电阻 R_{dac} 的输出连到第一个集成运算放大器的虚拟地。

3. 数字滤波器和组合逻辑

如图7.81所示，两个IΣΔ调制器的输出位流V_1和V_2在加权组合之前进行了数字滤波。根据式(7.56)，数字滤波器的理想转移函数可以看做是一个匹配滤波器，此时数字滤波器完全是模拟环路滤波器的复制品。数字滤波器是级联积分器之和，对来自IΣΔ调制器的$M=40$个样本进行处理，可以看做是具有所需滤波系数的长度为M的有限脉冲响应(FIR，Finite Impulse Response)滤波器[7.75]。通过计算的转移函数HDF(z)的M长度脉冲响应，可以得到这些滤波系数。最终得到的数字输出D_1和D_2是具有十进制比M的V_1和V_2样本的加权和。两步ADC的数字组合逻辑式为$D_{\text{oujt, 2stev}}=(D_1\times2^8+D_2)/2^8$。

电路非理想性的存在会导致数字滤波器与模拟滤波器转移函数之间的不一致，使得残余电压V_{res}不能精确表征粗转换级的量化误差。利用行为仿真，可以评估积分器系数变化和放大器的有限GBW对ADC的影响程度，结果如图7.89所示。可见，如果不经任何校准，两步ADC的SNDR对粗转换级的系数变化以及有限GBW是敏感的。因此，在第一级，需对数字滤波器进行优化设计，才能充分发挥此架构量化误差精确的长处。为了使两步ADC的SNDR最大化，运用了内置MATLAB优化算法fmincon来找到FIR滤波器系数的最佳值。利用式(7.56)计算得到的系数作为优化的初始值，M长度的FIR滤波器的系数作为变量，fmincon算法可以找到使SNDR的倒数最小的滤波器系数[7.67]。FIR数字滤波器的设计细节可参阅文献[7.76]。图7.89表明，对第一级的数字滤波器优化后，SNDR对积分器系数变化和放大器有限GBW的容忍度大为增加。晶体管级和版图级的瞬态噪声仿真结果表明，两步CT IΣΔ ADC的SNDR分别为84.58 dB和79.08 dB。蒙特卡罗仿真结果表明，SNDR基本不受工艺离散的影响。仿真结果还表明，在模拟电源电压低于1.1 V后，SNDR开始有退化迹象，SNDE在商用温度范围(0~70℃)内几乎为常数。

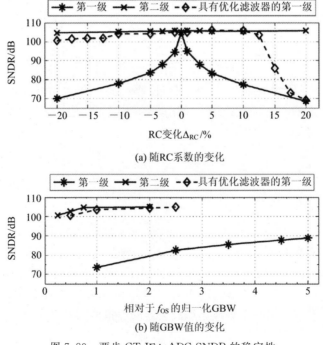

(a) 随RC系数的变化

(b) 随GBW值的变化

图7.89　两步CT IΣΔ ADC SNDR的稳定性

7.2.3.3 实测验证

两步 CT I$\Sigma\Delta$ ADC 芯片样品用标准 $0.18\ \mu m$ CMOS 工艺制备。图 7.90 给出了芯片版图的照片,不含压焊点和 I/O 驱动器的有源区面积为 $0.337\ mm^2$。数字滤波器以及 MLB 和 LSB 的数字组合逻辑用 MATLAB 软件完成,基于优化算法对来自两个 I$\Sigma\Delta$ 调制器的位流数据进行处理,获得针对所制造芯片样品的最佳滤波器系数。核心电路的模拟电源为 1.2 V,数字电源为 1.8 V,电源与地之间的去耦电容制作在未使用的芯片面积上。芯片采用 44 管脚的 PLCC(Plastic Leaded Chip Carrier,塑料引线芯片载体)封装,安装在一块定制的评估板(EVB,Evaluation Board)上,如图 7.91 所示。

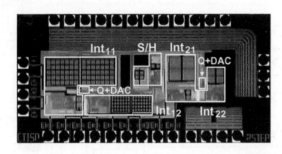

图 7.90 两步 CT I$\Sigma\Delta$ ADC 芯片样品的版图照片

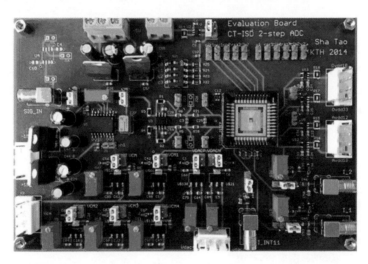

图 7.91 定制评估板照片

EVB 上除了待测 ADC 芯片 DUT(Device Under Test)之外,还有信号调理和电压/电流偏置电路。输入信号经 SMA 连接器馈入,并用缓冲器将单端信号转换为差分信号。在缓冲器与 ADC 输入端之间加有一个单极点 RC 滤波器,目的是减少驱动电路引入的噪声。为了抑制电源电压的波动以及外部供电电路的噪声,采用了 LDO 来产生芯片工作所需的电源电压和基准电压。用电位计电路和串联电阻来生成偏置电流。

整个测试系统的构成如图 7.92 所示。用具有单通道带宽(约为 200 Hz)的正弦波作为输入的测试信号,然后测量覆盖整个 16 通道的 ADC 带宽。用超低失真函数发生器(型号为 Stanford Research DS360)来驱动 EVB。用数字图形发生器(型号为 Sony/Tektronix

DG2020A)来产生芯片工作时所需的同步信号,包括S/H模块所需的信号(sh)、复位信号(rst$_1$、rst$_2$)和过采样时钟(clk$_1$、clk$_2$)。用逻辑分析仪(型号为 Tektronix TLA621)来分析芯片的输出数据流,包括调制器输出(v_1、v_2)和复位信号(rst$_1$、rst$_2$),并送往 PC 用 MATLAB软件完成数字滤波。用 FFT(Fast Fourier Transform,快速傅立叶变换)获得信号的频谱,计算性能优值时采用 Blackman-Harris 窗。

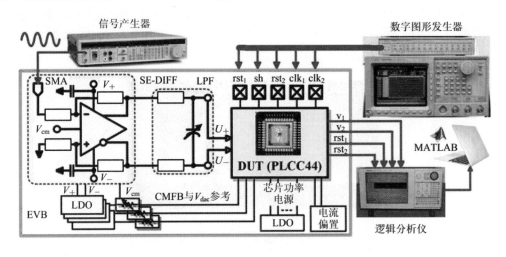

图 7.92　测试系统的构成

ADC 的实测功耗为 34.8 μW,不含输出驱动器的功耗。根据后仿真,Int$_{11}$、Int$_{12}$、S/H、Int$_{21}$、Int$_{22}$ 和偏置电路分别消耗电流 15.1、2.5、3.2、3.1、2.0、3.1 μA。

在 -3.2 dBFS、174.4 Hz 正弦波输入条件下的实测 ADC 输出频谱如图 7.93 所示,基于 2048 点的 FFT,0 dBFS 大概相当于 1.0 V。从此频谱可得,无杂散动态范围(SFDR,Spurious-Free Dynamic Range)为 88.1 dB。

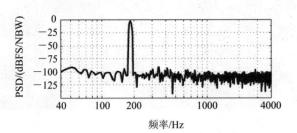

图 7.93　ADC 实测输出功率频谱

SNR 和 SNDR 与输入信号幅度的实测特性如图 7.94 所示,从中可得 SNR 的峰值为76.6 dB,SNDR 的峰值为 85.5 dB。其中,低于 55 dBFS 的曲线是外推值。不同带内频率点的 SNR 和 SNDR 的峰值如图 7.95(a)所示,可见当信号频率增加到 ADC 带宽的 1/3处,SNR/SNDR 有大约 2 dB 的衰减,这主要是由除去 IΣΔ ADC 前端的 S/H 后信号幅度的衰减所致。但输入信号慢于 ADC 转换速率时这个衰减可以忽略。本设计的目标应用正是这种情况,单通道的信号带宽为 60~200 Hz,而 ADC 的转换速率为 8 kHz。同时测试的5 个样品的 SNR/SNDR 峰值如图 7.95(b)所示,可见片间的一致性很好。尽管设计允许调

整电容阵列中的 C_{11} 和 C_{12}，但由于采用了优化的滤波器，所有被测样品的 RC 系数的调整是不需要的。

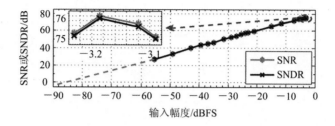

图 7.94　实测 SNR/DNDR 随输入信号幅度的变化

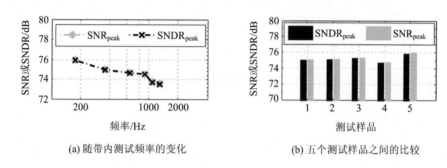

(a) 随带内测试频率的变化　　　　(b) 五个测试样品之间的比较

图 7.95　实测 SNR 和 SNDR 峰值

在不同电源纹波幅度下，五个样品的实测 PSRR 如图 7.96 所示，可见 ADC 表现出了良好的电源健壮性。测试时，将 918.9 Hz 的纹波加入芯片的模拟电源端，并令芯片的输入短路。

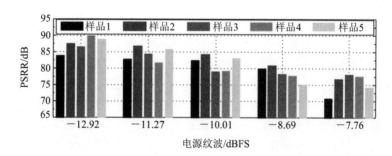

图 7.96　不同电源纹波幅度下的 PSRR

将所设计的两步 ADC 与近期发表的类似 IΣΔ ADC 的性能指标进行了比较，如表 7.17 所列。所使用的品质因数（FOM）的定义为[7.62]

$$\text{FOM}_{\text{Walden}} = \frac{\text{Power}}{2 \times \text{BW}_{\text{ADC}} \times 2^{\frac{\text{SNDR}-1.76}{6.02}}} \tag{7.58}$$

由表 7.17 中数据可见，除了基于 Smart-DEM 算法的 DT 多位架构[7.77]和针对极低速率传感器应用的 DT Zoom-ADC 架构[7.78]之外，两步 ADC 具有最低的 FOM 值。

表 7.17　CMOS IΣΔ ADC 的性能比较(2010—2014 年)

发表年份	2014 年[7.63]本电路	2010 年[7.79]	2013 年[7.67]	2013 年[7.78]	2010 年[7.80]	2013 年[7.77]	2010 年[7.62]	2012 年[7.81]
架构	两步 ADC	一阶 ΣΔ	三阶 ΣΔ	Zoom ADC	多通道	多位 ΣΔ	ER(ΣΔ+SAR)	EC ADC
实现	CT	CT	CT	DT	DT	DT	DT	DT
转换速率 /(kS/s)	8	0.5	4	0.025	43.48	10	1000	1000
SNDR/dB	75.9	58.95	60	119.8*	81.5	105	84.7	56
功耗/μW	34.8	20	96	6.3	340/通道	280	333 400	1200
V_{DD}/V	1.2/1.8	1.6	1.8	1.8	1.8	1.8	3.3/1.8	—
工艺/μm	0.18	0.5	0.15	0.16	0.18	0.18	0.18	0.18
FOW$_{walden}$ /(pJ/conv)	0.85	55.2	18.5	0.31	16.1	0.19	1.98	63.7

* SNDR 未测，采用 $SNR_{max} = 20\ \lg((最大直流输入/2\sqrt{2})/输出噪声)$。

所提出的两步 CT IΣΔ ADC 的性能可以利用多种方法来进一步改善。在架构上，可将两级流水线扩展到更多级流水线，每次转换的时钟周期数和每级的调制器阶数可根据信号带宽和分辨率需求进行优化。在电路上，可采用更先进的低功耗电路，例如基于反相器的积分器可用于改善后级流水线的性能。所提出的两步 ADC 在使用上具有很大的灵活性。例如：在保持过采样频率不变的条件下，通过改变每次转换的时钟周期数可以调整采样速率；通过采样不同的转换级数，可以获得不同的转换分辨率。这些优点和灵活性对于要求更多通道和更高分辨率的下一代神经记录系统，是非常需要的。

7.2.4　低功耗 SAR ADC

与 ΣΔ 型 ADC 相比，逐次逼近(SAR)ADC 的优点是在获得中等分辨率的前提下，可以实现低功耗和低设计复杂度；缺点是必须使用电容阵列，占用芯片面积较大，要求前级放大器的驱动能力较强。因此，面向神经记录应用的 SAR ADC 的研究更多地集中在如何减少芯片面积方面。

SAR ADC 可采用单端或差分结构。差分结构的共模噪声抑制能力强，失真小，输入电压摆幅大，但用于多通道神经记录系统时，面积和功耗较大。一方面，差分 ADC 要求前级放大器必须加入共模反馈和带缓冲器的电阻分压等专门电路，来形成显式的共模电压(V_{cm})，这会带来面积和设计难度的增加。另一方面，差分 ADC 的电容阵列需要占据较大的面积。尽管全差分电路中的单位电容理论上几乎可以减半，但双电容阵列内部的 dummy 结构，使得阵列面积无法按与单位电容面积同样的比例减少，因此版图尺寸仍然较大。已经提出了若干减少电容阵列尺寸的方法，但都有各自的不足。在有源器件上方制作 MIM 电容可以减少面积消耗，但会影响化学机械抛光(CMP, Chemical Mechanical Polishing)的平整度和匹配性[7.83]。利用数字校准技术也可减少面积，但会增加设计复杂度[7.84]或者拉长校准时间[7.85]。文献[7.86]利用顶板采样方法使电容阵列的面积减半，但会导致比较器输入的共模依赖性和电位的非线性误差。文献[7.87]在保留底板采样方法的同时，使电容阵列尺寸减半，但会导致 PN 结二极管强正偏，引起非线性误差。鉴于此，综合考虑多通道神经记录系统对功耗和面积的约束，本节设计的 SAR ADC 采用单端而非差分架构[7.88]，其共模噪声抑制能力通过系统级补偿以及具有高 CMRR 的单端模拟前端等方法来加强。

常规的单端 SAR ADC 的基本架构如图 7.97(a)所示。它具有两个缺点：一是比较器必须提供相同的输入电压 V_{in}，当输入信号为全摆幅时实现难度较大，来自比较器的共模相关失调会使 ADC 的线性度变坏；二是 V_g 节点的寄生电容如与电压有关，也会导致增益误差甚至非线性误差。改进的架构如图 7.97(b)所示，在输入追踪期间用一个共模缓冲器驱动 V_g 节点至 V_{cm} 电平，而在逐次比较完成后，又使其返回到 V_{cm}，这种方法叫做自动归零技术。最优的 V_{cm} 电平应设为参考电压 V_{ref} 的一半，以避免逐次比较期间 S_0 内的 PN 结正偏。通常共模缓冲器消耗的功率较大，这主要是因为来自有限匹配 C_{dac} 的负载电容大(对于无数字校准的 10 bit ADC，此电容大约为 2~6 pF)。而且，即使只在输入追踪相才需要使用缓冲器，但它在整个转换期间都导通，导通时间远长于转换周期。

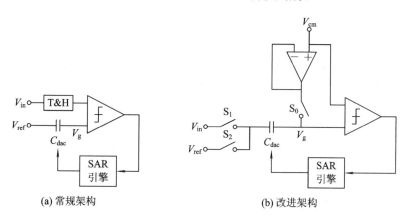

(a) 常规架构   (b) 改进架构

图 7.97 单端 SAR ADC 基本架构

本节在继承图 7.97(b)架构和自动归零方法的优点的基础上，给出了改善单端 SAR ADC 能量效率的若干方法[7.88]。引入了一个与 C_{dac} 串联的小电容，用于减少输入追踪期间加在 V_{cm} 缓冲器上的负载电容，从而显著降低了 V_{cm} 缓冲器的功耗。所提出的 ADC 无需对快速变化的输入进行追踪，因此 V_{cm} 缓冲器可用简单的共模放大器来实现，进一步改善了能量效率。在逐次比较期间，这个缓冲器也被复用为电流模式锁存比较器的前置放大器。这样的组合同时减少了产生显式 V_{cm} 电平所需的面积和功耗。此外，将双温度计式解码器用于分离电容阵列，也减少了开关功率和 DNL 误差。

7.2.4.1 架构设计

新提出的单端 SAR ADC 的基本电路构成如图 7.98 所示，主要由电容阵列 DAC(C_{dac})、共模缓冲器(即 OTA)、电流模式比较器(即图 7.98 中的电流模式锁存器)、增益误差微调电容阵列 C_g、失调误差微调电容阵列 C_f、SAR 逻辑和开关阵列(S_4 和 S_5)构成。为了降低功耗，V_{DD} 和 V_{ref} 均设为 0.8 V，输入信号为全摆幅(0~0.8 V)。电源电压直接用作参考电压，可以避免片上基准缓冲器所消耗的功率。有一专门管脚连接到 PCB 上的电源电压，用作 V_{ref} 输入端，可减少两个电源之间的串扰。ADC 的转换速率为 1 MS/s，时钟频率为 12 MHz。ADC 的输入电压 V_{in} 通过一个小电容 C_b 连接到 OTA 的输入端(V_g 节点)，电容阵列 C_{dac} 通过另一个小电容 C_a 连接到到 V_g 节点。OTA 是一个简单的共源放大器，具有两个分离的共源共栅通道，可由 V_s 来选择其中一个通路。

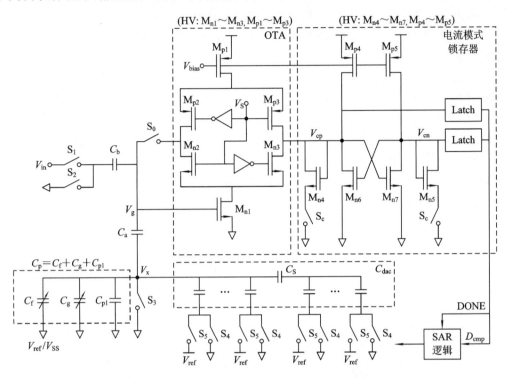

图 7.98　低压、低功耗单端 SAR ADC 电路构成

ADC 转换由两个时间段组成，即输入跟踪和逐次比较（也称逐次逼近）。在输入跟踪期间，将 V_s 置为逻辑高电平，M_{n2}-M_{p2} 通道开启，而 M_{n3}-M_{p3} 通道关闭，从而将 OTA 与比较器（即图 7.98 中的电流模式锁存器）隔离。开关 S_0、S_1、S_2、S_3 和 S_4 闭合，而 S_2、S_3 打开。负反馈将 V_g 置为共模电压 V_{cm1}，其值由二极管连接的 M_{n1} 和电流源 M_{p1} 的阈值电压（二者均为高压器件）决定。为避免 S_0 内的 PN 结在逐次比较过程中出现正偏，V_{cm1} 应大致等于 $V_{ref}/2（V_{ref} = 0.8\ V$ 时 $V_{cm1} \approx 0.4\ V$）。如果 $V_{ref}/2$ 远大于 M_{n1} 的阈值电压，就要引入一个同相输入端偏置在 $V_{ref}/2$ 的反馈差分放大器来产生 V_{cm1}，这就会引入额外的功耗。在输入跟踪期间，OTA 的作用是共模缓冲器。建立完成后，连至 V_g 节点的电容极板上的总电荷量为

$$Q_{sample} = (V_{cm1} - V_{in})C_b + V_{cm1}C_a \qquad (7.59)$$

V_x 节点的电荷量则为

$$Q_{sample\_V_x} = (0 - V_{cm1})C_a \qquad (7.60)$$

由于 OTA 与比较器相隔离，流过 M_{n1} 和 M_{p1} 的电流应相等，而 $V_g \approx V_{cm1}$。依次打开 S_0、S_1、S_3，然后关闭 S_2，对输入信号采样，这种时钟时序消除了与信号相关的电荷注入以及通过 S_1 的时钟馈通效应。来自 S_0、S_3 的开关误差只会导致失调误差，而这种失调误差可以通过数字校准技术来纠正。

在逐次比较期间，将 V_s 置为逻辑低电平，M_{n3}-M_{p3} 通道开启，而 M_{n2} 和 M_{p2} 通道关闭。OTA 的输出信号耦合到比较器的一个输入节点 V_{cp}，比较器的另一个输入节点 V_{cn} 浮空，即具有零输入电流。如果不考虑比较器的非理想性，比较器通过比较输入电流之差（相当于流过 M_{p1} 和 M_{n1} 的电流差），将输入电压置于一定值 V_{cmp}。为了确定 MSB，C_{dac} 的 1/2 通

过 S_5 连接到 V_{ref}，而另 1/2 接地，使得 $V_g = k(0.5V_{ref} - V_{in}) + V_{cm1}$。如果增益误差能被完全纠正，则 $k \approx C_b/(C_a + C_b)$。如果流过 M_{p1} 的电流大于流过 M_{n1} 的电流，则比较结果为高。SAR 逻辑和开关阵列调整 C_{dac} 内的分压器，通过 C_a 提升 V_g 节点电压，从而使流过 M_{n1} 的电流增加。经历 10 个逐次比较循环之后，流过 M_{p1} 的电流基本等于流过 M_{n1} 的电流，但会残留量化误差和失调误差。

OTA 的输出在输入跟踪期间等于 V_{cm1}，在逐次逼近收敛后等于 V_{cmp}，但在两种情况下流过 M_{p1} 和 M_{n1} 的电流都是相等的。根据比较器的实现方式，V_{cm1} 和 V_{cmp} 可能有所不同，从而导致逐次逼近收敛后的 V_g 节点电压略微偏离 V_{cm1}，造成增益误差。根据以下分析，这种偏离的影响是可以忽略的。假定逐次逼近收敛后，V_g 节点的电压为 V_{cm2}，则连至 V_g 节点的电容极板上的总电荷为

$$Q_{conv} = (V_{cm2} - V_{xc})C_a + V_{cm2}C_b \tag{7.61}$$

V_x 节点的电荷量则为

$$Q_{conv-V_x} = (V_{xc} - V_{cm2})C_a + X_{xc}C_p + pC_{dac}(V_{xc} - V_{ref}) + (1-p)C_{dac}V_{xc} \tag{7.62}$$

式中，p 是 C_{dac} 阵列接到 V_{ref} 的比例，V_{xc} 是逐次逼近收敛后 V_x 节点的电压，$C_p = C_{p1} + C_g + C_f$。根据 V_g 节点和 V_x 节点的电荷守恒定律，V_{in} 可由下式计算：

$$
\begin{aligned}
V_{in} &= pV_{ref}\frac{C_a}{C_b}\frac{C_{dac}}{C_a + C_p + C_{dac}} + m(V_{cm1} - V_{cm2}) \\
&= pV_{ref}\frac{C_a}{C_b}\frac{C_{dac}}{C_a + C_n + C_{dac}} + \frac{m(V_{cmp} - V_{cm1})}{A_{dc}}
\end{aligned} \tag{7.63}
$$

式中，A_{dc} 是 OTA 的 DC 增益，

$$m = 1 + \frac{C_a}{C_b} - \frac{C_a}{C_b}\frac{C_a}{C_a + C_p + C_{dac}} \tag{7.64}$$

式(7.63)表明，V_{cm1} 和 V_{cm2} 的不一致对输入电压的影响被衰减为原来的 $1/A_{dc}$。在本设计中，A_{dc} 为 60 dB。为了进一步消除增益误差，应使

$$\frac{C_a}{C_b}\frac{C_{dac}}{C_a + C_{dac} + C_p} = 1 \tag{7.65}$$

这可通过调整 C_p 中的接地电容 C_g 来实现，只要使 C_a 略大于 C_b 即可。

C_{dac} 与 C_a 串联，使得 OTA 在输入跟踪期间的负载电容只有 $C_a + C_b$，其最小值由 kT/C 噪声要求决定，在本设计中约为 250 fF + 250 fF = 500 fF。在常规 SAR DAC 架构(图 7.97(b))中，负载电容为 C_{dac}，其最小值由 ADC 的匹配要求决定，对于未经校准的 10 bit ADC 约为 2.56 pF。因此，电容负载从常规架构的 2.56 pF 减少到本架构的 500 fF，使得共模缓冲器的功率消耗和驱动能力要求大为降低。而且，常规架构必须兼顾 kT/C 噪声和匹配要求来确定 C_{dac} 阵列的值，而本架构则可以分别根据 kT/C 噪声和匹配要求来确定各个电容参数，从而进一步改善了功率效率。此外，ADC 输入电容也从常规架构的 C_{dac} 减小到本架构的 C_a，从而也减小了前置放大器的负载电容。

与常规架构相比，C_{dac} 与 C_a 串联架构会带来两个负面效应。一是增加了比较器的灵敏度要求，相对于 C_{dac} 输出的增加比例为 $(C_a + C_b)/C_a$，延长了比较器的再构时间。这个问题可以通过设计高速电流模式锁存型比较器来解决，详见 7.2.4.2 节所述。二是影响决定 ADC 转换精度的噪声性能。在输入跟踪和逐次逼近期间，用于噪声分析的等效电路分别如图 7.99(a)、(b)所示，其中开关的命名与图 7.98 相同。在输入跟踪期间，主要噪声源是来

自 OTA 的噪声。单端 OTA 的等效噪声为 nkT/C_L，n 是由 OTA 电路决定的系数，C_L 是负载电容。OTA 的等效输入噪声功率近似为

$$\overline{V_{\text{ins}}^2} \approx \frac{nkT}{C_a + C_b} \left(\frac{C_a + C_b}{C_b} \right)^2 \tag{7.66}$$

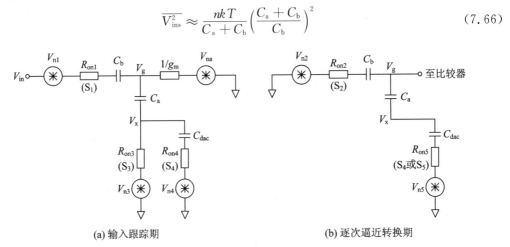

(a) 输入跟踪期 　　　　　　　　　　　(b) 逐次逼近转换期

图 7.99　噪声分析等效电路

在逐次逼近期间，主要噪声源是 V_{n2} 和 V_{n5}（参见图 7.99(b)），等效输入噪声功率近似为

$$\overline{V_{\text{inc}}^2} \approx \frac{kT(C_a + C_b)}{C_a C_b} \frac{C_a^2 + C_b^2}{(C_a + C_b)^2} \frac{(C_a + C_b)^2}{C_b^2} = \frac{kT(C_a + C_b)}{C_a C_b} \frac{C_a^2 + C_b^2}{C_b^2} \tag{7.67}$$

式 (7.66) 和式 (7.67) 的噪声之和约为 $6kT/C_b$，大于常规架构（图 7.97(b)）的 $2kT/C_{\text{dac}}$。根据电路仿真结果，比较器的等效输入噪声约为 $280~\mu V_{\text{rms}}$，主要来自 M_{n1}。在 0.8 V 的参考电压、全摆幅输入和 $C_a = C_b = 250~\text{fF}$ 的条件下，计算得到的 SNR 峰值约为 56.5 dB，与测试值 56 dB 吻合。这已经能够满足大多数神经记录系统的要求。

所设计的 10 bit SAR ADC 的时序如图 7.100 所示，其中 Sar(5) 和 Sar(6) 是 SAR 逻辑的输出。单次 SAR 转换需要 12 个时钟周期，其中 2 个周期用于输入追踪，10 bit 中每一位

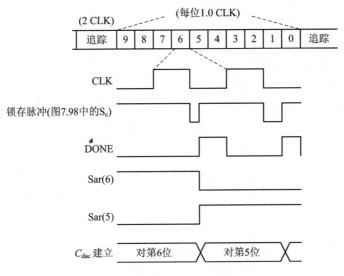

图 7.100　10 bit SAR ADC 的时序

的逐次逼近各需要 1 个时钟周期。在 CLK 的上升沿，电流模式比较器通过 M_{p1} 和 M_{n1} 获取电流差。在 CLK 的下降沿，锁存比较器开始重构。一旦比较建立，就会产生一个"DONE"信号，激活 C_{dac} 工作，同时比较器开始进行下一位周期的电流采集（如图 7.100 中的 bit(5)）。这种方式增加了 C_{dac} 和电流模式比较器的建立时间，间接节省了功耗。

7.2.4.2 电路实现

1. 运算跨导放大器(OTA)

OTA 是这款 SAR ADC 最重要的电路模块。输入跟踪是否能在 2 个周期这样短的时间内完成，取决于 OTA 驱动电容负载($C_a + C_b$)的速率。OTA 的能量效率直接决定了 ADC 品质因数 FOM 的值。

如前所述，所提出的 ADC 在输入跟踪时间相内，只需要跟踪被采样的每个通道的 DC 或窄带神经信号，因此采用了一个简单的共源放大器作为 V_{cm} 缓冲器(参见图 7.98)，这将有利于降低功耗。在输入跟踪期间，ADC 输入的变化缓慢，变化的最大值为

$$\Delta V = 2T_{clk} A\omega_{in} \tag{7.68}$$

式中，$2T_{clk}$ 是输入跟踪相的周期，A 是输入所加 500 kHz 的正弦信号的幅度，ω_{in} 是输入信号的角频率。如果输入信号的频率为 10 kHz，则 $\Delta V = 0.01 A$。输入跟踪期间 ADC 的一阶响应的时间常数为

$$T_C = \frac{C_a + C_b}{g_m} \tag{7.69}$$

其中，g_m 是输入晶体管 M_{n1} 的跨导，在 $2T_{clk}$ 的输入跟踪周期内，可表示为

$$g_m = \frac{N_1(C_a + C_b)}{2T_{clk}} \tag{7.70}$$

对于采样 DC 或慢变化输入信号，同时考虑 11 bit 精度和有效压摆率的影响，式(7.70)中的 N_1 约为 10。即使在最差的情形下，即两个相邻通道的 DC 电平差已达 ADC 输入摆幅的水平，N_1 的这个值也足够了。如果每个通道的输入高速采样，OTA 需要的 g_m 就必须足够大，才能保持 V_g 节点的低阻态，从而确保 V_g 节点的输入诱发变化(或者稳态响应)小于 0.5LSB。如果采样速率达到 Nyquist 速率 500 kHz，则式(7.70)中的 N_1 就可达到 500，大大增加了对 g_m 的要求，从而也会消耗更多的功耗。

一个提升能量效率的措施是在输入跟踪和逐次逼近期间，采用各自分离的共源共栅通路。哪一个通道开启由 SAR 逻辑对 V_s 节点的控制来实现，如图 7.101(a)所示。图 7.101(b)所示的单个共源共栅通路通过插入开关 S_b 也能实现类似功能，但对比较器速度的负面影响很大。在输入跟踪期间通过使 S_b 切断来实现比较器和 OTA 间的隔离，在逐次逼近期间，通过使 S_b 闭合来允许比较器采集输入电流，那么比较器的电容负载就包含了 S_b 的 MOS 电容、断开的 S_0 的寄生电容和来自 M_{n8} 与 M_{p8} 的交叠电容。如果 S_0 和 S_b 是用基于 n 阱开关的传输门来实现的，则 n 阱与衬底之间的电容的贡献更大。这些电容会使比较器的速度显著变慢，功耗变大。对于分离共源共栅方案，比较器的电容负载只是 M_{n3} 和 M_{p3} 的交叠电容，因此提高了比较器的速度，降低了功耗。

另一个降低 OTA 功耗的方法是所有共源共栅器件的偏置不是电源就是地，从而消除了偏置电压产生电路。这种偏置方案并不影响实际应用。首先，此 ADC 对 OTA 输出摆幅几乎没有要求。OTA 需要提供足够的 DC 增益（约为 60 dB），但输出近似为 V_{cm1} 和 V_{cm2}。

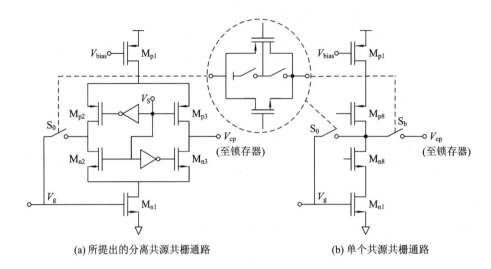

(a) 所提出的分离共源共栅通路　　　　　　　　(b) 单个共源共栅通路

图 7.101　共源放大器

其次，电源电压仅为 0.8 V，可直接将所有共源共栅期间偏置到饱和区。注意，所有共源共栅器件 M_{n2}、M_{p2}、M_{n3} 和 M_{p3} 都是采用 0.13 μm CMOS 工艺下的高压(HV)或厚氧器件，阈值电压约为 0.4 V。

图 7.101 中的 V_{bias} 可以由片上恒定 g_m 基准电路[7.89]来产生，消耗电流约为 2 μA。在实际系统中，这个基准电路可以与前端放大器共享，因此在本 ADC 的测试中，V_{bias} 由片外电源提供。

2. 电流模式锁存比较器

如图 7.98 所示，电流模式锁存比较器由交叉耦合的 M_{n6}-M_{n7} 管和二极管连接的 M_{n4}-M_{n5} 管构成。M_{n4}-M_{n5} 的驱动强度是 M_{n6}-M_{n7} 的两倍。比较器的工作可分为两个时间相，即输入电流采集和锁存再构。在输入电流采集期间，CLK 或 DONE 信号至少有一个为高电平（参见图 7.99），S_c 闭合。OTA 输出被耦合到一个低阻节点（有利于提高速度），节点电压 V_{comp} 主要由二极管连接的 M_{n4} 决定，这是因为其驱动强度高于 M_{n6}。如式(7.63)所示，V_{comp} 的精确值对 ADC 的结果影响并不大。输入电流差被二极管连接器件转换为 V_{cn} 与 V_{cp} 节点间的电压差，并决定了锁存重构的初始电压。输入电流的采集速度主要由二极管连接器件的跨导以及与节点 V_{cn} 有关的电容决定，这里采用的分离共源共栅通路减小了这个电容。S_c 打开后，二极管连接 M_{n4}-M_{n5} 断开，M_{n6}-M_{n7} 间锁存重构开始。接地开关 S_c 用一个低压、最小尺寸的 NMOS 晶体管实现，目的是抑制常规锁存比较器中存在的悬浮复位开关效应。交叉耦合 M_{n6}-M_{n7} 的重构输出传至第二个锁存器，产生"DONE"信号。

比较器在电流模式下具有失调误差，这是由晶体管对 M_{n4}-M_{n5}、M_{n6}-M_{n7}、M_{p4}-M_{p5} 的不匹配造成的。不过，这个失调误差在等效到 ADC 输入端之前，已经被 OTA 的跨导所衰减。如前所述，OTA 同时起着 V_{cm} 缓冲器和电流模式比较器的前置放大器双重作用，因此与常规架构的 SAR ADC(图 7.97(b))相比具有更高的能量效率，而且也无需确切的共模电压，因为比较是在 0 与 M_{p1}-M_{n1} 电流差之间进行的。与静态锁存比较器相同，电流模式比较器因电容失配导致的动态失调也比传统的动态锁存器要小。动态失调误差可以表示为[7.90]

$$\delta V_{off, dynamic} \approx \frac{1}{2} \frac{\delta(\Delta C)}{C + C_c}(V_{cp, 0} - V_{s46}) \tag{7.71}$$

式中，C是V_{cp}或V_{cn}节点的自电容，C_c是V_{cp}与V_{cn}之间的互电容，$V_{cp,0}$是重构前的初始电压，V_{s46}是反相器($M_{p4}-M_{n6}$)的开关电压。静态锁存比较器的$V_{cp,0}-V_{s46}$较低，因此动态失调误差较小。

这个比较器电路还有效地降低了回踢噪声，体现在以下三个方面。其一，V_{cp}节点的重构信号在达到输入器件M_{n1}的漏极之前，已经被共源共栅器件M_{n3}所衰减。衰减倍数为M_{n3}的DC增益，约为25倍，带宽的估计值为160 MHz，主要由M_{n3}的$1/g_m$以及M_{n1}漏极的寄生电容决定。其二，因M_{n1}在有效工作时处于饱和区，其C_{pd}较低，只有交叠电容(包含寄生分量)。M_{n1}漏极的微小变化在影响V_g节点前，又进一步减少了$1/[C_{gd}/(C_a+C_b)]$(忽略寄生分量)。其三，电流模式锁存器在"DONE"信号被确认之前，无需重构全摆幅信号。该电路取消了图7.101中的S_b，减少了图7.98中S_c的开关误差，故重构所需的摆幅只有大约0.1 V。最终，回踢噪声对V_g节点的影响被减少到约0.05 LSB，等效到V_{in}则为0.1 LSB。从降低回踢噪声的角度考虑，M_{n1}的W/L应尽量小，以便降低C_{pd}，带来的副作用是使g_m减小，从而使速度降低、功耗增加(参见式(7.70)和式(7.66))。因此，设计M_{n1}的W/L时必须综合考虑速度、噪声、功耗和失调等指标。

3. 电容阵列

SAR ADC的线性度主要由电容阵列内各个电容之间的匹配精度决定。为了减少电容的数量，采用了分离的电容阵列[7.99]，如图7.102所示。此结构有两个不足。一个不足是为了得到相同的C_{dac}线性度，单位电容(图7.102中的C_1)必须大于二进制加权电容阵列的值，但这并不会显著增加整个C_{dac}的版图尺寸，因为涉及的电容很少，而且因版图布局非常简单，实现匹配相对容易。另一个不足是寄生电容(图7.102中的C_{p2})对C_{dac}线性度有影响，但这也可以通过采取屏蔽和稍大些的C_s来缓解。为了实现10 bit ADC，采用了80 nF的单位电容，C_{dac}的等效电容为2.6 pF。

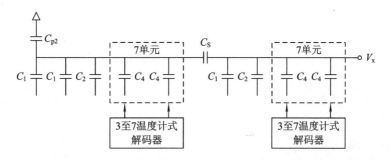

图7.102　电容阵列($C_4=4C_1$，$C_2=2C_1$，$C_s=(32/31)C_1$)

电容阵列的最小开关能量方法已被普遍用于改善SARADC的能量效率，但这些方法大多只适用于全差分设计[7.86,7.87]。将MSB电容分离的方法用于单端设计可节省37%的开关能量，但增加了实现的复杂度[7.91]。这里提出了一种更为简单的方法来减少开关能量，即将两个"3至7温度计式解码器"分别插入到LSB和MSB组件内(参见图7.102)。以下以2 bit电容阵列为例，比较一下温度计式解码方案与传统的二进制电容阵列方案的能耗差别。为了确定2 bit，有两个可能的跃迁2→1和2→3。对于跃迁2→3，温度计式解码方案和二进制电容阵列方案消耗的开关能量相同，为$(1/4)CV^2$，其中C是单位电容，V是参考电压。对于跃迁2→1，温度计式解码方案消耗的开关能量远低于二进制电容阵列方案。二进制电容阵列方案先让 MSB 电容对地放电，然后再将 LSB 电容充电至 V，所需能量为 $(3/4)CV^2$；温度计式解码方案只需让 MSB 电容的一半对地放电，消耗能量仅为 $(1/4)CV^2$。

MATLAB 仿真得到的五种电容阵列的开关能量与输入电压的关系如图 7.103 所示。这六种电容阵列分别是二进制单步阵列"Bin-one"、二进制两步阵列"Bin-two"、分离零温度计式解码器单步阵列"Split-0-th"、分离 MSB 温度计式解码器阵列"Split-1-th"和分离双 MSB 温度解码器阵列"Split-2-th"。仿真时，取 $V_{ref}=1$ V，分离电容阵列的单位电容 $C_{u\text{-}sp}$ 为 1 pF，二进制电容阵列的单位电容 $C_{u\text{-}bin}$ 为 1/8 pF，忽略了所有的寄生电容。在 $C_{u\text{-}sp}/C_{u\text{-}bin}=$ 32 或 8 的情况下，仿真得到的上述五种电容阵列开关能量的相对比较如表 7.18 所示。可见，双温度计式解码器方案的 C_{dac} 开关能量比二进制单步电容阵列方案低了 66%。

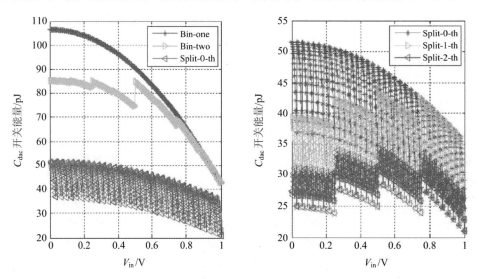

图 7.103　不同电容阵列的 C_{dac} 开关能量与输入电压的仿真特性

表 7.18　不同电容阵列的 C_{dac} 开关能量的相对比较

电容阵列	$C_{u\text{-}sp}/C_{u\text{-}bin}=32$	$C_{u\text{-}sp}/C_{u\text{-}bin}=8$
Bin-one	100%	100%
Bin-two	87.5%	87.5%
Slpit-0-th	192.5%	48.1%
Split-1-th	164.4%	41.1%
Split-2-th	136.2%	34.1%

电容阵列采用金属指状 MOM 电容，在 0.13 μm CMOS 工艺下只需三层薄金属即可实现，其中金属 1 和金属 3 作为电容极板，多晶硅和金属 4 作为屏蔽层，连接到 C_{dac} 的下极板，目的是减少寄生电容(图 7.102 中的 C_4)，这将有利于降低功耗。

4. 增益与失调误差补偿电路

增益误差的补偿是通过调整接地电容 C_g 而非调整悬浮电容 C_a 和 C_b 来完成的(参见图 7.98)，这有利于简化开关设计。补偿的具体电路如图 7.104 所示，其中 C_{p1} 是 V_x 节点的固有寄生电容，$C_{g1} \sim C_{gn}$ 是用于增益补偿的二进制加权电容阵列。开关 $S_{g1} \sim S_{gn}$ 受可编程寄存器的直接控制。设计时应考虑工艺离散导致的电容失配的影响。C_g 阵列应有足够的调谐范围和设计冗余度，具体值应根据流片测试得到的增益误差数据进行调整。

ADC 的失调误差对神经记录应用的影响不大，但仍然希望尽量小。在这款 ADC 中，失调误差主要是由断开的 S_0 和比较器引起的，可通过电容阵列 $C_{f1} \sim C_{fm}$ 来纠正，如图 7.104 所示。在输入跟踪和主持逼近过程中，这些电容的下极板电压根据失调误差的极性变化，可以从地变到 V_{ref}，也可以从 V_{ref} 变到地。

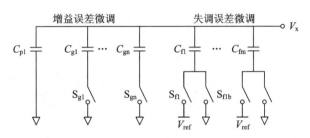

图 7.104　增益误差和失调误差的补偿电路

根据实测结果，上述电路可以将增益误差和失调误差控制在 1 LSB 以内。

7.2.4.3　实测验证

所设计的 ADC 用 0.13 μm CMOS 工艺制造，版图照片如图 7.105 所示，有源区面积为 $240 \times 235 \mu m^2$。由于流片面积与其他芯片共享，因此这个版图布局并不是最优的。而且，只使用了三层金属作为信号布线和 MOM 电容，如果使用更多的金属层可以进一步减小版图面积。

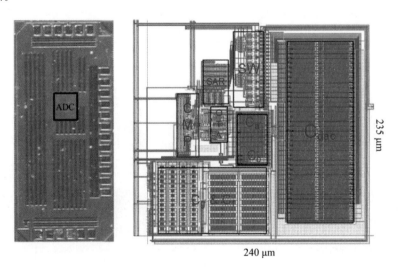

图 7.105　芯片版图照片

经增益误差和失调误差的补偿，微分非线性(DNL)和积分非线性(INL)的实测结果如图 7.106 所示，最大 DNL 为 $-0.33/+0.56$ LSB，最大 INL 为 $-0.61/+0.55$ LSB。在所有 5 个芯片中，都观察到了 DNL 曲线中的尖峰脉冲，属于系统误差，可能是由于代工厂的自动 dummy 金属填充所致。

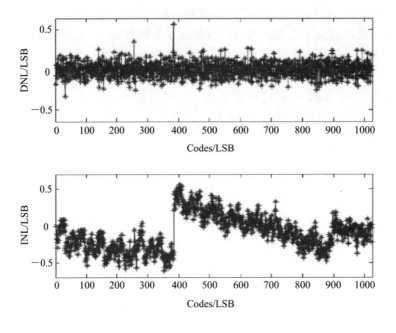

图 7.106　实测 DNL 和 INL 值

由于这款 ADC 的目标应用是对 DC 或慢变化输入信号采样，因此测试时输入施加的是 49.99 kHz 的正弦信号，并非 Nyquist 速率的信号。在此输入信号下测试得到的 FFT 频谱如图 7.107 所示，SNDR 峰值为 54.5 dB，SNR 峰值为 56 dB，SNDR 与 V_{in} 幅度的关系曲线也嵌入在图中。SNDR 在不同电源电压和环境温度下的测试结果如表 7.19 所列，反映所设计的 ADC 具有较好的健壮性。

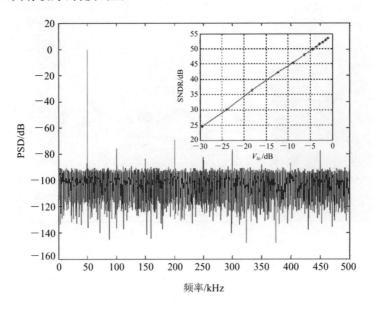

图 7.107　实测 FFT 频谱

表 7.19　SNDR 随电源电压和温度的变化

V_{DD}/V	0.72		0.80		0.88	
温度/℃	27	38	27	38	27	38
SNDR/dB	54.4	54.3	54.5	54.5	55.4	55.3

根据 V_{ref} 测试得到的功耗为 3.2 μW，略高于设计值，这是由于使用多晶硅作为屏蔽层导致 C_{dac} 下极板寄生电容偏大所致。如果采用金属层来取代多晶硅作为屏蔽层，可以进一步减小功耗和面积。

所设计的 ADC 与类似 ADC 的性能指标的比较如表 7.20 所列。表征 SAR 型 ADC 的品质因子(FOM)与表征 $\Sigma\Delta$ 型 ADC 的品质因子不同，通常定义为每次转换时的能量，表示为

$$\text{FOM} = \frac{P}{2^{\text{ENOB}} \cdot \min\{2\text{BW}, f_s\}} \quad (\text{pJ}) \tag{7.72}$$

式中，f_s 是采样速率，BW 是 ADC 的最大带宽，ENOB 是有效位数，P 是功耗。表 7.20 中的 DC-FOM 和 DC-FOM2 均是根据式(7.72)基于 f_s 计算的，其中 DC-FOM2 的 P 包含了 V_{ref} 电源的功耗，而 AC-FOM 则是根据式(7.72)基于 2BW 计算的。由于采用多通道时间复用技术，神经记录应用中输入信号带宽远低于 ADC 的允许采样带宽。

表 7.20　近期发表的 SAR ADC 性能指标的比较(2007—2015 年)

发表年份	2008 年[7.92]	2008 年[7.93]	2007 年[7.94]	2010 年[7.95]	2012 年[7.96]	2012 年[7.83]	2013 年[7.97]	2014 年[7.98]	2015 年[7.88](本电路)
输入	差分	单端	单端	单端	单端	差分	差分	差分	单端
架构		图 7.97(b)	图 7.97(a)	图 7.97(a)	图 7.97(b)				
单元电容/fF	500	120	24	—	7.7	—	5	72	80
电容阵列类型	二进制	分离	二进制	分离	分离	分离	二进制	分离	分离
V_{cm} 缓冲器	不需要	片外	不需要	不需要	片外	片内	不需要	不需要	片内
V_{DD}/V	1.0	1.0	0.9	1.0	0.8	1.2	0.7	1.0	0.13
工艺/μm	0.065	0.18	0.18	0.35	0.065	0.13	0.090	0.18	0.13
采样速率/(MS/s)	1.9	0.1	0.2	0.01	2.0	0.031	4.0	0.45	1.0
分辨率/bit	10	12	8	10	10	10	10	10	10
DNL/LSB	0.49	−2.00/+1.60	−0.90/+0.26	0.89	+0.59/−0.55	0.5	0.34	0.1	−0.33/+0.56
INL/LSB	2.24	−2.50/+2.50	−0.53/+0.50	0.73	+0.37/−0.48	0.5	0.62	0.2	−0.61/+0.55
ENOB/bit	8.75	9.4	7.58	9.06	9.4	9.7	9.05	9.82	8.8
功耗/μW	1.9	3.8	2.47	0.24	6.6	1.1	11	3.7~13	9
面积/mm²	0.026	0.24	0.062	—	0.024		0.0418	0.12	0.056
DC-FOM/(fJ/conv.)		56		45	4.9			9.1	20
DC-FOM2/(fJ/conv.)	4.4		65			42			27
AC-FOM/(fJ/conv.)	4.4	56	65		4.9		5.2	35	

在表 7.20 中，有四款单端设计和四款差分设计，其中文献[7.95]和[7.83]是针对神经

记录应用而设计。文献[7.95]和[7.94]的单端设计使用的是图 7.97(a)的架构，因此不需要 V_{cm} 缓冲器。文献[7.94]的单端设计使用的是图 7.97(b)的改进设计，使用的是来自片外的 V_{cm} 电压，因此功耗相对较低。在使用片内 V_{cm} 缓冲器的单端设计中，本芯片具有最低的 FOM。

7.2.5　简化的模拟—数字转换方案

神经模拟电信号的频率范围(1 Hz～10 kHz)和幅度范围(1 μV～1 mV)都较宽，直接转换为数字信号就需要相对高的采样精度。如果 ADC 需要对很多通道复用，则对采样速度的要求也不低。例如，大多数台式交流供电的商用神经记录设备采用的 ADC 的单通道采样率约为 30 kS/s，分辨率为 12～16 bit。如果对 100 个探针的电极阵列同时采样，就需要 36～48 MS/s 的速率。即使采用最低的要求，也需要单通道 15 kS/s 的速率和 10 bit 的精度，如图 7.108(a)所示。这样的速率和精度，对于微型化、低功耗的植入式系统是难以达到的。如果无需获得 LFP 信息，在数字化前可用高通滤波器将其滤除，如图 7.108(b)所示，但对 ADC 的要求是类似的。MICS 标准为植入式设备推荐的频段为 402～405 MHz，含有 10 个通道，每个通道的带宽只有 300 kHz，这实际上无法满足上述多通道神经信号记录的要求。考虑到皮肤对无线电信号的吸收程度与频率的平方成正比，可以采用频率更低的载波信号，比如红外光信号，穿过皮肤和骨骼时损耗相对较少，但光学链路传输需要的能量更大。例如文献[7.100]实现了 40 Mb/s 的穿皮数据传输速率，但发射器的功耗达到了 120 mW。因此，如何降低数据通道单位时间内需传送的数据量，从而降低对 ADC 电路的性能要求，是值得研究的问题[7.25]。本节给出了两种简便而实用的神经信号模拟—数字转换方案。

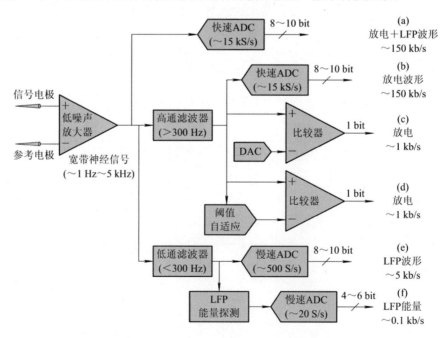

图 7.108　神经模拟信号数字化的六种途径

7.2.5.1　自适应神经放电探测

在许多神经科学研究和神经假体应用的场合，只需要知道神经放电(即动作电位 AP)

出现的时间和频度，无需知道放电的具体波形，此时可采用阈值自适应检测的方法来降低对模拟—数字转换器件的性能要求。如果只需检测 AP 出现的时序而非波形，则时间精度达到 1 ms 即可。对于 100 电极的记录系统，每隔 1 ms 产生的数据流的速率为 100 kb/s。如果采用异步方式，即仅当发现放电时才进行采样，就能够进一步降低这个速率。大脑皮层神经元的放电速率大约为 10 Hz，对于 100 通道系统，每个放电的"地址"可以用 7 bit 编码。如果仅当探测出放电时才采样，则数据速率可以减少到平均 7 kb/s。

为了确定神经放电的时序和频度，最简单的方法是利用一个数字—模拟转换器（DAC）和一个比较器，如图 7.108(c) 所示。将采集到的神经信号与 DAC 人为设定的无放电阈值进行比较，以此判断是否出现放电脉冲，一旦发现信号阈值超出设定阈值，就将二者之间的差作为放电信息输出。这种方法需要人为设定比较阈值，而新发展的"自适应放电探测算法"可由系统自主设定比较阈值（见图 7.108(d)）。

自适应放电探测算法通过测量神经信号的标准方差 σ 来确定比较阈值。比较阈值应比待捕获的 AP 电平低，又要比背景噪声中偶然出现的随机脉冲高。实际测量得到的背景噪声近似为高斯分布，只是具有略宽的带尾，故可以假定背景噪声具有高斯分布，平均值为 0，此时其均方根值等于标准方差 σ。在这种情况下，可以测量 σ，并以 σ 的倍数作为比较阈值。例如，阈值取 5σ，触发放电探测器的高斯噪声概率约为 3×10^{-7}。对于高斯分布而言，超过 1σ 的概率为 0.159。图 7.109 给出了一个这样的实例，所得的数字信号的占空比为 0.159。这个占空比正比于数字信号的 DC 电平，可用于确定参考电位。

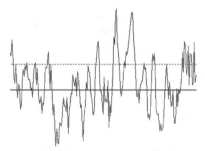
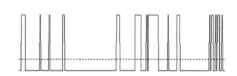

(a) 具有高斯分布的神经信号模拟波形　　　(b) 基于 1σ 阈值探测算法得到的数字信号

图 7.109　阈值探测实例

自适应放电探测算法的电路实现原理框图如图 7.110(a) 所示。比较器 A 构成一个增益为 K 的反馈回路，基于输出波形产生占空比（这里为 0.159）和均方根电压 $V_{1\sigma}$。将 $V_{1\sigma}$ 放大 N 倍，得到的 $V_{N\sigma}$ 就是比较阈值。比较器 B 将输入信号与 $V_{N\sigma}$ 比较后形成放电数字时序输出。注意，产生 $V_{1\sigma}$ 的并非全部是背景噪声，可能会包含放电脉冲，这会引入误差。不过，如果放电脉冲正、负基本均衡（即 AC 平衡），而且出现概率不高，由此产生的误差可以忽略。实际测量表明，放电脉冲在神经信号时间轴上的出现概率大约只有 1%。

更具体的实现电路如图 7.110(b) 所示。比较器 A 和 B 采用的是再生锁存—保持结构[7.101]。用 OTA 构成的 $G_m - C$ 低通滤波器来获得比较器 A 输出信号的占空比。为了得到低于 1 Hz 的低通角频率，将 OTA 偏置在亚阈区[7.102]。低通滤波去除了信号中的高频分量，留下的 DC 电平正比于占空比。同时，低通滤波器的平滑效应，也使电路能够自动适应背景噪声随时间的各种变化，滤波器的时间常数就决定了自适应时间常数的大小。图

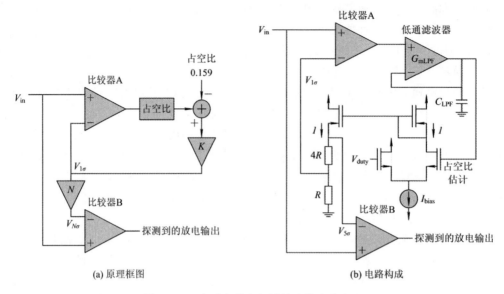

(a) 原理框图   (b) 电路构成

图 7.110   自适应放电探测算法的电路实现

7.110(b)中的 NMOS 差分对管将低通滤波器的输出与参考电位 $V_{duty}=0.159V_{DD}$ 比较。来自差分对一侧的电流 I 通过一个 PMOS 电流镜传送到串联电阻 R 的支路。电阻 R 和 $4R$ 将电流转换为两个电压，即 $V_{1\sigma}=IR$ 和 $V_{5\sigma}=5IR$。为了节省面积，电阻用偏置在线性区的 nMOS 晶体管的漏—源电阻来实现，阻值由晶体管尺寸决定，近似为 $10 \text{ k}\Omega$。整个电路芯片用 $1.5 \ \mu m$ 2P2M CMOS 工艺制作，面积为 $0.094 \ \mu m^2$，在 5 V 电源电压下的功耗为 $57 \ \mu W$（其中两个比较器的功耗占 91%），无任何片外元件。

利用人工仿真波形对所设计的自适应神经放电探测电路进行了测试验证。测试波形是由任意波形发生器 Agilent 33120A 产生的，三个典型的细胞外 AP 脉冲被叠加在高斯背景噪声之上，AP 脉冲的发生频率为 12.5 Hz。AP 脉冲的幅度和背景噪声的均方根值分别为 $70 \ \mu V$ 和 $5.5 \ \mu V$，经前置放大器 1000 倍的放电后为 70 mV 和 5.5 mV，阈值检测电平为 $V_{5\sigma}$。测试结果如图 7.111(a)所示，可见所设计的电路成功实现了自适应阈值放电探测。图 7.111(b)为未加 AP 脉冲时的情形，未检测出任何放电脉冲。

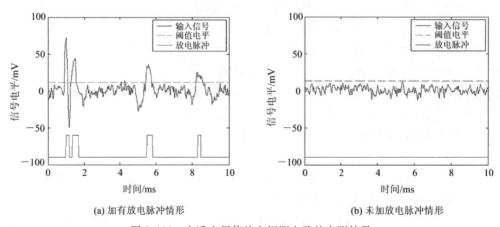

(a) 加有放电脉冲情形   (b) 未加放电脉冲情形

图 7.111   自适应阈值放电探测电路的实测结果

7.2.5.2 局部场电位能量检测

神经信号中的局部场电位（LFP）发生在 200 Hz 以下，因此采用低通滤波器（＜300 Hz）和低速 ADC（～500 S/s，8～10 bit）即能实现信号采集和模拟—数字转换，如图 7.108(e)所示。有时需要获得的信息不是 LFP 的波形，而是 LFP 在一定频率区间（如 20～40 Hz）内的总能量[7.103]，此时可以采用 LFP 能量采集电路和更低速的 ADC（～20 S/s，4～6 bit）来实现，如图 7.108(f)所示。

LFP 能量采集电路的构成如图 7.112 所示[7.104]。在带通滤波器规定频率区间内的 LFP 信号经平方后，由积分器计算出信号的平均运行能量。整个电路用 CMOS 实现，为了节约能量和获得积分所需要的长时间常数，电路中的所有晶体管均工作在亚阈区。

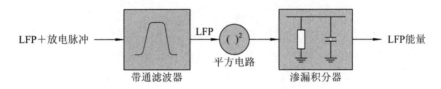

图 7.112　LFP 能量采集电路的构成框图

带通滤波器的电路框图如图 7.113 所示，它是由 5 个 OTA 和 7 个电容构成的四阶滤波器，单倍频程规定的带宽为 20～40 Hz。该滤波器采用常规的参差调谐技术，由两个二阶带通滤波器折叠而成，每个滤波器的频率略有不同，可以获得更宽、更平坦的频响特性。每个二阶带通滤波器由 2 个 OTA 和 3 个电容构成。OTA 采用二极管连接的晶体管形成源再生回路，用以扩展线性范围。二阶带通滤波器的转移函数可表示为

$$\frac{v_{\text{OUT}}(s)}{v_{\text{in}}(s)} = -\frac{AN}{\beta} \cdot \frac{1 - \dfrac{s}{\omega_0 \beta}}{\dfrac{s}{\omega_0} + \dfrac{1}{Q} + \dfrac{\omega_0}{s}} \tag{7.73}$$

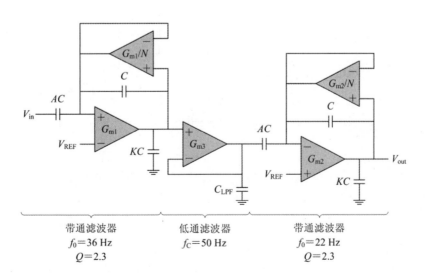

图 7.113　带通滤波器电路

其中，

$$\omega_0 = 2\pi f_0 = \frac{G_m}{\beta C} \tag{7.74}$$

$$\beta = \sqrt{N(A+1)(K+1) - N} \approx \sqrt{NAK} \text{ if } A, K \gg 1 \tag{7.75}$$

$$Q = \frac{\beta}{K+N} \tag{7.76}$$

输出信号 v_{OUT} 位于 V_{REF} 与 DC 电压（预先设定为 1.2 V）的中间值。N 和 K 分别是电流比和电容比。电容 $C=0.1$ pF 时，$A=20$，$K=5$。通过调整偏置电流 I_B，可以设定下部 OTA 的跨导：

$$G_m = \frac{\kappa}{\kappa+1} \cdot \frac{I_B}{2U_T} \tag{7.77}$$

式中：κ 是亚阈区斜率，近似为 0.7；$U_T = kT/q$ 是热电势，在人体体温下约为 27 mV。上部 OTA 的 I_B 是下部 OTA 的 1/5，即 $N=5$。当滤波器中心频率分别设为 36 Hz 和 22 Hz 时，下部 OTA 的 I_B 分别为 43 pA 和 24 pA，上部 OTA 的 I_B 分别为 8.8 pA 和 4.8 pA。

由式(7.73)～式(7.77)可知，此电路实际上是交流耦合带通滤波器，中心频率为 f_0，$Q=2.5$ 由电容比 K 和电流比 N 设定。在 βf_0 处有一零点，$\beta=25$，因此在通带之外，对滤波器的实际影响甚微。为了避免这个零点对滤波器增益的高频滚降产生不利影响，在两个二阶带通滤波器之间，加有一个单极点低通滤波器（即图 7.113 中间的滤波器）。整个电路的带宽为 20～40 Hz，两边的下降斜率为 40 dB/dec。

带通滤波器输出的信号先通过平方电路取平方，然后用积分器将平方信号对时间积分，从而获得信号的平均能量。平方电路和积分器电路如图 7.114 所示，用一个亚阈值 CMOS Gilbert 乘法器来对带通滤波器的输出电压 V_{LFP} 取平方。乘法器的输出电流 I_{mult} 是双向电流，经 OTA 构成的 G_m-C 滤波器（即图 7.114 中的 G_{m-int} 和 C_{int}，时间参数设为 100 ms）确定积分的频率区间（20～40 Hz），最终产生 LFP 的平均能量 V_{energy}。

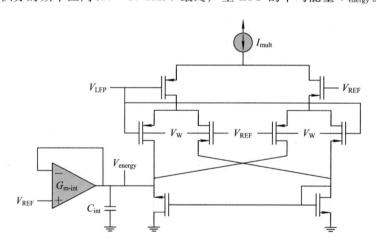

图 7.114　平方与积分电路

LFP 能量探测电路芯片用 1.5 μm 2P2M CMOS 工艺制作，无需任何片外元件，芯片面积为 0.046 mm²，其中总容值 8.2 pF 的 8 个电容大约占据了面积的 50%，在 5 V 电源电压下的功耗只有 5 nW。小尺寸和低功耗使得这款电路非常适合全集成的多电极神经记录系统。

带通滤波器转移函数用网络分析仪测试，结果如图 7.115 所示，在两种偏置条件下测得的带宽分别为 21～40 Hz（以下测试结果均使用此带宽）和 29～88 Hz，滚降速率为 40 dB/dec，与设计要求一致。带内增益约为 26 dB。

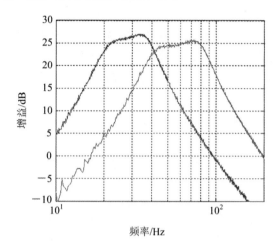

图 7.115　带通滤波器的实测频率特性（左曲线的带宽为 21～40 Hz，右曲线的带宽为 29～88 Hz）

在全电路测试中，使用的输入数据是用长期植入的犹他电极阵列从猴子的运动前区和运动皮层中获得的宽带神经信号数据。这些数据的频率区间为 0.3 Hz～7.5 kHz，记录采样速率为 30 kS/s，采样精度为 12 bit。图 7.116(a)就是这些原始神经信号数据的一部分，包含放电脉冲和 LFP，经放大 60 dB 后加至 LFP 能量探测芯片的输入端。芯片的输出信号波形如图 7.116(b)所示，并与用 PC 和 MATLAB 软件得到的 Thomson 多窗谱分析波形进行了比较，可见二者非常接近。

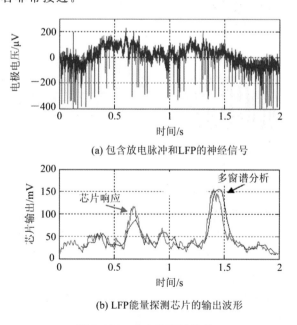

(a) 包含放电脉冲和LFP的神经信号

(b) LFP能量探测芯片的输出波形

图 7.116　全电路测试结果

7.3 无线射频前端电路

7.3.1 植入式医疗设备的解调器与调制器

植入式医疗设备无线数据传输所使用的数字调制方法在 3.2.4 节已做了全面的讨论，可分为 ASK、PSK 和 FSK 三类，其中 ASK 的实现电路最为简单，但 PSK 和 FSK 具有更强的抗干扰能力和更高的传输速率。解调器或调制器作为植入体内的电子部件，重点是如何降低功耗和减小面积，需达到的传输速率则与具体应用有关，例如往体内传送控制指令只需几千比特每秒即可，给视觉假体传送刺激数据就需要几兆比特每秒。

7.3.1.1 ASK 解调器与 FSK 调制器

图 7.117 给出了一种植入式医疗系统无线收发模块的构成实例。它通过电感耦合方式传输能量和数据；下行链路采用 ASK 调制，载波频率为 2 MHz，传输速率为 1 Mb/s；上行链路采用 FSK 调制，载波频率为 200 kHz 和 333.3 kHz，传输速率为 133.3 kb/s。下行链路包括功率通道和数据通道，功率通道由整流器、降压电路和片上稳压器构成，为植入芯片提供稳定的直流工作电压(V_{DD})；数据通道中的分压电阻为片上 ASK 解调器提供大小合适的输入信号，ASK 解调器产生时钟信号(Clk)和数据信号(Data)。上行链路通过 FSK 调制器产生带有调制数据的反向载波，经驱动器放大后经电感链路传至体外设备。

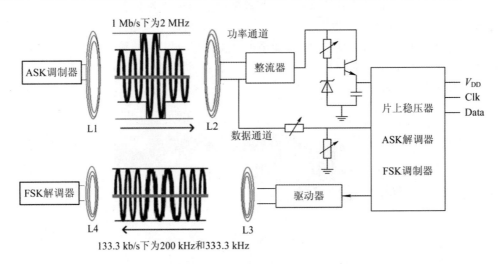

图 7.117　植入式医疗系统无线收发模块的构成实例

ASK 解调器的基本电路非常简单，只需在整流器后加一个包络探测器。图 7.118 给出了这种电路的一个实例。滤波电路(C_1、R_1)将输入信号的幅度降低到可工作水平；nMOS 器件 M_1-M_2、跨导放大器 I_1 以及滤波元件 C_2、R_2、R_3 用于完成包络恢复[7.105]；后端的高通滤波器 C_3、R_4 用于除去残留在信号中的直流分量，并将电压偏置在一个适合后续施密特触发器的水平；施密特触发器 I_2 经整形恢复了数字信号，同时抑制了因信号幅度低和包络信号残余导致的噪声。

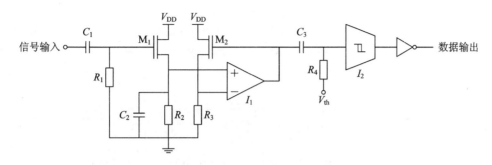

图 7.118 ASK 解调器基本电路

ASK 解调器的一个具体实现电路如图 7.119(a)所示[7.106]，由一个施密特触发器、一个比较器和三个数字触发器(D_1、D_2 和 D_3)构成。输入的 ASK 信号的调制比为 50%；V_{tune} 是可调谐的解调参考电平；Pre-data 是比较器的输出信号；Pre-clk 是施密特触发器的输出信号；D_1 用于寄存解调出的信号 Hold-data；D_2 在 Q 端产生反相时钟信号 clk；D_3 用此时钟来对 Hold-data 进行采样，产生二进制输出。具体的解调过程参见图 7.119(b)，可分为两个阶段：在解调低电平阶段，ASK 信号小于 V_{tune}，Pre-data 为"0"，Hold-data 亦为"0"，因此 clk 采样输出为数据"0"；在解调高电平阶段，ASK 信号大于 V_{tune}，比较器采集到的是两个脉冲，在两个脉冲期间 Hold-data 保持"1"，因此 clk 采样输出为数据"1"。对于不同的系统规格，此电路可以通过改变 V_{tune} 偏压来分离高低电平，确保实现 50% 的调制率(即数据速率与载波速率之比)。

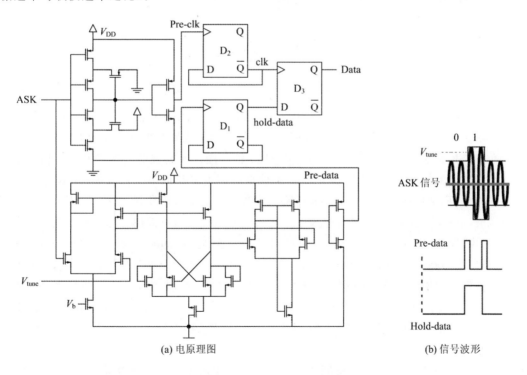

(a) 电原理图　　　　　　　　　(b) 信号波形

图 7.119 ASK 解调器电路实例

FSK 解调器的一个电路实例如图 7.120 所示[7.107]，由分频器(D1、D2 和 D3)、D 触发器、开关和传输门开关构成。利用三个分频器分别产生了采样频率 FSK_CLK 以及两个载波频率 $f_1＝(3FSK\_CLK)/2$ 和 $f_2＝(5FSK\_CLK)/2$。D 触发器基于 FSK_CLK 和数据信号产生了 FSK 调制后的数据信号 FSK_DATA，即 FSK_DATA 被用于使载波频率在 f_1 和 f_2 之间切换。

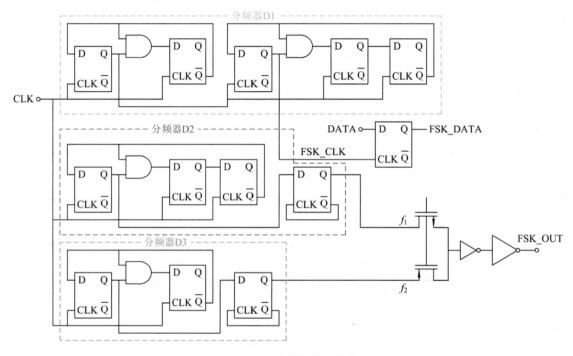

图 7.120　FSK 调制器电路实例

7.3.1.2　PSK 解调器

与 FSK 调制相比，PSK 调制的抗干扰能力强，位误码率低，而且带宽效率高，但实现电路复杂，功耗较高。PSK 又可分为 QPSK 和 BPSK。与 BPSK 相比，QPSK 在有限的带宽内，数据速率增加了两倍，即带宽效率更高，但抗干扰或抑制失真的能力有所下降。

在 BPSK 调制中，输入数据信号在 $0°～180°$ 的范围内改变载波波形的相位，相当于将载波乘以一位数据"1"和"-1"，分别对应于数据的高电平与低电平。BPSK 解调通常采用两个锁相环(PLL)并联构成的 Costas 环路来实现，如图 7.121 所示。$m(t)＝1$ 或 -1 被调制在载波 $\sin(\omega t+\theta)$ 上，ω 是载波频率。当输入信号相位 θ_1 与反馈信号相位 θ_2 相等时，环路被锁定。同相(In-pase)支路(I 支路)的输出信号与正交相(Quadrature-phase)支路(Q 支路)的输出信号在中点相乘，形成的平方项 $(1/2)m^2(t)\sin^2(\theta_1-\theta_2)$ 取决于相位差，用于控制压控振荡器(VCO)，在 VCO 的输出端形成反馈信号。反馈信号与输入信号混合，如果 $\theta_1＝\theta_2$，则 $\cos(\theta_1-\theta_2)＝0$，输出的数据就是 BPSK 数据 $m(t)$。低通滤波器 LPF1 和 LPF2 (LPF，Low-Pass Filter)用于滤除输出线上的高频毛刺，LPF3 用于滤除 VCO 控制信号上的高频干扰。

基于 Costas 环路的 BPSK 解调器，传统上是采用四象限模拟乘法器来实现 I/Q 相位探测和中点乘法运算，电路复杂，而且解调效果对每个电路模块的输入工作点比较敏感。现代方法则是用数字技术来完成乘法、滤波器、相位平移和数控振荡等功能，但数字

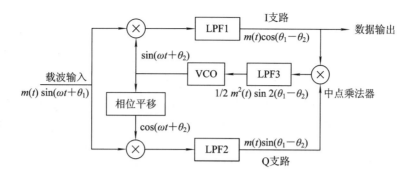

图 7.121　基于 Costas 环路的 BPSK 解调器的基本构架

Costas 环路解调器的功耗很大，并不适合植入应用。较早提出的一种针对植入医疗设备应用的 BPSK 解调器如图 7.122 所示[7.108]。首先用施密特触发器将输入的正弦波载波信号转换为方波，亦即使输入信号数字化，从而可用较简单的数字鉴相器形成 I 支路和 Q 支路。Q 支路上的另一个施密特触发器构成硬限幅 Costas 环路，用于缓解对中点乘法器的要求。所有电路单元均采用全差分架构，目的是改善可靠性、电源抑制比和噪声容限。

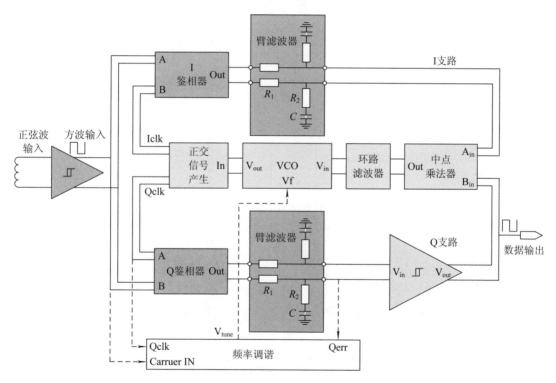

图 7.122　基于 Costas 环路的 BPSK 解调器的电路实例

数字鉴相器可用 XOR、J-K 触发器和鉴相鉴频器等方式实现，但在 Costas 环路中，后两种方式产生的 I 相位差与 Q 相位差之积，无论在 I 态还是 Q 态都难以锁定，因此不宜使用。基于 XOR 的 I 鉴相器和 Q 鉴相器的输出电压 V_I 和 V_Q 与相位差 $\Delta\theta$ 的关系分别如图 7.123(a)、(b)所示，亦可用以下公式表达：

$$V_I(\Delta\theta) = \frac{V_{DD}}{\pi}\Delta\theta = K_d\Delta\theta, \ \Delta\theta \in \left[-\frac{\pi}{2}, \frac{\pi}{2}\right] \tag{7.78}$$

$$V_Q(\Delta\theta) = V_I\left(\Delta\theta - \frac{\pi}{2}\right) \tag{7.79}$$

式中，V_{DD}是电源电压，K_d是鉴相器的增益。如果不考虑 Q 支路上施密特触发器造成的 Costas 支路硬限幅作用，V_I 与 V_Q 之积如图 7.123(c)中实线所示，与模拟乘法器得到的积（$\sin^2\Delta\theta$）很相似。在 Q 支路引入施密特触发器（即形成硬限幅 Costas 环路）后，Q 支路的输出信号以及输入至 VCO 的相乘信号 V_M 分别如图 7.123(d)、(e)所示，后者亦可用以下公式表达：

$$V_M(\Delta\theta) = V_I(\Delta\theta) \cdot \text{sgn}[V_Q(\Delta\theta)] \tag{7.80}$$

式中，sgn 是正负号函数。数字鉴相和硬限幅方式的应用，使得整个环路的增益与输入信号幅度无关，而且线性范围（$-\pi/2\sim+\pi/2$）大于模拟方式（$\sim k\pi$，k 为整数），相位探测范围从 $k\pi/2$ 拓展到 $k\pi$。

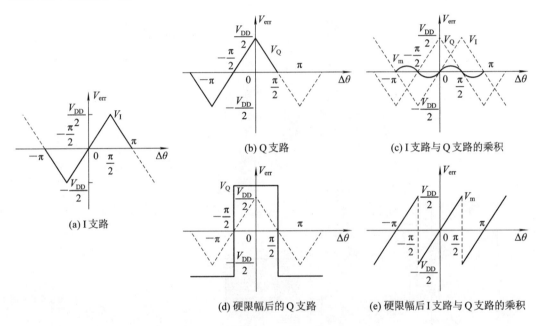

图 7.123　鉴相波形

由于输入载波和 Q 支路的输出都被转换为二进制的数字化形式，因此全差分 XOR 以及中点乘法器可以用非常简单的传输门电路实现，二者的唯一差别是输入信号电平的不同。如图 7.124 所示，当输入端 A_{inp}/A_{inn} 加的是数字信号（高电平或低电平）时，该电路是 I/Q 鉴相器；输入端加的是模拟信号时，该电路是中点乘法器。

为了简化电路和降低功耗，臂滤波器采用片上无源一阶 RC 滤波器（参见图 7.122），其中 R_1、R_2 和 C 值的选择应综合考虑数据传输速率、阻尼因子和占用的硅面积。截止频率 ω_n 和阻尼因子 ξ 可表示为[7.109]

$$\omega_n = \sqrt{\frac{K_d K_{VCO}}{N(R_1 + R_2)C}} \tag{7.81}$$

$$\xi = \frac{\omega_n}{2}\left(R_2 C + \frac{N}{K_d K_{VCO}}\right) \tag{7.82}$$

式中，K_{VCO} 是 VCO 的增益，N 是分频比。从避免振荡和动态迟滞响应考虑，ξ 的取值范围为 $0.707 \sim 1$。ω_n 决定了环路的锁定时间，与解调器的最大数据率有关，但取值过高会使 ξ 过大，因此也要折中考虑。

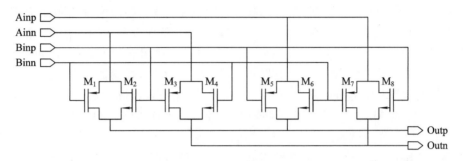

图 7.124　传输门构成的乘法器/XOR 电路

　　施密特触发器采用一种全差分、低功耗电路，如图 7.125 所示。$M_{25} \sim M_{38}$ 管构成了恒 G_m 偏置电压/电流产生电路，环路电流等于 M_{25} 和 M_{26} 的栅源电压差除以电阻 R_b。电流阱 M_3 和 M_4 用于限制输入级的电流，否则当共模输入电压接近阈值电压时，输入级的所有管子可能会同时导通，造成不期望的过量功耗。由于输入载波的幅度超过 $V_{DD}(1.8\ V)$ 时，输入管 M_1 和 M_2 会在 $3.3\ V$ 下工作，因此需在工艺上加厚它们的栅氧化层。输出级由 $M_{13} \sim M_{24}$ 和两个数字缓冲器构成。由于引入了两个全对称的电流镜 M_{17} 和 M_{23} 以及施密特触发器固有的非线性特性，不再需要共模反馈电路。

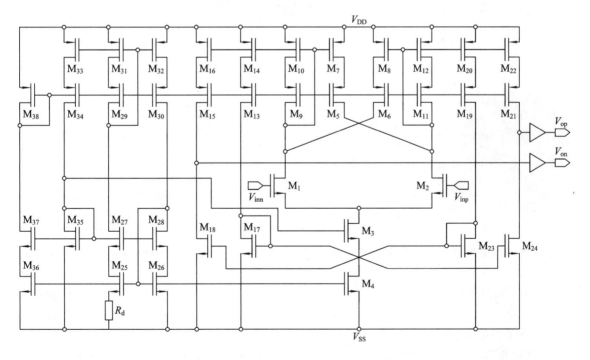

图 7.125　低功耗、全差分施密特触发器电路

CMOS VCO 电路如图 7.126 所示，主要由弛豫振荡器和跨导单元构成，图中的 BP、CP 和 CN 均为偏置电路产生的恒定电压。M_1 和 M_2 管作为开关，根据栅源电压交替通断。线性跨导单元由 M_{11} - M_{1} 管和电阻 R_1 构成，用于控制振荡器的频率：

$$f_{\text{VCO}} = \frac{1}{2\Delta t} = \frac{i_C}{4C_1 V_{\text{thn}}} = \frac{I_c + i_{\text{ctl}}}{4C_1 V_{\text{thn}}} = f_{\text{center}} + \frac{g_m V_{\text{ctl}}}{4C_1 V_{\text{thn}}} \tag{7.83}$$

式中，g_m 和 V_{thn} 分别是 M_1 和 M_2 管的跨导和阈值电压。宽摆幅的电流源/电流阱使镜像晶体管的漏源电压变化较小，可获得更精确的支路电流，从而改善了频率精度。输出阻抗的增加改善了振荡器器的 PSRR 和 CMRR。连续模调谐方法用于对 VCO 增益和中心频率进行微调。另一个跨导单元（$M_{23} \sim M_{32}$）将微调电压转换为注入振荡器的 DC 电流，使得中心频率可以通过改变外加差分电压 V_{fp} 和 V_{fn} 进行微调，增益也可以通过改变跨导单元的偏置电流进行微调。由 $M_{34} \sim M_{35}$ 与一个反相器构成的乘法器使 VCO 可以工作在正常模式（选择 BP），也可以工作在微调模式（与 M_{35} 的栅极相连）。可利用源测量单元或者一个简单电阻的外部电流阱，通过管脚 T_{in} 提供微调电流。正交信号产生器由两个 D 触发器构成的除二电路实现。该电路需要 VCO 提供两倍于载波频率的参考信号，这会增加约 40 μA 的功耗。

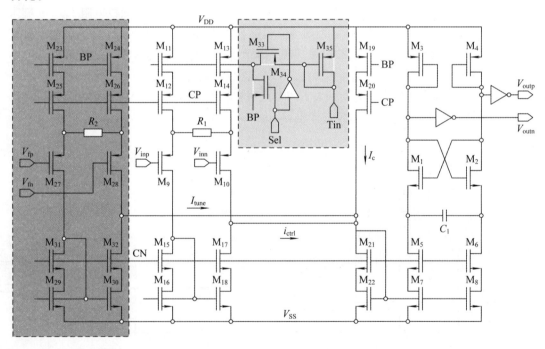

图 7.126　VCO 电原理图

解调器主要节点的仿真波形和实测波形分别如图 7.127(a) 和 (b) 所示。其中，仿真波形是用 Cadence 的 Spectres 模拟器得到的，"整形后的载波"是指已经转换为方波的输入载波信号。实测波形用数字示波器 TDS7154 测量，BPSK 调制的输入波形用逻辑分析仪 TLA715 产生。实测 VCO 振荡频率比仿真值低 30%，可微调范围为 19.5～21.5 MHz，载波频率是振荡频率的 1/2，约为 10 MHz，而非设计值 13.56 MHz，这主要是工艺离散造成的 VCO 中片上电容 C_1（MIM 电容，0.6 pF）和偏置电阻（多晶硅电阻）之变化所致。增加 C_1 可以缓解这一问题，但会带来更多的能量和面积消耗。数据传输速率的仿真值为

1.51 Mb/s，实测值为 1.12 Mb/s。在 1.8 V 电源电压下，整个解调器的功耗仿真值为 652 μW，实测值为 610 μW，其中 VCO 和施密特触发器的功耗占 90％以上。

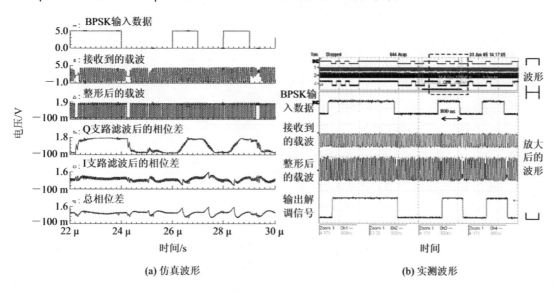

图 7.127　电路关键节点的波形

除了受工艺离散影响大之外，此电路存在的另一个问题是可检测的相位差线性范围窄。为此，可采用鉴相鉴频器/电荷泵（PFD/CP，Phase Frequency Detector/Charge Pump）取代 XOR 鉴相器，所构成的 BPSK 解调器架构如图 7.128 所示。此架构的缺点是需要两个 PFD 和两个 CP，再加上三个 LPF，不仅增加了面积，而且增加了功耗。

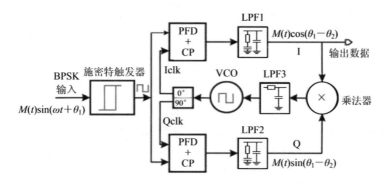

图 7.128　基于 PFD/CP 的 BPSK 解调器架构

新提出的一种解决方案是将双环路架构改为单环路架构[7.110]，如图 7.129 所示。与图 7.128 架构相比，减少了 1 个 CP 和 2 个 LPF。PFD 将来自输入端的 BPSK 信号与 VCO 产生的载波信号进行比较，如果相位相同，则环路锁定；如果相位不同，则 PLL 将在短时间内偏离锁定，这会改变 XNOR 的输出，此时如没有 D 锁存器（参见图 7.129），环路就会进入非稳态，导致解调失败，而 D 锁存器的加入使得环路有足够的建立时间达到锁定。VCO 产生的载波信号频率是 BPSK 载波信号的两倍，使得功耗略有增加，但改善了品质因子，电路更容易实现，而且降低了对 VCO 的性能要求。实测结果表明，图 7.128 电路的功耗电流为 270 μA，而图 7.129 电路为 420 μA，频率在 3～10 MHz 的范围内变化时，图 7.129 电路输出幅度和相位偏差只有 0.3 dB 和 2°。

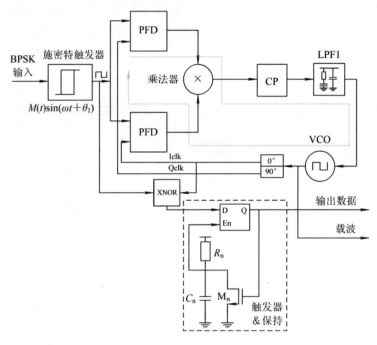

图 7.129　单环路 BPSK 解调器架构

QPSK 基于两个载波,一个同相,另一个位于 90°相位,通过两个二进制信号(2 位数据流)来切换,故具有四个可能的相位,数据率可达 BPSK 的两倍,而且不需要额外的带宽支持。为了实现 QPSK 调制,应将串行的数据序列分配给两个独立的数据流,其中偶数位数据流调制同相载波,而奇数位数据调制转像差载波。对于标准的 QPSK,偶数位和奇数位数据流的发射数据流速率均为 $1/2T$,其中 T 是原信号的符号周期,即两个数据流保持同步。每当数据信号改变极性的时候,被调制的载波瞬态衰退,解调器会暂时失去信号。同步数据跃迁使得此效应的影响更严重。在偏移 QPSK(0QPSK)中,奇数位数据流偏移一个 T,两个数据流不再同时改变状态,时序上是错开的,从而减缓了载波的衰退,对信道容量或带宽也无影响。图 7.130 是基于 Costas 环路实现的 0QPSK 解调器[7.111]。除了采用运算放大器和电阻网络实现的减法器之外,多数模块与 BPSK 解调器类似。基于 TSMC 0.18 μm CMOS 工艺的仿真结果表明,该解调器在 13.56 MHz 载波下的数据速率可达 4 Mb/s,总功耗为 0.75 mW。

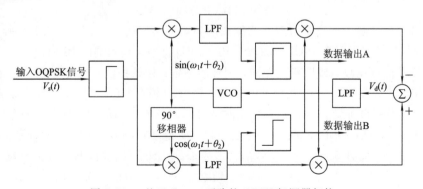

图 7.130　基于 Costas 环路的 QPSK 解调器架构

7.3.2 生物医疗系统的无线收发器

生物医疗系统中的无线通信主要包括两个方面：一是植入人体的部件与外部设备之间的无线通信，如满足 FCC 的 MICS 规范，则无线载波的频率范围应为 402～405 MHz，不过目前基于电感耦合的功率与数据无线传输链路广泛应用的仍然是 13.56 MHz 等更低的频率；二是人体可穿戴设备与其他外部设备之间无线通信，如满足 FCC 的 WMTS 规范，则无线载波的频率范围应为 608～614 MHz、1395～1400 MHz 和 1427～1432 MHz 三个频段之一。关于 MICS 和 WMTS 的具体细节，请参阅 3.2 节。本节着重介绍满足 MICS 规范的生物医疗系统中的无线收发器实现方法。

与其他无线通信系统相比，生物医疗系统的无线收发器的主要需求是低功耗、小体积和低成本，速率要求相对较低。对于工作在 400 MHz 频段的 MICS，低成本且成熟的 CMOS 技术足以满足 RF 需求，但要同时实现超低功耗，仍然存在技术上的挑战。除了低功耗之外，植入式医疗系统还要考虑健壮性和可靠性。例如，对于医疗应用，有一个可接受的最低链路位误码率（BER）。如果只是盲目降低功耗，链路能力就有可能达不到最低 BER 要求，就会要求重发，而反复重发消耗的功率可能更多。

7.3.2.1 体系架构

1. 无线接收机架构

考虑到低功耗和低成本的要求，生物医疗系统的无线接收机架构多采用零中频、低中频或超外差结构。零中频使用图 7.131 所示的直接变换架构，利用混频器简单地将所需的 RF 信道直接移到基带，不再需要中频，从而消除了外部的声表面波（SAW, Surface Acoustic Wave）滤波器，减少了成本和体积。在调制之前，利用片内低通滤波器来选择信道。由于干扰源就是信号本身，镜像抑制要求很容易满足。这种架构的一个不足是存在随时间变化的 DC 失调。每个模块端到端的隔离度都是有限的，因此驱动混频器的高强度本机振荡（LO, Local Oscillator）信号有可能泄漏到 LNA 的输入端，并经天线反射再次进入接收链。混频器将这

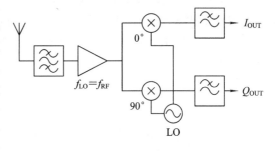

图 7.131　直接变换接收机

种 LO 泄漏下转换到基带，从而产生 DC 失调。既然天线反射可能随时间而变，这种失调也会随时间而变。用 CMOS 电路实现的直接变换接收器还存在闪烁噪声问题。当 RF 信道直接转换到基带时，微弱信号对于 MOS 器件带来的低频闪烁噪声缺乏免疫力。

低中频接收机可在一定程度上克服零中频的上述不足。它不是将 RF 直接转换到基带，而是转换到一个非常低的中频，通常此中频等于信道间隔的一半。例如，在 GSM 系统中，信道间隔为 200 kHz，低中频接收器的中频就选为 100 kHz。这样一来，低中频接收器避免了 DC 失调和闪烁噪声的不利影响。不过，镜像抑制能力会下降，下降程度取决于片内信道滤波器和 I/Q 匹配程度。如果中频等于信道间隔的一半，镜像就是相邻信道。

超外差接收机可以实现更低的功耗。利用图 7.132(a)所示的超外差架构，研究者已开发出的 5 kb/s 无线接收机[7.112]的功耗可低至 450 μW。它只需几个有源器件就能构成一个

高增益的 RF 接收器，其原理是围绕一个器件形成正反馈的环路，从而单级电路即可实现高增益。事实上，这个器件变成了振荡器，信号随时间指数增长，最终需要通过"复位"或周期性"熄灭"才能维持接收器的灵敏度。如图 7.132(b)所示，RF 输入信号的强度调制了振荡器的启动时间，正是这个包络的延迟使得超外差接收器能够解调 ASK 波形。

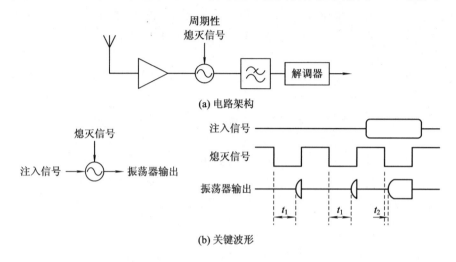

(a) 电路架构

(b) 关键波形

图 7.132　超外差接收机

超外差接收机本身不需要 LO 发生器或锁相环。为了改善选择性，可引入一个体声波(BAW, Bulk Acoustic Wave)滤波器来调谐振荡器，但 BAW 无法用常规的 CMOS 工艺制作，必须置于片外，因此会导致成本提升和体积加大。更新的方法是不使用 BAW 滤波器，而是使用片上数字校准电路[7.113]，如图 7.133 所示，利用 PLL 来进行振荡器调谐。虽然器件数有所增加，但只要功耗足够低，对于 CMOS 电路而言是可以接受的。该接收器在 1.2 V 电源下的功耗为 2.8 mW，在 500 kHz 的熄火速率下可达到 500 kb/s 的数据速率。

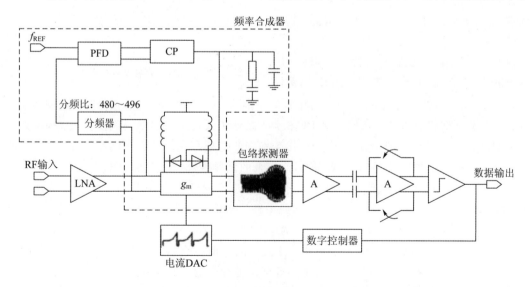

图 7.133　带数字校准的超外差接收机

2. 发射机架构

为了达到高的频谱效率,现代无线通信系统数字调制发射机大多具有高的峰值/平均值比,所以不得不使用能量效率低、功耗大的线性功率放大器,因而对于生物医疗系统并不适用。图7.134就是广泛用于无线局域网(WLAN,Wireless Local Area Network)的直接变换I/Q发射机的一种架构。

为了提高能量效率,可使用恒定包络调制方法,例如频移键控(FSK)及其衍生方法(如最小平移键控(MSK,Minimum Shift Keying))。为了在芯片中实现这种架构,需要内置锁相环来完成对调制的控制。单点调制的发射机环路如图7.135所示,其优点有三方面:一是免去了图7.134中的两个上变频器,从而降低了功耗;二是PLL可实现调制信号的本征滤波;三是调制过程无需数字—模拟的转换,分配比的调整全部在数字域完成。

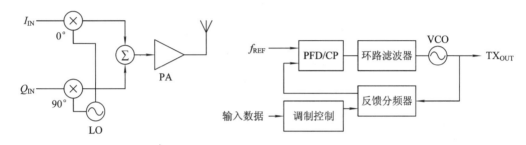

图 7.134 直接变换发射机架构　　　　图 7.135 基于分配器控制之调制环路的发射机架构

对于图7.135所示的架构,从分配器到PLL输出的传输函数具有低通特性,因此调制带宽本质上与环路带宽相等。如果信道带宽需求大于环路带宽,则设计者必须增加环路带宽或者采用VCO调制。如图7.136所示,直接VCO调制用一个DAC来调整控制电压。由于从VCO到PLL输出的传输函数具有高通特性,所以这种调整必须将功率谱密度集中在PLL带宽之外(比如,高调制系数的FSK能够满足这一条件)。

实现低功耗发射机的另一个途径是使用开关键控(OOK)调制[7.114]。仅当发送逻辑"1"时,发射机被打开;否则,发射机被关断。图7.137给出了一个CMOS OOK发射机的架构。平均来看,此发射机消耗的功率只有恒定包络调制发射机的一半,代价是牺牲了频谱效率和其他性能。

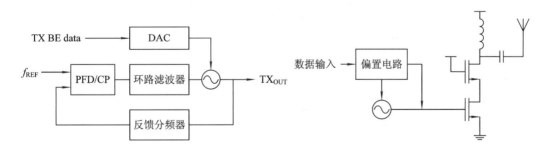

图 7.136 基于VCO控制之调制环路的发射机架构　　　　图 7.137 低功耗OOK发射机架构

3. 架构设计实例

这里以心脏起搏器为例,说明植入式医疗系统无线架构设计时需注意的要点。心脏起

搏器具有如下特点:

(1) 起搏器通常用一块锂碘电池作为电源。这种电池的阻抗较高,限制了负载电流的大小;起始开路电压约为 2.8 V,在放电过程中会逐渐下降。

(2) 对于 2.5 Ah 的电池容量和 8 年的最短寿命要求,起搏器的平均功耗电流必须低于 35 μA。如果其中 80% 的能量用于激励心脏,其余 20% 用于数据通信,就意味着 MICS 收发器的平均工作电流必须小于 7 μA。

(3) 在 MICS 频段工作时的信道间隔只有 300 kHz。如果未来的多用途 MICS 收发器位于躯域网(BAN, Body Area Network)中,则 MICS 接收器相对于身体上的其他收发器,必须具有良好的选择性。

(4) MICS 收发器将工作在低占空比状态下,发射只用于诊断和维护,其睡眠模式必须具有极低的泄漏电流,而且唤醒方式对整体电流消耗也有显著的影响。

由于无线收发器的平均电流不能超过 7 μA,所以设计时必须仔细规划好唤醒周期和占空比。收发器在大部分时间内必须处于睡眠模式,以节省功率,同时又能通过"打鼾"模式定期寻访天线,以便感知可能出现的唤醒信号。例如,如果 1 s 的唤醒周期是可以接受的,则每秒接收机通电一段时间,以寻访天线。占空比与最大接收机电流之间的关系如图 7.138 所示。可见,在 1% 的占空比下,接收机消耗的电流可达 700 μA,因此通常设计的占空比要远小于 1%。

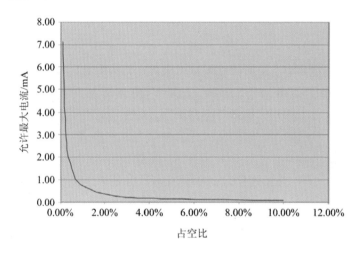

图 7.138　占空比与接收机最大允许电流的关系

除了"打鼾"之外,收发器当然还要完成数据通信。对于起搏器应用而言,在定期检查和维护过程中,需要数据通信。这样的过程也许每个月只需要在医生的办公室中做一次。因此,实际数据传送的占空比是极低的,但是考虑到高电池阻抗,收发机通信时的电流应该保持在 5 mA 以下。

根据以上分析,从低功耗要求出发,起搏器的无线收发机必须满足以下约束条件:

(1) "打鼾"的占空比应设在 0.1%。在"打鼾"过程中,接收机消耗的平均电流低于 700 μA,这大约会消耗电池容量的 2%。

(2) 数据通信的占空比应设在 0.05%,相对于每月通信 20 分钟。如果收发器在此过程中消耗的电流为 5 mA,则大约占了电池容量的 7%。

在上述约束条件下，起搏器的无线收发机在8年的寿命周期内，大约消耗电池容量的10%。

MICS规定的最大输出功率为−16 dBm，即使在连续发射的条件下，假定能量效率居中等，约为25%，发射机消耗的功率约为1.5 mA。于是，可以选用FSK调制和图7.135所示的调制环路架构，其PLL的功耗电流约为2 mA。对于接收器而言，由于信道间隔为300 kHz，如果不使用BAW滤波器，超外差架构难于实现所需的信道选择性。例如，如果Q增强方式下滤波器的Q值为500，则邻道抑制比将低于3 dB。既然PLL可用于发射器，也可将它用于零中频或低中频接收器。由于信道带宽小于300 kHz，零中频接收器受DC失调和MOS器件闪烁噪声的影响很大。低中频接收器则对闪烁噪声不太敏感，并可利用多相滤波器来提供足够的镜像抑制能力。

综合以上考虑，心脏起搏器可以采用如图7.139所示的无线架构。它采用了基于调制环路的低功耗FSK发射机和具有多相滤波器的低中频接收机。

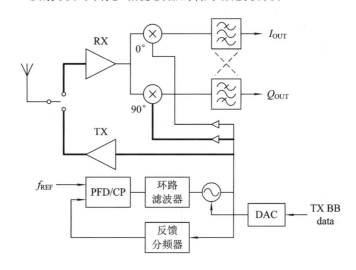

图7.139　符合MICS规范的心脏起搏器无线架构实例

7.3.2.2　关键单元

1. 低噪声放大器

位于接收机前级的低噪声放大器(LNA)在很大程度上决定了接收机的噪声系数(NF，Noise Figure)。对LNA的指标要求首先是自身噪声要足够小，其次必须具备足够高的增益，以便抑制掉后续电路噪声的影响，最后线性度指标也足以抵抗来自输入端的干扰。

这里对MICS规范下的无线接收机的噪声系数做一个简单的估计。假定：通信信道的信号带宽为300 kHz；采用BFSK调制；非相关探测，位误码率(BER)的目标值是10^{-3}；发射机与接收机之间的距离为3 m，400 MHz下通道损耗为35 dB；包括人体损耗、天线损耗在内的附加损耗为40 dB。为了降低接收机的设计难度，BER取了一个中等大小的值，后续电路中可以采用诸如Reed-Solomon码之类的正向纠错方法来进一步降低BER。在上述条件下，可以求得背景热噪声为

$$N_{TH} = -174 \text{ dBm/Hz} + 10 \lg 300k = -119 \text{ dBm}$$

在最大距离3 m处，假定发射机的输出也为最大值−16 dBm。考虑通道损耗和其他损耗，接收机天线端探测到的信号强度为−91 dBm。对于非相干FSK探测和规定的BER，要求

SNR 约为 12 dB。考虑到元件的离散性，取 3 dB 的余量，则接收器的噪声系数应为 13 dB 左右。

要使接收机的总噪声系数达到 13 dB 并不困难，挑战在于要在最低的功耗下达到这样的值，同时出于抗干扰的目的，线性度也要达到中等的水平。

LNA 结构种类较多，最广泛应用的有两种，即共源（CS，Common-Source）型和共栅（CG，Common-Gate）型，均带有源负反馈功能。共源 LNA 的增益和噪声性能好，而共栅 LNA 的优点是具有宽范围的输入阻抗，二者的原理如图 7.140 所示。

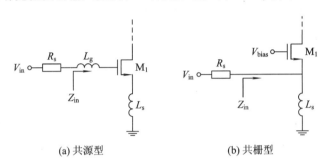

(a) 共源型　　　　　　　　　　(b) 共栅型

图 7.140　LNA 的基本结构

带电感负反馈的共源 LNA 通常用 CMOS 电路实现，输入匹配网络形成串联谐振，利用匹配网络的 Q 值来放大输入电压，输入阻抗可表示为

$$Z_{\text{in, CS-LNA}} = s(L_s + L_s) + \frac{1}{sC_{gs}} + \omega_T L_s \tag{7.84}$$

通过恒定功率优化，可得到共源 LNA 的最小噪声系数为

$$\text{NF}_{\text{CS-LNA}} = 1 + 1.426 \sqrt{\delta\gamma} \cdot \left(\frac{\omega_0}{\omega_T}\right) \tag{7.85}$$

式中：γ 是沟道的热噪声系数，长沟道器件在饱和区时 $\gamma = 2/3$；δ 是栅噪声因子；ω_0 是额定工作频率；ω_T 是单位增益频率。可见，如果工作频率远低于 ω_T，则共源 LNA 具有良好的低噪声特性。不过，高 Q 匹配的要求导致共源 LNA 的工作带宽较窄，对工艺离散和元件容差较为敏感。

对于共栅 LNA，栅源和栅漏电容通过 LC 回路形成谐振，最大的优点是输入阻抗范围宽。共源 LNA 的输入阻抗可近似表示为

$$Z_{\text{in, CG-LNA}} \approx \frac{1}{g_m + g_{mb}} \tag{7.86}$$

式中，g_{mb} 是背栅跨导。共栅 LNA 的噪声系数可表示为

$$\text{NF}_{\text{CG-LNA}} = 1 + \frac{\gamma}{\alpha}\left(\frac{1}{1+\chi}\right) \cdot \left(\frac{r_{DS}}{r_{DS} + R_L}\right) \tag{7.87}$$

式中，α 是跨导与零偏置下的输出电导之比（g_m/g_{m0}），χ 是背栅跨导与跨导的比（g_{mb}/g_m）。式（7.87）中最后一项反映了负载电阻 R_L 和有限的输出电阻 r_{DS} 对 NF 的影响。如果 r_{DS} 趋于无限大，且假定 $\alpha = 1$、$\chi = 0$，则共栅 LNA 的 NF $\approx 1 + \gamma$，约为 2.2 dB。

共栅 LNA 的噪声系数和增益在一级近似下与工作频率无关，而共源 LNA 的噪声系数与频率成正比（参见式（7.85））。对于采用 2.8 V 电源电压的 MICS 应用，0.25 μm

CMOS 工艺制造的 NMOS 器件的截止频率 f_T 接近 30 GHz，足以满足 400 MHz 工作的需要。因此，MICS 接收器的首选结构是共源 LNA。

基于现代 LNA 设计技术，共源器件的尺寸可以按比例缩小，使最佳输入电阻 Z_{OPT} 更为接近信号源阻抗 Z_s。0.25 μm CMOS 900 MHz 的 LNA 可以达到 1.35 dB 噪声系数和 2 mW 功耗的优良性能。

2. 混频器

混频器的任务是将输入信号转移到不同的频率上。在接收通道，频率转移是向下的，即将 RF 信号转移到基带或中频（IF, Intermediate Frequency）。根据实现方式，混频器可分为有源混频器和无源混频器。根据电路的对称性，又可分为双平衡混频器和单平衡混频器。

有源混频器的优点是高转换增益和低 LO 驱动要求，同时其输入对 LNA 驱动能力的要求较低。有源混频器最常用的结构是 Gilber 单元或双平衡混频器，如图 7.141(a) 所示。在双平衡混频器中，必须将信号同时施加给 RF 端和 LO 端，才能产生输出信号。如果信号只加到 RF 端或 LO 端，则无输出产生。该电路在理想情况下无 LO 馈通，但实际情况下在 IF 输入端会产生一定的泄漏。单平衡混频器如图 7.141(b) 所示。它本质上就具有高 LO 馈通，即使无 RF 信号，对 LO 端的驱动也会形成相同频率的输出。此混频器的转换增益可表示为

$$A_V = \frac{2}{\pi} g_{m1} R_L \tag{7.88}$$

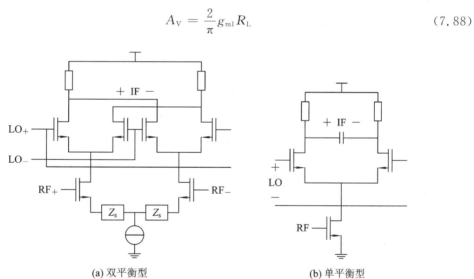

(a) 双平衡型　　　　　　　　　　　　　(b) 单平衡型

图 7.141　混频器

对于生物医疗系统接收机的设计，如果连接到单端 LNA，则单平衡混频器是较好的方案。而且，对于零中频或者低中频架构，期望信号的频率远低于 LO 馈通频率。如果混频器的 IF 端对于 LO 频率呈现低阻抗，就可以抑制大多数的 LO 泄漏。

与有源混频器相比，无源混频器的突出优点是处理 RF 信号时不消耗功率，但会导致转移损耗，这将影响整个接收机的增益和噪声。此时，要求 LNA 增益很高，以减小混频器后无源滤波器噪声的贡献。用 MOSFET 来实现无源滤波器的一个有效方案是电压模式开关，如图 7.142 所示，RF 信号被加到 NMOS 的源端，而 LO 信号驱动栅极来调制器件的电导。漏极为输出端，旁路电容用于抑制高频分量和馈通。无源混频器的传统观点是无 DC

电流以及与之相关的闪烁噪声。然而，新的研究结果表明[7.115]，通过混频器核心电路的AC电流也有可能产生闪烁噪声。当然，与有源混频器相比，这种闪烁噪声的贡献要低得多。

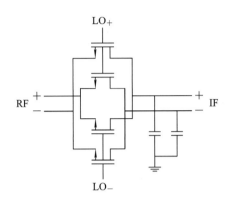

图 7.142　CMOS 无源混频器

3. 多相滤波器

如果选用非零中频，则接收机中存在镜像问题。有多种方法可用于片上镜像抑制，如Hartley 结构、Weaver 结构、无源多相滤波器和有源多相滤波器等。Hartley 结构要求完成90°的相位平移，这对于低中频电路是难以实现的。Weaver 结构需要更多的混频器和 PLL，不适用于超低功耗生物医疗应用。无源多相滤波器可实现大的镜像抑制，但选择性较差。因此，有源多相滤波器对于生物医疗系统的接收机而言为较佳方案。

假定输入信号由有用信号($\omega_{LO}+\omega_{IF}$)和镜像信号($\omega_{LO}-\omega_{IF}$)构成。为了将有用信号变换到 ω_{LO} 上，同时隔离镜像信号，需在 ω_{LO} 上进行复杂的混合运算，即将输入乘以复指数$e^{j\omega_{LO}t}$，如图 7.143 所示。实际上，这种复杂混合运算是通过积分 LO 利用两个混频器来完成的，如图 7.139 所示。混频器的输出由有用信号($+\omega_{IF}$)和镜像信号($-\omega_{IF}$)构成。多相滤波器的作用就是使有用信号通过，同时抑制镜像信号。由于 I 和 Q 通道的增益不匹配，多

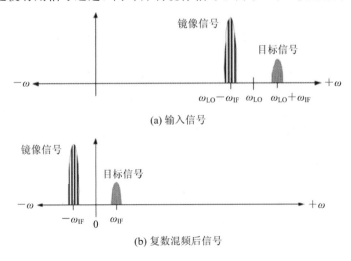

图 7.143　利用复数混频实现频率变换

相滤波器的镜像抑制比（IRR，Image Rejection Ratio）总是有限的，近似等于下式：

$$\text{IRR}_{\text{MAX}}[\text{dB}] \approx 10 \lg \left[\sin^2 \left(\frac{\theta}{2} \right) + \left(\frac{\Delta}{2} \right)^2 \right]$$
(7.89)

式中，θ 是相位不匹配度，Δ 是增益不匹配度。

多相滤波器可利用低通—带通转换来实现。首先完成低通滤波（截止频率为 ω_{LP}），然后通过复数反馈在 ω_{IF} 点产生复数带通。单极点多相滤波器的构成框图如图 7.144 所示，其实现电路包括 g_m-C、有源 RC 或其他滤波器电路。低功耗实现的一个方法是在 g_m-C 结构中使用 Nauta 跨导器[7.139]，其核心是一个具有简单共模控制的反相器，可在低功耗的前提下获得良好的频率响应。

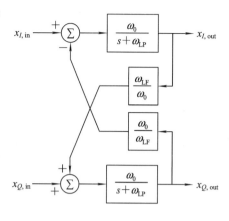

图 7.144　多相滤波器的构成框图

4. 功率放大器

发射机对功率放大器（PA，Power Amplifier）的特性要求如下：开启时能量效率达到最大；功率可控，以便针对不同的距离可改变输出功率；闲置时的待机功率低；开机时间短，以便降低过冲功耗。根据放大原理的不同，功率放大器可分为线性放大器（A、B、AB 类）和开关放大器（E、F 类）两种。理论上，如果开关无损耗，则开关放大器应具有 100% 的能量效率。

E 类放大器可用深亚微米 CMOS 制作[7.116]，其原理如图 7.145 所示。M_1 的栅输入需要足够大的压摆率，以便驱动 M_1 至三极管模式或者关断。三极管区存在的电阻会降低放大器的效率，因此要求 M_1 具有大的宽长比或者大的输入压摆率。从图 7.145 中的插图可见，当漏电压非零时，漏电流为 0；当漏电流为 0 时，漏电压为 0，反之亦然。因此，理想情况下，M_1 无功耗产生，能量效率近似为 100%。实测结果表明，在 433 MHz ISM 频段内工作，用 0.18 μm CMOS 工艺制作，电源电压为 1.2 V 时，E 类功率放大器达到的效率超过 85%。E 类放大器的缺点除了需要大的输入信号之外，还要求负载电

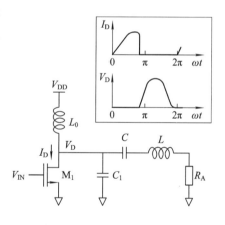

图 7.145　E 类放大器原理图

感（如图 7.145 中的 L）足够大，使之类似于电流源。在 400 MHz 工作频率下，所要求的电感值为 100 nH，这对于片上实现的电感而言是一个相当大的值。

MICS 规范所需要的输出功率不大，只有 -16 dBm，因此在整个系统中，效率相对低的线性放大器有时也是可以接受的。图 7.146 给出了一个带有电容变换器的 AB 类放大器的例子[7.140]。被偏置到饱和区的 M_1 用作共源放大器，而 M_2 作为共源—共基器件。电容变换器 C_1 和 C_2 用于增加负载阻抗，从而改善效率。该电路中 L_1 的 Q 值要求仅为 7，可利用内部键合线和外部电感的组合来实现。该电路采用 0.13 μm CMOS 工艺制作，工作频率为 1.9 GHz，电源电压为 1.2 V，输出功率 $+4$ dBm，实测效率为 35%。

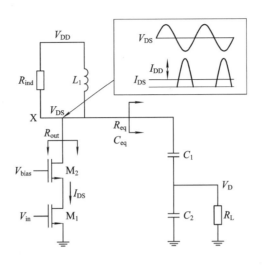

图 7.146   带有电容变换器的 AB 类放大器

5. 锁相环

锁相环(PLL)的大部分功率都消耗在了 VCO 和分频器上。对于无线应用,LC VCO 的噪声性能较环形振荡器构成的 VCO 优越,故成为标准配置,其实现电路如图 7.147 所示。VCO 的相位噪声对无线性能的影响很大。为了降低相位噪声,必须使回路中的 Q 值尽可能地大。而且,对于给定的偏置电流,Q 值越大,回路的电压摆幅就越大,也就更容易满足信噪比的要求。

对于生物医疗系统使用的无线架构,选择 VCO 频率时应考虑接收机正交 LO 的产生。这就意味着 VCO 至少为 2 倍频率。如果振荡频率约为 800 MHz,则需使用两个耦合 400 MHz 的 LC 振荡器,这会增加芯片的面积和功耗。图 7.148 给出了 PLL 调制回路的框图。其中,800 MHz LC-VCO 之后的"除以 2"模块用于为接收机产生正交 LO。VCO 内的调制用于产生 FSK 发射信号。

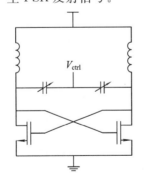

图 7.147   LC VCO 原理图

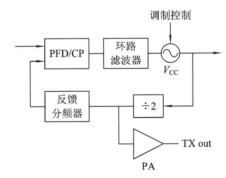

图 7.148   PLL 调制回路框图

7.3.3   超轻无线多通道神经遥测微系统

为了使人或动物能够在无拘束状态下完成神经电信号的测量,特别是对小型哺乳动物甚至飞行类昆虫的活体测量,需要研制尺寸小、重量轻而且安全可靠的植入式无线神经遥测系统。本节介绍了一种全模拟的超轻无线遥测 8 通道微系统[7.117],可完成细胞外神经动作电位信号的连续采样与放大，遥测采集信号的幅度为 $50\sim500\ \mu V$，频率范围为 $0.5\sim10\ kHz$。

7.3.3.1　系统概述

8 通道无线遥测微系统的总体构成框图如图 7.149(b)所示，采用全模拟—时分复用—调频（FA - TDM - FM，Fully-Analog，Time-Division-Multiplexing，Frequency-Modulation）架构，可以兼顾带宽、能耗、噪声和可靠性要求。与数字方式相比，全模拟方式可以显著节省功耗。在图 7.149(b)中，模拟前端将来自 8 个神经电极的神经信号在 $0.3\sim8.3\ kHz$ 带宽内放大 40 dB；10 通道模拟多路选择器(TDM MUX)实现多通道信号的分时传输；缓冲器(BUFF)用宽带 PMOS 源跟随器（带宽 8 MHz，功耗 48 μW，电源电压 3 V）实现，用于驱动用 PMOS 变容电路实现的压控振荡器（VCO）；VCO 将 TDM 信号频率调制至 433 MHz 的 ISM 频段载波上；商用的 Class-C 射频功率放大器(PA)将调制后的载波信号放大，经 50 Ω 电缆传至外部天线发射出去。

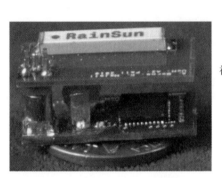

(a) 1美分硬币上的微系统模块照片

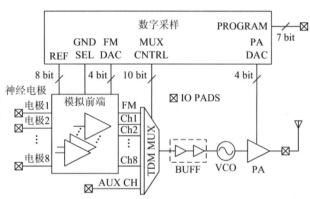

(b) 系统总构成框图

图 7.149　无线遥测微系统概貌

整个无线遥测微系统模块的实物照片如图 7.149(a)所示，总重量只有 2.2 g，其中包含两块 1.5 V 的氧化银电池(型号为 Energizer 337)，外形尺寸 2.2 cm×1.1 cm×0.5 cm，与 1 美分硬币的大小相当。模块由两块厚度为 31 mil 的 PCB 板构成，上板为天线，下板含 ASIC 芯片、两个 0402 尺寸的 RF 电感和两块氧化银电池。两板之间用 RF MMCX 连接器相连，ASIC 采用 6 mm×6 mm、40 引脚的 PQFN 封装。

7.3.3.2　性能分析

一个可靠的无线多通道神经信号遥测系统应满足以下条件：通道间的串扰足够弱(XT<5%)；等效输入噪声足够小(V_{noise}<10 μV_{rms}，含生物遥测、无线链路和外部电路的噪声贡献)；返回数据的无线距离满足遥测要求(>3 m)；能实现连续不间断的神经记录；支持超过 1 小时的连续记录时间；具有抑制 DC 失调、低频闪烁噪声、人为误差和市电(60 Hz/50 Hz)干扰的能力。所需的物理特性最好达到：重量<1 g，外形尺寸<1 cm³。注意，重量和尺寸限制了所用电池的容量，因此要求系统的功耗足够低。

1. 神经发射器

神经发射器的作用是放大来自神经电极的动作电位，实现记录通道的时分复用，完成 TDM 信号的 FM 调制，最终驱动片外天线将载波信号发送出去。

神经信号收发通道的简化模型如图 7.150 所示。在所需带宽(10 kHz)内，每个通道的输出为

$$\text{CH}_i(t) = \text{FE}_{\text{gain}}\big[v_{\text{neural},i}(t) + n_{\text{FE}}(t)\big] + \text{LFN}_i(t) \tag{7.90}$$

式中：$\text{FE}_{\text{gain}}(\text{V/V})$ 是模拟前端的带内增益；$v_{\text{neural},i}(\text{V})$ 是第 i 个电极采集到的神经信号；$n_{\text{FE}}(t)(\text{V})$ 是电路噪声；$\text{LFN}_i(t)(\text{V})$ 是第 i 个通道的低频噪声($<300\ \text{Hz}$)，主要由 LFP、CMOS 闪烁噪声和神经放大器固有的 DC 失调构成。

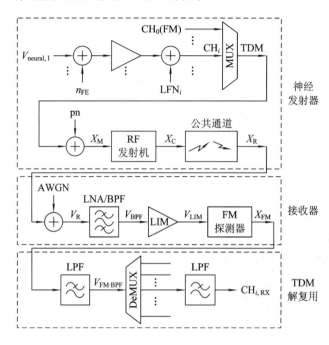

图 7.150 神经信号收发通道的简化模型

对于模拟方式实现的 TDM 单元，接收器与发射器利用帧标识同步到一个模拟通道上。同步时，指定通道的帧标识值比其他通道大，二者相差一个阈值水平。接收器通过阈值探测算法来提取帧标识，并通过探测帧标识的重复率来实现模拟通道的复用。TDM 时分信号可表示为

$$\text{tdm}(t) = \text{CH}_0(t)s_0(t) + \text{CH}_1(t)s_1(t) + \cdots + \text{CH}_n(t)s_n(t) \tag{7.91}$$

式中：CH_0 是帧标识；$\text{CH}_1 \sim \text{CH}_n$ 是模拟信号；$s_i(t)$ 是非重叠脉冲链，重复频率为 f_s（即采样频率，大于 2 倍的通道带宽(BW_{ch})，脉冲宽度为 $\tau = 1/(n+1)f_s$（n 是通道数）。TDM 信号所需的最小带宽取决于通道间的串扰。假定通道具有单极点低通特性，则 TDM 信号的带宽可表示为

$$\text{BW}_{\text{TDM}} = \frac{0.0183(n+1)(-XT)}{\alpha}f_s + \text{BW}_{\text{ch}} \tag{7.92}$$

式中，$XT(\text{dB})$ 是通道间串扰的目标值，$\alpha = t_{\text{sample}}/\tau$ 表征采样通道的失调。

对 FM 调制，TDM 信号的幅度峰值为

$$A_{\text{m}} = \frac{\text{F.M.} - (\text{LFN}_{\text{j}} + \text{FE}_{\text{gain}} \times V_{\text{neural},j})}{2} \tag{7.93}$$

式中，F.M. 是帧标识的 DC 电平，LFN_{j} 是前端通道的最大低频噪声电压。由式(7.93)及

Carlson FM 带宽公式[7.118]，发射器发射的 FM 信号带宽可由下式计算：

$$BW_{FM} = f_\Delta(F.M. - (LFN_j + FE_{gain}V_{neural, j}))$$

$$+ 4\left(\frac{0.0183(n+1)(-XT)}{\alpha}f_s + BW_{ch}\right) \tag{7.94}$$

式中，f_Δ(Hz/V)是 VCO 的振荡器增益。由式(7.94)可知，通道间存在的失调加大了带宽需求，而且振荡器增益越大，失调的影响越显著。在发射器侧，F.M. 电平越大，需要的带宽也越大；在接收器侧，F.M. 电平越大，则解复用过程中抵抗噪声的能力越强。因此，F.M. 电平应兼顾解复用的健壮性和可用的无线带宽，根据经验折中选取。

功率放大器的带宽至少应达到式(7.94)给出的值。如果前端通道含有大幅度的低频信号(如 60 Hz/50 Hz 市电干扰)，则 TDM-FM 信号频率就会在信道频率($f_c + LFN_j f_\Delta$)处出现峰值。此时，如果接收器未能捕获到整个频谱，则接收器带宽外的神经信号将不能采集到，从而导致 AP 的缺失。因此，在设计可靠的 FA-TDM-FM 系统时，式(7.94)中的关键参数都需要协同优化。

在给定的通道间串扰下，利用式(7.94)求出的接收器带宽，可以估计最大允许的通道数目。图 7.151 给出了不同串扰(y 轴)和时分复用通道数(x 轴)下所需的接收机带宽。可见，当无线带宽一定时，时分复用通道越多，通道间的串扰就会越大。

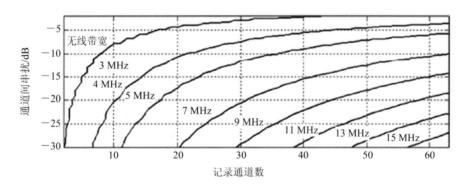

图 7.151　串扰、带宽和通道数之间的关系

在图 7.150 中，发射器 FM 调制器的输入信号 X_M 是 TDM 信号 tdm(t)与 FM 调制器等效输入相位噪声 $p_n(t)$ 之和，即 $X_M(t) = tdm(t) + p_n(t)$。相位噪声是 VCO 电路在 RF 信号通路引入的噪声，其功率谱密度可表示为

$$G_{pn}(f) = \frac{\overline{i_n^2}}{\Delta f}\frac{\Gamma_{rms}^2}{4\pi^2 f_\Delta^2 q_{max}^2} \tag{7.95}$$

式中，$\dfrac{\overline{i_n^2}}{\Delta f}$是 FM 调制器 g_m 器件的噪声电流谱密度，Γ_{rms} 是脉冲灵敏度函数的 RMS 值，q_{max} 是输出节点电容的最大位移电荷[7.119]。

2. FM 解调和解复用

为了从接收到的 TDM-FM 信号中恢复出独立的神经通道和神经信号，接收器需要完成 FM 解调、时分解复用和神经通道滤波三项任务。

解调器输入端接收到的无线信号是 FM 信号和加性高斯白噪声(AWGN)的叠加，即

$$v_{\mathrm{R}}(t) = A_{\mathrm{R}} \cos(\omega_{\mathrm{c}} t + \phi(t)) + n_{\mathrm{awgn}}(t) \tag{7.96}$$

经 FM 解调、去复用和滤波后解调器输出端的 AWGN 谱密度可由下式计算：

$$G_{\xi\mathrm{AWGN}}(f) = \frac{\mathrm{BW}_{\mathrm{TDM}}^2 N_{0,\,\mathrm{awgn}}}{2\dfrac{P_{\mathrm{PA}} P A_{\mathrm{eff}} G_{\mathrm{T}}}{L} R_{\mathrm{ANT,\,RX}}} \prod \left(\frac{f}{2\mathrm{BW}_{\mathrm{ch}}} \right) \tag{7.97}$$

式中：L 是由 Friss 公式求出的自由空间长度；$N_{0,\,\mathrm{awgn}}$ 是 AWGN 的功率谱密度；P_{PA}、PA_{eff} 和 G_{T} 分别是发射器功放功率、功放效率和天线增益，则三者之积就是发射器的无线发射功率；$R_{\mathrm{ANT,\,RX}}$ 是接收器的天线阻抗（通常为 50 Ω）。

接收器恢复的神经信号在时间域可表示为

$$\mathrm{CH}_{i,\,\mathrm{RX}}(t) = f_{\triangle} \mathrm{FE}_{\mathrm{gain}} v_{\mathrm{neural},\,i}(t) + f_{\triangle} \mathrm{FE}_{\mathrm{gain}} n_{\mathrm{FE}}(t) + f_{\triangle} pn(t) + \xi_{\mathrm{AWGN}}(t) \tag{7.98}$$

可见，所恢复的神经信号含有前端噪声（$f_{\triangle}\mathrm{FE}_{\mathrm{gain}} n_{\mathrm{FE}}(t)$）、VCO 相位噪声（$f_{\triangle} pn(t)$）和接收器噪声（$\xi_{\mathrm{AWGN}}(t)$）。根据式(7.98)求出的神经信号和噪声分量的平均功率，可以得到信噪比 SNR

$$\left(\frac{S}{N} \right)_{\mathrm{ch}_i} = \frac{f_{\triangle}^2 \mathrm{FE}_{\mathrm{gain}}^2 v_{\mathrm{neural},\,i}^2(t)}{f_{\triangle}^2 \mathrm{FE}_{\mathrm{gain}}^2 N_{0,\,\mathrm{FE}} \mathrm{BW}_{\mathrm{ch}} + \dfrac{\overline{i_{\mathrm{n}}^2}}{\Delta f} \dfrac{\Gamma_{\mathrm{rms}}^2}{2\pi^2 q_{\mathrm{max}}^2} \mathrm{BW}_{\mathrm{ch}} + \dfrac{\mathrm{BW}_{\mathrm{TDM}}^2 N_{0,\,\mathrm{AWGN}}}{\dfrac{P_{\mathrm{PA}} P A_{\mathrm{eff}} G_{\mathrm{T}}}{L} R_{\mathrm{ANT,\,RX}}} \mathrm{BW}_{\mathrm{ch}}} \tag{7.99}$$

图 7.152 给出了由式(7.98)算出的各种噪声源的归一化贡献。可见，前端噪声最大，而 VCO 相位噪声的贡献比其他噪声大约小一个数量级，因此 VCO 设计的重点是降低功耗，而非降低噪声。

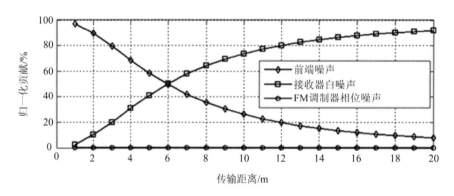

图 7.152　主要噪声源的归一化贡献

7.3.3.3　模块设计

ASIC 芯片采用标准 0.5 μm 2P3M n 阱 CMOS 工艺制作，面积为 2.85×3.84 mm²，版图如图 7.153 所示。该 ASIC 为混合信号芯片，内含模拟、数字和 RF 电路。

1. 数字采样模块

数字采样模块的功能是：产生片上采样时钟(CLK)，其频率允许用户在一定范围内调整；为时分复用选择一个可程控的神经/音频通道子集；配置前端信号通道，选择 ASIC 的地或者 8 个电极信号之一作为参考电平；设定帧标识的 DC 电压；设定发射器的 RF 发射功率。

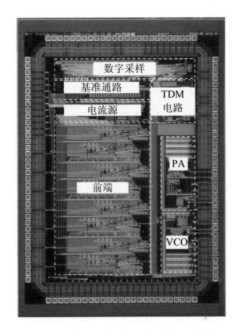

图 7.153　ASIC 版图

　　数字采样模块由一个同步核心电路[7.120]以及若干全定制设计的外围单元构成。由于时钟采样频率较低(200 kHz),数字模块采用 1.5 V 电源供电(一块 1.5 V 电池),不像发射器那样用 3 V 电源供电(二块 1.5 V 电池),这有利于降低数字模块的功耗($\sim C_\text{L} V_\text{DD}^2 f$)以及数字电路通过衬底耦合传导到模拟电路的干扰。时钟发生器是一个 9 级的电流主导型环形振荡器,其频率调制精度为 4 bit。整个数字采样模块共有 3842 个晶体管,最小时钟频率为 200 kHz,对于 10 个通道(8 个记录通道,2 个监控通道)的采样速率为 20 kS/s,实测功耗为 24 μW。

　　2. 模拟前端模块

　　模拟前端模块直接与高阻抗的植入电极相连,用于放大神经信号。输入神经动作电位信号的幅度为 50～500 μV、频率范围为 0.3～10 kHz。

　　模拟前端模块的构成框图如图 7.154 所示。来自 8 个电极的信号电平与参考电平之间的差,分别用 8 个神经放大器(NA)放大。参考电平可取自 8 个神经通道的输出之一或者 ASIC 的地。对于体内测量,常设有专门的参考电极来提供参考电平,这样有利于消除共模干扰。共模干扰通常来自生物组织或者 60 Hz/50 Hz 市电干扰,如果过大会导致模拟前端模块或无线链路模块饱和,从而中止信号外传。

　　神经放大器的电原理图如图 7.155 所示,其核心是有源低频抑制(ALFS, Active-Low-Frequency-Suppression)放大器,其后加有高通滤波器和缓冲/低通滤波器。ALFS 放大器在放大有用神经信号的同时,可有效抑制所有低频噪声分量,包括放大器的固有失调、60 Hz/50 Hz 市电干扰、LFP、闪烁噪声和肌肉人为移动形成的扰动等。ALFS 放大器借鉴了文献[7.121]的电路,只是增益级采用闭环组态,目的是改善电源抑制比(PSRR)和通道间的一致性,而密勒积分器使用的电阻(MP1 和 MP2)采用的是级联 CMOS 赝电阻[7.122],其等效 DC 电阻可在 2～11.22 GΩ 范围内调谐。另一个极高值电阻 R_INTEG 用于稳定通道间的高通截止频率。

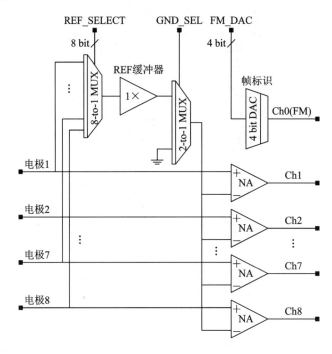

图 7.154　模拟前端模块的构成框图

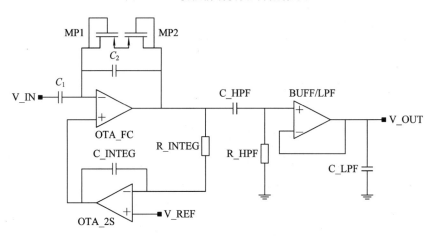

图 7.155　神经放大器的电原理图

设闭环增益为 A_0，增益级 OTA 的带宽为 BW_{ch}，密勒积分器的 RC 时间常数为 τ。如果 $4A_0 \ll \text{BW}_{\text{ch}}\tau$，则 ALFS 放大器的通带增益 A_{PB}、低频截止频率 f_{hp} 和高频截止频率 f_{lp} 可分别由以下公式估算：

$$A_{\text{PB}} \approx \frac{-A_0}{1 - \dfrac{A_0}{\text{BW}_{\text{ch}}\tau}} \approx -\frac{C_1}{C_2} \tag{7.100}$$

$$f_{\text{hp}} \approx \frac{A_0}{2\pi\tau} = \frac{\dfrac{C_1}{C_2}}{2\pi R_{\text{INTEG}} C_{\text{INTEG}}} \tag{7.101}$$

$$f_{\mathrm{lp}} \approx \frac{\mathrm{BW_{ch}} - \dfrac{A_0}{\tau}}{2\pi} = \frac{\mathrm{BW_{ch}} - \dfrac{\dfrac{C_1}{C_2}}{R_{\mathrm{INTEG}}C_{\mathrm{INTEG}}}}{2\pi} \approx \frac{\mathrm{BW_{ch}}}{2\pi} \qquad (7.102)$$

神经放大器输入阻抗的最佳值必须与所用神经电极的阻抗(例如密歇根探针的阻抗约为 $1\ \mathrm{M\Omega}$)相匹配。这里采用了一个 $117 \times 120\ \mathrm{pF}$ 的双多晶硅电容阵列,C_2 是这个阵列的一个单元。神经放大器的总转移函数可表示为

$$H(s) = \frac{-C_1}{C_2} \frac{s\mathrm{BW_{ch}}}{s^2 + \mathrm{BW_{ch}}s + A_0\dfrac{\mathrm{BW_{ch}}}{\tau}} \frac{R_{\mathrm{HPF}}}{R_{\mathrm{HPF}} + \dfrac{1}{sC_{\mathrm{HPF}}}} \frac{1}{1 + \dfrac{sC_{\mathrm{L}}}{g_{\mathrm{m,buff}}}} \qquad (7.103)$$

式中,$\mathrm{BW_{ch}}/2\pi$ 是增益级 OTA 的低通截止频率,τ 是连续时间密勒积分器的时间常数,R_{HPF} 是高通滤波器的片上可调谐高值赝电阻,C_{HPF} 是高通滤波器的片上双层多晶硅电容,C_{L} 是整个神经放大器的负载电容,$g_{\mathrm{m,buff}}$ 是缓冲/低通滤波器的跨导。

前端模块的噪声性能和功耗由增益级 OTA 支配。增益级 OTA 使用的是一个折叠共源共栅电流比例放大器[7.123],其电路结构如图 7.156 所示。采用了局部偏置电压、全局参考电流的架构,精密 V_{th} 基准电流源产生的参考电流[7.124]提供给各个神经放大器,其值统一设为 $1\ \mu\mathrm{A}$。所有的电流镜($M_5 - M_6$、$M_9 - M_{12}$)均工作在强反型区,目的是减少 OTA 对工艺离散的敏感性;输入差分对($M_1 - M_2$)和折叠晶体管($M_3 - M_4$、$M_7 - M_8$)则工作在亚阈区,目的是减少功耗。输入支路的偏置电流是折叠支路电流的 4 倍,即电流比例系数为 4;最小支路电流为 $500\ \mathrm{nA}$,OTA 总电流为 $6\ \mu\mathrm{A}$。在支路电流固定的条件下,优化选取 OTA 元件的尺寸,以便得到相对最佳的跨导和噪声性能。

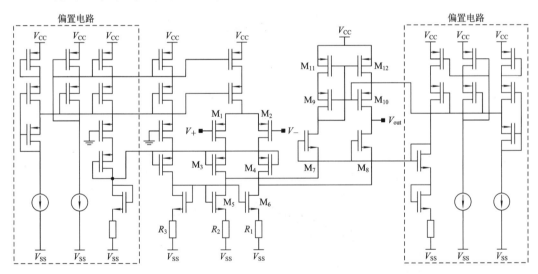

图 7.156 增益级 OTA 的电原理图

根据式(7.100)的计算结果,如果前端模块的增益 A_{PB} 为 $40\ \mathrm{dB}$,低频截止频率 f_{hp} 为 $300\ \mathrm{Hz}$,则要求密勒积分器的时间常数 τ 为 $53.1\ \mathrm{ms}$。利用中等尺寸($23\ \mathrm{pF}$)双多晶硅片上电容和折叠型 CMOS 赝电阻[7.122],就可以实现这么大的时间常数。折叠型 CMOS 赝电阻的电路图见图 7.157(a),阻值随偏置电流的变化见图 7.157(b)。温度、电源电压和工艺离散都对赝电阻的 DC 阻值有影响。自由电子—空穴对的数目具有强烈的温度相关性,因此

赝电阻的阻值会随温度的上升而下降。仿真结果表明，温度从 20℃变到 50℃时，DC 电阻的变化为 22%。不过，由于所采用的 40 脚 PQFN 封装的热阻较小(~8℃/W)，而且芯片的功耗较低(5 mW)，因此芯片温度近似等于环境温度，而在体内测量条件下，环境温度的变化可以忽略，因此温度变化对赝电阻的影响并不显著。电源电压对赝电阻的影响来自电流—电压转换单元，因为该单元使用的 NMOS 管偏置在亚阈区。电源电压的变化通过栅—源电压改变 nMOS 管的沟道电阻，从而调制了赝电阻的阻值。仿真结果表明，电源电压的变化范围为 2.7~3.3 V 时，DC 电阻的变化为 12%。对于同一晶圆不同位置的四个芯片的 DC 电阻的实测误差为 34%，这是由工艺离散引起的。密勒积分器的 OTA 在 3 V 电源电压下的电流消耗为 1.5 μA。

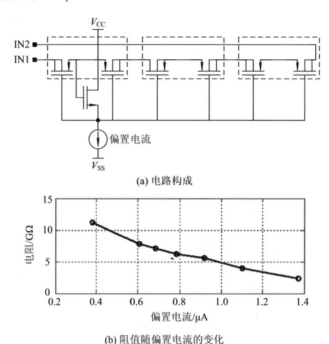

(a) 电路构成

(b) 阻值随偏置电流的变化

图 7.157   密勒积分器使用的可调谐高值赝电阻

图 7.158 将 ALFS 放大器与带通滤波(BPF)放大器的增益及电源耦合的频率响应进行了比较，其中增益频响曲线是四个不同芯片的测试数据的叠加。BPF 放大器与 ALFS 放大

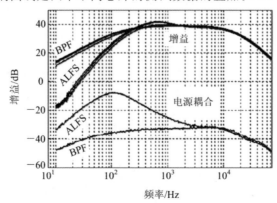

图 7.158   ALFS 放大器和 BPF 放大器的频响特性

器具有相同的结构，只是反馈通道上没有密勒积分器。可见，ALFS 放大器的带中增益为 39.48 dB，3 dB 带宽为 0.302~8.13 kHz，1 kHz 处的 PSRR 为 64.27 dB；BPF 放大器的带中增益为 39.35 dB，3 dB 带宽为 0.178~6.92 kHz，1 kHz 处的 PSRR 为 72.16 dB。

图 7.159 对 ALFS 放大器和 BPF 放大器的等效输入噪声电压以及噪声效率因子 (NEF) 进行了比较。可见，对于 BPF 放大器，在信号通道电流 9.5 μA 处具有最低的等效输入噪声电压 2.4 μV，而在最小信号通道电流 4.66 μA 处，等效输入噪声电压为 3 μV，NEF 为 3.05；对于 ALFS 放大器，在最小的信号通道电流 13.9 μA 处，等效输入噪声电压为 5.5 μV，NEF 为 8.98。

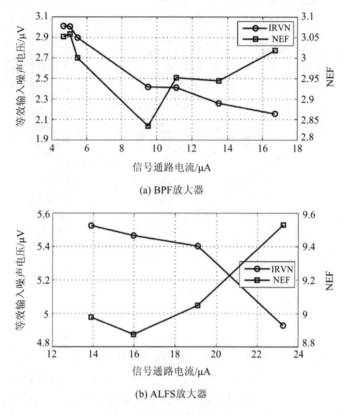

图 7.159　放大器的噪声特性

2014 年前发表的同类神经放大器所达到的 NEF 指标如图 7.160 所示，可见本节设计实现的神经放大器具有最小的 NEF，其中"Borna，1"是具有最小 NEF(2.83) 的 BPF 放大器，"Borna，2"是具有最低功耗(NEF＝3.05) 的 BPF 放大器。本节设计的 ALFS 组态和 BPF 组态放大器实测达到的主要技术指标如表 7.21 所列。

表 7.21　神经放大器实测性能指标

参　　数	BPF 组态	ALFS 组态
电源电压/V	3	3
信号通道电流/μA	4.66	13.9
增益(@1 kHz)/dB	39.35	39.48

参　　数	BPF 组态	ALFS 组态
带宽/Hz	178～6.92 k	302～8.13 k
等效输入噪声/μV	3	5.52
NEF	3.05	8.98
面积/mm²	0.27	0.33
PSRR/dB	72.16	64.27

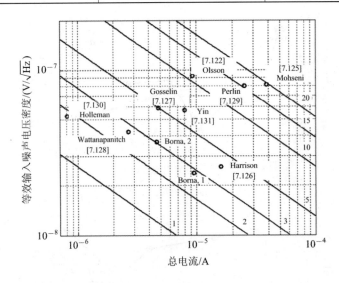

图 7.160　已发表的神经放大器的 NEF 比较

3. 无线接口模块

无线接口模块的电路构成如图 7.161 所示，由单管 Coplitts 压控振荡器（VCO）、Class-C RF 功率放大器（PA）和外购的微型 50 Ω 芯片天线三部分组成[7.131]。

VCO 在 433 MHz ISM 频带内产生一个宽带 FM 信号，经交流耦合送至 PA 进行放大。为了延长电池寿命，天线发射功率允许用户根据传输距离（<3 m)进行调谐，调谐精度为 4 bit。同样为了延长电池寿命，VCO 和 PA 分别用顶面和底面上的电池供电。VCO 的输出与 PA 的栅极之间的交流耦合通过一个 2 pF 的双多晶硅片上电容器来实现。

VCO 采用 Colpitts 架构的 LC 振荡器，其优点是只需 1 个有源元件即可维持振荡，减小了芯片面积和功耗，而且只需一个片外元件（0402 尺寸的 RF 电感），也减小了占板面积。LC 谐振回路所需的电容使用片上双多晶硅电容。变容器由 8 个 6 μm/0.6 μm PMOS 管的并联阵列构成。VCO g_m 器件的宽长比为 300 μm/0.6 μm，用 12 个 150 μm/0.6 μm NMOS 晶体管的并联组合来实现，有利于减小栅寄生电阻。基于 Vittoz 方法[7.132]，综合考虑 ASIC、PCB 和键合线的寄生效应，对 VCO 的参数（如 LC 谐振回路、功耗等）进行优化选取。

在 433 MHz 中心频率下，VCO 振荡器增益的实测值为 9.67 MHz/V，如图 7.162 所示。VCO 电压—频率转换时可能存在的非线性会导致所采集到神经信号幅度的衰减，故应保证 VCO 调谐曲线的线性度。考虑到前端的增益为 100(40 dB)，而动作电位的幅度为 500 μV，VCO 的调谐电压的幅度应为 50 mV，宽带缓冲器引入的失调为 +0.94 V。在这个电压幅度范围内，实测 VCO 电压—频率调谐曲线与理想值之间的拟合精度达到了 99.96%。

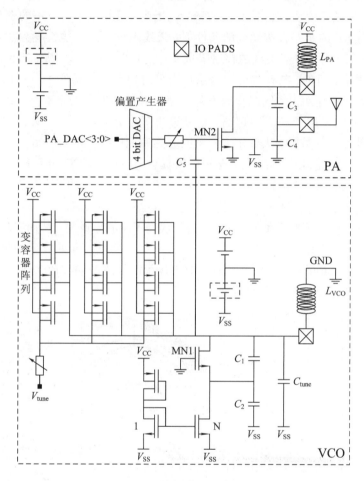

图 7.161　无线接口模块的电路构成

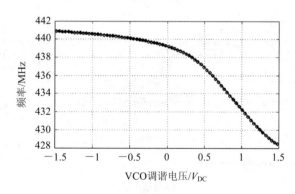

图 7.162　VCO 的实测频率—电压调谐曲线

由于 VCO 未引入反馈机制，需要考虑中心频率是否存在漂移。这种漂移可以是随时间、温度和电源电压的变化。对于电池供电的神经发射器而言，在 1 小时的电池放电周期内，观察到的中心频率的漂移不大于 1 MHz。仿真结果表明，当 VCO 的电源电压在 1.35～1.65 V 范围内变化时，中心频率的变化约为 1.3%。考虑到 40 脚 PQFN 封装的低热阻和芯片的低功耗，芯片温度近似等于环境温度，而在体内测量条件下，环境温度的变化可以忽略。仿真结果表明，温度在 20～50℃ 范围内变化时，中心频率的变化仅为 1.6%。在发射器天线与 RF 调制器直接耦合的条件下，天线阻抗的变化也会导致中心频率的不稳定。仿真结果表明，当发射天线的辐射阻抗发生变化时，中心频率的变化不超过 3%。

出于降低功耗的目的，某些神经记录系统未采用功率放大器(PA)，但由此带来的问题是大大缩短了无线传输距离，同时导致发射频率以及反向链路的不稳定，系统可靠性大打折扣。因此，本系统采用了 Class-C PA，它只需 2 个片上电容和 1 个片外电感。为了减少 PCB 尺寸和片外元件的数量，去除了 RF 扼流电感和 RF 耦合电容，用 1 个片外电感构成 LC 谐振回路，其 DC 电流由上板的 1.5 V 电池提供。PA 和 VCO 分别用不同的 1.5 V 电池供电有利于延长电池寿命，而且 PA 的 NMOS 管采用 1.5 V 的源—体 DC 偏压也有利于减小导通角，使 PA 的工作区更容易进入 Class-C 区域。

通过 4 bit DAC 来调整 PA 的栅 DC 偏压，改变 PA 的导通角，从而实现 PA 发射功率的可调谐。实测 PA 的效率和天线发射功率如图 7.163 所示，可见效率的最大值为 33%，天线发射功率的最大值为 1.457 mW。这个效率优于已报道的同类放大器[7.133]。表 7.22 给出了无线发射模块主要性能参数的实测值。

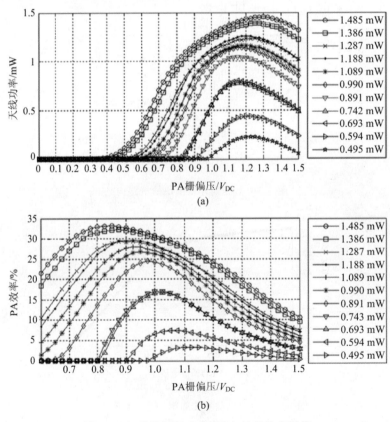

图 7.163　天线辐射功率与 PA 效率的实测值

表 7.22　无线接口模块的实测指标

压控振荡器(VCO)		RF 功率放大器(PA)	
功耗	495 μW～1.458 mW	最大效率	33%
振荡器增益	9.67 MHz/V	最大天线功率	1.5 mW
频率	433 MHz ISM 频带	额定功耗	3 mW(其中天线 0.9 mW)
片外元件数量	1(电感)	片外元件数量	1(电感)
电源电压	1.5 V	天线	50 Ω 芯片天线
		电源电压	1.5 V

7.3.3.4　系统测试

整个系统在发射器侧，由神经发射器硬件和软件无线电(SDR，Software Defined Radio)软件实现信号的采集与发射，由主控计算机控制；在接收器侧，用 USRP(Universal Software Radio Peripheral)软件和自行开发的解调与解复用软件实现神经通道和信号的恢复。

图 7.164 给出了发射器接收到的 FA - TDM - FM 信号的实测功率频谱，带宽为 2.5 MHz。图 7.165 比较了发射器等效输入噪声电压随无线传输距离的变化，包括仿真值和实测值，可见在 3 m、10 m 和 20 m 处的等效输入噪声电压分别为 4.58 μV、6.20 μV 和 7.81 μV。

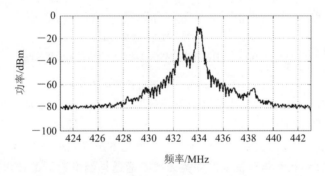

图 7.164　接收到的 FA - TDM - FM 信号的功率频谱

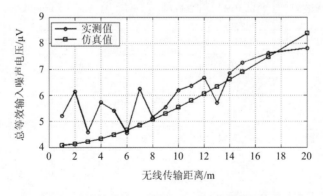

图 7.165　系统等效输入噪声电压随无线传输距离的变化

图 7.166 给出了遥测得到的神经电信号特性。其中，图 7.166(a)是无线传输后恢复的神经动作电位波形，幅度为 62 μV 和 1012 μV。图 7.166(b)是输入的动作电位与恢复的动

作电位之间的相关系数，可见对于所有幅度的动作电位，相关系数都超过了 95.5%，这充分说明了恢复的完整性。

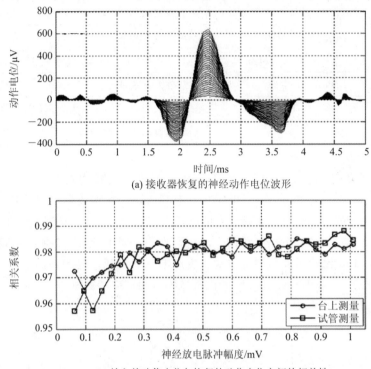

(a) 接收器恢复的神经动作电位波形

(b) 输入的动作电位与恢复的动作电位之间的相关性

图 7.166　无线传输后恢复的神经动作电位特性

品质因数 FOM 常用于无线神经遥测系统的综合评估，其定义为单通道传输 1 m 距离所需功耗的倒数，即 $(\text{Power}/N_{\text{ch}}R_{\text{TX}})^{-1}$。表 7.23 比较了已报道的同类无线多通道神经发射器的主要技术指标，包括实验室和商用产品，可见本节介绍的系统具有最高的 FOM 值。

表 7.23　截止 2014 年已发表的同类无线多通道神经发射器的技术指标一览表

发表年份	2010 年[7.134]	2011 年[7.134]	2006 年[7.135]	2010 年[7.136]	2009 年[7.137]	2014 年[7.117]（本系统）
功耗/mW	2.64	1	14	7.05	0.5	5
电源电压/V	3	1.5	2.8	3	1	3
传输距离/m	2	2	4	1.5	15	20
重量/g	0.79	0.17	1.1	—	—	2.2
尺寸/mm³	9×13×5	6×5×1	12×5×8	—	—	11.3×22×5
载波频率/MHz	920	905	480	915	433	433
信号通道	2 神经、2EMG、3 加速	2 神经、2EMG	1 神经	32 神经、4 监控	1 神经	8 神经、1 辅助

发表年份	2010 年[7.134]	2011 年[7.134]	2006 年[7.135]	2010 年[7.136]	2009 年[7.137]	2014 年[7.117]（本系统）
电池寿命/h	2	5	15	—	—	1
测试对象	蚱蜢、鱼、蜻蜓	蚱蜢、鱼、蜻蜓	斑胸草雀	—	—	小鼠、蟑螂
调制方式	数字 FSK	数字 FSK	模拟 FM	TDM-PWM-FSK	数字 FSK	TDM-FM
FOM /(W/m)$^{-1}$	1.52×10^3	4×10^3	0.29×10^3	6.8×10^3	30×10^3	32×10^3

7.3.3.5 活体试验

利用开发的微系统，对自由活动的南美蜻蜓的神经动作电势进行了遥测试验。天线分成左、右两部分。采用的神经电极是 2 根银丝，插在空心天线管中，并用不导电的环氧树脂黏结，以保证其机械稳固性。提供参考信号的第 3 根银丝插入蜻蜓的背部，并黏结在其翅膀上。神经电极被连接到系统 8 个记录通道中的两个。蜻蜓与微系统的实物照片如图7.167 左上图所示。蜻蜓与接收机的天线被置入一个 2.5×2.5 平方英尺的非接地屏蔽笼内。在 12.5 分钟的试验中，蜻蜓是清醒的而且是可动的，获得的神经信号如图 7.167 下图所示。

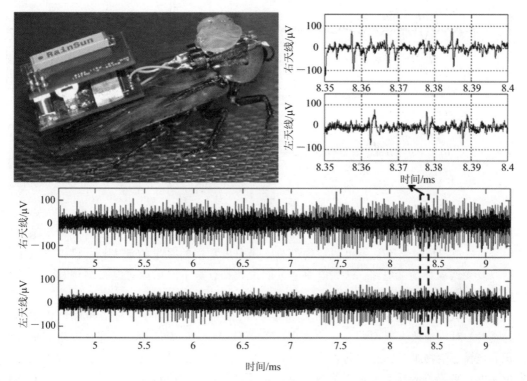

图 7.167　南美蜻蜓的活体试验(左上图为蜻蜓和遥测微系统的实物照片，下图为用左、右天线遥测得到的神经电信号波形，右上图为局部放大的神经动作电位波形)

将 8 根 1 MΩ 的铂金线束电极植入到活鼠的 8 个不同的海马部位，并通过一个 Omnetics 连接器与微系统模块的 8 个记录通道相连接。活鼠处于清醒状态，可自由活动，活动范围限制在距接收机天线 1 m 外，活动空间被限制在 1 平方英尺之内。在 10 分钟的试验周期内，未发现返回的遥测信号有中断现象。遥测得到的神经信号如图 7.168 所示，这些信号已经 0.3～15 kHz 带通滤波处理，滤波是用 MATLAB 软件完成的。

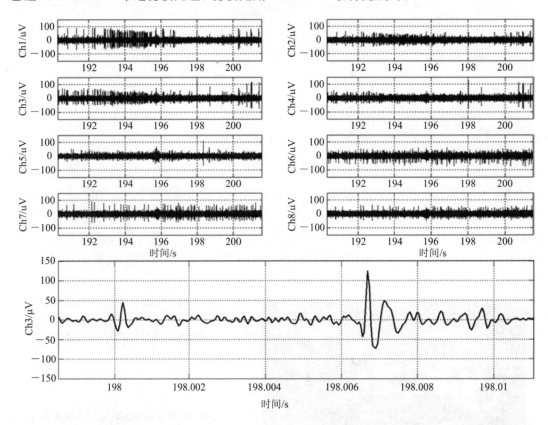

图 7.168　对清醒且自由活动的小鼠遥测得到的 8 通道神经电位信号波形

7.4　总结与展望

在生物医疗系统中，无论是记录生物组织自身的电信号，还是从外部给生物组织施加电信号，模拟集成电路都是不可或缺的部分，其中最常用的是生物放大器、模拟—数字转换器以及无线射频前端电路。这些电路的共同设计难点是不同指标对电路结构和器件参数的要求有可能相互冲突。

生物放大器的设计重点是要同时实现低噪声、低功耗和小面积。随着生物电极空间密度的提升，对生物放大器面积和功率密度的要求日趋严苛，而低噪声又往往要求有更大的面积和电流。生物组织固有的直流失调和高阻抗、工艺离散带来的不均匀性以及多通道采集带来的可调谐性要求，也是生物放大器必须解决的问题。应对方案一是改进放大器的拓扑结构，比如采用两级放大器有利于增加设计的自由度；二是精细设计放大器内每个元件的尺寸，在多种优化指标下寻求最佳的折中。本章给出的三种生物放大器设计实例，分别是微功耗、小面积和宽应用范围生物放大器的范例。

　　模拟—数字转换器(ADC)的设计重点则是在功耗、精度和面积三者之间寻求平衡。逐次比较型(SAR)ADC 可以获得更高的采样速率，但在高分辨率时占用面积较大，不过随着工艺尺寸的缩小，这一不足正在逐渐得以克服。ΣΔ ADC 结构相对简单，容易兼顾精度和功耗指标，转换时间虽然相对较长，但能满足频率较低的生物信号检测要求，因此在生物医疗系统中的应用最为广泛。在本章给出的三个针对生物医疗应用的 ADC 实例中，单相驱动二阶 ΣΔ ADC 用同一时钟相位驱动，在改善动态性能的同时，减少了电路的复杂度、噪声和面积；两步连续时间增量 ΣΔ ADC 不仅兼顾了高分辨率和低功耗，而且适合多通道复用；低功耗 SAR ADC 利用补偿电容、共模缓冲器和双温度计式解码器等方法有效降低了功耗。如果只需要探测神经放电的时序和频度，可以采用自适应神经放电探测法；如果只需要探测神经局部场电位的平均能量，可以采用 LFP 能量探测电路。这两种方法都可以大大降低对 ADC 速率和精度的要求。

　　生物信号无线采集系统的设计难点在于植入部分对功耗、体积的严格限制，而且针对不同的应用也需要足够的能量转换效率和数据传输速率支持。实现方式可以是数字电路为主，优点是系统的健壮性和可靠性容易得到保证；也可以是模拟电路为主，优点是功耗较低。目前采用后一种方式居多，追求的是简单而高效。依靠高集成度芯片和高密度组装技术的支持，本章给出的超轻无线多通道神经遥测微系统的重量已低至 2.2 g，体积比一美分硬币还小，可以与蜻蜓一起飞行。

　　以模拟集成电路为主的生物体植入式电子装置的发展方向依然是越来越小、越来越轻，同时性能和可靠性仍然能够得到足够的保证。这就需要在电路拓扑结构的优化设计、集成芯片工艺的不断精细化以及系统封装与组装技术的高密度化等方面有更大的技术进展。

参 考 文 献

[7.1]　Steyaert M，Sansen W. A micropower low-noise monolithic instrumentation amplifier for medical purposes. IEEE J. Solid-State Circuits，1987，22：1163 - 1168.

[7.2]　Chaturvedi V，Amrutur B. An area-efficient noise-adaptive neural amplifier in 130 nm CMOS technology. IEEE J. Emerging and Selected Topics in Circuits and Sysetms，2011，1(4)：536 - 545.

[7.3]　Harrison R R，Charles C. A low-power low-noise CMOS amplifier for neural recording applications. IEEE J. Solid-State Circuits，2003，38(6)：958 - 965.

[7.4]　Harrison R，Charles C. A low-power low-noise CMOS amplifier for neural recording applications. IEEE J. Solid-State Circuits，2003，38(6)：958 - 965.

[7.5]　Ji J，Wise K D. An implantable CMOS circuit interface for multiplexed microelectrode recording arrays. IEEE J. Solid-State Circuits，1992，27(3)：433 - 443.

[7.6]　Chae C，et al. A 128-channel 6 mW wireless neural recording IC with spike feature extraction and UWB transmitter. IEEE Trans. Neural. Syst. Rehab. Eng.，2009，17(4)：312 - 321.

[7.7]　Gosselin B，Ayoub A E，Sawan M. A low-power bioamplifier with a new active rejection scheme. Proc. ISCAS'06，Kos Island，Greece，2006：2185 - 2189.

[7.8] Gosselin B, Ayoub A E, Sawan M. A low-power bioamplifier with a new active DC rejection scheme. The 2006 IEEE International Symposium on Circuits and Systems(ISCAS), 2006: 2185 – 2188.

[7.9] Demosthenous A, Triantis I F. An adaptive ENG amplifier for tripolar cuff electrodes. IEEE J. Solid-State Circuits, 2005, 40(2): 412 – 421.

[7.10] Brokaw A P, Timko M P. An improved monolithic instrumentation amplifier. IEEE J. Solid-State Circuits, 1975, SC-10(6): 417 – 423.

[7.11] Klumperink E A M, Gierkink S L J, van der Wel A P, et al. Reducing MOSFET 1/f noise and power consumption by switched biasing. IEEE J. Solid-State Circuits, 2000, 35(7): 994 – 1001.

[7.12] Enz C C, Vittoz E A. Circuit techniques for reducing the effects of op-amp imperfections: autoeroing, correlated double sampling, and chopper stabilization. Proc. IEEE, 1996, 84(11): 1584 – 1614.

[7.13] Yazicioglu R F, Merken P, Puers R, et al. A 60 mW 60 nV/$\sqrt{\text{Hz}}$ readout front-end for portable biopotential acquisition systems. IEEE J. Solid-State Circuits, 2007, 42(5): 1100 – 1110.

[7.14] Kmon P, Grybos P. Energy efficient low-noise multichannel neural amplifier in submicron CMOS process. IEEE Trans. Circuits and Systems-I:Regular papers, 2013, 60(7): 1764 – 1775.

[7.15] Grybos P, Idzik M, Maj P. Noise optimization of charge amplifiers with MOS in put transistors operating in moderate inversion region for short peaking times. IEEE Trans. Nucl. Sci., 2007, 54: 555 – 560.

[7.16] Gray P R, Hurst P J, Lewis S H, et al. Analysis and Design of Analog Integrated Circuits, 4th ed. New York: Wiley, 2008.

[7.17] Wattanapanitch W, Fee M, Sarpeshkar R. An energy-efficient micropower neural recording amplifier. IEEE Trans. Biomed. Circuits Syst., 2007, 1: 136 – 147.

[7.18] Grybos P, Kmon P, Zoladz M, et al. 64 channel neural recording amplifier with tunable bandwidth in 180 nm CMOS technology. Metrol. Meas. Syst., 2011, 18: 631 – 644.

[7.19] Yazicioglu R F, Kim S, Torfs T, et al. A 30 W analog signal processor ASIC for portable biopotential signal monitoring. IEEE J. Solid-State Circuits, 2011, 46: 209 – 223.

[7.20] Majidzadeh V, Schmid A, Leblebici Y. Energy efficient lownoise neural recording amplifier with enhanced noise efficiency factor. IEEE Trans. Biomed. Circuits Syst., 2011, 5: 262 – 271.

[7.21] Perelman Y, Ginosar R. Analog frontend for multichannel neuronal recording system with spike and LFP separation. J. Neurosci. Meth., 2006, 153: 21 – 26.

[7.22] Wen-Sin L, Xiaodan Z, Libin Y, et al. A 1 V 60/μW 16-channel interface chip for implantable neural recording. Proc. IEEE Custom Integr. Circuits Conf., 2009: 507 – 510.

[7.23] Rodriguez-Perez A, Ruiz-Amaya J, Delgado-Restituto M, et al. A low-power programmable neural spike detection channel with embedded calibration and data compression. IEEE Trans. Biomed. Circuits Syst., 2012, 6: 87 – 100.

[7.24] Zhang F, Holleman J, Otis B P. Design of ultra-low power biopotential amplifiers for biosignal acquisition applications. IEEE Trans. Biomeidical Circuits and Systems, 2012, 6(4): 344 – 355.

[7.25] Harrison R. The design of integrated circuits to observe brain activity, Proc. IEEE, 2008, 96: 1203 – 1216.

[7.26] Razavi B. Design of Analog CMOS Integrated Circuits. Noida, India: Tata McGraw-Hill, 2000.

[7.27] Holleman J, Otis B. A sub-microwatt low-noise amplifier for neural recording. Proc. 29th Annu. Int. Conf. IEEE Engineering in Medicine and Biology Society, 2007.

[7.28] Yeager D, Zhang F, Zarrasvand A, et al. A 9 A, addressable Gen2 sensor tag for biosignal acquisition. IEEE J. Solid-State Circuits, 2010, 45(10): 2198 – 2209.

[7.29] Wattanapanitch W, Fee M, Sarpeshkar R. An energy-efficient micropower neural recording amplifier. IEEE Trans. Biomed. Circuits Syst. , 2007, 1(2): 136 – 147.

[7.30] Harrison R, Charles C. A low-power low-noise CMOS amplifier for neural recording applications. IEEE J. Solid-State Circuits, 2003, 38: 958 – 965.

[7.31] Denison T, Consoer K, Santa W, et al. A 2 W, 95 nV/$\sqrt{Hz}$, chopper-stabilized instrumentation amplifier for chronic measurement of bio-potentials. Proc. IEEE Instrumentation and Measurement Technology Conf. , 2007, Jan – Mar: 1 – 6.

[7.32] Wu H, Xu Y P. A 1 V 2.3 W biomedical signal acquisition IC. Proc. IEEE Int. Solid-State Circuits Conf. , Dig. Tech. Papers, 2006, Jun – Sep: 119 – 128.

[7.33] Yin M, Ghovanloo M. A low-noise preamplifier with adjustable gain and bandwidth for biopotential recording applications. Proc. IEEE Int. Symp. Circuits and Systems, 2007.

[7.34] Rai S, Holleman J, Pandey J, et al. A 500 W neural tag with 2 V AFE and frequency-multiplying MICS/ISM FSK transmitter. Proc. IEEE Int. Solid-State Circuits Conf. , Dig. Tech. Papers, 2009, Aug – Dec: 212 – 213.

[7.35] Kipke D, Shain W, Buzsaki G, et al. Advanced neurotechnologies for chronic neural interfaces: New horizons and clinical opportunities, J. Neurosci. , 2008(10): 655 – 660.

[7.36] Muller R, Gambini S, Rabaey J. A 0.013 mm 5 W dc-coupled neural signal acquisition IC with 0.5 V supply. Proc. IEEE Int. Solid-State Circuits Conf. , Dig. Tech. Papers, 2011(2): 302 – 304.

[7.37] Elzeftawi M, Beach S, Wang L, et al. A 1.3 μW 0.0075 mm^2 neural amplifier and capacitor-integrated electrodes for high density neural implant recording. 2012 IEEE Biomedical Circuits and Systems COference (BioCAS), 2012: 236 – 239.

[7.38] Cohen M, Andreou A. Current-mode subthreshold MOS implementation of the herault-jutten autoadaptive network. IEEE J. of Solid-State Circuits, 1992, 27(5): 714 – 727.

[7.39] Sarpeshkar R. Ultra Low Power Bioelectronics: Fundamentals, Biomedical Applications, and Bio-Inspired Systems. Cambridge University Press, 2010.

[7.40] Shah A S, et al. Neural dynamics and the fundamental mechanisms of event-related brain potentials, Cerebral Cortex, 2004, 14(5): 476 – 483.

[7.41] Wattanapanitch W. , Savpechkar. A low-power 32-channel digitally programmable neural recording integrated circuit. IEEE Trans. Biomedical Circuits and Systems, 2011, 5(6): 592 – 602.

[7.42] Al-Ashmouny K, Chang S I, Yoon E. 4 W/ch analog front-end module with moderate inversion and power-scalable sampling operation for 3-d neural microsystems. IEEE Biomedical Circuits and Systems Conference (BioCAS), 2011: 1 – 4.

[7.43] Zhang F, Holleman J, Otis B P. Design of ultra-low power biopotential amplifiers for biosignal acquisition applications. IEEE Trans. Biomedical Circuits and Systems, 2012, 6(4): 344 –355.

[7.44] Baker M, Sarpeshkar R. Feedback analysis and design of rf power links for low-power bionic systems. IEEE Trans. Biomedical Circuits and Systems, 2007, 1(1): 28 – 38.

[7.45] Roslaniec L, et al. Design of single-switch inverters for variable resistance load modulation operation. IEEE Trans. Power Electronics, 2015, 30(6): 3200 – 3214.

[7.46] Aldhaher S, et al. Tuning class E inverters applied in inductive links using saturable reactors.

IEEE Trans. Power Electronics, 2014, 29(6): 2969 – 2978.

[7.47]   Stoecklinl S, Volkl T, Yousafl A, et al. A Programmable and Self-Adjusting Class E Amplifier for Efficient Wireless Powering of Biomedical Implants, 2015.

[7.48]   Raab F. Idealized operation of the class e tuned power amplifier. IEEE Trans. Circuits and Systems, 1977, 24(12): 725 – 735.

[7.49]   Stoecklin S, et al. Efficient inductive powering of brain implanted sensors. 2015 IEEE Sensors Applications Symposium (SAS 2015), Zadar, Croatia, Apr, 2015.

[7.50]   Goes J, Vaz B, Monteiro R, et al. A 0. 9 V SD modulator with 80 dB SNDR and 83 dB DR using a single-phase technique. Proc. IEEE ISSCC'2006, 2006(2): 74 – 75.

[7.51]   Goes J, et al. Switched-capacitor circuits using a single-phase scheme. Proc. ISCAS, pp. 3123 – 3126, Japan, 2005.

[7.52]   Goes J, Pinto H, Monteiro R, et al. Low power low voltage CMOS A/D sigma-delta modulator for bio-potential signals driven by a singlephase scheme, special issue on "Biomedical Circuits and Systems: A New Wave of Technology. IEEE Trans. Circuits and Systems-I, 2005, 52(12): 2595 – 2604.

[7.53]   Sauerbrey J, et al. A 0. 7-V MOSFET-only switched-opamp $\Sigma\Delta$ modulator in standard digital CMOS technology. IEEE J. Solid-State Circuits, 2002, 37(12): 1662 – 1669.

[7.54]   Gil-Cho Ahn, et al. A 0. 6-V 82-dB delta-sigma audio ADC using switched-RC integrators. IEEE J. Solid-State Circuits, 2005, 40(12): 2398 – 2407.

[7.55]   Cheng C J, Lee S Y, Lo Y. A low-voltage and area efficient adaptative SI SDADC for bio-acquisition microsystems. Proc. IEEE Asian Solid-State Circuits Conference, 2006, 431 – 434.

[7.56]   Hsu C M, Wang W S, Luo C H. The power-efficient biomedical acquisition system by variable-resolution sigma-delta modulator. Proc. of the 29th Annual International Conference of the IEEE EMBS, 2007: 3152 – 3155.

[7.57]   Pun K P, Chatterjee S, Kinget P R. A 0. 5-V 74-dB SNDR 25-kHz continuous-time delta-sigma modulator with a return-to-open DAC. IEEE J. Solid-State Circuits, 2007, 42(3): 496 – 507.

[7.58]   Pelμso V, Vancorenland P, Marques A M, et al. A 900-mV low-power $\Sigma\Delta$ A/D converter with 77-dB dynamic range. IEEE J. Solid-State Circuits, 1998, 33(12): 1887 – 1897.

[7.59]   Sebastiano F, Van Veldhoven R H M. A 0. 1-mm 3-channel area optimized ADC in 0. 16-CMOS with 20-kHz BW and 86-dB DR. Proc. Eur. Solid-State Circuits Conf. , 2013: 375 – 378.

[7.60]   Markus J, Silva J, Temes G C. Theory and applications of incremental converters. IEEE Trans. Circuits Syst. I, Reg. Papers, 2004, 51(4): 678 – 690.

[7.61]   Rombouts P, De Wilde W, Weyten L. A 13. 5-b 1. 2-V micropower extended counting A/D converter. IEEE J. Solid-State Circuits, 2001, 36(2): 176 – 183.

[7.62]   Agah A, Vleugels K, Griffin P B, et al. A high-resolution low-power incremental ADC with extended range for biosensor arrays. IEEE J. Solid-State Circuits, 2010, 45(6): 1099 – 1110.

[7.63]   Tao S, Rusu A. A power-efficient continuous-time incremental sigma-delta ADC for neural recording systems. IEEE Trans. Circuits and Systems-I: Regular papers, 2015, 62(6): 1489 – 1498.

[7.64]   Chae M S, Liu W, Sivaprakasam M. Design optimization for integrated neural recording systems. IEEE J. Solid-State Circuits, 2008, 43(9): 1931 – 1939.

[7.65]   Tao S, Rodriguez S, Rusu A. DAC waveform effects in CT incremental ADCs for biosensor applications. IEEE Proc. Int. NEWCAS Conf. , 2013: 1 – 4.

[7.66] Ortmanns M, Gerfers F. Continuous-time sigma-delta A/D Conversion: Fundamentals, Performance Limits and Robust Implementations. New York: Springer-Verlag, 2006.

[7.67] Garcia J, Rodriguez S, Rusu A. A low-power CT incremental 3rd order Sigma-Delta ADC for biosensor applications. IEEE Trans. Circuits Syst. I, Reg. Papers, 2013, 60(1): 25 – 36.

[7.68] Steensgaard J, Zhang Z, Yu W. A. Sarhegyi, L. Lucchese, D.-I. Kim, and G. C. Temes, Noise-power optimization of incremental data converters. IEEE Trans. Circuits Syst. I, Reg. Papers, 2008, 55(5): 1289 – 1296.

[7.69] Pavan S, Krishnapura N, Pandarinathan R, et al. A power optimized continuous-time ADC for audio applications. IEEE J. Solid-State Circuits, 2008, 43(2): 351 – 360.

[7.70] Rabii S, Wooley B. A 1.8-V digital-audio sigma-delta modulator in 0.8- CMOS. IEEE J. Solid-State Circuits, 1997, 32(6): 783 – 796.

[7.71] Krummenacher F, Joehl N. A 4-MHz CMOS continuous-time filter with on-chip automatic tuning. IEEE J. Solid-State Circuits, 1988, 23(3): 750 – 758.

[7.72] Ho C, Lee Z, Huang M, et al. A 75.1 dB SNDR, 80.2 dB DR, 4th-order feed-forward continuous-time Sigma-Delta modulator with hybrid integrator for silicon TV-tuner application. Proc. IEEE Asian Solid-State Circuits Conf., 2011: 261 – 264.

[7.73] Van Elzakker M, Van Tuijl E, Geraedts P, et al. A 10-bit charge-redistribution ADC Consuming 1.9 μW at 1Ms/s. IEEE J. Solid-State Circuits, 2010, 45(5): 1007 – 1015.

[7.74] Zhang J, Lian Y, Yao L, et al. A 0.6-V 82-dB 28.6- Continuous-time audio Delta-Sigma modulator. IEEE J. Solid-State Circuits, 2011, 46: 2326 – 2335.

[7.75] Markus J. High-order incremental delta-sigma analog-to-digital converters. Ph. D. dissertation, Budapest Univ. Technol. Econ., Budapest, Hungary, 2005.

[7.76] Garcia J, Digitally enhanced continuous-time sigma-delta analogueto- digital converters. Ph. D. dissertation, KTH Royal Inst. Technol., Stockholm, Sweden, 2012.

[7.77] Liu Y, Bonizzoni E, D'Amato A, et al. A 105-dB SNDR, 10 kSps multi-level second-order incremental converter with smart-DEM consuming 280 and 3.3-V supply. inProc. Eur. Solid-State Circuits Conf., 2013: 371 – 374.

[7.78] Chae Y, Souri K, Makinwa K. A 6.3 20 bit Incremental zoom-ADC with 6 ppm INL and 1 offset. IEEE J. Solid-State Circuits, 2013, 48(12): 3019 – 3027.

[7.79] Chi Y M, Cauwenberghs G. Micropower integrated bioamplifier and auto-ranging ADC for wireless and implantable medical instrumentation. Proc. Eur. Solid-State Circuits Conf., 2010: 334 – 337.

[7.80] Yu W, Aslan M, Temes G C., 82 dB SNDR 20-channel incremental ADC with optimal decimation filter and digital correction. Proc. IEEE Custom Integr. Circuits Conf., 2010: 1 – 4.

[7.81] Rombouts P, Woestyn P, De Bock M, et al. A very compact 1MS/s Nyquist-rate A/D-converter with 12 effective bits. Proc. Eur. Solid-State Circuits Conf., 2012: 213 – 216.

[7.82] Caldwell T, Johns D A. Incremental data converters at low oversampling ratios. IEEE Trans. Circuits Syst. I, Reg. Papers, 2010, 57(7): 1525 – 1537.

[7.83] Hua G, Walker R M, Nuyujukian P, et al. Hermese: A 96-channel full data rate direct neural interface in 0.13 CMOS. IEEE J. Solid-State Circuits, 2012, 47(4): 1043 – 1055.

[7.84] Yoshioka M, Ishikawa K, Takayama T, et al. A 10b 50 MS/s 820 SAR ADC with on-chip digital calibration. Proc. IEEE Int. Solid-State Circuits Conf., 2010(2): 384 – 385.

[7.85] Xu R, Liu B, Yuan J. Digitally calibrated 768-kS/s 10-b minimum- size SAR ADC array with dithering. IEEE J. Solid-State Circuits, 2012, 47(9): 2129 – 2140.

[7.86]   Liu C, Chang S, Huang G, et al. A 10-bit 50-MS/s SAR ADC with a monotonic capacitor switching procedure. IEEE J. Solid-State Circuits, 2010, 45(4): 731 – 740.

[7.87]   Zhu Y, Chan C H, et al. A 10-bit 100-MS/s reference-free SAR ADC in 90 nm CMOS. IEEE J. Solid-State Circuits, 2010, 45(6): 1111 – 1121.

[7.88]   Tao Y, Lian Y. A 0.8-V, 1-MS/s, 10-bit SAR ADC for multi-channel neural recording. IEEE Trans. Circrits and System1-I:Regular Papers, 2015, 62(2): 366 – 375.

[7.89]   Maloberti F. Analog Design for CMOS VLSI Systems. Boston, MA, USA: Kluwer, 2001.

[7.90]   Nikoozadeh A, Murmann B. An analysis of latch comparator offset due to load capacitor mismatch. IEEE Trans. Circuits Syst. II, Exp. Briefs, 2006, 53(12): 1398 – 1402.

[7.91]   Ginsburg B P, Chandrakasan A P. An energy-efficient charge recycling approach for a SAR converter with capacitive DAC. Proc. IEEE Symp. Circuits Syst. , 2005(5): 184 – 187.

[7.92]   Elzakker M, Tuijl E, Geraedts P, et al. A 1.9 4.4 fJ/conversion-step 10b 1 MS/s charge-redistribution ADC. Proc. IEEE Int. Solid-State Circuits Conf. , 2008(2): 244 – 610.

[7.93]   Agnes A, Bonizzoni E, Malcovati P, et al. A 9.4-ENOB 1 V 3.8 100 kS/s SAR ADC with time-domain comparator. Proc. IEEE Int. Solid-State Circuits Conf. , 2008(2): 246 – 610.

[7.94]   Hong H C, Lee G M. A 65-fJ/conversion-step 0.9-V 200-kS/s rail-to-rail 8-bit successive approximation ADC. IEEE J. Solid-State Circuits, 2007, 42(10): 2161 – 2168.

[7.95]   Zou X D, Liew W S, Yao L B, et al. A 1 V 22 32-channel implantable EEG recording IC. Proc. IEEE Int. Solid-State Circuits Conf. , 2010(2): 126 – 127.

[7.96]   Yin G, Wei H G, Chio U F, et al. A 0.024 4.9 fJ 10-bit 2 MS/s SAR ADC in 65 nm CMOS. Proc. Eur. Solid-State Circuits Conf. (ESSCIRC), Bordeaux, France, 2012(9): 377 – 380.

[7.97]   Liou C Y, Hsieh C C. A 2.4-to-5.2 fJ/conversion-step 10b 0.5- to-4 MS/s SAR ADC with charge-average switching DAC in 90 nm CMOS. Proc. IEEE Int. Solid-State Circuits Conf. , 2013(2): 280 – 281.

[7.98]   Yaul F M, Chandrakasan A P. A 10b 0.6 nW SAR ADC with data-dependent energy savings using LSB-first successive approximation. Proc. IEEE Int. Solid-State Circuits Conf. , 2014(2): 198 – 199.

[7.99]   Yee Y S, Terman L M, Heller L G. Two stage weighted capacitor network for D/A-A/D conversion, IEEE J. Solid-State Circuits, 1979, 14(4): 778 – 781.

[7.100]   Guillory K S, Misener A K, Pungor A. B. Hybrid RF/IR transcutaneous telemetry for power and high-bandwidth data. Proc. 2004 Int. Conf. IEEE Eng. Med. Biol. Soc. (EMBC 2004), San Francisco, CA, 2004: 4338 – 4340.

[7.101]   Johns D A, Martin K. Analog Integrated Circuit Design. New York: Wiley, 1997.

[7.102]   Mead C. Analog VLSI and Neural Systems. Reading, MA: Addison-Wesley, 1989.

[7.103]   Pesaran B, Pezaris J S, Sahani M B, et al. Temporal structure in neuronal activity during working memory in macaque parietal cortex, Nature Neurosci. , 2002, 5: 805 – 811.

[7.104]   Harrison R R, Santhanam G, Shenoy K VB. Local field potential measurement with low-power analog integrated circuit. Proc. 2004 Int. Conf. IEEE Eng. Med. Biol. Soc. , San Francisco, CA, 2004: 4067 – 4070.

[7.105]   Su D, McFarland W. An IC for linearizing RF power amplifiers using envelope eliminationand restoration. IEEE J. Solid-State Circuits, 1998, 33: 2252 – 2258.

[7.106]   Kao C H, Tang K T. Wireless Power and Data Transmission with ASK Demodulator and Power

Regulator for a Biomedical Implantable SOC, 2009.

[7.107] Kao C H, Lin Y P, Tang K. Wireless data and power transmission circuits in biomedical implantable applications Internationl Symposium on Bioelectronics and Biofinformations, 2011: 9 – 12.

[7.108] Hu Y, Sawan M. A fully integrated low-power BPSK demodulator for implantable medical devices. IEEE Trans. Circuits and Systems I: Regular Papers, 2005, 52(12): 2552 – 2562.

[7.109] Best R E. Phase-Locked Loops: Design, Simulation and Applications. New York: McGraw-Hill, 1999: 408.

[7.110] Mohamed S A S, Manoli Y. A Novel Fully Integrated Low-Power CMOS BPSK Demodulator for Medical Implantable Receivers. IEEE 2014: 1098 – 1101.

[7.111] Deng S, Hu Y, Sawan M. A high data rate QPSK demodulator for inductively powered electronics implants. 2006 IEEE International Symposium on Circuits and Systems (ISCAS), 2006: 4 – 7.

[7.112] Otis B, Chee Y H, Rabaey J. A 400 mW RX, 1. 6 mW TX super-regenerative transceiverfor wireless sensor networks. Proceedings of the International Solid-State Circuits Conference (ISSCC), San Francisco, CA, 2005(2): 396 – 397.

[7.113] Chen J Y, Flynn M P, Hayes J P. A fully integrated auto-calibrated superregenerative receiver in 0. 13 μm CMOS. IEEE J. Solid-State Circuits, 2007, 42(9): 1976 – 1985.

[7.114] Otis B, Chee Y H, Rabaey J. A 400 mW RX, 1. 6 mW TX super-regenerative transceiver for wireless sensor networks. Proceedings of the International Solid-State Circuits Conference (ISSCC), San Francisco, CA, 2005(2): 396 – 397.

[7.115] Leenaerts D, Redman-White B. 1/f noise in passive CMOS mixers for low and zero IF integrated receivers. ESSIRC 2001: 41 – 66.

[7.116] Aksin D, Gregori S, Maloberti F. High-efficiency power amplifier for wireless sensor networks. IEEE International Symposium on Circuits and Systems, 2005(5): 5898 – 5901.

[7.117] Borna A, Najafi K. A low power light weight wireless multichannel microsystem for reliable neural recording. IEEE J. Solid-State Circuits, 2014, 49(2): 439 – 451.

[7.118] Carlson A B, Crilly P B, Rutledge J C. Communication System. 4th ed. New York: McGraw-Hill, 2002.

[7.119] Hajimiri A, Lee T. A general theory of phase noise in electrical oscillators. IEEE J. Solid-State Circuits, 1998, 33(2): 179 – 194.

[7.120] Stine J E, Grad J, Castellanos I, et al. A framework for high-level synthesis of system-on-chip designs. Proc. IEEE Int. Conf. Microelectronic Syst. Education, 2005: 67 – 68.

[7.121] Gosselin B, Sawan M, Chapman C A. A low-power integrated bioamplifier with active low-frequency suppression. IEEE Trans. Biomed. Circuits Syst. , 2007, 1(9): 184 – 192.

[7.122] Tajalli A, Leblebici Y, Brauer E J. Implementing ultra-high value floating tunable CMOS resistors. Electron. Lett. , 2008, 44(2): 349 – 350.

[7.123] Wattanapanitch W, Fee M, Sarpeshkar R. An energy-efficient micropower neural recording amplifier. IEEE Trans. Biomed. Circuits Syst. , 2007, 1(6): 136 – 147.

[7.124] Gray P R, Hurst P J, Lewis S H, et al. Analysis and Design of Analog Integrated Circuits. 4th ed. NewYork: Wiley, 2001.

[7.125] Mohseni P, Najafi K, Eliades S J, et al. Wireless multichannel biopotential recording using an integrated FM telemetry circuit. IEEE Trans. Neural Syst. Rehabil. Eng. , 2005, 13(9): 263 – 271.

[7. 126] Thomas S J, Harrison R R. Leonardo A, et al. Battery-free multi-channel digital neural/EMG telemetry system for flying insects. Proc. IEEE Biomed. Circuits Syst. Conf. , 2011(11): 229 – 232.

[7. 127] Bai Q, Wise K D, Anderson D J. A high-yield microassembly structure for three-dimensional microelectrode arrays. IEEE Trans. Biomed. Eng. , 2000, 47(3): 281 – 289.

[7. 128] Steyaert M S J, Sansen W M C, Zhongyuan C. A micropower low-noise monolithic instrumentation amplifier for medical purposes. IEEE J. Solid-State Circuits, 1987, 22(12): 1163 – 1168.

[7. 129] Yin M, Ghovanloo M. A low-noise preamplifier with adjustable gain and bandwidth for biopotential recording applications. Proc. IEEE Int. Symp. Circuits Syst. , 2007(5): 321 – 324.

[7. 130] Olsson R H, Wise K D. A three-dimensional neural recording microsystem with implantable data compression circuitry. IEEE J. Solid-State Circuits, 2005, 40(12): 2796 – 2804.

[7. 131] Borna A, Najafi K. A low power, low voltage, user-programmable, wireless interface for reliable neural recording. Proc. IEEE Biomed. Circuits and Syst. Conf. , 2011(11): 77 – 81.

[7. 132] Vittoz E A, Degrauwe M G R, Bitz S. High-performance crystal oscillator circuits: Theory and applications. IEEE J. Solid-State Circuits, 1988, 23(6): 774 – 783.

[7. 133] Molnar A, Lu B, Lanzisera S, et al. An ultra-low power 900 MHz RF transceiver for wireless sensor networks. Proc. IEEE CICC, 2004(10): 401 – 404.

[7. 134] Harrison R R, Fotowat H, Chan R, et al. Wireless neural/EMG telemetry systems for small freely moving animals. IEEE Trans. Biomed. Circuits Syst. , 2011, 5(2): 103 – 111.

[7. 135] Schregardus D S, Pieneman A W. Ter Maat A, et al. A lightweight telemetry system for recording neuronal activity in freely behaving small animals. J. Neurosci. Methods, 2006, 155 (2): 62 – 71.

[7. 136] Bae Lee S, Lee H M, Kiani M, et al. An inductively powered scalable 32-channel wireless neural recording system-on-a-chip for neuroscience applications. IEEE Int. Solid-State Circuits Conf. Dig. , 2010(2): 120 – 121.

[7. 137] Rai S, Holleman J, Pandey J, et al. A 500 neural tag with 2 AFE and frequency multiplying MICS/ISM FSK transmitter. IEEE Int. Solid-State Circuits Conf. , Feb. , 2009.

[7. 138] Goes J, Pinto H, Monteiro R, et al. Low power low voltage CMOS A/D sigma-delta modulator for bio-potential signals driven by a singlephase scheme, special issue on "Biomedical Circuits and Systems: A New Wave of Technology". IEEE Trans. Circuits and Systems-I, 2005, 52 (12): 2595 – 2604.

[7. 139] Nauta B. A CMOS transconductance-C filter technique for very high frequencies. IEEE J. Solid-State Circuits, 2002, 27(2): 142 – 153.

[7. 140] Chee Y H, Rabaey J, Niknejad A. A class A/B low power amplifier. Proceedings of the 2004 International Symposium on Circuits and Systems, 2004(5): 409 – 412.

附录　缩略语对照表

本附录给出了本书使用的全部缩略语，其中第 1 列为缩略语，第 2 列为英文全称，第 3 列为中文解释。

A

AAP	Axon Action Potential	轴突动作电位
AC	Alternating Current	交流
ADC	Analog – Digital Converter	模—数转换器
AFE	Analog Front-End	模拟前端
AGC	Automatic Gain Control	自动增益控制
AIROF	Activated Iridium Oxide Film	活化氧化铱薄膜
ALFS	Active-Low-Frequency-Suppression	有源低频抑制
ALD	Atomic Layer Deposition	原子层淀积
AMD	Age-Related Macular Degeneration	老年黄斑变性
ANN	Artificial Neural Network	人工神经网络
AP	Action Potential	动作电位
ASK	Amplitude Shift Keying	幅移键控
ASIC	Application-Specific Integrated Circuit	专用集成电路
AT	Adaptive-Tripole	自适应三极
AZ	Auto-Zeroing	自动调零
AWGN	Additive White Gaussian Noise	加性高斯白噪声

B

BAN	Body Area Network	躯域网
BAW	Bulk Acoustic Wave	体声波
BER	Bit-Error-Rate	位误码率
BP	Band-Pass	带通
BPA	Biopotential Amplifier	生物电位放大器
BPF	Band-Pass Filter	带通滤波器
BPSK	Binary PSK	二进制相移键控
BW	Bandwidth	带宽

C

CBT	Clock-Boots Trapping	时钟自举
CCA	Clear Channel Assessment	清晰信道评估
CCS	Current-Controlled Stimulation	电流控制刺激

CDS	Correlation Double Sampling	相关双取样
CG	Common-Gate	共栅
CGC	Contrast Gain Controller	对比增益控制器
CFM	Carbon-Fiber Microelectrode	碳纤维微探针
CIFF	Cascaded Integrated Feed-Forward	前馈组态级联积分器
CNS	Central Nervous System	中枢神经系统
COD	Crack Opening Displacement	开口位移
CM	Chopping Modulation	斩波调制
CMFB	Common-Mode Feedback Circuits	共模反馈电路
CMOS	Complementary Metal – Oxide – Semiconductor	互补金属—氧化物—半导体
CMP	Chemical Mechanical Polishing	化学机械抛光
CMRR	Common-Mode Rejection Ratio	共模抑制比
CNS	Central Nervous System	中枢神经系统
CNT	Carbon Nanotube	碳纳米管
CP	Charge Pump	电荷泵
CRC	Cyclic Redundancy Check	循环冗余检查
CS	Common-Source	共源
CSAC	Cross-Sectional Area Coefficient	截面积系数
CSC	Charge Storage Capacity	电荷储存容量
CT	Continuous-Time	连续时间

D

DAC	Digital-Analog Converter	数字—模拟转换器
DBS	Deep Brain Stimulation	深层大脑刺激
DC	Direct Current	直流
DDA	Differential Difference Amplifier	全差分放大器
DF	Decimation Filter	十进制滤波器
DI	Deionised	去离子（水）
DLL	Delay Locked Loop	延迟锁定环
DMUX	Demutiplexed	解复用
DNL	Differential Nonlinearity	微分非线性
DNW	Deep N-Well	深 N 阱
DOG	Difference-Of-Gaussians	高斯分布差
DPSK	Differential PSK	差分相移键控
DPV	Differential Pules Voltage	差分脉冲电压
DRIE	Deep Reactive Ion Etching	深反应离子刻蚀
DT	Discrete-Time	离散时间
DWL	Direct Write Laser	直写激光
DUT	Device Under Test	待测器件
DWLL	Direct Write Laser Lithography	直写激光光刻
DXRL	Deep X-Ray Lithography	深 X 射线光刻

E

| EC | Extended Counting | 扩展计数 |

ECG	ElectroCardioGram	心电图
ECoG	ElectroEorticoGram	脑皮层电图
EDX	Energy-Dispersive X-Ray	能量耗散 X 射线
EEG	ElectroEncephaloGram	脑电图
EEPROM	Electrically Erasable Programmable Read-Only Memory	电擦除、电改写只读存储器
EIRP	Effective Isotropic Radiated Power	有效全向辐射功率
EIS	Electrochemical Impedance Spectroscopy	电化学阻抗谱
EMG	Electromyogram	肌电图
EMI	Electromagnetic Interference	电磁干扰
ENG	Electroneurogram	电神经图
ENOB	Effective Number Of Bits	有效位数
EOG	Electroculography	眼球电图
ER	Extended Range	扩展范围
EPSP	Excitatory Postsynaptic Potentials	兴奋型突触后电位
ESA	Electrochemical Surface Area	电化学表面积
ESD	Electro-static Discharge	静电放电
ETSI	European Telecommunication Standards Institute	欧洲电信标准协会
EVB	Evaluation Board	评估板

F

FA – TDM – FM	Fully-Analog, Time-Division-Multiplexing, Frequency-Modulation	全模拟—时分复用—调频
FCC	Federal Communications Commission	(美国)联邦通信委员会
FD	Fully Dedicated	全专用
FDA	Fully Dedicated Analog	全专用模拟
FDA	Food And Drug Administration	(美国)食品和药品管理局
FEM	Finite Element Method	有限元方法
FES	Functional Electrical Stimulation	功能性电刺激
FFT	Fast Fourier Transform	快速傅立叶变换
FIFO	First-In First-Out	先进先出
FIR	Finite Impulse Response	有限脉冲响应
FNT	Fowler-Nordheim Tunneling	FN 隧穿
FNS	Functional Neuromuscular Stimulation	功能性神经肌肉刺激
FOM	Figure Of Merit	品质因数
FPGA	Field-Programmable Gate Array	现场可编程门阵列
FSCV	Fast-Scan Cyclic Voltammetry	快扫描循环伏安法
FSM	Finite State Machine	有限状态机
FSK	Frequency Shift Keying	频移键控

G

GERD	GastroEsophageal Reflex Disease	胃食道反流病
GSA	Geometric Surface Area	几何表面积
GSR	Galvanic Skin Response	皮肤电反应

| GUI | Graphical User Interface | 图形用户界面 |

H

HDM	Human-Body-Model	人体模型
HP	High-Pass	高通
H-UNCD	Hitrogen Incorporated Ultra-Nano-Crystalline Diamond	氢化超纳晶金刚石

I

IA	Instrumentation Amplifier	仪表放大器
IC	Integrated Circuit	集成电路
IC	Inversion Coefficient	反型系数
ICD	Implantable Cardioverter Defibrillators	植入心律去颤器
ICP	Inductive Coupled Plasma	电感耦合等离子
IF	Intermediate Frequency	中频
ISFF	Input Signal Feed-Forward	输入信号前馈
IIR	Infinite Impulse Response	无限脉冲响应
IMD	Implantable Medical Devices	植入式医疗器件
INL	Integral Nonlinearity	积分非线性
IPG	Implanted Pulse Generator	植入式脉冲发生器
IPSP	Inhibitory Postsynaptic Potentials	抑制型突触后电位
IRR	Image Rejection Ratio	镜像抑制比
ISM	Industrial Scientific and Medical	工业、科学和医疗（频段）
I$\Sigma\Delta$	Incremental $\Sigma\Delta$	增量 $\Sigma\Delta$

L

LD	Laser Diode	激光二极管
LDO	Low Dropout	低压差（稳压器）
LED	Light Emitting Diode	发光二极管
LFP	Local Field Potentials	局部场电位
IIR	Infinite Impulse Response	无限脉冲响应
LNA	Low-Noise Amplifier	低噪声（前置）放大器
LO	Local Oscillator	本机振荡
LP	Low-Pass	低通
LPF	Low-Pass Filter	低通滤波器
LSB	Least Significant Bit	最低有效位
LSK	Load Shift Keying	负载平移键控
LTD	Long-Term Depression	长期劣化
LTP	Long-Term Potentiation	长期增强

M

| MAC | Multiply-And-Accumulate | 乘—加 |
| MCD | MicroCrystalline Diamond | 微晶金刚石 |

MEA	Micro-Electrode Array	多电极阵列
MEG	Magnetoencephalogram	脑磁图
MEMS	Micro-ElectroMechanical System	微机电系统
METAIDS	Meteorological Aids Service	气象辅助服务（频段）
MFB	Medial Forebrain Bundle	前脑内侧束
MICS	Medical Implant Communication Service	医疗植入通信服务（频段）
MIM	Metal – Insulator – Metal	金属—绝缘体—金属（电容）
MMG	Mechanomyorgam	肌肉收缩图
MPECVD	Microwave Plasma Enhanced Chemical Vapor Deposition	微波等离子增强化学气相淀积
MRI	Magnetic Resonance Imaging	磁共振成像
MSB	Most Significant Bits	最高有效位
MSK	Minimum Shift Keying	最小平移键控
MUX	Multiplexer	多路选择器
MWCNT	Multi-Wall Carbon Nanotube	多壁碳纳米管

N

NA	Neural Amplifier	神经放大器
NCD	NanoCrystalline Diamond	纳晶金刚石
NEF	Noise Efficiency Factor	噪声效率因子
NF	Noise Figure	噪声系数
NIR	Near-Infrared	近红外
NPC	Neuromorphic Pulse Coding	神经形态脉冲编码
NRZ	Non-Return-To-Zero	不归零
NVC	Negative Voltage Converter	负电压转换器

O

OOK	On-Off Keying	开关键控
OSR	Over-Sampling Ratio	过采样比
OTA	Operational Transconductance Amplifier	跨导运算放大器

P

PA	Pixel Amplifier	像素放大器
PA	Power Amplifier	功率放大器
PCB	Printed Circuit Board	印制电路板
PCE	Power Conversion Efficiency	能量转换效率
PD	Phase Detector	鉴相器
PDM	Pulse Delay Modulation	脉冲延迟调制
PDMS	Polydimethylsiloxane	聚二甲基硅氧烷
PDSC	Photodiode Double Start-Up Circuit	光电二极管双启动电路
PeaLL	Peak Locked Loop	峰值锁定环
PEB	Post-Exposure-Bake	曝光后烘烤
PECVD	Plasma-Enhanced Chemical Vapor Deposition	等离子增强化学气相淀积
PEF	Power-Efficiency Factor	功率效率因子

PFD	Phase-Frequency Detector	鉴相鉴频器
PGA	Programmable-Gain Amplifier	程控增益放大器
PGMEA	Propylene Glycol Methyl Ether Acetate	丙二醇甲醚醋酸酯
PHM	Pulse Harmonic Modulation	脉冲谐波调制
PIE	Pulse-Interval Encoding	脉冲间隔编码
PLL	Phase Locked Loop	锁相环
PLCC	Plastic Leaded Chip Carrier	塑料芯片载体
PMMA	Polymethylmethacrylate	聚甲基丙烯酸甲酯
PNS	Peripheral Nervous System	周围神经系统
POR	Power-On Reset	上电复位
PSD	Power Spectral Density	功率谱密度/电压功率谱
PSK	Phase Shift Keying	相移键控
PSRR	Power-Supply Rejection Ratio	电源抑制比
PTAT	Proportional To Absolute Temperature	正比于绝对温度
PTE	Power Transmission Efficiency	能量传输效率
PTFE	Polytetrafluoroethylene	聚四氟乙烯
PVDF	Polyvinylidene Fluoride	聚偏氟乙烯
PVT	Process – Voltage – Temperature	工艺—(电源)电压—温度
PWM	Pulse-Width Modulation	脉宽调制
PWMA	Polymethylmethacrylate	聚甲基丙烯酸甲酯
PZT	Pb Based Lanthanumdoped Zirconate Titanate	锆钛酸铅

Q

QAM	Quadrature Amplitude Modulation	正交调幅
QFP	Quad Flat Package	四方扁平封装
QPSK	Quadrature PSK	正交相移键控
QT	Quasi-Tripole	准三极

R

RFID	Radio-Frequency Identification	射频识别
RIE	Reactive Ion Etching	反应离子刻蚀
RP	Retinitis Pigmentosa	色素性视网膜炎
RSSI	Received Signal Strength Indicator	接收信号强度指示

S

SA	Shared Axon	共享轴突
SAD	Shared Axon Digital	共享轴突数字
SAH	Shared Axon Hybrid	共享轴突混合
SAR	Successive-Approximation-Register	逐次逼近寄存器
SAR	Specific Absorption Rate	比吸收率
SAW	Surface Acoustic Wave	声表面波
SC	Switched Capacitor	开关电容
SCI	Spinal-Cord Injured	脊髓损伤

SCS	Spinal Cord Stimulation	脊髓刺激
SCS	Spinal Cord Stimulator	脊髓刺激器
SD	Shared Dendrite	共享树突
SDH	Shared Dendrite Hybrid	共享树突混合
SDR	Software Defined Radio	软件(定义)无线电
SEM	Scanning Electron Microscopy	扫描电子显微镜
SFDR	Spurious-Free Dynamic Range	无杂散动态范围
SFE	Stimulation Front-End	刺激前端
SiNW	Silicon NanoWire	硅纳米线
SIR	Signal-to-Interference Ratio	信号—干扰比
SNDR	Signal-to-Noise-and-Distortion Ratio	信号—噪声失真比
SNR	Signal-to-Noise Ratio	信噪比
SNN	Spiking Neural Network	放电神经网络
SO	Switched-Opamp	开关运放
SOI	Silicon On Insulator	绝缘体上硅
SPI	Serial Peripheral Interface	串行外设接口
SPIFA	Stacked Planar Inverted-F Antenna	堆叠式平面倒 F 形天线
SQNR	Signal to Quantization Noise Ratio	信号与量化噪声比
SS	Shared Synapse	共享突触
SSH	Shared Synapse Hybrid	共享突触混合
STDP	Spike-Timing Dependent Plasticity	放电时序相关弹性
STN	Subthalamic Nucleus	丘脑底核
S/H	Sample/Hold	采样/保持

T

TDM	Time-Division-Multiplexing	时分多路复用
THD	Total Harmonic Distortion	总谐波失真
TSV	Through-Silicon-Via	硅通孔
TT	True-Tripole	真三极

U

UEA	Utah Electrode Array	犹他电极阵列
UHF RFID	Ultra-High-Frequency Radio-Frequency Identification	超高频射频识别
UNCD	Ultra-NanoCrystalline Diamond	超纳晶金刚石
UV	Untraviolet	紫外光

V

VCS	Voltage-Controlled Stimulation	电压控制刺激
VCO	Voltage Controlled Oscillator	压控振荡器
VGA	Variable Gain Amplifier	可变增益放大器
VH	Visual Human	虚拟人体
VLSI	Very-Large-Scale Integration	超大规模集成(电路)
VTA	Volume of the Tissue Activated	组织激活量

W

WDT	Wireless Data Telemetry	无线数据遥测
WLAN	Wireless Local Area Network	无线局域网
WMTS	Wireless Medical Telemetry Service	无线医疗遥感服务（频段）
WPT	Wireless Power Transmission	无线功率传输

Z

ZCS	Zero Current Switch	零电流开关
ZVS	Zero Voltage Switch	零电压开关